# 你吃对了吗

## 高血压 吃什么？禁什么？

不可不知的健康饮食细节，科学、权威、实用

《健康大讲堂》编委会 主编

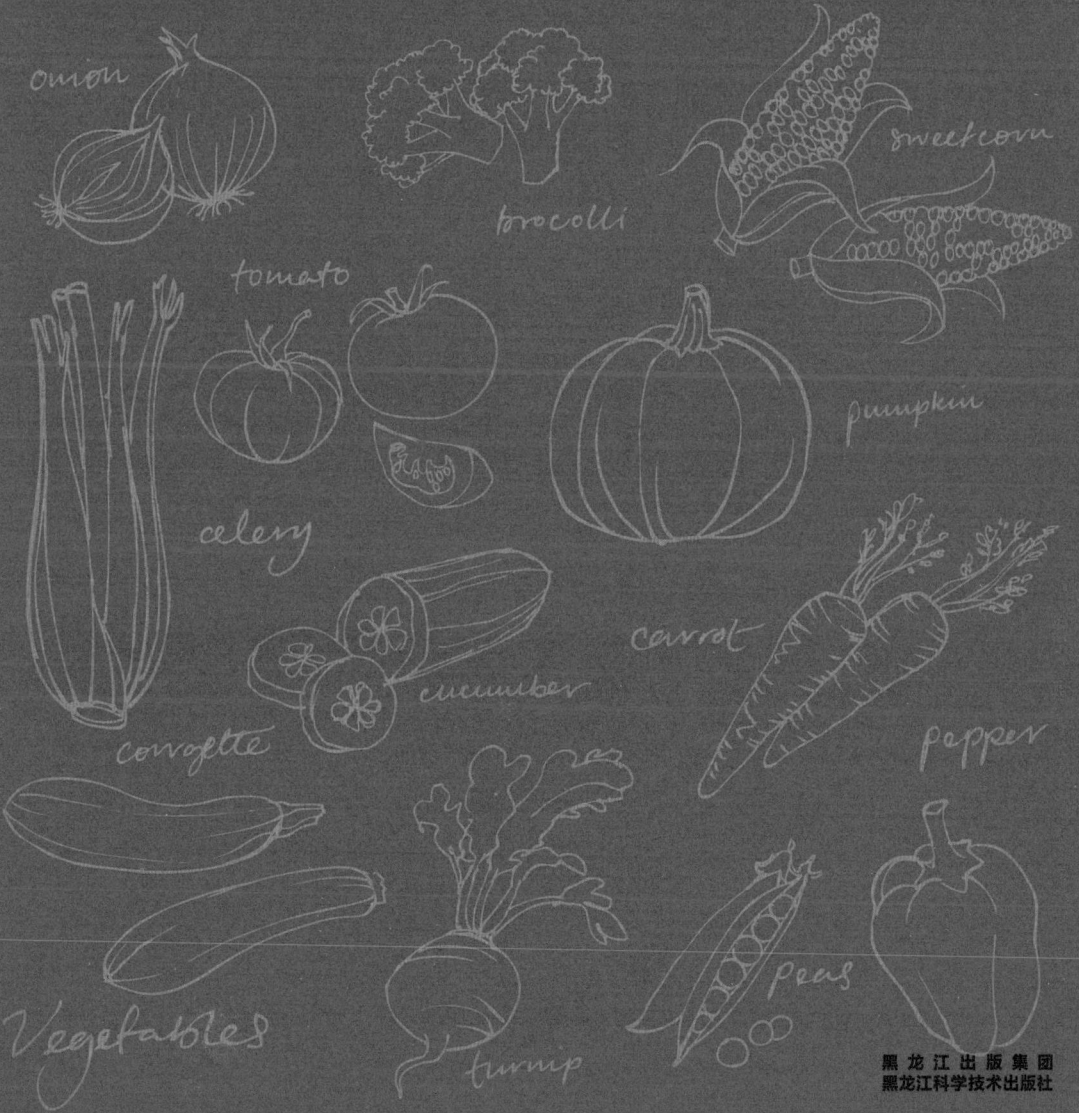

黑龙江出版集团
黑龙江科学技术出版社

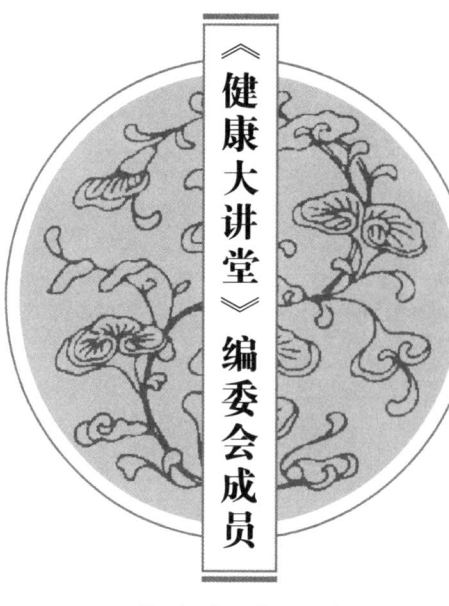

## 《健康大讲堂》编委会成员

陈志田　保健营养大师、中华名厨、国际烹饪大师

胡维勤　著名医学科学家、中央首长保健医师

臧俊岐　中国著名针灸学家、主任医师

柴瑞震　著名中医药学者、主任医师

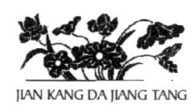

# 序言 Preface

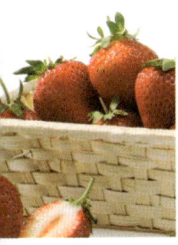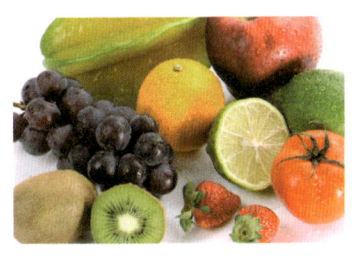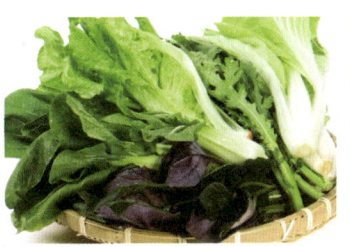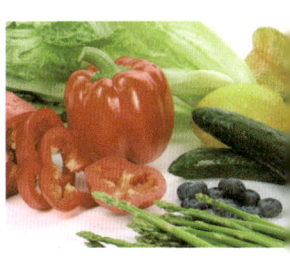

　　高血压是最常见的心血管疾病之一，是全球范围内的重大公共卫生问题。医学研究证明，早期预防、稳定治疗、养成健康的生活方式可使75%的高血压患者及其并发症得到预防和控制。由此可见，加强对高血压的认识以及高血压患者的自身管理对于防治高血压有重要的意义，而饮食控制是高血压患者进行自我管理的一项重要内容。

　　在日常生活中，对于许多高血压患者来说，哪些食物能吃，哪些食物不能吃，这是他们最关心的问题之一，本书重点针对这个问题，列举了110种高血压患者宜吃的食物和72种高血压患者忌吃的食物。

　　在宜吃的食物中，我们详细介绍了每种食物的别名、适用量、性味归经、降压作用、食疗作用、选购保存、食用建议、搭配宜忌以及其对高血压并发症的好处等，并且以表格的形式展示了食物的主要营养成分，让读者对每一种食材都了如指掌。每一种食材还分别推荐了1~2种降压食谱，详解其原料及制作过程，使高血压患者合理安排自己一天的饮食，食谱均配有精美图片，让读者一看就懂、一学就会。

　　在忌吃的食物中，读者可以清楚地了解该种食物不宜吃的理由、热量以及营养成分，从而帮助读者远离这些食物，控制好血压，远离并发症。

　　此外，本书还为读者朋友详细介绍了高血压的基本知识，食疗原则以及饮食禁忌，第四章中还介绍了中医对高血压的认识，推荐了多例有稳定血压和降低血压作用的中药茶饮。人们对于高血压的认识相对较少，所以存在着很多疑问，在本书的第五章中，我们也针对人们常见的关于高血压的疑问一一给予了详细的解答。

　　衷心希望本书能对高血压患者和家属有一定的帮助，同时，在编撰的过程中，难免出现漏洞，欢迎广大读者提出宝贵的意见，也祝愿所有高血压患者能早日康复。

《健康大讲堂》编委会

# 目录
Contents

## 降压第一关
掌握高血压患者的饮食要点

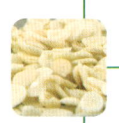
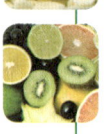

与高血压有关的名词解释 ………………… 016
遵循饮食原则高血压轻松降 ……………… 020
谨记饮食宜忌保持健康好状态 …………… 027

## 降压第二关
掌握110种降压食材的正确吃法

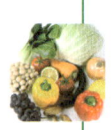

**黄豆**
醋渍黄豆 …………………… 037
黄豆烧豆腐 ………………… 037

**红薯**
清炒红薯丝 ………………… 039
干锅红薯片 ………………… 039

**黑豆**
黑豆鸡汤 …………………… 041
豆奶南瓜球 ………………… 041

**绿豆**
绿豆粥 ……………………… 043
山药绿豆汤 ………………… 043

**豌豆**
豌豆拌豆腐丁 ……………… 045
豌豆炒香菇 ………………… 045

**香干**
香干芹菜 …………………… 047
芥蓝香干 …………………… 047

**蚕豆**
泡椒拌蚕豆 ………………… 049
湘味蚕豆炒瘦肉 …………… 049

**燕麦**
燕麦猪血粥 ………………… 051
香菇燕麦粥 ………………… 051

**荞麦**
肉丝黄瓜拌荞麦面 ………… 053
牛奶煮荞麦 ………………… 053

**小米**
小米粥 ……………………… 055
龙眼小米粥 ………………… 055

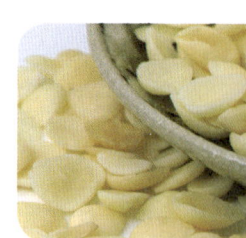
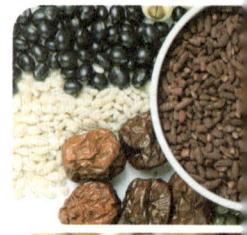
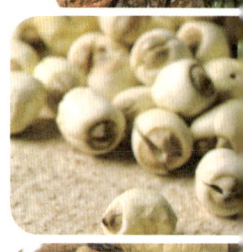
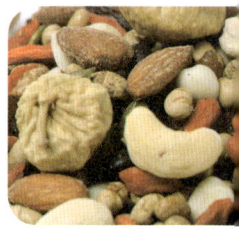

**玉米**
枸杞炒玉米 ............... 057
玉米排骨汤 ............... 057
**黑米**
黑米黑豆莲子粥 ........... 059
黑米菜饭 ................. 059
**薏米**
半夏薏米粥 ............... 061
猪腰山药薏米粥 ........... 061
**鲫鱼**
蒜蒸鲫鱼 ................. 063
剁椒清香鲫 ............... 063
**草鱼**
秘制香辣鱼 ............... 065
剁椒草鱼尾 ............... 065
**海蜇**
薏米黄瓜拌海蜇 ........... 067
蚕豆拌海蜇头 ............. 067
**海虾**
西红柿青豆虾仁 ........... 069
黄瓜炒虾仁 ............... 069
**海带**
海带鸡脚煲骨头 ........... 071
白菜海带豆腐汤 ........... 071
**牡蛎**
牡蛎白萝卜蛋汤 ........... 073
牡蛎酸菜汤 ............... 073
**海参**
葱熘海参 ................. 075

凉粉烧海参 ............... 075
**螃蟹**
姜葱肉蟹 ................. 077
洋葱蟹肉 ................. 077
**银鱼**
银鱼苦瓜 ................. 079
发菜银鱼羹 ............... 079
**武昌鱼**
清蒸武昌鱼 ............... 081
香煎武昌鱼 ............... 081
**章鱼**
小炒章鱼 ................. 083
脆椒章鱼 ................. 083
**虾皮**
炒虾皮 ................... 085
虾皮西葫芦 ............... 085
**干贝**
干贝蒸萝卜 ............... 087
芥蓝干贝 ................. 087
**鲍鱼**
鲍鱼参杞汤 ............... 088
**海藻**
凉拌海藻丝 ............... 089
**淡菜**
党参苁蓉黑豆淡菜汤 ....... 090
**紫菜**
紫菜蛋花汤 ............... 091
**乌鸡**
黄芪乌鸡汤 ............... 093

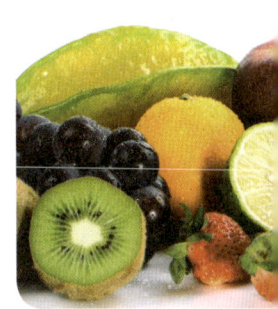
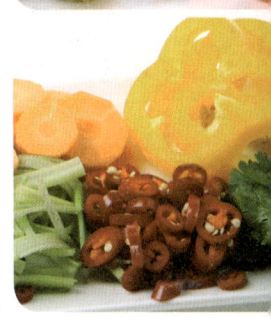

# 目录 Contents

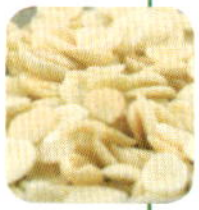

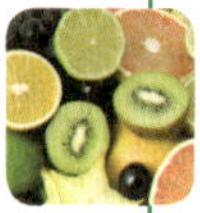

莲子乌鸡山药煲 ...... 093

**兔肉**
辣椒炒兔肉 ...... 095
青豆烧兔肉 ...... 095

**牛肉**
山楂牛肉盅 ...... 097
红糟牛肉煲 ...... 097

**鸽肉**
老鸽汤 ...... 099
鸽肉莲子汤 ...... 099

**鹌鹑肉**
香菇鹌鹑 ...... 101
苦瓜煲鹌鹑 ...... 101

**脱脂牛奶**
牛奶黑米汁 ...... 103
燕麦煮牛奶 ...... 103

**酸奶**
山药苹果酸奶 ...... 105
西红柿胡柚酸奶 ...... 105

**豆浆**
黄豆桑叶黑米豆浆 ...... 107
荷叶小米黑豆豆浆 ...... 107

**芹菜**
芹菜百合 ...... 109
板栗炒芹菜 ...... 109

**洋葱**
洋葱炒芦笋 ...... 111
洋葱圈 ...... 111

**胡萝卜**
葱香胡萝卜丝 ...... 113
胡萝卜炒肉丝 ...... 113

**西红柿**
西红柿烧豆腐 ...... 115
洋葱炒西红柿 ...... 115

**茼蒿**
蒜蓉茼蒿 ...... 117
香拌茼蒿 ...... 117

**菠菜**
菠菜豆腐卷 ...... 119
菠菜拌核桃仁 ...... 119

**苦瓜**
杏仁拌苦瓜 ...... 121
苦瓜海带瘦肉汤 ...... 121

**冬瓜**
油焖冬瓜 ...... 123
冬瓜竹笋汤 ...... 123

**黄瓜**
辣拌黄瓜 ...... 125
干贝黄瓜盅 ...... 125

**丝瓜**
炒丝瓜 ...... 127
蒜蓉丝瓜 ...... 127

**茄子**
麻辣茄子 ...... 129
青椒蒸茄子 ...... 129

**白菜**
黑木耳炒白菜梗 ...... 131
白菜金针菇 ...... 131

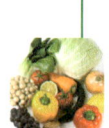
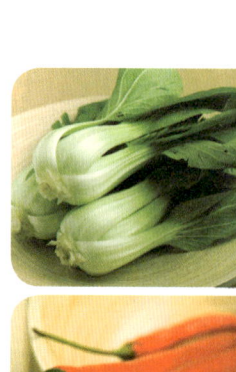
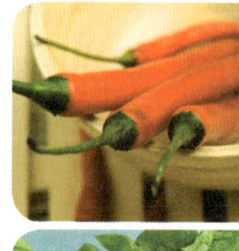
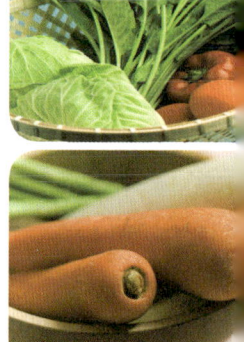

### 竹笋
凉拌双笋 ................... 133
风味竹笋 ................... 133
### 芦笋
清炒芦笋 ................... 135
玉米笋炒芦笋 ............... 135
### 莴笋
辣拌莴笋条 ................. 137
莴笋蒜苗 ................... 137
### 马蹄
橙汁马蹄 ................... 139
芦荟炒马蹄 ................. 139
### 马齿苋
凉拌马齿苋 ................. 141
马齿苋杏仁瘦肉汤 ........... 141
### 香菇
芹菜炒香菇 ................. 143
香菇饭 ..................... 143
### 草菇
芹菜烧草菇 ................. 145
草菇黄瓜 ................... 145
### 口蘑
口蘑拌花生 ................. 147
双椒拌口蘑 ................. 147
### 平菇
炒双菇 ..................... 148
### 蘑菇
莴笋炒蘑菇 ................. 149
### 莲藕

### 醋熘藕片 ................... 151
啤酒藕 ..................... 151
### 空心菜
椒丝空心菜 ................. 153
尖椒炒空心菜梗 ............. 153
### 竹荪
竹荪鸡汤 ................... 154
### 苋菜
银鱼苋菜羹 ................. 155
### 韭菜
韭菜炒黄豆芽 ............... 157
韭菜炒香干 ................. 157
### 黄花菜
凉拌黄花菜 ................. 159
黄花菜炒海蜇 ............... 159
### 茭白
拌茭白 ..................... 161
金针菇木耳拌茭白 ........... 161
### 白萝卜
酸甜白萝卜条 ............... 163
家乡白萝卜拌海蜇 ........... 163
### 黑木耳
黄瓜炒木耳 ................. 165
笋尖木耳 ................... 165
### 银耳
雪梨银耳枸杞汤 ............. 167
银耳山药羹 ................. 167
### 黄豆芽
黄豆芽拌海蜇皮 ............. 169

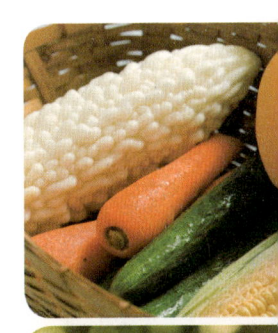

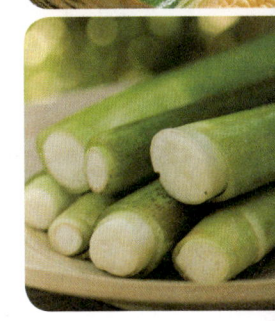

# 目 录
Contents

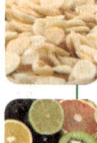
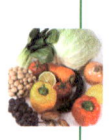

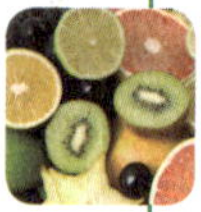

豆油黄豆芽 ............... 169
**荠菜**
荠菜粥 ..................... 171
荠菜四鲜宝 ............. 171
**猕猴桃**
草莓芦笋猕猴桃汁 ..... 173
猕猴桃柠檬汁 ............. 173
**金橘**
金橘苹果汁 ................ 175
金橘番石榴鲜果汁 ..... 175
**草莓**
草莓柠檬乳酪汁 ........ 177
草莓珍珠奶茶 ............. 177
**葡萄**
葡萄芦笋苹果饮 ........ 179
葡萄苹果汁 ................ 179
**苹果**
芹菜苹果汁 ................ 181
苹果橘子汁 ................ 181
**桃子**
桃汁 ........................... 183
桃子杏仁汁 ................ 183
**李子**
李子牛奶饮 ................ 185
李子柠檬汁 ................ 185
**香蕉**
香蕉西红柿汁 ............ 187
香蕉燕麦牛奶 ............ 187
**梨子**

梨汁 ........................... 189
贡梨酸奶 .................... 189
**西瓜**
西红柿西瓜柠檬饮 ..... 191
西瓜葡萄柚汁 ............ 191
**橙子**
柳橙汁 ........................ 193
红薯叶苹果柳橙汁 .... 193
**柠檬**
芹菜生菜柠檬汁 ........ 195
白菜柠檬汁 ................ 195
**柿子**
芹菜柿子饮 ................ 197
柿子胡萝卜汁 ............ 197
**菠萝**
莴笋菠萝汁 ................ 199
茼蒿包菜菠萝汁 ........ 199
**火龙果**
火龙果降压果汁 ........ 201
香蕉火龙果汁 ............ 201
**芒果**
草莓芒果芹菜汁 ........ 203
圣女果芒果汁 ............ 203
**山楂**
山楂猪排汤 ................ 205
山楂绿茶饮 ................ 205
**核桃**
核桃烧鲤鱼 ................ 207
红枣核桃乌鸡汤 ........ 207

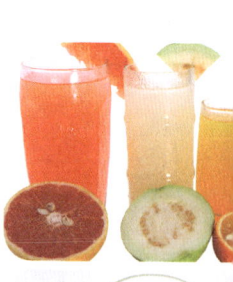
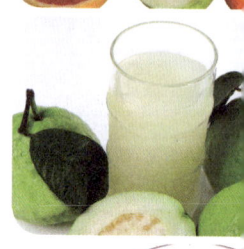
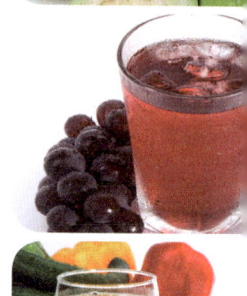
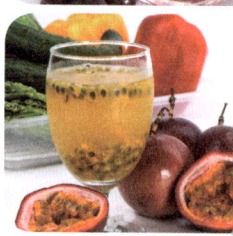

### 板栗
板栗饭 ..................... 209
板栗鸡翅煲 ............... 209
### 莲子
参片莲子汤 ............... 211
莲子桂圆粥 ............... 211
### 杏仁
芝麻花生杏仁粥 ........ 213
杏仁核桃牛奶饮 ........ 213
### 红枣
酒酿红枣蛋 ............... 215
红枣桃仁羹 ............... 215
### 花生
糖饯红枣花生 ........... 217
花生粥 ...................... 217
### 腰果
腰果西芹 ................... 219
香脆腰果 ................... 219
### 桑葚
桑葚青梅杨桃汁 ........ 220
### 南瓜子
凉拌玉米瓜仁 ........... 221
### 葵花子
葵花子鱼 ................... 223
胡萝卜瓜子饮 ........... 223
### 大蒜
蒜蓉菜心 ................... 225

大蒜炒马蹄 ............... 225
### 生姜
姜泥猪肉 ................... 227
姜丝红薯 ................... 227
### 醋
酒醋拌花枝 ............... 229
醋熘土豆丝 ............... 229
### 芝麻
芝麻拌包菜 ............... 231
芝麻花生仁拌菠菜 .... 231
### 葱
大葱牛肉丝 ............... 233
葱白红枣鸡肉粥 ........ 233
### 蜂蜜
蜂蜜红茶 ................... 235
人参蜂蜜粥 ............... 235
### 橄榄油
牛肉烧饼 ................... 236
### 菜籽油
清炒莴笋丝 ............... 237
### 玉米油
枸杞拌青豆 ............... 238
### 茶油
青椒炒西葫芦 ........... 239
### 香油
凉拌绿豆芽 ............... 241
西芹拌腐竹 ............... 241

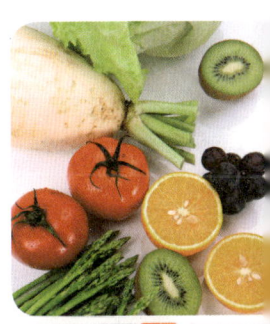

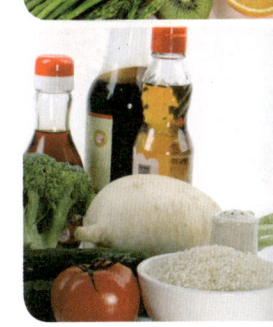

# 目录

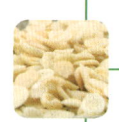

## 降压第三关
### 谨记72种高血压忌吃的食物

| | | | |
|---|---|---|---|
| 肥猪肉 | 244 | 腊肠 | 251 |
| 猪蹄 | 244 | 火腿 | 252 |
| 猪肝 | 244 | 烤鸭 | 252 |
| 猪大肠 | 245 | 扒鸡 | 252 |
| 猪肾 | 245 | 鱼子 | 253 |
| 猪脑 | 245 | 蟹黄 | 253 |
| 猪肚 | 246 | 墨鱼 | 253 |
| 猪血 | 246 | 鲱鱼 | 254 |
| 牛髓 | 246 | 雪里蕻 | 254 |
| 牛肝 | 247 | 咸菜 | 254 |
| 羊髓 | 247 | 青椒 | 255 |
| 羊肉 | 247 | 荔枝 | 255 |
| 狗肉 | 248 | 柚子 | 255 |
| 鹿肉 | 248 | 葡萄柚 | 256 |
| 鹅肉 | 248 | 榴莲 | 256 |
| 麻雀肉 | 249 | 椰子 | 256 |
| 土鸡肉 | 249 | 杨梅 | 257 |
| 鸡胗 | 249 | 樱桃 | 257 |
| 鸭肠 | 250 | 苏打饼干 | 257 |
| 咸鸭蛋 | 250 | 薯片 | 258 |
| 鸭蛋 | 250 | 食盐 | 258 |
| 松花蛋 | 251 | 冬菜 | 258 |
| 熏肉 | 251 | 牛油 | 259 |

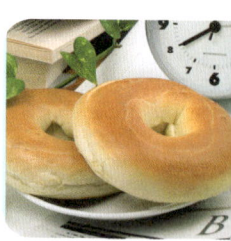
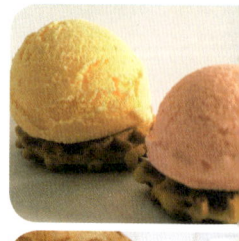
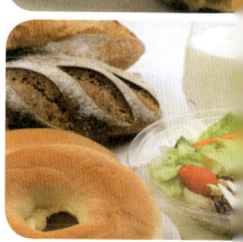
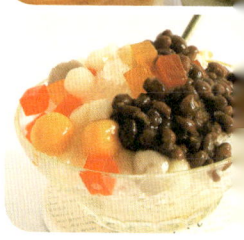

| | | | |
|---|---|---|---|
| 猪油 | 259 | 胡椒 | 263 |
| 黄油 | 259 | 比萨 | 264 |
| 巧克力 | 260 | 方便面 | 264 |
| 红椒 | 260 | 桂皮 | 264 |
| 花椒 | 260 | 茴香 | 265 |
| 芥末 | 261 | 冰激凌 | 265 |
| 酱油 | 261 | 榨菜 | 265 |
| 八角 | 261 | 鱼露 | 266 |
| 咖喱粉 | 262 | 萝卜干 | 266 |
| 咖啡 | 262 | 八宝菜 | 266 |
| 豆瓣酱 | 262 | 人参 | 267 |
| 浓茶 | 263 | 甘草 | 267 |
| 白酒 | 263 | 麻黄 | 267 |

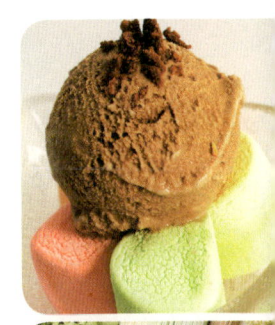

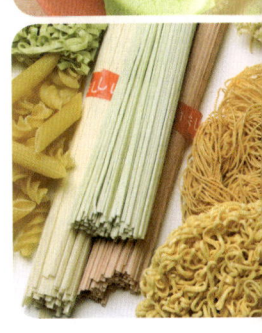

# 降压第四关

## 熟悉高血压的中医食疗方

### 中医对高血压的认识 270

### 常用降压中药材本草详解

| | | | |
|---|---|---|---|
| 莲子心 | 274 | 地龙 | 278 |
| 车前子 | 274 | 桑枝 | 279 |
| 天麻 | 275 | 葛根 | 279 |
| 钩藤 | 275 | 大黄 | 280 |
| 决明子 | 276 | 莱菔子 | 280 |
| 夏枯草 | 276 | 黄芪 | 281 |
| 丹参 | 277 | 枸杞 | 281 |
| 玉米须 | 277 | 吴茱萸 | 282 |
| 杜仲 | 278 | 淫羊藿 | 282 |
| | | 牡丹皮 | 283 |
| | | 田七 | 283 |
| | | 酸枣仁 | 284 |

# 目录 Contents

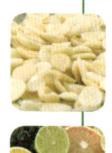

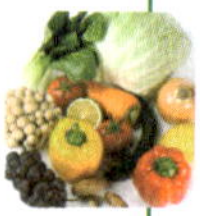

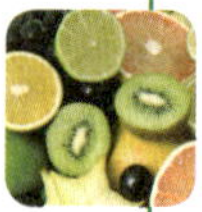

| | |
|---|---|
| 鹿茸 ………………… 284 | 番石榴消食茶 ………… 298 |
| 黄芩 ………………… 285 | 甘草茶 ………………… 299 |
| 山豆根 ……………… 285 | 桂花普洱茶 …………… 299 |
| 地骨皮 ……………… 286 | 桂花减压茶 …………… 300 |
| 马兜铃 ……………… 286 | 荷叶甘草茶 …………… 300 |
| 防己 ………………… 287 | 荷叶瘦身茶 …………… 301 |
| 川芎 ………………… 287 | 蒲公英清凉茶 ………… 301 |
| 芹菜籽 ……………… 288 | 天花粉枸杞茶 ………… 302 |
| 青葙子 ……………… 288 | 白菊花枸杞茶 ………… 302 |
| 菊花 ………………… 289 | 车前草凤尾茶 ………… 303 |
| 山药 ………………… 289 | 芙蓉荷叶消食茶 ……… 303 |

## 推荐降压中药花草茶饮

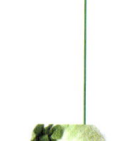

| | |
|---|---|
| 金银花绿茶 …………… 290 | 玉竹西洋参茶 ………… 304 |
| 金莲花清热茶 ………… 290 | 马蹄茅根茶 …………… 304 |
| 菊花山楂茶 …………… 291 | 柴胡祛脂茶 …………… 305 |
| 菊花蜜茶 ……………… 291 | 陈皮姜茶 ……………… 305 |
| 洋甘菊红花茶 ………… 292 | 蜂蜜绿茶 ……………… 306 |
| 薄荷甘草茶 …………… 292 | 茯苓清菊消肿茶 ……… 306 |
| 薄荷茶 ………………… 293 | 红枣党参茶 …………… 307 |
| 薄荷甘菊茶 …………… 293 | 黄芪普洱茶 …………… 307 |
| 薄荷绿茶 ……………… 294 | 黄芪红茶 ……………… 308 |
| 莲花蜜茶 ……………… 294 | 杭菊龙井茶 …………… 308 |
| 莲花心金盏茶 ………… 295 | 决明子苦丁茶 ………… 309 |
| 莲子茶 ………………… 295 | 两山柳枝茶 …………… 309 |
| 芦荟红茶 ……………… 296 | 麦门冬竹叶茶 ………… 310 |
| 芦荟清心美颜茶 ……… 296 | 麦芽山楂饮 …………… 310 |
| 绿豆菊花茶 …………… 297 | 山楂薏米茶 …………… 311 |
| 草本瘦身茶 …………… 297 | 牛蒡子清热祛脂茶 …… 311 |
| 番石榴蕊叶茶 ………… 298 | 山楂五味子茶 ………… 312 |
| | 乌龙茯苓溶脂茶 ……… 312 |

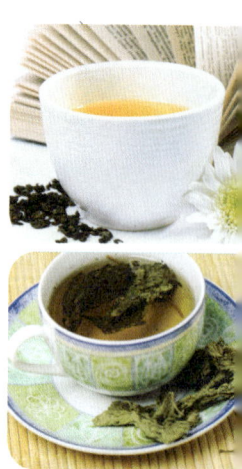
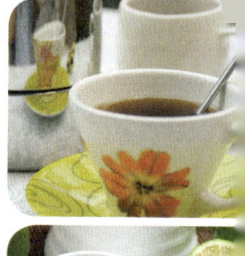
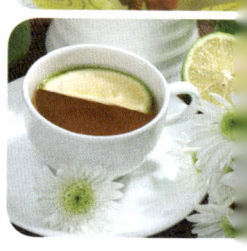

乌龙山楂茶..............313
养阴百合茶..............313
田七瘦身茶..............314
丹参减肥茶..............314
**高血压中医分型及对症药膳**
肝阳上亢型..............315
阴虚阳亢型..............318
肝肾阴虚型..............321
阴阳两虚型..............324
痰湿阻逆型..............327
瘀血阻滞型..............330
气血两虚型..............333

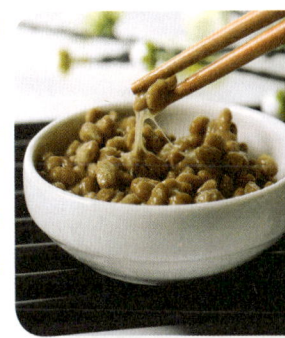

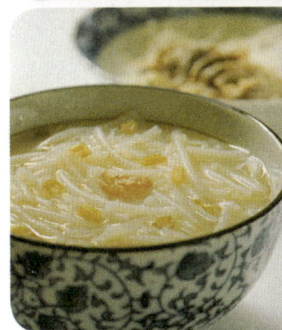

## 降压第五关
专家连线有问必答

高血压知识在线答疑..............338
生活保健在线答疑..............344

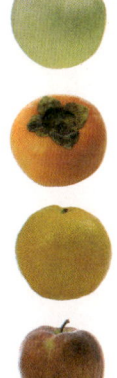

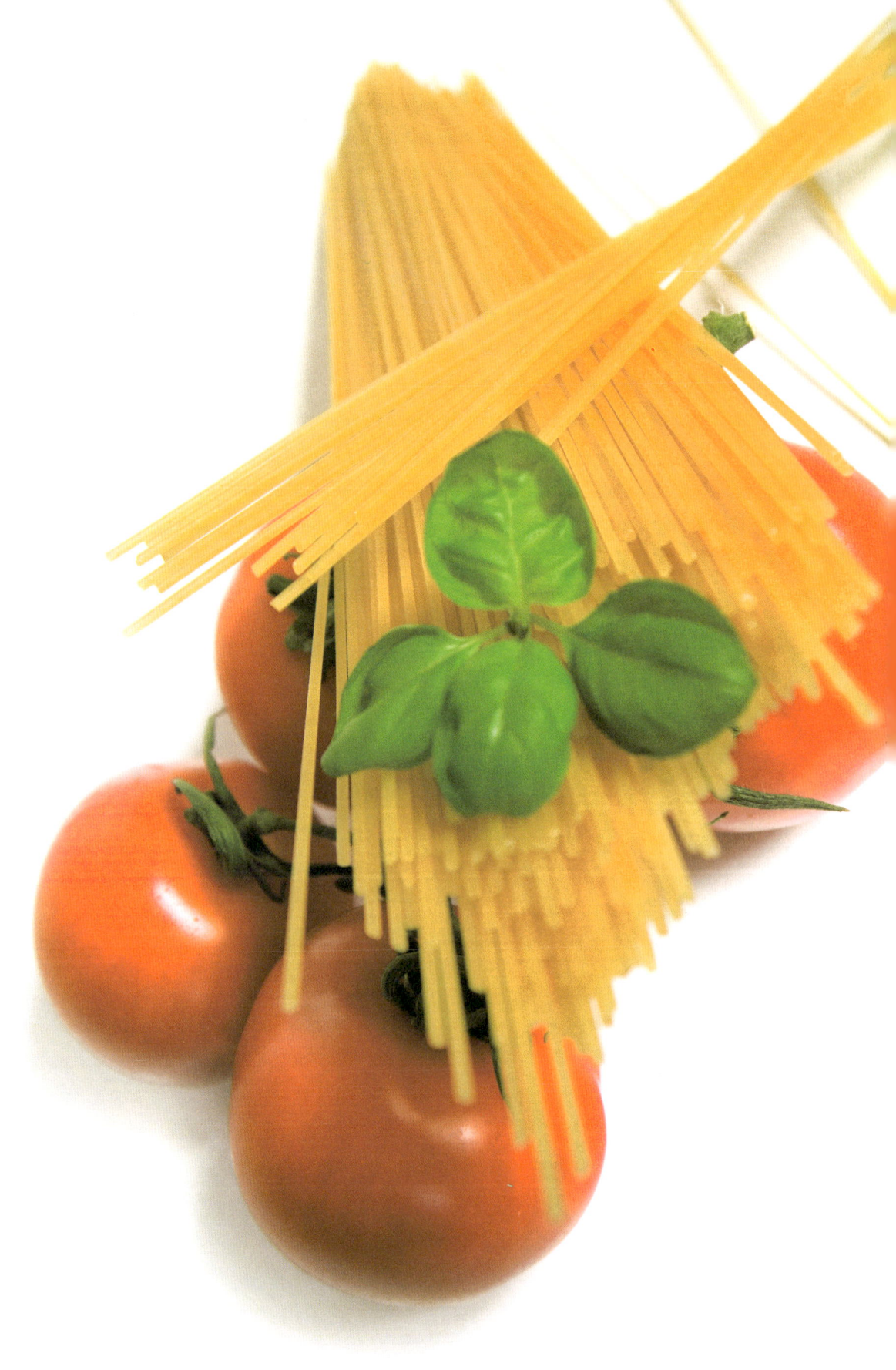

# 降压第一关 掌握高血压患者的饮食要点

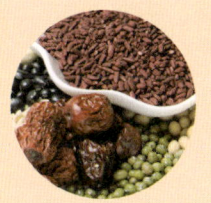 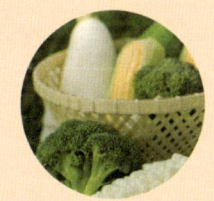 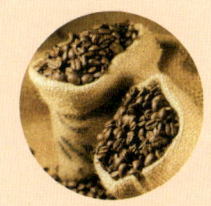

在讲述高血压时,我们经常提到"三高"和"三低",那到底什么是"三高"、"三低"呢?三高:患病率高、致残率高、死亡率高。三低:知晓率低、服药率低、控制率低。

虽然高血压严重威胁着人们的健康,但是国内外许多成功的经验告诉我们,高血压是可防可治的。有研究资料证明,采取健康的生活方式可使高血压的发病率减少55%;对高血压及时而合理的治疗,可使高血压的严重并发症再减50%。这就是说,75%的高血压及其并发症是可以预防和控制的,关键在于人人都应自觉地提高自我保健意识,严格控制自身的行为方式,认真配合医生的治疗,健康长寿是大有希望的。那么什么是健康的生活方式呢?健康的生活方式是指均衡饮食、适当运动、戒烟限酒、心态平衡等。

均衡饮食是控制高血压的一项重要内容。DASH(停止高血压的膳食方法)研究显示,膳食中有大量水果和蔬菜,以低脂肪的奶制品取代富含饱和脂肪酸的食物,这样的饮食习惯可使血压大大降低。改善膳食结构的益处不仅在于可降低血压,而且还可降低心血管病及癌症的发病率。而限盐及减轻体重可以使相当数量的高血压老人安全停服抗高血压药物。

那么怎样做到饮食均衡呢?高血压有哪些饮食宜忌呢?高血压又是什么呢?本章将为您一一介绍。

# 与高血压有关的名词解释

◎从现在起关心您的血压，全面认识血压的概念，重视食疗，轻松甩掉笼罩全身的压力。

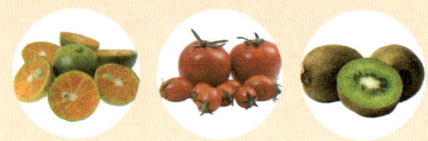

## 1 什么是血压？

血压是指血液在血管内流动时，对血管壁产生的单位面积侧压力，血压是由心脏、血管及在血管中流动的血液共同形成的。我们平时用血压测量出来的数值主要是收缩压和舒张压。

收缩压——血压透过所谓的收缩作用输送血液（心跳次数）次数多的时候，假使血液流动的阻力（总末端神经系统阻力）增大，将会造成血压升高。只要心脏的左心室收缩，便会将心脏的血液输往大动脉，这时所产生的数值就称为收缩压，也就是高压。

舒张压——左心室结束收缩后，左心室和大动脉之间的左心室便会关闭，停止血液输送，这时血液会从左心房流到左心室，形成左心室扩张的现象。另一方面，血液输送到大动脉时，将使大动脉扩张，并将血液积聚于大动脉后，输送至全身的末梢动脉，此时的血压值最小。此数值是舒张时期的血压，也就是低压。

## 2 高血压的定义

高血压是指收缩压（SBP）和舒张压（DBP）升高的临床综合征。医学调查表明，血压有个体和性别的差异。一般说来，肥胖的人血压稍高于中等体格的人，女性在更年期前血压比同龄男性略低，更年期后动脉血压有较明显的升高。人群的动脉血压都随年龄增长而升高，很难在正常与高血压之间划一明确的界限。高血压定义与诊断分级标准，规定SBP≥140毫米汞柱(18.67千帕)和DBP≥90毫米汞柱(12.0千帕)为高血压。

## 3 高血压的诊断标准

我国2011年高血压防治指南对于血压水平的分类和定义是这样阐述的：收缩压＜120毫米汞柱（16.0千帕）并且舒张压＜80毫米汞柱（10.67千帕）的称为正常血压；收缩压为120～139毫米汞柱（16.0~18.53千帕）和（或）舒张压为80～89毫米汞柱（10.67~11.87千帕）的称为正常高值；收缩压≥140毫米汞柱（18.67千帕）和（或）舒张压≥90毫米汞柱（12千帕）的就可以诊断为高血压，其中，收缩压≥140毫米汞柱（18.67千帕），但是舒张压＜90毫米汞柱（12千帕）的，称为单纯收缩期高血压；收缩压为140～159毫米汞柱（18.67~21.2千帕）和（或）舒张压为90～99毫米汞柱（12~13.2千帕）的为1级高血压，也称为轻度高血压；收缩压为160～179毫米汞柱（21.33~23.86千帕）和（或）舒张压为100～109毫米汞柱（13.33~14.53千帕）的为2级高血压，也称为中度高血压；收缩压≥180毫米汞柱（24千帕）和（或）舒张压≥110毫米汞柱（14.67千帕）的为3级高血压，也称为重度高血压。

## 4 高血压的主要症状

高血压的常见症状有：头晕、头痛、烦躁、心悸、失眠、注意力不集中、记忆力减退、肢体麻木等，其往往因人、因病期而异。高血压早期多无症状或症状不明显，偶尔于身体检查测血压时发现。

头晕为高血压最多见的症状，常在患者突然下蹲或起立时出现，有些是持续性的。头痛多为持续性钝痛或搏动性胀痛，甚至有炸裂样剧痛，常在早晨睡醒时发生，起床活动一会儿或饭后逐渐减轻，疼痛部位多在额部两旁的太阳穴和后脑勺。高血压患者性情大多比较急躁，遇事敏感、易激动，所以心悸、失眠等症状比较常见。失眠主要表现为入睡困难或早醒、睡眠不实、噩梦纷纭、易惊醒，这与大脑皮层功能紊乱及植物神经功能失调有关。高血压患者注意力不集中和记忆力减退的症状在早期多不明显，但随着病情发展而逐渐加重，这种症状也常成为促使患者就诊的原因之一。此外，高血压患者还常有肢体麻木，常见手指、足趾麻木，皮肤有蚁行感，颈部及背部肌肉紧张、酸痛，部分患者常感手指不灵活，一般经过适当治疗后可好转，但若肢体麻木较顽固、持续时间长，而且固定出现于某一肢体，并伴有肢体乏力、抽筋、跳痛时，应及时就诊，预防中风发生。

## 5 人们为何谈"高血压"色变

高血压对心脏和血管都有一定的影响，血压的升高会使血管弹性减弱，为了保证血液的流动，心脏需更用力收缩，从而引起左心室的肥大、心壁的厚度增加。而对血管的影响表现在：一是破裂，二是粥状硬化引发阻塞。小血管较细薄，易发生破裂情形，大动脉较厚粗，易发生粥状硬化。高血压还会造成血管病变，当血管病变发生，身体各器官组织会跟着出现损伤，脑部、心脏、主动脉、肾脏和眼底是受影响最大的部位。

脑部：高血压造成血管阻塞，当阻塞发生在脑部，会导致阻塞性中风，如脑血栓与脑栓塞。脑血栓是大脑内部动脉血管壁上出现血凝块，完全堵住血管。脑栓塞的血凝块则来自脑部以外，跟着循环系统流入脑血管，造成阻塞。不论是脑血栓或脑栓塞，都会阻塞阻挡氧气与养分通过，易造成组织死亡，引发中风。当破裂效应发生在脑部，会导致出血性中风，这是较少见的脑中风。当破裂的血管主要在脑组织内、接近脑部表面血管，为脑内出血，患者会失去意识，或立即在一两个小时内发展成半身不遂。当破裂血管位于蛛网膜下腔的脑血管，血液会大量流出累积在蛛网膜下腔，造成蛛网膜下腔出血，患者会

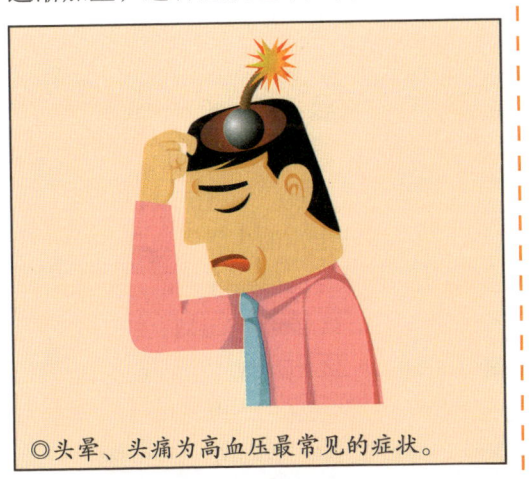
◎头晕、头痛为高血压最常见的症状。

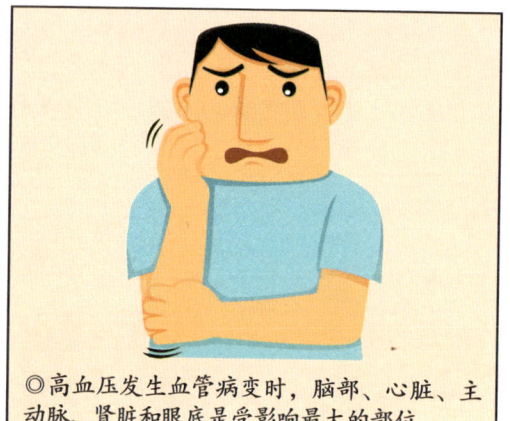

◎高血压发生血管病变时,脑部、心脏、主动脉、肾脏和眼底是受影响最大的部位。

剧烈头痛,但不会立即失去意识或中风。

心脏:高血压对血管造成的强大压力,会让血管变硬、管径变窄,不利于血液的输送,为了让血液能顺利送往全身,心脏只好更用力收缩,长期下来,左心室会变肥大。当血管病变发生在冠状动脉时,会造成缺血性心脏病(狭心症)的发生,如心绞痛、心肌梗死。

主动脉:高血压易促使血管硬化,造成动脉壁的坏死,主动脉剥离就是因为血管内层及中层受不了压力造成血管破裂,血液冲向内、中层间进行撕裂,造成血管剥离的现象。发生时会产生剧烈的疼痛,疼痛部位和发生部位有关。

肾脏:当肾脏内的微血管承受不住过高的血压就会发生破裂,会影响器官组织运作,降低肾脏的功能,若不加以控制,可能会导致肾衰竭。此外,血管的病变也会造成肾脏功能不全、胃硬化等。

眼底:高血压对眼睛所造成的并发症,来自于血管病变。当视网膜上的血管系统发生病变,无法提供足够的养分让眼睛维持正常功能,眼底并发症因此产生,如眼动脉硬化、痉挛、眼底出血或渗出液、视乳突水肿等。

## 6 高血压"青睐"什么人?

高血压和其他病症一样,也有易发人群。大量的临床数据显示,男性、年龄大者、直系亲属中有高血压患者的人、肥胖者、压力过大者、常食味浓盐多食物者、饮酒量多者、吸烟者、便秘患者是高血压"青睐"的人群。

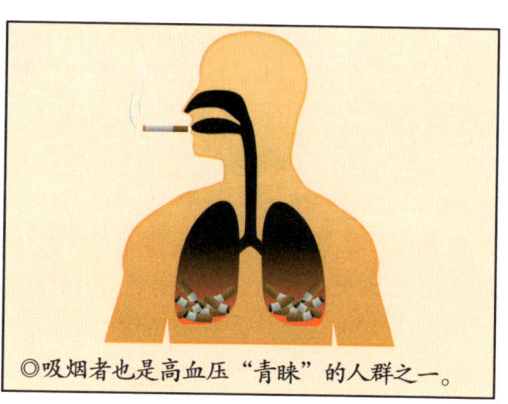

◎吸烟者也是高血压"青睐"的人群之一。

## 7 引起高血压的"元凶"

通过流行病学调查和研究,目前认为高血压的患病概率与下列因素有密切的关系。①摄入过多食盐:在高血压众多的发病原因中,高盐饮食是引起高血压的一个重要原因,这已被越来越多的人所接受。②遗传因素:根据医学界的研究,不论是高血压、低血压或者正常血压,血压的遗传因素很强,但这并不意味着父母有高血压,子女就一定有高血压,即使遗传了高血压的体质,只要养成清淡饮食、定期运动、作息正常的生活方式也能有效的控制血压、稳定血压。③饮酒过量:有资料表明,每日饮酒30克,其收缩压可增高4毫米汞柱(0.53千帕),舒张压可增高2毫米汞柱(0.27千帕),患高血压的概率为50%;每日饮酒60克,收缩压可增高6毫米汞柱（0.8千帕），舒张压可增高2~4毫米汞柱（0.27~0.53千帕），患高血压的概率为100%。④肥胖、便秘：肥胖和便秘已成为现代社会最常见的两种疾病，它们也很容易引起高血压。⑤肝脏疾病：全身的70%运转功能都是由肝脏来主控与协助完成的，很多慢性病都是因肝功能失常而直接或间接造成的，如过敏、抗体低落、肥胖、神经质、痛风、高血压、脂肪肝等。⑥糖尿病：Ⅱ型糖尿病与高血压关系密切，近40%的Ⅱ型糖尿病患者同时患有高血压，而在高血压患者中，则有5%~10%的患者同时患有Ⅱ型糖尿病。高血压与糖尿病是独立但又关系密切的疾病，恰似"狼"与"狈"的关系。⑦肾脏病变、内分泌紊乱：当肾脏发生病变或内分泌紊乱时，极容易引起血压升高。

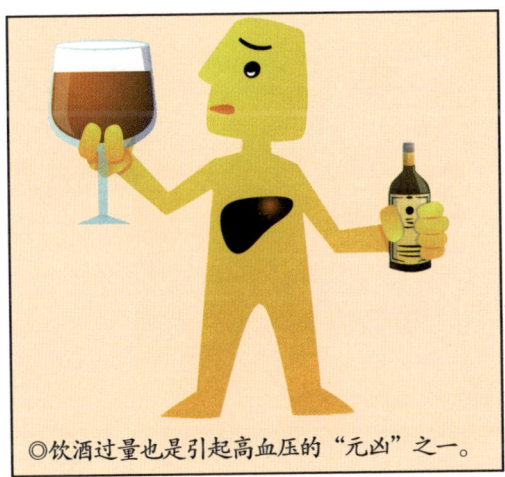

◎饮酒过量也是引起高血压的"元凶"之一。

## 8 食疗，让高血压"低头"

世界卫生组织报告指出，非药物疗法应作为治疗高血压的首选方法，而饮食疗法是非药物疗法的一个重要的组成部分，合理的饮食不仅可以很好地预防高血压的发生，而且还可以控制动脉粥样硬化的发展、降低血压、防止高血压病情的进一步发展。对于早期轻度的高血压病人，恰当的饮食疗法可使高血压患者完全脱离药物，使血压恢复到正常水平。

低盐饮食有利于降低血压。过多地摄入钠盐，会直接导致体内水、钠的潴留和血容量的增加，引起血压升高、心脏和肾脏的负荷加重，所以限制钠盐的摄入有助于降低血压。但适量的钾盐可保护心血管。

低脂饮食可防治心血管疾病。高血胆固醇和低密度脂蛋白胆固醇水平是心血管疾病发病的主要危险因素，降低脂肪的摄入可防治动脉硬化等心血管疾病。

适量的维生素C有利于维持正常血压。实验研究证明，维生素C可降低血胆固醇、抑制低密度脂蛋白胆固醇的养活、阻止动脉粥样硬化斑块的形成，从而降低血压。

控制饮食、减轻体重，可减少并发糖尿病的概率。肥胖患者容易出现胰岛素抵抗，从而引起血糖的波动。控制好了体重，有利于预防糖尿病，有利于控制高血压的病情。

限制饮酒可避免血压升高。大量饮酒，特别是烈性酒，可使血压迅速升高、心跳加快，避免饮酒过度，则避免了血压的升高。

由此可见，只要掌握正确的食疗方法，选择合适的食物，就可以让高血压低下"高贵的头"。

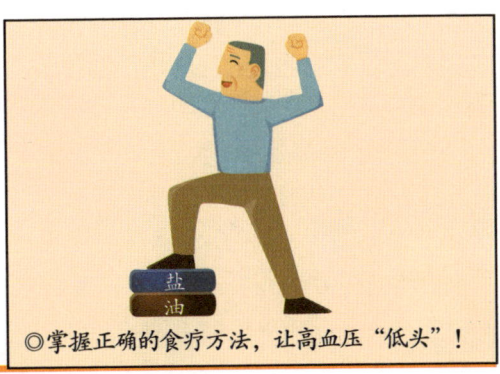

◎掌握正确的食疗方法，让高血压"低头"！

# 遵循饮食原则 高血压轻松降

◎降血压的关键在于牢记日常饮食原则，并严格遵守，合理摄取营养素。

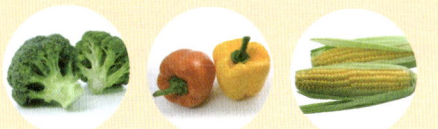

## 1 原则一：选择"二多三少"的食物

"二多"是指多蔬果、多粗粮。蔬果中含有大量的维生素、纤维素以及微量元素，这些营养元素对于控制血压、保持身体健康有很大的帮助。维生素C有助于排出体内多余的胆固醇，从而有效地预防动脉硬化的发生；维生素E是人体重要的抗氧化剂，可保护细胞膜及多元不饱和脂肪酸不被氧化，还可以保护红细胞，预防血液凝结及强化血管壁，尤其适合合并有冠心病及脑供血不足的高血压病人；水果中的镁不仅能预防高血压病的发生，还能治疗高血压病。蔬菜中含钠盐极少，含钾盐较多，钾可起到一定的降压作用，因此多吃蔬菜还有降低血压的作用。粗粮中含有的膳食纤维可以减少肠道对胆固醇的吸收，促进胆汁的排泄，降低血液中的胆固醇水平，有效地预防冠心病和结石症的发生；膳食纤维还有增加饱腹感、通便润肠、解毒防癌、增强抗病能力的功用。另外，美国一项长达12年的研究表明，多食粗粮还可以降低患缺血性中风的危险。

"三少"是指少盐、少油、少加工。高血压患者的饮食宜清淡，在制作食品的过程中应该控制好盐、油等调味品的用量，盐是导致高血压的重要"元凶"。实验证明，对于早期的或轻型的高血压患者，单纯限制食盐的摄入就有可能使血压恢复正常。对于中、高度高血压患者来说，限制食盐的摄入量，不仅可以提高降压药物的疗效，而且可使用药剂量减少。动物油中含有较高的饱和脂肪酸和胆固醇，会使人体器官加速衰老，促使血管硬化，进而引起冠心病、脑中风等。常见的一些加工食品如火腿、腌肉、蜜饯、沙茶酱等，大多含钠较高，患者常吃这些加工食品，不利于血压的控制。

## 2 原则二：合理摄入蛋白质和脂肪

我们吃食物的目的是从食物中摄取均衡的各大营养素以满足身体各种反应、各种活动的需要，而合理均衡地摄取蛋白质和脂肪则是降低高血压的关键。

蛋白质能提供能量4千卡/克，占人体体重的15%～20%，用来制造肌肉、血液、皮肤和许多其他的身体器官，增强免疫力，抵抗细菌和感染，调节人体内的水分平衡，维持体液，帮助伤口愈合，同时还有提高体力、精力和记忆力的作用。其主要来源为：鱼禽肉蛋中能摄取动物蛋白，蔬菜、谷物、豆类中能摄取植物蛋白。缺乏蛋白质时容易出现疲劳、消瘦、水肿、神情呆滞、怀孕会使胎儿发育受阻等症状。在饮食疗法里，应尽量多吃植物性蛋白质。一般高血压患者每日每千克体重应摄入蛋白质1克，但是病情控制不好或消瘦者，可将每日摄入的蛋白质增至1.2～1.5克。如果患者的体重为60千克，那么每日需摄取60克蛋白质或70～90克蛋白质。这些蛋白质中，1/3应该来自优质蛋白，如牛奶、鸡蛋、猪的精瘦肉、各种大豆等。

脂肪能提供能量9千卡/克，占人体体重的13.8%。脂肪保证人体能量的吸收，就像汽车的备用油箱。脂肪保护内脏器官减少摩擦，并起固定五脏六腑的作用，促进脂溶性维生素的吸收，令皮肤有弹性。其主要来源有：牛油、羊油、猪油、花生油、芝麻油、肉类蛋类、乳制品及坚果。缺乏脂肪时皮肤会干而无光、缺乏弹性，受到撞击内脏容易受伤。据研究显示，脂肪的摄入量与动脉粥样硬化的发生、发展有着密切关系，且脂肪的摄入量增加很容易造成肥胖，高血压患者必须控制脂肪的摄入量，尤其是伴有肥胖症的高血压患者更应严格限制脂肪的摄入量，每日摄入总量不得超过40克（包括主食与副食中所含的脂肪）。

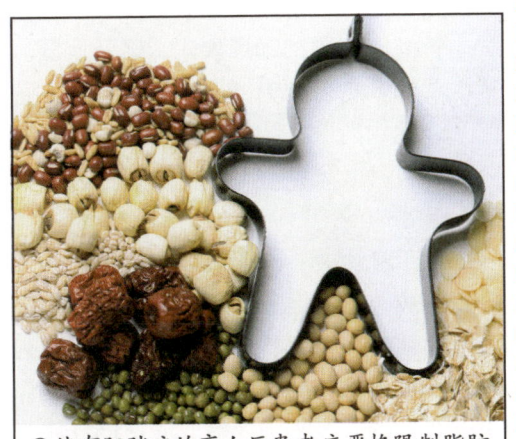
◎伴有肥胖症的高血压患者应严格限制脂肪摄入量。

## 3 原则三：14种营养物质帮助您降血压

摄取必要和适量的营养素，强化体内血管，是降低血压值的关键，选择合适的天然食物也是降低血压成分的重要方法，常见的有助于稳定血压、降低血压的微量元素有如下14种。

维生素C：它能将胆固醇氧化，变成胆酸排出，血液中的胆固醇一旦减少，就能降低动脉硬化的几率。血流畅通、血管健康，血压自然能获得良好的控制。其主要的食物来源为：绿色蔬菜、包菜、芥蓝、青椒、西红柿、橘子、柠檬、橙子、草莓、樱桃、奇异果、葡萄柚。建议成人每日摄入维生素C 60毫克(约1个葡萄柚)。

钾：过多的钠会造成水分滞留，进而产生水肿、血液量上升、血压升高等症状，钾有助于钠的代谢与排出，因此具有调节血压的功能。其主要的食物来源为：胚芽米、糙米、杨桃、香蕉、桃子、橙子、柑橘、番石榴、榴莲、番荔枝、柚子、桂圆、奇异果、南瓜、茼蒿、川七、菠菜、空心菜、龙须菜、包菜、韭菜、胡萝卜、香菇、金针菇、黄豆、杏仁、咖啡、茶。建议成人每日摄入钾2000毫克(约4～5根香蕉)。

钙：血液中的钙具有降低血脂、防止血栓的功能，同时可以强化、扩张动脉血管，达到降低血压的作用。其主要的食物来源为：芹菜、花椰菜、甘蓝菜、芥蓝、紫菜、黄豆、豆腐、牛奶、优酪乳、小鱼干、虾米。建议成人每日摄入钙800毫克(约800克牛奶)。

镁：镁是维持心脏正常运作的重要元素，能辅助心脏顺利收缩、跳动，将血液运送至全身。其主要的食物来源为：小麦胚芽、燕麦、糙米、紫菜、海带、花生、核桃、杏仁、牛奶、黄豆、鲑鱼、鲤鱼、鳕鱼、绿色蔬菜、大蒜、无花果、柠檬、苹果、香蕉、葡萄柚。建议成年男性每日摄入镁360毫克(约150克花生)，成年女性每日摄入镁315毫克(约140克花生)。

硒：硒能使血管扩张，预防动脉硬化。其主要的食物来源为：小麦胚芽、糙米、燕麦、大蒜、洋葱、南瓜、动物肝、肾脏、瘦肉、海鲜。建议成年男性每日摄入硒70毫克，成年女性每日摄入硒50毫克。

黄酮：黄酮有高抗氧化力，能避免胆固醇氧化而导致动脉硬化，同时具备抗血栓、扩张血管、加强血管壁弹性等功能，可使血液流通顺畅，达到调节血压的作用。其主要的食物来源为：胡萝卜、花椰菜、洋葱、黄豆、橙子、西红柿、橘子、柠檬、草莓、苹果、葡萄、红酒、红茶、银杏。

膳食纤维：水溶性膳食纤维能降低胆固醇的功效，可预防动脉硬化与高血压。非水溶性的膳食纤维则能抑止脂肪与钠的吸收，有降低血压的作用。其主要的食物来源为：豆类、蔬菜类、海藻类、水果类、全谷类。建议成人每日摄入膳食纤维25～35克。

胜肽：胜肽在降低血压方面有显著成效，因能抑制体内的ACE酵素与血管紧缩素相互作用，可避免血管内平滑肌收缩导致血压上升。其主要的食物来源为：小麦、玉米、稻米、荞麦、鸡蛋、鸭蛋、黄豆、绿豆、沙丁鱼、鲔鱼、紫菜。

芦丁：芦丁能够保护细小血管，增加血管壁的弹性，使血液流动顺畅。同时能抑制使血压上升的酵素活性，双管齐下预防血压上升。其主要的食物来源为：荞麦、红枣、山楂。建议成人每日摄入芦丁30毫克(约1小碗荞麦)。

γ-胺基酪酸：γ-胺基酪酸可借由刺激副交感神经的方式来抑制交感神经的活动，避免血管过度收缩，达到稳定血压的作用。同时还能清除体内的中性脂肪，促进肾脏功能，使人体能顺利代谢钠，这些都有助于血压的控制。其主要的食物来源为：糙米、胚芽米、泡菜、纳豆。建议成人每日摄入γ-胺基酪酸500毫克。

胆碱：胆碱就是维生素$B_4$，可以代谢脂肪、分解血液中的同型半胱氨酸，借此保护血管健康，预防动脉硬化，降低血压。其主要的食物来源为：全谷类、包菜、花椰菜、动物内脏、牛肉、蛋黄、豆类、乳制品、各种坚果、酵母菌。建议成人每日摄入胆碱550毫克。

次亚麻油酸：次亚麻油酸可与其他成分组合成一种类激素物质——前列腺素，参与人体多项重要代谢与循环工作。前列腺素有抗血栓、抗凝血与扩张血管等作用，能维持血液流通顺畅、降低动脉压。其主要的食物来源为：燕麦、黄豆、黄豆

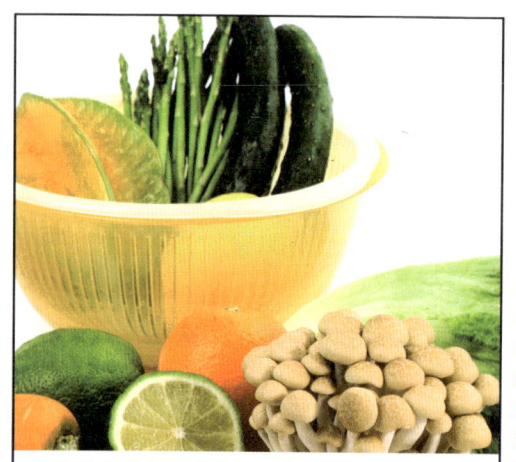

◎蔬菜水果含有丰富的膳食纤维，可常食。

制品、黄豆油、月见草油、葵花油、橄榄油。

牛磺酸：肾上腺素的分泌与交感神经敏感时，血压会上升，而牛磺酸能抑制前述两者，避免人体因紧张、压力、盐分过量而导致的血压值居高不下。其主要的食物来源为：猪肉、牛肉、羊肉、鱼虾贝类。

烟碱酸：烟碱酸就是维生素$B_3$，具有降低胆固醇与三酸甘油酯的功能，同时可以扩张血管、促进血液循环，对降低血压也很有帮助。其主要的食物来源为：糙米、小麦胚芽、香菇、芝麻、花生、酵母、动物内脏、牛肉、猪肉、鸡肉、乳制品、绿豆、鱼类、紫菜。建议成人每日摄入烟碱酸15毫克(约120克猪肝)。

## 4 原则四：多余热量，能免则免

据观察，过多摄取某些营养素会降低高血压患者的抵抗力，并使病情加重。我们的身体是由上百亿个细胞所构成的有机体，每一个细胞就像是利用营养物质和氧产生能量的化工厂，又像是不同形式能量的转换站，如肌肉细胞能够把热能转化成机械能，使人产生力量。正常情况下，人体的热量需要是与食欲相适应的，当正常食欲得到满足时，其热量需要一般也可满足，体重可以维持不变；假如热量供给过多，就会导致体重增加。单从这一方面来讲，高血压患者就不应该忽视日常饮食中对热量摄入的控制。

研究表明，患心血管疾病的人以任意进食动物脂肪者居多。作为已患有高血压或者具有发生高血压病倾向的人，其体内的脂肪组织本来就逐渐增加，而其他活动性组织则相应减退，整个机体的代谢水平降低，加上多数高血压患者都年龄偏高、活动量少，消耗的热能也相对减少，因此，高血压患者应该注意控制热量的摄入。

减少多余热量的摄入，将体重控制在标准范围内。体重每增加12.5千克，收缩压可上升10毫米汞柱（1.33千帕），舒张压升高7毫米汞柱（0.93千帕）。因此肥胖者应减少多余热量摄入，控制体重，以每周减轻1~1.5千克为宜。

高血压患者每日热量摄入值应小于7950千焦(1900千卡)。热量摄入可根据劳动强度而定，建议每千克体重供给105~126千焦(25~30千卡)的热量或更低。膳食中提供能量的成分有蛋白质、脂肪、碳水化合物和酒精，应全面控制摄入量。

在制作食物时，宜采用清蒸、煮、拌的烹饪方法，不宜采用煎、炸、烤等方式，如鸡腿煮熟后可凉拌，而不是油炸。

尽量不加沙拉酱等调味料，如直接食用苹果，而不是加沙拉酱或蛋黄酱制成沙拉食用。

用鲜榨果蔬汁代替碳酸饮料等甜味饮料。

用水果作为甜点或加餐，而不是食用糖、蛋糕等甜食。

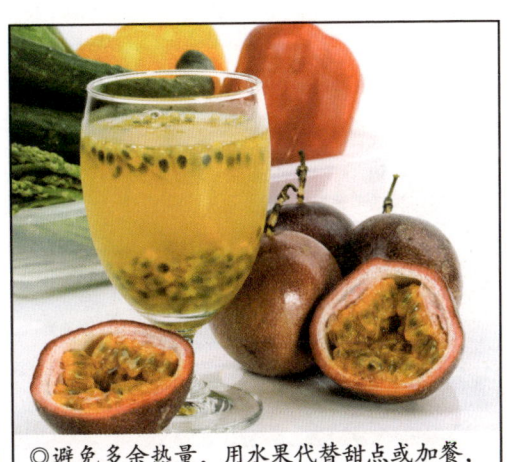

◎避免多余热量，用水果代替甜点或加餐，拒绝甜食。

## 5 原则五：外食小贴士要记牢

大部分的外食热量、盐分含量都很高，因实际的情况不容易掌握，所以尽可能减少吃外食才是聪明之举。但是要完全避免也是不太可能的，可先将一般外食的营养成分记在脑海里。最近标示有营养成分的外食或外带的店家逐渐增加，这也可成为选择对象。

外食选择的标准，主要不偏重油脂或谷类，各式各样的食材被运用在其中，一顿餐500～600大卡，盐分在6克以内。不过，事实上超过这个范围的料理到处都是，因此调整一部分的量，剩下来是必要的。

配菜和主食个别分开摆放的定食，拥有较容易调整的好处，不知什么该吃、什么不该吃的时候，比如口味重的食物应尽量避免，喝汤时，只吃汤料，其余的大约吃到七成即可。像宴会请客时，注意只吃到七八成饱就好。

另外，外食的时候可掌握以下几个小技巧：吃饭前先喝清汤或白开水，增加饱足感；饮食上应尽量习惯味道较淡的料理；油炸的食物宜尽量避免食用；点选小菜宜适量勿过量；去皮的肉类比含皮的肉类少了5%的热量；尽量避免酒精性饮料的摄取，每克酒精可提供7大卡的热量；魔芋是一种低热量食品，想吃东西时可来碗魔芋面；下酒小菜的热量高，应酬多者应多加注意；膳食纤维可提供饱足感，宜多食用。

平常在外所吃的食物或外带食物中，无法摄取的食材不妨在家中好好地补充，特别是蔬菜类容易摄取不足，应及时补充。相反地，外食容易摄取过多的盐分、油脂、砂糖、谷类等，在家中的饮食必须注意控制均衡。偶尔参加聚会、旅行等活动，如果发现会吃太多时，不妨在前一两天控制盐分和热量的摄取，吃过大餐后，也要努力控制食量。

## 6 原则六：常见并发症的饮食调理有学问

高血压常常合并有肥胖症、糖尿病、高脂血症、高尿酸血症、肾功能减退、心力衰竭、便秘、心脏病等疾病，合并有其他疾病的高血压患者在饮食调理上有其特点。

**合并肥胖症：减肥+降压**

高血压合并肥胖症患者的饮食原则：控制热量摄入；少食多餐，细嚼慢咽，每顿用餐时间不少于20分钟；多吃杂粮或粗粮、新鲜蔬菜和瓜果。

宜食食物：大豆及其制品、绿豆、赤豆、刀豆、荷兰豆、四季豆、魔芋、牛奶、鱼、虾、瘦肉、去皮禽肉、芹菜、生菜、油菜、竹笋、洋葱、蒜苗、白萝卜、茭白、冬瓜、黄瓜、丝瓜、金瓜、西葫芦、大白菜、西红柿、茄子、海带、蘑菇、木耳、香菇、海蜇、燕麦片、高粱米、苹果、梨、柚子、猕猴桃、山楂等。

忌食或少食食物：油炸食品、罐头

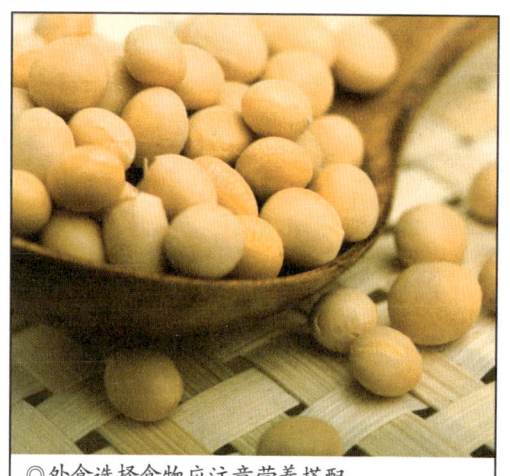

◎外食选择食物应注意营养搭配。

食品、甜点、糖果、蜜饯、曲酒、肥肉、动物油、花生、核桃、瓜子、腌制品、冰淇淋、麦乳精、巧克力、黄油、奶油、桂圆、荔枝、椰子等。

### 合并糖尿病：控糖+降压

高血压合并糖尿病患者的饮食原则：在维持理想体重的基础上控制总能量；主食多选择血糖指数较低的全谷类和粗粮；食物清淡、少盐；多摄入富含膳食纤维的食物，每日蔬菜不少于500克；少食多餐，定时定量。

宜食食物：菠菜、空心菜、白菜、橄榄菜、芹菜等叶茎类蔬菜；西红柿、冬瓜、苦瓜、黄瓜、佛手瓜等瓜茄类；果胶等琼脂类。

忌食或少食食物：红糖、冰糖、蜂蜜等简单糖类；巧克力、糖果、蜜饯、高糖油糕点、冰激凌、甜点、油酥点心等各类甜食；可乐、雪碧、椰奶等含糖饮料；高脂肪油炸食品；香肠、火腿、咸肉等加工肉类。

### 合并高脂血症：调脂+降压

高血压合并高脂血症的饮食原则：避免高脂肪、高胆固醇的食物；避免重油、油炸、煎烤和过咸的食物；烹调用油限量，最好选用茶油或改良菜籽油作为烹调用油；适量控制主食及甜食、水果；多吃新鲜蔬菜、豆制品和全谷类；多吃洋葱、大蒜、苦瓜、山楂、木耳、香菇、海带、大豆及甘蓝等具有调脂作用的食物。

宜食食物：燕麦、荞麦、米、全麦、玉米、高粱等谷类；大豆及其制品、赤豆、绿豆、花豆等豆类；低脂奶、脱脂奶、低脂奶酪；蛋白、青鱼、鲫鱼、鲳鱼、虾、海蜇、海参、兔肉、去皮禽肉、限量瘦肉；青菜、白菜等各种叶菜类；茄子、冬瓜等瓜菜类；苹果、桃等水果。

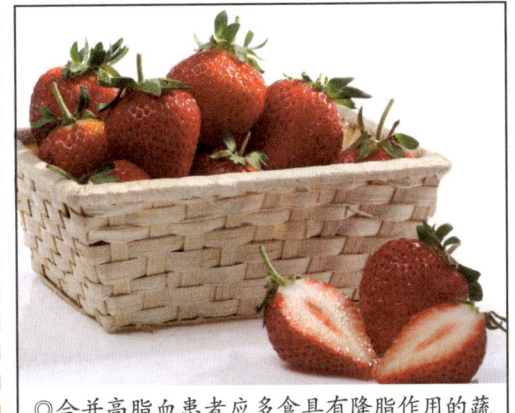
◎合并高脂血患者应多食具有降脂作用的蔬菜水果，拒绝全脂奶、高脂食物。

忌食或少食食物：蛋黄、脂肪高的肉类、花生、坚果、重油糕点、各种油脂、全脂奶、高脂肪食物、加工肉类、盐腌食物、烟熏食物、蟹黄、鱼子、动物内脏、乌贼、鱿鱼等。

### 合并高尿酸血症：限嘌呤+降压

高血压合并高尿酸血症患者的饮食原则：控制体重；限制嘌呤；少食油盐；戒除烟酒，多摄入水分；多食蔬菜水果。

可随意选用低嘌呤或不含嘌呤的食物：精白米、精白面粉、各种淀粉、精白面包、饼干、馒头、面条等谷类；各种蛋及蛋制品（胆固醇高者限用蛋黄）；各种鲜奶等乳制品；包菜、胡萝卜、鸡毛菜等蔬菜及各种薯类；各种鲜果、干果、果酱、果汁。

限量食用嘌呤含量较少的食物：芦笋、花菜、羊肉、火腿等。此类食物可限量食用，每日1次，每次不超过100克。

忌食高嘌呤食物：凤尾鱼、肝、肾、脑、肉汁、蟹黄、沙丁鱼。

### 合并肾功能减退：限蛋白+降压

高血压合并肾功能减退患者的饮食原则：控制每日蛋白质的摄入量，一般为每日30～50克；选用优质蛋白质；摄入一定的碳水化合物及脂类以提供所需能量；食物多样化，宜清淡、少盐，避免油炸及烟熏食物。避免食用豆类食品和高钠食品，豆浆、豆腐等豆制品应在营养师的指导下限量食用。

宜食食物：山药、山芋、土豆、藕、粉丝、藕粉、西米等；青菜、白菜、包菜、芹菜、橄榄菜、苦瓜、丝瓜、冬瓜、金瓜、黄瓜、南瓜、西红柿、茄子等蔬菜；梨、橘子、苹果、草莓、猕猴桃、桃、西瓜、葡萄、芒果、木瓜等新鲜水果。

忌食食物：动物内脏、蛋黄等含胆固醇高的食物；咸肉、咸蛋、香肠、火腿等加工肉类，咸菜等盐腌食品；加盐面条、糕点及含盐调味料。

### 合并心力衰竭：减轻心脏负荷+降压

高血压合并心力衰竭患者的饮食原则：少食多餐；每日能量摄入满足需要即可；低钠盐、少饮水；蛋白质的量不宜过高或过低，适量食用煮烂的鱼、蛋、瘦肉；多食用含钾丰富的蔬菜和水果。

宜食食物：软饭、软馒头、小包子、各种米粥；豆腐脑、豆腐、山药、青菜、菠菜、白菜、木耳菜、西红柿、柿子椒、茄子、丝瓜、冬瓜；香蕉、苹果、橘子、猕猴桃、草莓、葡萄；青鱼、鲈鱼、鳜鱼、河虾、瘦肉、禽肉；蘑菇、木耳、鲜香菇；牛奶、酸奶等。

忌食或少食食物：咸肉、午餐肉等加工肉类；动物内脏、黄油、奶、氢化植物油；咸蛋、松花蛋及盐腌食品；含盐和加碱面条、点心；糖果、高脂肪糕点；过多的粗粮、大块食品；油炸或烟熏食品、风干食品、高脂海产品。

### 合并便秘：通便+降压

高血压合并便秘患者的饮食原则：结肠张力减退性便秘，食物应富含纤维；结肠痉挛性便秘，食物应少刺激性；直肠型便秘，关键在于重视便意。

宜食食物：燕麦、荞麦、米、全麦、玉米、低脂奶酪、蛋白、青鱼、鲫鱼、鲳鱼、虾、海蜇、海参、兔肉、鸡肉、菠菜、白菜、南瓜、茄子、土豆、冬瓜、苹果、香蕉、桃等。

忌食食物：各种油脂、全脂奶、高脂肪食物、加工肉类、盐腌食物、烟熏食物、鱼子、动物内脏、乌贼、鱿鱼等。

### 合并心脏病：合理饮食+降压

高血压合并心脏病的饮食原则：多吃新鲜的蔬菜和水果；控制盐的摄入；多吃动物蛋白；控制胆固醇、脂肪酸的摄入；一般每天每千克体重摄入优质蛋白质1克左右为宜；戒烟限酒。

宜食食物：山药、高粱、土豆、藕、淀粉、粉丝、藕粉、西米等薯类及淀粉；苦瓜、花菜、丝瓜、冬瓜、黄瓜、南瓜、菠菜、西红柿、茄子等蔬菜；虾、蟹、草鱼、白带鱼等；梨、橘子、苹果、草莓、猕猴桃、桃、西瓜、葡萄、芒果、木瓜等新鲜水果。

忌食食物：动物内脏、咸肉、咸蛋、香肠、火腿及含盐调味料。

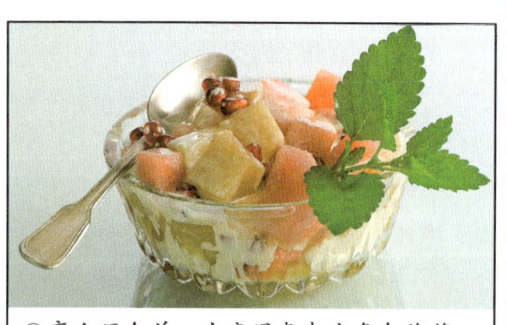

◎高血压合并心力衰竭患者应多食蔬菜、水果。

# 谨记饮食宜忌 保持健康好状态

◎高血压患者需谨记日常生活中的饮食宜与忌，并且严格遵循。

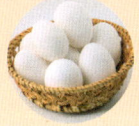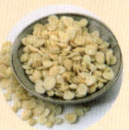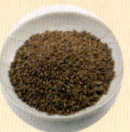

## 1 清晨一杯水，健康自跟随

科学研究和实践证明，老年人及心血管疾病患者每天早晨喝1杯温开水，并且做到持之以恒，有利尿、帮助排便、排毒的作用，同时还有助于预防高血压、动脉硬化。目前认为，动脉硬化的发生与食盐中的钠离子在血管壁上的沉积有关。若在早晨起床后马上喝杯温开水，可把前一天晚餐吃进体内的氯化钠很快排出体外。平时饮水多、爱喝茶的人，高血压、动脉硬化等病的发病率就低；反之，早晨吃干食，又无喝水习惯的人，到了老年，高血压、动脉硬化等病的发病率就会相对增高。

## 2 早餐要吃好吃对

早餐不但要吃，还要吃好吃对。国外营养学家认为，除了淀粉类食物，早餐还要有足够数量的蛋白质和脂肪，做到摄入与支出平衡，只有这样才能确保健康。

同时还应注意以下三个方面：首先，起床后不要马上吃早餐，中老年人的胃功能相对较弱，所以，起床后到用餐时间之间，应有一段时间让胃部作充分的准备。其次，早餐不要吃得太饱，高血压多发生于中年人和肥胖者，早餐吃七分饱可以减轻肠胃的负担，使体重保持在理想范围以内，这对控制血压和血脂以及改善患者的自觉症状很有好处，而且食物进入胃中就会使血压上升，如果吃得过饱，血压更会快速升高。习惯吃七分饱还可使降压剂充分发挥效果。最后，饭后不宜马上运动，饭后15～20分钟即使静止不动，心脏的负担也等于平常走路时的负担，有些人甚至会在饭后出现疼痛现象（饭后狭心症）。匆匆忙忙吃完早餐、慌慌张张出门的人，无疑是在为自己制造高血压，所以说，饭后休息30分钟是最理想的。

## 3 中午饱，一天饱

午餐是一天中主要的一餐。由于上午体内热能消耗较大，午后还要继续工作和学习，因此不同年龄的人，午餐补充的热量都应占每天摄入总热量的40%。主食根据三餐食量配比，宜在150～200克，可在

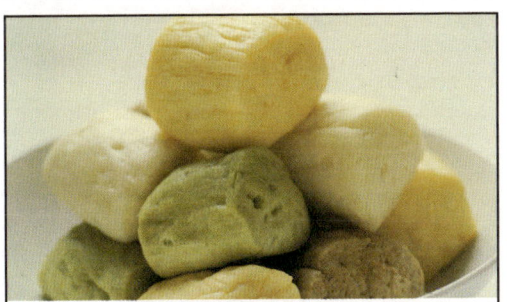

◎吃好早餐有学问，应摄取足够蛋白质和脂肪。

米饭、面食（馒头、面条、大饼、玉米面发糕等）中任意选择。副食宜在240～360克，以满足人体对无机盐和维生素的需要。副食种类的选择很广泛，如肉、蛋、奶、禽类、豆制品、海产品、蔬菜等，按照科学配餐的原则挑选几种，相互搭配食用。一般宜选择50～100克的肉禽蛋类，50克豆制品，再配上200～250克蔬菜。午餐要吃些耐消化又能产生高热量的炒菜，使体内血糖继续维持在高水平，从而保证下午的工作和学习。但是，中午要吃饱不等于要暴食，一般吃到八九分饱就可以了。

## 4 下午茶要营养搭配

喝下午茶和单纯吃零食是不同的，零食的热量会储存到体内，而下午茶同其他正餐一样，有相当一部分热量用来供机体消耗。下午茶还可以帮助人们保持精力到黄昏，这样晚餐也可以清淡一点，从而养成健康的饮食习惯。下午茶的原则仍是选择2～3种具有互补作用、可以保证营养均衡的食品，比如谷物食品（饼干、面包）配奶制品（酸奶、白奶酪）或一个时令水果，当然还得有饮料，各种形式皆可，但最好是水。下午茶忌饮用咖啡、浓茶、碳酸饮料。

## 5 晚餐宜合理科学

高血压患者应该合理科学地安排晚餐：①晚餐要定时、有规律，晚餐不可吃得太晚，在晚上6点以后7点以前吃最好，这样，在晚餐4小时以后，即到晚上10点或11点左右睡觉正好。同时应注意，晚餐时间要固定，形成规律。②食物宜清淡为主，高血压患者的饮食原则一个字——淡。现代医学研究表明，饮食过咸是引起高血压的危险因素之一。③晚餐量要少，晚餐在量的方面也有讲究，最好只吃八分饱，可防止肥胖、安定血压，即使不想减肥，只要坚持吃八分饱的饮食习惯，就能充分发挥降压剂的效用。④降低摄盐量，对高血压患者来说，每日摄盐量应限制在6克以内，而老年高血压患者每日摄盐量应限制在4克左右，这对降低和稳定血压大有裨益。⑤补充机体可吸收的钙，有资料报道，高血压患者每天补充1000毫克钙，连用8周，就可使血压明显下降。⑥主食以粗粮为主，高血压患者晚餐宜多吃粗粮、

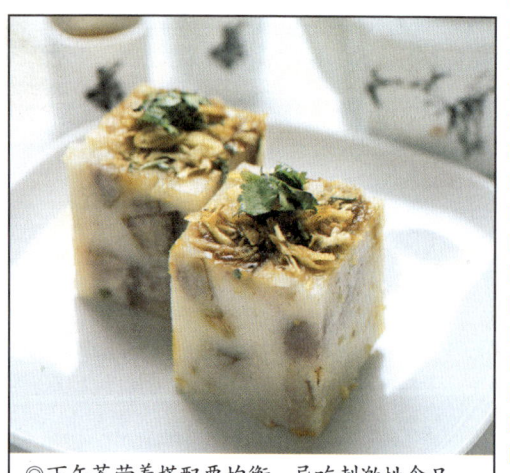

◎下午茶营养搭配要均衡，忌吃刺激性食品。

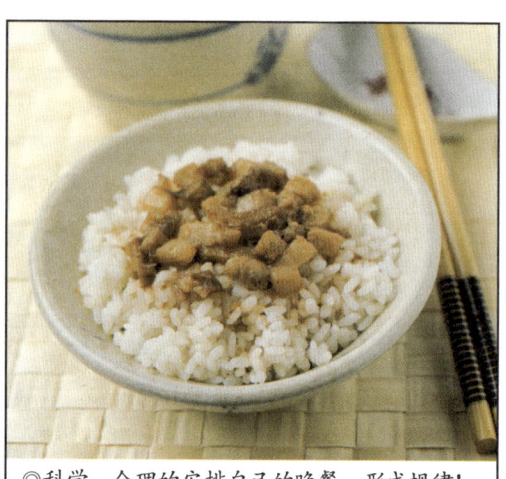

◎科学、合理的安排自己的晚餐，形成规律！

杂粮，如糙米、玉米等，少吃精制的米和面。⑦严格控制饮酒，高血压患者平时要严格控制饮酒，每日饮酒量必须限制在50毫升以内，切忌一次饮完，禁止酗酒。

## 6 每天食盐摄入量有标准

世界卫生组织(WHO)2007年每人每日食盐推荐摄入量为最高5克。高血压患者每日食盐量不应超过3克，糖尿病高血压患者不超过2克。常见高钠食物中，20克腌芥菜头相当于4克食盐，20克酱油相当于3克食盐，20克榨菜相当于2克食盐，20克香肠、火腿相当于1克食盐。加碱馒头中也含有钠，每食用100克加碱馒头相当于摄入0.8克食盐。

## 7 制作低盐美味食品有技巧

高血压患者饮食要清淡，教你几个控制食盐用量的技巧：①葱、姜、蒜经油爆香后会产生诱人的油香味，可以增加食物的香味和可口性。②青椒、西红柿、洋葱、香菇等食物本身具有独特的风味，和味道清淡的食物一起烹调可以起到调味的作用。③利用白醋、苹果汁、柠檬汁等各种酸味调料来调味，可以增加食物的甜酸味道，相对减少对咸味的需求。④采用高钾低钠盐代替普通钠盐，普通啤酒瓶盖是很好的"限盐勺"，平平的1啤酒瓶盖盐正好是5克。

## 8 植物油，按功效巧选配

各类植物油的成分功效有所区别，如橄榄油含角鲨烯、谷固醇和β-胡萝卜素、维生素E等成分，经常食用可防止钙质流失，预防消化系统疾病、心脏病、高血压，减少癌症发病率，还有降低胃酸、

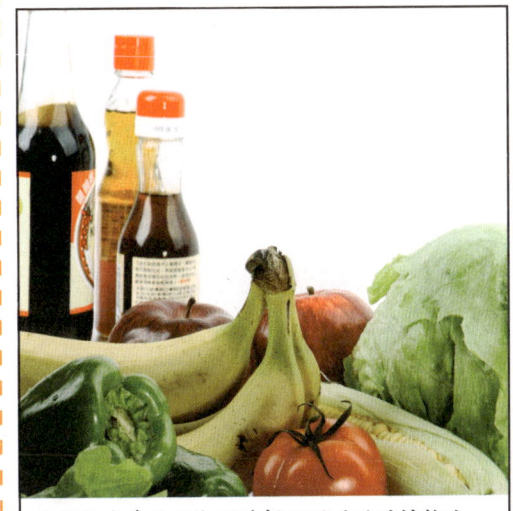
◎根据自身状况合理选择不同功效的植物油。

降低血糖等作用；大豆油的脂肪酸构成较合理，含较丰富的维生素E、维生素D和卵磷脂，可促进儿童身体和大脑的发育；花生油含有单不饱和脂肪酸、白藜芦醇、一定量的叶酸、丰富的锌，有防治心血管疾病、预防新生儿神经管畸形、增进儿童食欲，促进生长发育的功能；葵花子油含亚油酸、维生素E、胡萝卜素和钾，有助于女性美容；菜籽油含有丰富的不饱和脂肪酸，有促进儿童发育、维持正常的新陈代谢、降低胆固醇、预防心血管疾病的功能；粟米油含较丰富的卵磷脂、一定量的维生素A、维生素$B_1$和维生素$B_2$等，有助于降低血脂和防止动脉粥样硬化的发生、维护女性皮肤健康；茶油含茶多酚和山茶苷，有降低胆固醇的功效。

## 9 选择优质蛋白

鱼类、大豆及其制品(豆浆、豆腐、豆腐皮等)是高血压患者最佳的蛋白质来源。鱼肉中含有丰富的蛋氨酸和牛磺酸，可以促进尿液中钠的排出，抑制钠盐对血压的影响，从而起到调节血压的作

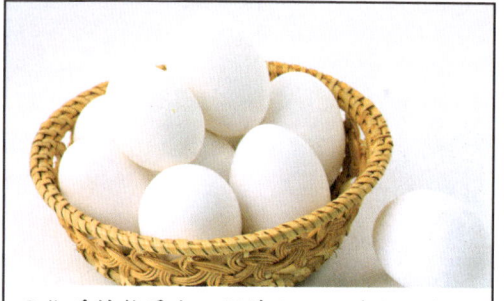
◎优质植物蛋白可调节血压,降低血浆胆固醇浓度。

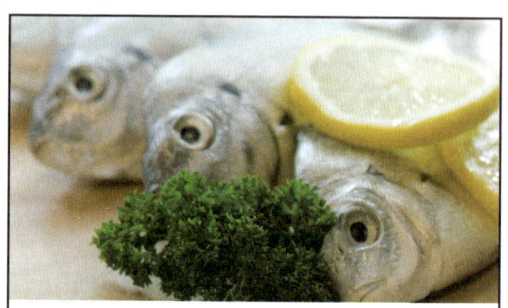
◎鱼类含有较多的不饱和脂肪酸,对降低血压有明显的益处。

用。大豆中含有植物蛋白质,可以降低血浆胆固醇浓度,防止高血压的发生和发展,对心血管病有很好的防治作用。

## 10 让食物一"钙"不漏

如何让钙的吸收和利用更加充分,教你几个技巧:①烹调荤菜时常用醋,在酸性环境中,鱼骨、排骨中的钙更易溶出,而且钙与蛋白质在一起,最容易被吸收。②烹饪时,用小火长时间焖煮,可使钙溶出得更完全。③绿色蔬菜先焯一下,由于草酸易溶于水,在烹调前先将这类蔬菜在沸水中焯一下,就可除去草酸,避免钙的流失。④大米和白面中含有很多植酸,影响钙的吸收,因此,可将面粉发酵,或把大米先在温水中浸泡一下,可以去除部分植酸。⑤豆腐可与海鱼一起炖,海鱼含有维生素D,可促进豆腐中钙的吸收,使钙的生物利用率大大提高。⑥奶类及奶制品不仅含钙丰富,而且也富含其他矿物质和维生素,尤其是维生素D,可以促进钙的吸收和利用。

## 11 吃鱼多多,健康多多

通常,我们进食的肉类,如猪、羊肉都含有较高的胆固醇和饱和脂肪酸,这两种成分与动脉硬化直接相关。而鱼类食物则含有较多的不饱和脂肪酸,以鱼肉代替畜肉就可以降低食物中的总脂肪及饱和脂肪酸的摄入,不但有利于控制血脂水平,而且对降低血压也有明显的益处。另外,鱼类蛋白是优质蛋白质,适合容易出现低蛋白症和肾功能不良的老年高血压患者食用。

## 12 饭后小憩,血压不起

饭后肠胃道充血,大脑相对供血不足,宜小憩一会助血压平稳。虽说"饭后百步走,能活九十九",但是高血压患者不应饭后立即活动,早餐后,胃肠道充血,大脑相对供血不足,如果立即活动,血压会受影响,头会发晕,饭后可稍坐10分钟左右,再做其他活动。午饭后,高血压患者也应小睡半小时左右。如无条件,可坐着打个盹儿,有助血压平稳。

## 13 进补宜适当、适量

高血压患者也可通过适量进补来调整机体的平衡,降低血压。从中医的观点看,高血压是由阴虚阳亢、阴阳两虚、肝脏阴虚、气血两亏以及心火上升等阴阳失调引起的。因此,根据"虚则补之,实则泻之"的原则,高血压患者也可通过进补来纠正人体的阴阳失调,调整机体的平衡，降低血压。选择适当的补品适量进补，则能收到较好的效果。

## 14 适宜的烹调方式

食物的烹调方式很多，它们在饮食健康和口味上各有千秋，下面介绍5种适宜高血压患者的食物烹调方式。

①煮：这种烹调方式对糖类及蛋白质能起到部分水解作用，对脂肪的影响不大，但会使水溶性维生素如维生素$B_1$、维生素C以及矿物质如磷、钙等溶于水中。

②蒸：这种烹调方式对营养成分的影响和煮相似，但矿物质不会因蒸而受到损失。

③炖：这种烹调方式可使水溶性维生素，如维生素$B_1$、维生素$B_2$、维生素$B_6$、维生素$B_{12}$、叶酸、维生素C以及矿物质如磷、钙、镁等融入汤中，但一部分维生素会受到破坏。

④焖：焖的时间长短同营养素损失的多少成正比，但焖熟的菜肴酥烂、汁浓、味重、易于消化。

⑤熘：因这种烹调方式在原料上裹上了一层糊，从而减少了营养素的损失。

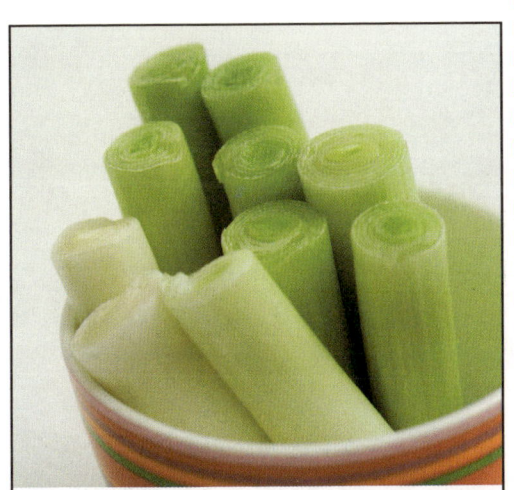

◎蒸、煮、炖、焖、熘，这些烹调方式可减少营养素的损失。

## 15 忌长期高胆固醇饮食

肥肉是含有饱和性脂肪酸的动物性脂肪，食用过多，时间长了会使血液中的胆固醇含量增高，胆固醇堆积在动脉内壁上可使动脉管腔变窄从而影响供血，引起头晕、头痛，甚至动脉硬化。冠状动脉硬化可引起心肌梗死、心绞痛、脑动脉硬

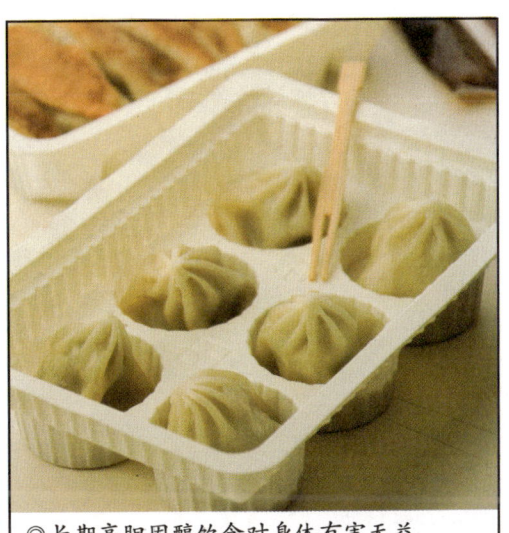

◎长期高胆固醇饮食对身体有害无益。

化；动脉血栓形成或破裂时，可引起脑血管阻塞或脑血管溢血，就是我们常说的中风；四肢动脉硬化可引起肢体坏死；肾动脉硬化可引起顽固性高血压病。

另外，过多地食用动物性脂肪还可引起胆囊炎、胆石症、胰腺炎等疾病。年龄在40岁以上的高血压患者应特别注意日常饮食。荤腥食物（含动物性脂肪的食物）或多或少都含有胆固醇，高血压患者特别是动脉硬化的患者不宜经常食用，但也不必完全禁食，应该根据血中胆固醇含量及是否有动脉硬化等情况来适当予以控制。高血压患者应选择每100克中含胆固醇在100毫克以下的食物。

## 16 鸡汤进补忌盲目

高血压患者可适量地饮用鸡汤,但不可盲目用鸡汤进补。研究证明,高胆固醇、高血压、肾脏功能较差者、胃酸过多者、胆道疾病患者,适量饮用鸡汤是可以的,但不宜多喝。如果盲目用鸡汤进补,只会进一步加重病情,对身体有害无益。特别注意,老年患者要少喝鸡汤。

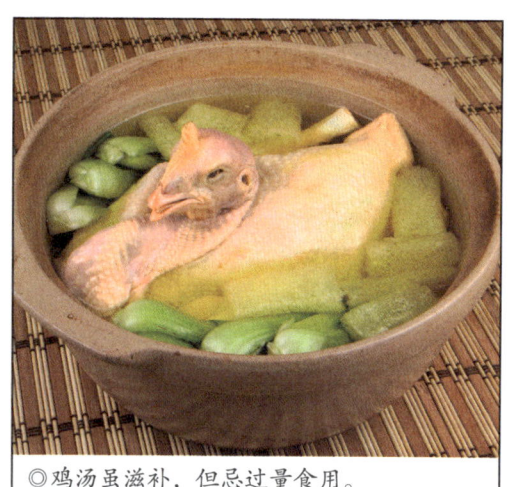

◎鸡汤虽滋补,但忌过量食用。

## 17 快餐多食无益

吃快餐会导致食盐的过量摄入,建议少吃为宜。爱吃快餐食物的人群患高血压的风险要高于其他人,这是因为快餐食物中含有的盐分过多,长期食盐过量就会导致高血压、中风、冠心病等心脑血管疾病。世界卫生组织建议,健康人通过饮食摄取的最佳盐量,每人每日不应超过5克。如果能长期保持每天摄入的盐量低于5克,可使25~55岁人群的收缩压降低9毫米汞柱(约1.2千帕),到55岁时冠心病死亡率可降低16%。来自英国赫特福德大学的研究人员对数十种快餐食物进行调查之后发现,快餐食物如方便面、速冻食品等含有相对较高的盐分。研究报告指出,为了让食物存放期长一点,生产商加入大量盐到快餐食物中,比如一包方便面大约含2.3克盐。所以在这里要提醒各位忙于工作而无暇做饭常常依靠快餐食物过日子的现代人,要注意尽量控制自己每天食用快餐食物的分量。

## 18 葡萄酒不宜大量饮用

高血压患者宜少量饮用葡萄酒,每月可饮一两次。研究证明,少量饮酒有扩张血管、活血通脉、消除疲劳的功效。因此,偶尔喝点酒精含量低的葡萄酒、黄酒,对人体有一定的好处,但酒精会部分抵消某些降压药的作用,不能将长期少量饮酒当作一种治疗手段。

## 19 冷饮应少喝或不喝

高血压患者应不喝或者尽量少喝冷饮。患有高血压、冠心病、动脉粥样硬化的病人,应尽量少喝或不喝冷饮。因为冷饮食品进入胃肠后会突然刺激胃,使血管收缩、血压升高,加重病情,并容易引发脑出血。

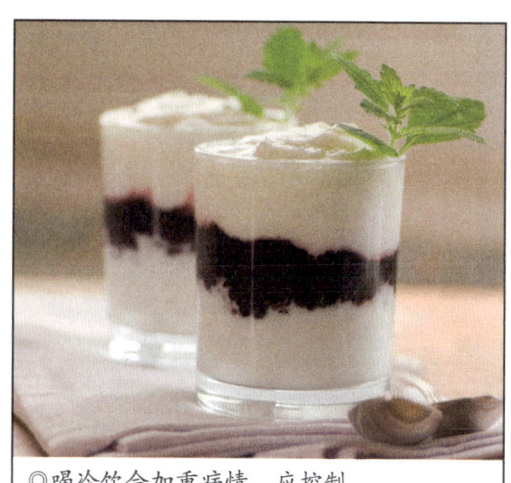

◎喝冷饮会加重病情,应控制。

## 20 不可长期饱食

长期饱食，摄入的营养量超过身体的需要量，不但会让过多的脂肪贮存在体内，而且糖和蛋白质也会在体内转化成脂肪贮存起来，贮存的这些脂肪大多分布在皮下、肝脏、腹壁以及腹腔内的大网膜和肠系膜上，会造成腹压增高、腹壁肌肉松弛、腹部向外突出，这样不仅走路困

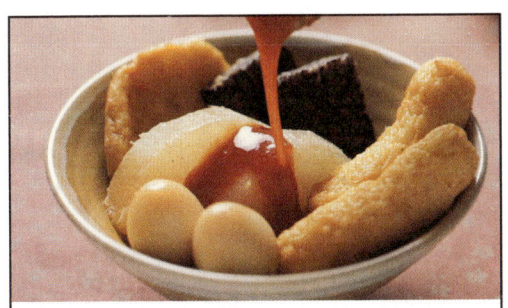

◎长期饱食会使人未老先衰、缩短寿命、诱发各种疾病。

难，而且稍微活动一下就会气喘。医学研究认为，长期饱食不但不利于人体健康，而且会使人未老先衰、缩短寿命，并会诱发胆石症、胆囊炎、糖尿病，对脑力劳动者的不利影响更大。因此，饮食要讲究科学，不宜长期吃得过饱，高血压患者更应注意。

## 21 天然盐不宜大量食用

盐有两种，一种是天然盐，是从海水中提取制成；另一种是精盐，是用真空式蒸发罐将进口的天然盐进行加热蒸发而成。所谓"天然盐"就是在日晒盐中加入盐卤，用平底锅加热蒸干水分制成的。盐卤是指海水用以提取盐后所剩的苦味液体。该液体中含有丰富的能溶于海水中的矿物质，故"天然盐"滋味爽口，自古就有品尝美味"天然盐"的说法。不过"天然盐"中矿物质的含量依然很少，就算用量很多，也难以满足维持身体健康所必需的矿物质含量，因此，天然盐不宜大量食用。

## 22 高血压患者忌用如下烹调方式

炸、烤、熏、煎等烹调方式虽然能使食物在口味上显得更为香、脆、嫩一些，但是不太适宜高血压患者食用。

①炸：虽然油炸食物香、脆、嫩，但由于油炸时温度高，对许多营养素都有不同程度的破坏。蛋白质因高温而严重变性，脂肪也因油炸失去功能。

②烤：这种烹调方式不但使维生素A、维生素$B_1$、维生素$B_2$、维生素C受到相当大的破坏，也损失了部分脂肪，而且如果使用明火直接烤，还可能使食物产生某种致癌物质。

③熏：这种烹调方式能使食物产生诱人的香味，色泽美观，但是会使维生素特别是维生素C受到破坏，并损失一部分脂肪，同时也可能产生致癌物质。

④煎：这种烹调方式虽然能使食物外酥里嫩，但是对维生素及其他营养素有一定的破坏。

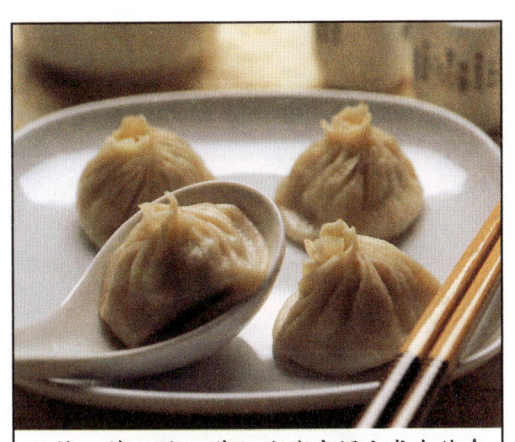

◎炸、烤、熏、煎，这些烹调方式会使食材的营养成分大量流失。

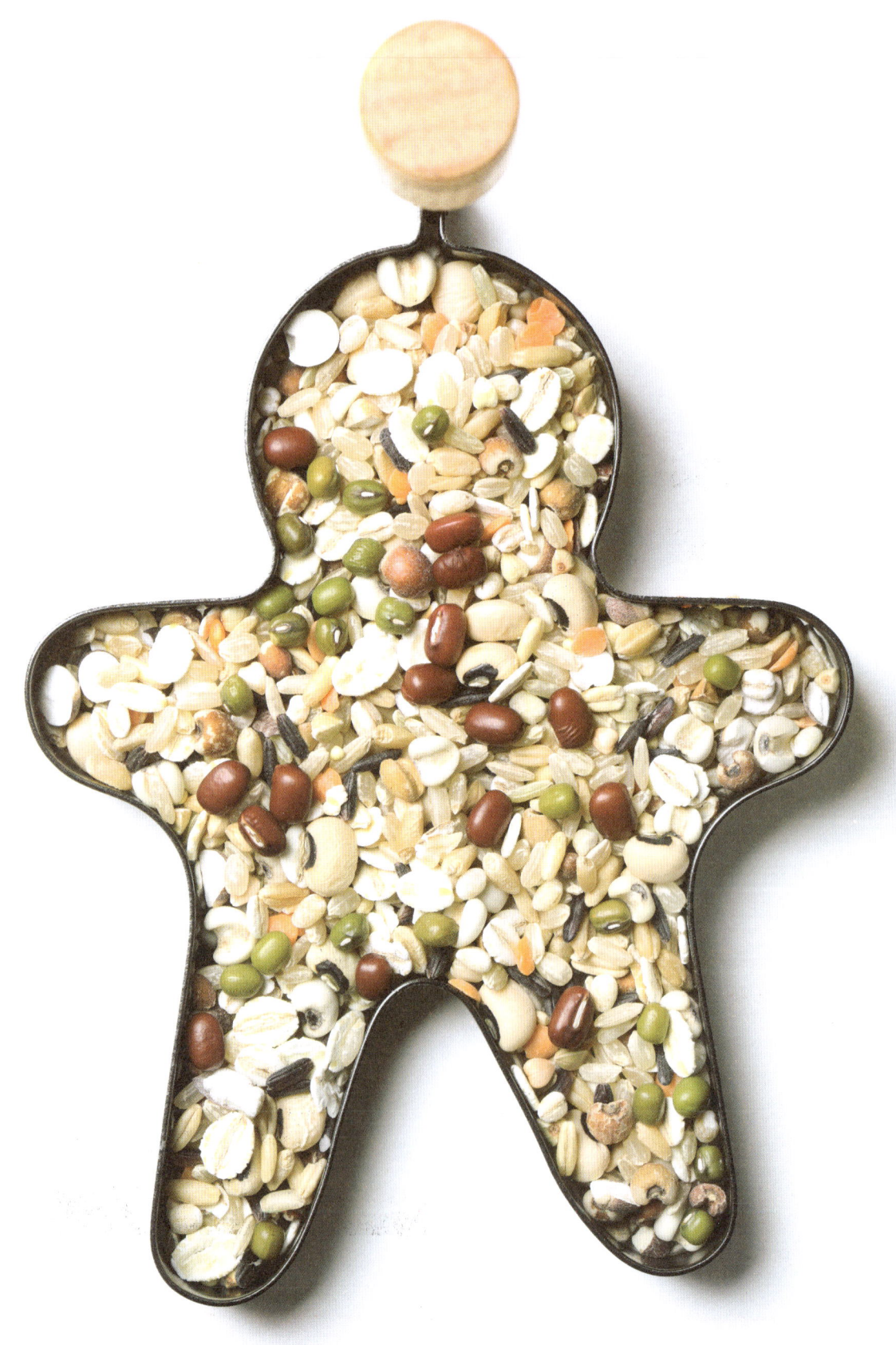

# 降压第二关 掌握110种降压食材的正确吃法

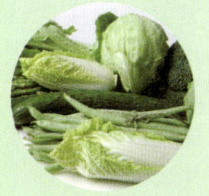 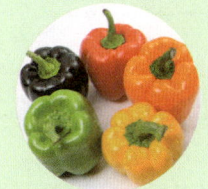 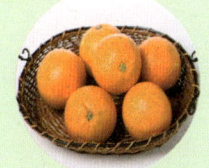

食物为什么能用于治病呢？主要是因为它具有和药物一样的性能，这就是我们所说的"性""味""归经"等。

"性"指的是食物具有的寒、热、温、凉。寒性或凉性的食物具有清热解毒、泻火、滋阴的功效，如梨、西瓜、绿豆等；热性和温性的食物具有温中、补虚、祛寒的功效，如狗肉、羊肉等。此外，还有一些性质平和的食物，被称为平性食物，如粳米、冬瓜等。

"味"指的是食物具有辛、甘、酸、苦、咸五味。辛味食物如姜、葱等，有行气活血、宣肺润燥的作用；甘味食物如蜂蜜、糯米等，有补益和中、缓急、补虚损的作用；酸味食物如乌梅等，有收敛固涩的作用；苦味食物如苦瓜等，有清泄、燥湿的作用；咸味食物如海带、紫菜等，有软坚、散结、润下的作用。

"归经"指的是食物对于机体的某一部分具有的选择性作用，如白菜归肠、胃经，其具有通利肠胃、清热解毒、利尿养胃的功效。

而从现代的医学角度来说，食物能用于疾病的预防保健甚至是辅助治疗，主要是因为食物中含有的营养成分能发挥其特有的功效。非生活中很多常见的食材具有一定的降压功效，可用于高血压的辅助治疗，如绿豆，它是典型的高钾低钠食品，其中富含的钾可以促进人体钠的排出，软化血管，从而降低血压，维持血压稳定，并保护心脏，预防心脑血管性疾病。

本章所列出的110种食物均适合高血压患者食用，对每一种食材详解其食疗作用，搭配宜忌等基本信息，更列出每种食材的营养元素含量数值。需说明的是，此数值均为相对数值，并非绝对值，仅供读者参考用。

[高血压 吃 什么？]

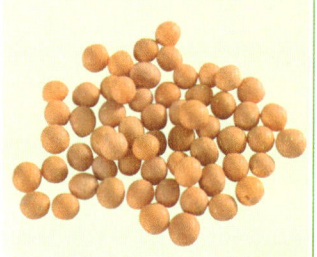

# 黄豆
## Huangdou
五谷杂粮类

[别 名] 大豆、黄大豆

【适用量】每日40克左右为宜。

【性味归经】性平，味甘；归脾、大肠经。

【降压关键词】
辅助降血压，预防高血压和血管硬化

◎黄豆含有一种特殊成分——异黄酮，能降低血压和胆固醇，可预防高血压及血管硬化，中医认为，黄豆可健脾益气、宽中润燥、补血利水、降低胆固醇。

## ◎食疗作用

黄豆还含有抑胰酶，对糖尿病患者有益。黄豆中的各种矿物质对缺铁性贫血有益，而且能促进酶的催化、激素分泌和新陈代谢。黄豆富含多种抗癌成分，对前列腺癌、皮肤癌、肠癌、食道癌等几乎所有的癌症都有抑制作用。

## ◎选购保存

颗粒饱满、大小及颜色一致、无杂色、无霉烂、无虫蛀、无破皮的是好黄豆。宜将黄豆晒干，再用塑料袋装起来，放在阴凉干燥处保存。

## ◎对并发症的益处

黄豆中的脂肪以不饱和脂肪酸居多，有降低胆固醇、软化血管的功效，所以为防治冠心病、动脉粥样硬化等心血管疾病的理想食品。

### 黄豆营养成分表

| 营养素 | 含量（每100克） |
|---|---|
| 碳水化合物 | 34.2克 |
| 脂肪 | 16克 |
| 蛋白质 | 35克 |
| 纤维素 | 15.5克 |
| 维生素E | 18.9毫克 |
| 镁 | 199毫克 |
| 钙 | 191毫克 |
| 铁 | 8.2毫克 |
| 锌 | 3.34毫克 |
| 硒 | 6.16微克 |

### 食用建议

动脉硬化、高血压、冠心病、高血脂、糖尿病、气血不足、营养不良、癌症等患者可经常食用黄豆，有较好的食疗功效，但是，黄豆也有一定的食疗禁忌，一般认为，患有肝病、肾病、痛风、消化功能不良、胃脘胀痛、腹胀等慢性消化道疾病的人应尽量少食黄豆。

## ◎搭配宜忌

| 黄豆+红枣 | ✓ | 补血、降血压 |
| 黄豆+茼蒿 | | 缓解更年期症状 |
| 黄豆+核桃 | ✗ | 导致腹胀、消化不良 |
| 黄豆+虾皮 | | 影响钙的吸收 |

[高血压 吃 什么？]

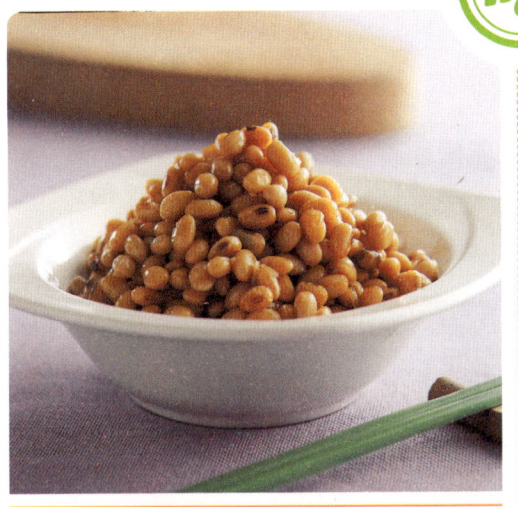

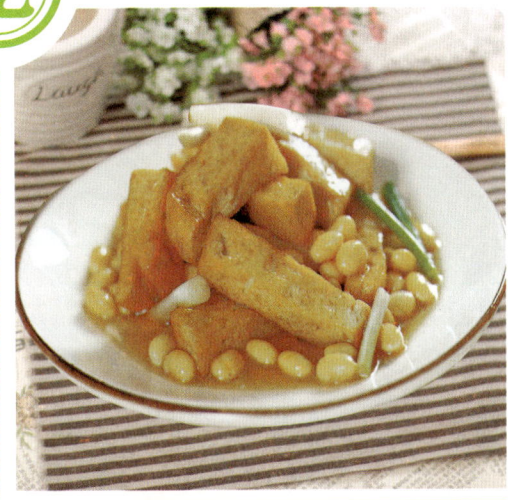

### 降压案例 1　醋渍黄豆

**原料**　黄豆40克

**调料**　红砂糖10克，白醋5克

**做法**　①将黄豆洗净，用清水浸泡8小时备用。

②将黄豆放入蒸笼里，用中火蒸1小时，取出备用。

③锅洗净，置于火上，将红砂糖和半碗水一同放入锅内，用中火煮沸，放入已蒸好的黄豆，煮至水快收干时加入醋炒匀即可食用。

**专家点评**　黄豆中含有一种特殊成分——异黄酮，能降低血压和胆固醇，而且醋具有软化血管、降低血压、预防动脉硬化的作用，所以常吃本品，可预防高血压、血管硬化、冠心病、脑卒中等心脑血管疾病的发生。本品还富含膳食纤维，可促进胃肠蠕动，预防便秘，可防治老年性前列腺疾病，还可防癌抗癌，尤其适合老年人及慢性病患者食用。

### 降压案例 2　黄豆烧豆腐

**原料**　豆腐500克，黄豆100克

**调料**　盐、味精、葱花、生姜末、鲜汤、湿淀粉、麻油、植物油各适量

**做法**　①将黄豆洗净，放入沸水中焯一下；豆腐洗净，切块。

②炒锅洗净，置于火上，加入适量的植物油烧热，然后下入豆腐块煎至两面金黄时出锅。

③将葱、生姜分别煸香，再加入盐、鲜汤烧沸，然后下豆腐、黄豆，烧至入味，用湿淀粉勾芡，加味精，淋上麻油，出锅装盘即成。

**专家点评**　此菜中不含胆固醇，还能补中益气、清热化湿，实为高血压、高血脂、高胆固醇及动脉硬化、冠心病患者的食疗佳肴。此外，黄豆中的各种矿物质对缺铁性贫血有益，而且能促进酶的催化和激素的分泌，对更年期妇女综合征有较好的食疗作用。

[高血压 吃 什么?]

# 红薯

## Hongshu

五谷杂粮类

[别名] 山芋、地瓜、番薯

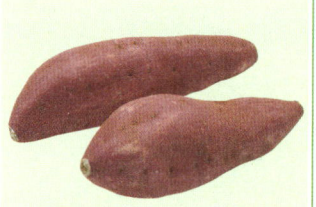

【适用量】每日一个（100~150克）为宜。

【性味归经】性平，味甘；归脾、胃经。

【降压关键词】

有效降低血压，预防心脑血管疾病

◎红薯富含大量黏多糖类物质，可保持人体动脉血管的弹性，防止胆固醇在血管壁沉积，从而可有效降低血压，预防动脉硬化、冠心病以及脑卒中等病症。

## ◎食疗作用

红薯能供给人体大量的黏液蛋白、糖、维生素C和维生素A，因此具有补虚乏、益气力、健脾胃、强肾阴以及和胃、暖胃、益肺等功效。常吃红薯能防止肝脏和肾脏中的结缔组织萎缩，预防胶原病的发生。

## ◎选购保存

优先挑选表面光滑、无黑色或褐色斑点、闻起来没有霉味的纺锤形状红薯。表面有斑点或有发芽的红薯有毒不要购买。发霉的红薯含酮毒素，不可食用。保存时宜放冰箱冷藏，或放在阴凉干燥处。

## ◎对并发症的益处

红薯能刺激消化液分泌及胃肠蠕动，预防便秘，还能有效减肥，可预防高血压性便秘症。此外，红薯还能降低血脂，常食可有效防治高脂血症、脂肪肝等疾病。

### 红薯营养成分表

| 营养素 | 含量（每100克） |
|---|---|
| 碳水化合物 | 24.7克 |
| 脂肪 | 0.2克 |
| 蛋白质 | 1.1克 |
| 纤维素 | 1.6克 |
| 维生素A | 125微克 |
| 维生素C | 26毫克 |
| 胡萝卜素 | 750微克 |
| 钙 | 23毫克 |
| 磷 | 39毫克 |
| 硒 | 0.48微克 |

### 食用建议

红薯营养价值很高，一般人群皆可食用，尤其适合高血压、高血脂、肥胖症、冠心病、动脉硬化、便秘、胶原病、癌症等患者食用，具有良好的食疗作用，但胃及十二指肠溃疡及胃酸过多的患者不宜食用，因其可以促使胃酸增多而加重胃黏膜的损伤，不利于胃及十二指肠溃疡、胃酸过多患者的病情。

## ◎搭配宜忌

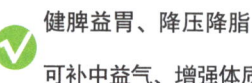

| 红薯+红薯叶<br>红薯+粳米 ✓ | 健脾益胃、降压降脂<br>可补中益气、增强体质 |
|---|---|
| 红薯+鸡蛋<br>红薯+西红柿 ✗ | 不容易消化，易导致腹痛<br>易导致腹泻，易患结石 |

[高血压 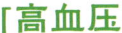 什么？]

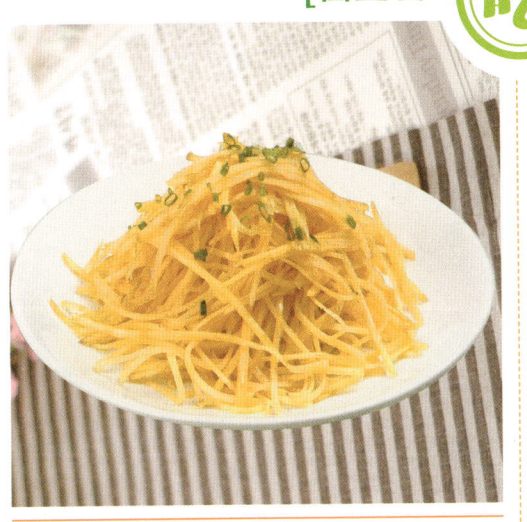

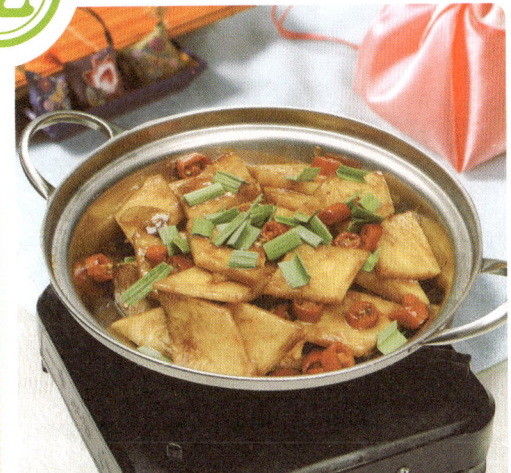

## 降压案例 1　清炒红薯丝

**原料**｜红薯200克

**调料**｜盐3克，鸡精2克，葱花3克。

**做法**｜①红薯去皮后，放入清水中洗净，切丝备用。

②锅洗净，置于火上，下入适量的植物油，油烧热，放入红薯丝炒至八成熟，加盐、鸡精炒匀。

③待熟装盘，撒上葱花即可。

**专家点评**｜本菜具有补虚益气、润肠通便、降脂降压的功效，非常适合体虚乏力、便秘、高血脂、高血压、冠心病等患者食用。红薯富含大量黏多糖类物质，可保持人体动脉血管的弹性，降低胆固醇和血压。红薯还富含膳食纤维，可促进胃肠蠕动，防治便秘，避免因排便困难、用力过度引起血压升高。

**温馨提示**

红薯叶的降压、降糖效果比红薯更佳，糖尿病、高血压患者也可经常食用。

## 降压案例 2　干锅红薯片

**原料**｜红薯500克，红椒20克

**调料**｜盐3克，蒜苗5克，鸡精2克，酱油、红油、水淀粉各适量

**做法**｜①将红薯去皮，用清水洗净，切片备用；红椒去蒂，用清水洗净，切圈；蒜苗洗净，切段。

②锅洗净，置于火上，下油烧热，放入红薯滑炒片刻，加盐、鸡精、红椒、酱油、红油炒匀。

③待炒至快熟时，再放入蒜苗略炒，加适量水淀粉勾芡，最后盛入干锅中用小火烧熟即可。

**专家点评**｜本品具有健脾补虚、开胃消食、润肠通便、降压降脂的功效，尤其适合体虚便秘、食欲不振、高血脂、高血压的患者食用。红薯有降低血中胆固醇和血压的作用，可防治高血压、高血脂和动脉硬化等症。此外，红椒还具有开胃消食、发汗消脂的作用，适合肥胖患者食用。

[高血压  吃 什么？]

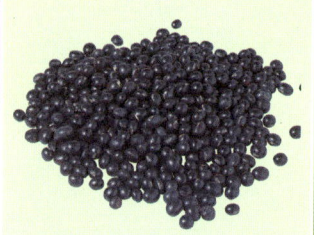

# 黑豆

## Heidou

五谷杂粮类

[别名] 乌豆、黑大豆、稽豆

【适用量】每日40克左右为宜。

【性味归经】性平，味甘；归脾、肝、肾经。

【降压关键词】
**软化血管、降低血压**

◎黑豆中含有亚油酸、卵磷脂、亚麻酸以及钙、镁等营养物质，能有效降低胆固醇和血压，软化血管，对高血压及冠心病等心脑血管疾病都大有益处。

## ◎食疗作用

黑豆有祛风除湿、调中下气、活血、解毒、利尿、明目等功效。其含丰富的维生素E，能清除体内的自由基，减少皮肤皱纹，达到美容养颜的目的；黑豆中丰富的膳食纤维，可促进肠胃蠕动，预防便秘。

## ◎选购保存

选购黑豆时，以豆粒完整、大小均匀、颜色乌黑者为好，表面有研磨般光泽的黑豆不要选购。黑豆宜存放在密封罐中，置于阴凉处保存，不要让阳光直射。因豆类食品容易生虫，购回后最好尽早食用。

## ◎对并发症的益处

黑豆中含丰富的膳食纤维，可促进胃肠蠕动，防止便秘，从而可避免因便秘而过度用力排便，引起血压升高导致脑卒中等并发症发生的危险。

### 黑豆营养成分表

| 营养素 | 含量（每100克） |
| --- | --- |
| 碳水化合物 | 33.6克 |
| 脂肪 | 15.9克 |
| 蛋白质 | 36克 |
| 纤维素 | 10.2克 |
| 维生素E | 17.36毫克 |
| 镁 | 243毫克 |
| 钙 | 224毫克 |
| 铁 | 7毫克 |
| 锌 | 4.18毫克 |
| 硒 | 6.79微克 |

### 食用建议

体虚、脾虚水肿、小儿盗汗、自汗、热病后出汗、小儿夜间遗尿、妊娠腰痛、腰膝酸软、肾虚耳聋、白带频多、卒中、四肢麻痹等患者可经常食用黑豆，具有一定的食疗功效，但是由于其蛋白质和脂肪含量较高，经常胃肠胀气、消化不良的患者不宜多食。

## ◎搭配宜忌

| 黑豆+牛奶 | 有利于吸收维生素B₁₂ |
| 黑豆+橙子 ✓ | 营养丰富，还能增强抵抗力 |
| 黑豆+乌鸡 | 可补肾健脾、养血益精 |
| 黑豆+蓖麻子 ✗ | 会对身体不利 |

[高血压 吃 什么？]

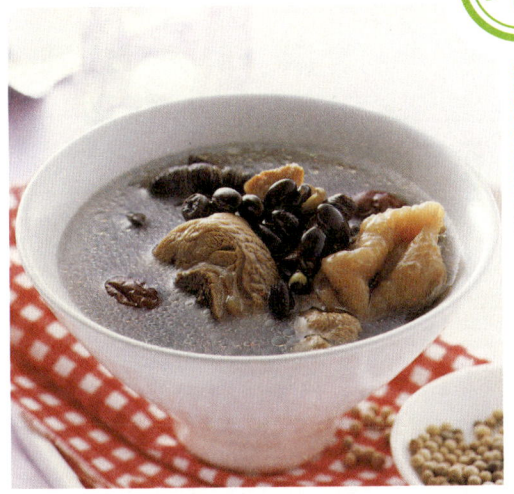

### 降压案例 1　黑豆鸡汤

**原料** 巴戟天15克，黑豆100克，鸡腿1只

**调料** 胡椒粒15克，盐1小匙

**做法** ①鸡腿用清水洗净，剁块，锅洗净，置于火上，加适量清水烧沸，将鸡腿放入沸水中汆烫后捞起冲净。

②黑豆用清水淘净；净锅置于火上，将黑豆和鸡腿、巴戟天、胡椒粒一起放入锅里，加水至盖过材料。

③先以大火煮开，转小火续炖40分钟，加盐调味即成。

**专家点评** 此汤中的黑豆含有大量降低胆固醇的元素，能有效地降低血压，而巴戟天具有补肾阳、强筋骨、祛风湿的功效，适合高血压伴肾虚阳痿、遗精、小腹冷痛、腰膝酸软、神疲乏力的患者食用。但阴虚火旺、口干舌燥的高血压患者不宜食用本品。

**温馨提示**

炒熟的黑豆热性大，故不宜多食，否则容易上火。

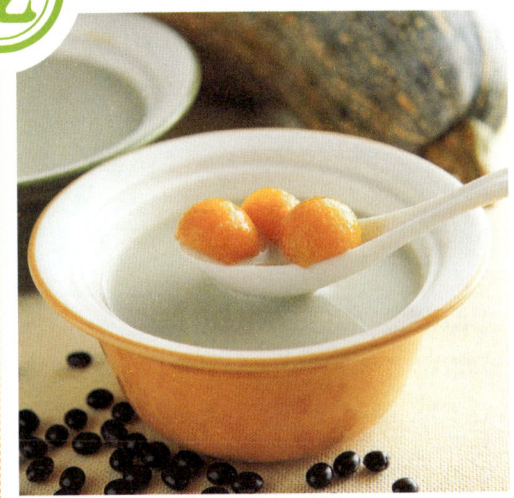

### 降压案例 2　豆奶南瓜球

**原料** 南瓜50克，黑豆200克

**调料** 糖10克

**做法** ①黑豆用清水洗净，然后再放入水中泡8小时，待软后捞出，然后将黑豆放入果汁机中搅打；将搅打得到的黑豆汁和黑豆渣一起倒入锅中煮沸，滤取汤汁，即成黑豆浆。

②将南瓜削皮，用清水洗净，然后用挖球器把南瓜挖成圆球，放入沸水中煮熟，捞起沥干，备用。

③南瓜球、黑豆浆装杯，加糖调味即可食用。

**专家点评** 本品中南瓜含有多糖类、类胡萝卜素、矿物质元素、氨基酸和活性蛋白等多种对人体有益的成分，还有清热利尿、润肠通便、降血压、降血糖、美容养颜等功效。黑豆不仅可以降低胆固醇和血压，还能益智补脑、补肾润肠，所以本品非常适合高血压、糖尿病、便秘等患者以及老年人食用。

[高血压 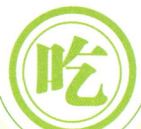 吃 什么？]

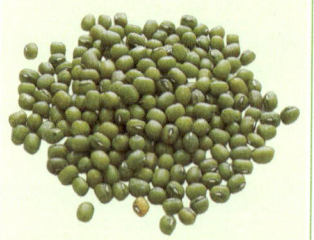

# 绿豆

## Lüdou

五谷杂粮类

[别名] 青小豆、交豆、青豆子

【适用量】每日50克左右为宜。

【性味归经】性凉，味甘；归心、胃经。

【降压关键词】
降低血压、保护心脏、防治冠心病

◎绿豆是典型的高钾低钠食品，钾能够促进钠的排出，还可以软化血管，从而降低血压，维持血压稳定，并且保护心脏，预防心脑血管疾病的发生。

## ◎食疗作用

绿豆具有清热解毒、消暑止渴、利水消肿、保肝降压的功效。常服绿豆汤对接触有毒、有害化学物质而可能中毒者有一定的防治效果。绿豆还能够防治脱发，使骨骼和牙齿坚硬，还可帮助血液凝固。

## ◎选购保存

辨别绿豆时，一观其色，如果是褐色，说明其品质已经变了；二观其形，如表面白点多，说明已被虫蛀。将绿豆在阳光下暴晒5个小时，然后趁热密封保存。

## ◎对并发症的益处

绿豆所富含的多糖成分能增强血清脂蛋白酶的活性，使脂蛋白中三酰甘油水解，达到降低血脂、血压的疗效，从而可以有效防治高血压、高血脂、冠心病、动脉硬化、脑卒中等并发症的发生。

### 绿豆营养成分表

| 营养素 | 含量（每100克） |
|---|---|
| 碳水化合物 | 62克 |
| 脂肪 | 0.8克 |
| 蛋白质 | 21.6克 |
| 纤维素 | 6.4克 |
| 维生素E | 10.95毫克 |
| 镁 | 125毫克 |
| 钙 | 81毫克 |
| 铁 | 6.5毫克 |
| 锌 | 2.18毫克 |
| 硒 | 4.28微克 |

### 食用建议

绿豆具有清热利尿的功效，所以有疮疖痈肿、丹毒等热毒所致的皮肤感染及高血压病、水肿、红眼病等病症患者均可食用绿豆，具有较好的食疗功效，但是绿豆也有一定的食用禁忌，凡脾胃虚寒、肾气不足、易泻、体质虚弱和正在服用中药者均不能食用绿豆。

## ◎搭配宜忌

| | |
|---|---|
| 绿豆+大米 | 有利于消化吸收 |
| 绿豆+百合 ✓ | 可解渴润燥、降压降糖 |
| 绿豆+狗肉 | 会引起中毒 |
| 绿豆+榛子 ✗ | 容易导致腹泻 |

[高血压 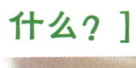 什么？]

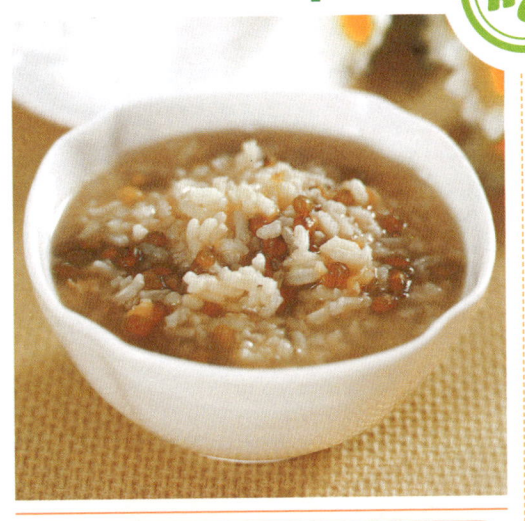

### 降压案例 1　绿豆粥

**原料** 绿豆50克，粳米100克

**调料** 白糖适量

**做法** ① 将绿豆洗净，再以温水浸泡2小时。
② 泡好的绿豆与洗净的粳米同入砂锅内，加水1000毫升。
③ 煮至豆烂米开汤稠时，加入白糖即可。

**专家点评** 绿豆富含蛋白质和多种维生素以及钙、铁等营养元素，有抑制血脂上升、降低血压、血脂的功效，可有效地防止动脉粥样硬化，并且还能清热解毒、解暑止渴、利尿通淋；而粳米可益气补虚、健脾和胃、改善胃肠道功能，所以本品适合脾胃气虚、内火旺盛的高血压患者食用。但脾胃虚寒、小便频数的患者不宜多食。

 温馨提示

煮绿豆不宜食用铁锅，否则煮熟后会变黑。这是因为绿豆中含有的鞣酸可以与铁结合生成黑色的鞣酸铁。

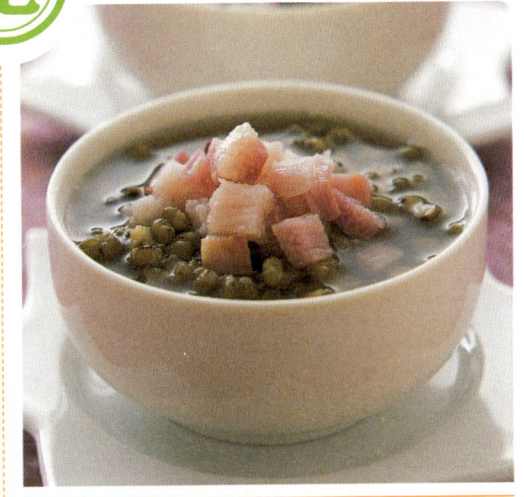

### 降压案例 2　山药绿豆汤

**原料** 新鲜山药140克，绿豆100克

**调料** 砂糖10克

**做法** ① 绿豆泡水至膨胀，沥干水分后放入锅中，加入清水，以大火煮沸，再转小火续煮40分钟至绿豆完全软烂，加入砂糖搅拌至溶化后熄火。
② 山药去皮，洗净，切小丁。
③ 另外准备一锅滚水，放入山药丁煮熟后捞起，与绿豆汤混合即可食用。

**专家点评** 本品中的山药含有大量的黏液蛋白、维生素及微量元素，能有效阻止血脂在血管壁的沉淀，绿豆有清热解暑、利尿消肿、降低血脂和血压的作用，所以本品为高血压、高血脂、高胆固醇、糖尿病、动脉硬化及冠心病患者的药膳佳肴。

温馨提示

绿豆煮前可用水浸泡数小时，可缩短烹煮时间。

[高血压 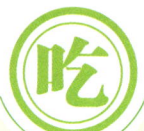 什么?]

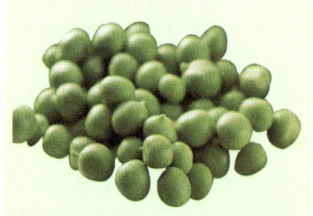

# 豌豆

## Wandou

五谷杂粮类

**【适用量】** 每日40克左右为宜。

**【性味归经】** 性温,味甘;归脾、胃、大肠经。

[别名] 青豆、麻豆、寒豆

## 【降压关键词】

**高钾低钠,降低血压**

◎豌豆是典型的高钾低钠食物,具有良好的降低血压的作用,此外,豌豆中还富含镁、钙等元素,可降低血压,预防心脑血管疾病的发生。

### ◎食疗作用

豌豆具有和中益气、升阳举陷、解疮毒、通乳及消肿的功效,可辅助治疗内脏下垂,能增强人体的新陈代谢功能,可帮助预防心脏病及多种癌症(如结肠癌和直肠癌),能使皮肤柔腻润泽,并能抑制黑色素生成。

### ◎选购保存

选购豌豆以豆粒脆嫩,荚果扁圆形,手握时咔嚓作响者为佳,保存宜用保鲜膜封好,放入冰箱冷藏保存。

### ◎对并发症的益处

豌豆中富含膳食纤维,能有效促进胃肠蠕动,防止脂肪在体内积聚,加速胆固醇和脂肪随大便排出体外,既可有效预防便秘,还能有效降低胆固醇,预防高血压性高脂血症的发生。

## 豌豆营养成分表

| 营养素 | 含量(每100克) |
|---|---|
| 碳水化合物 | 65.8克 |
| 脂肪 | 1.1克 |
| 蛋白质 | 20.3克 |
| 纤维素 | 10.4克 |
| 维生素E | 8.47毫克 |
| 镁 | 118毫克 |
| 钙 | 97毫克 |
| 铁 | 4.9毫克 |
| 锌 | 2.3毫克 |
| 钾 | 823毫克 |

### 食用建议

脾胃虚弱、小腹胀满、呕吐泻痢、产后乳汁不下、烦热口渴、脱肛、子宫脱垂等患者可经常食用豌豆,具有很好的食疗功效,但是豌豆也有一定的食用禁忌,如患有尿路结石、皮肤病、慢性胰腺炎、糖尿病、消化不良等病症者均不宜常食。

### ◎搭配宜忌

| 豌豆+玉米 豌豆+蘑菇 | ✓ | 补充蛋白质、降低血压 预防心脑血管疾病 |
|---|---|---|
| 豌豆+醋 豌豆+菠菜 | ✗ | 易引起人体消化不良 会影响钙的吸收 |

[高血压 吃 什么？]

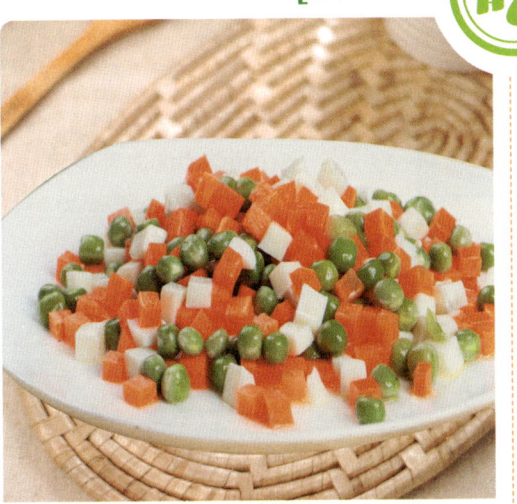

### 降压案例 1　豌豆拌豆腐丁

|原料| 豌豆100克，胡萝卜100克，豆腐100克

|调料| 盐3克，醋、香油各适量

|做法| ①将胡萝卜、豆腐洗净，切丁；豌豆洗净。

②把胡萝卜、豌豆放入沸水中焯熟后控水，与豆腐一起放在盘中。

③加盐、醋、香油拌匀即可，拌的时候要小心，以免弄碎豆腐。

|专家点评| 本菜中的豌豆是典型的高钾低钠食物，其富含镁、钙等元素，具有良好的降低血压的作用，还可预防心脑血管疾病的发生；胡萝卜中含有的槲皮素、山柰酚能够增加冠状动脉的血流量、降低血脂，促进肾上腺素的合成，有降压、强心的作用；豆腐不含胆固醇，有降低血压、降血脂、降血糖的功效。

> 温馨提示
>
> 豌豆适合与富含氨基酸的食物一起烹调，这样可提高豌豆的营养价值。

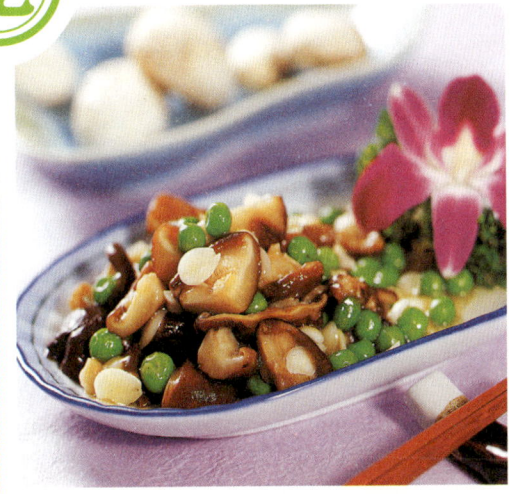

### 降压案例 2　豌豆炒香菇

|原料| 水发香菇150克，净银杏肉50克，豌豆30克

|调料| 盐、味精、酱油、高汤、白糖、水淀粉、香油、花生油各适量

|做法| ①水发香菇去掉杂质，用清水洗净，沥干水分；豌豆洗净；银杏肉洗净，下油锅略炸。

②炒锅烧热，放入花生油，投入香菇、银杏肉和豌豆，略煸炒。

③加盐、白糖、高汤、酱油、味精，用旺火烧沸后改小火，炖至入味，再用水淀粉勾芡，淋上香油即成。

|专家点评| 本品中银杏肉含有丰富的维生素C、钙、钾、镁等营养元素以及银杏酸等成分，能扩张微血管、促进血液循环；香菇中含有香菇多糖，能增强人体的免疫功能，还能降血压、降血脂、降胆固醇，预防动脉硬化、肝硬化等病；豌豆中富含钾、钙、镁，也是降血压的佳品。

## [高血压 吃 什么？]

# 香干
### Xianggan
### 五谷杂粮类

[别名] 豆腐干、豆干

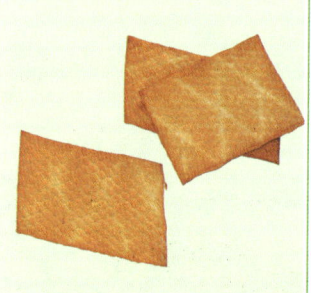

【适用量】 每餐40克左右。
【性味归经】 性平，味咸、香；归肺、脾、胃经。

### 【降压关键词】
清除胆固醇，降低血压，预防心脑血管疾病

◎香干含有丰富的卵磷脂，可有效降低血压，防止血管硬化，预防心血管疾病。此外，香干中的大豆蛋白经酶水解后产生的多肽，具有抗氧化、降血压的作用。

### ◎ 食疗作用

香干中含有丰富的蛋白质，而且豆腐所含的蛋白属于完全蛋白，不仅含有人体必需的8种氨基酸，而且其比例也接近人体需求，营养价值较高；有健脑、抗氧化、降血压、瘦身减肥、增强免疫力等功效。

### ◎ 选购保存

宜选择新鲜、色蜡黄、有自然的豆腐香味，无馊腐异味的香干。宜将香干装入碗中，用清水浸泡，放入冰箱冷藏保存。

### ◎ 对并发症的益处

香干含有多种矿物质，可补充钙质，能有效降低血压，还能防止老年人因缺钙引起的骨质疏松，促进骨骼发育，对小儿、老人的骨骼生长极为有利。

### 香干营养成分表

| 营养素 | 含量（每100克） |
|---|---|
| 碳水化合物 | 5.4克 |
| 脂肪 | 7.8克 |
| 蛋白质 | 5.8克 |
| 纤维素 | 0.8克 |
| 维生素E | 15.85毫克 |
| 钙 | 299毫克 |
| 镁 | 88毫克 |
| 铁 | 5.7毫克 |
| 锌 | 1.59毫克 |
| 钾 | 99毫克 |

### 食用建议

香干具有一定的营养价值，一般人皆可食用，尤其适宜身体虚弱、营养不良、气血双亏、年老羸瘦之人食用；也适宜高脂血症、高胆固醇、肥胖及血管硬化者食用，具有良好的食疗功效，但嘌呤代谢异常的痛风患者以及血尿酸浓度增高的患者要慎食。

### ◎ 搭配宜忌

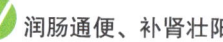

|  |  |
|---|---|
| 香干+韭黄 | 可降低血压，预防心脑血管疾病 |
| 香干+韭菜 ✓ | 润肠通便、补肾壮阳 |
| 香干+金针菇 | 降压、抗癌、润肠 |
| 香干+野鸭 ✗ | 会引起消化不良 |

[高血压 吃 什么?]

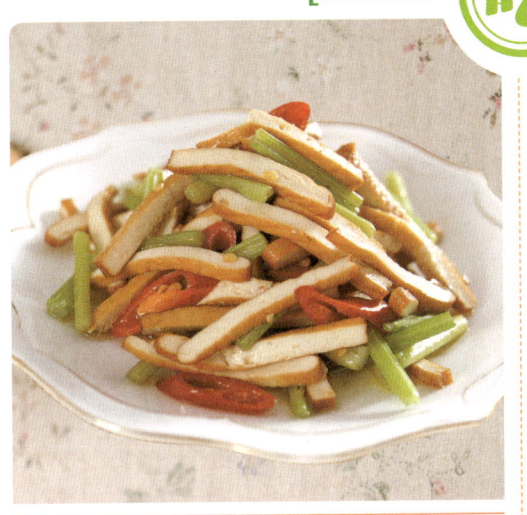

## 降压案例 1　香干芹菜

**原料**｜香干3块，芹菜150克

**调料**｜盐、味精、植物油、红椒各适量

**做法**｜① 将芹菜择好，然后放入清水中洗干净，切段备用；红椒洗净，切圈。

② 香干用清水洗净，切成块备用；锅洗净，置于火上，注入适量的清水，以大火将水烧沸，然后将香干放入沸水中浸烫数分钟，捞起，沥干水分备用。

③ 锅洗净，置于火上，倒入适量的植物油烧热，放入准备好的芹菜、香干和红椒，调入盐和味精，炒至断生，装盘即可。

**专家点评**｜香干其含有丰富的完全蛋白，且含有人体必需的8种氨基酸和丰富的卵磷脂，可清除附着在血管壁上的胆固醇，防止血管硬化，预防心血管疾病，且其中含有的大豆蛋白酶水解后产生的多肽，具有抗氧化、降血压的作用。芹菜中含有酸性的降压成分，有明显的降压作用，同时它有利尿作用，可消除体内的水钠潴留，所以本品适合高血压患者食用。

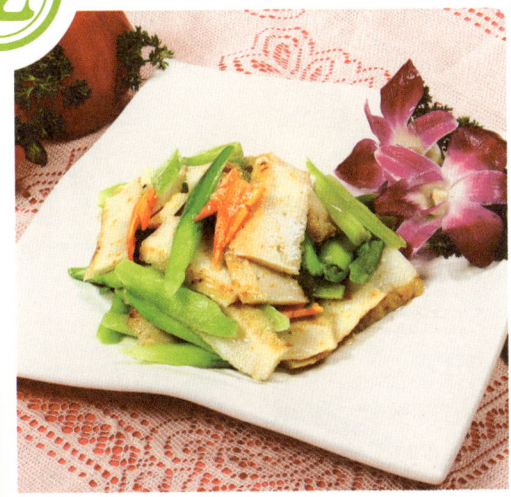

## 降压案例 2　芥蓝香干

**原料**｜香干250克，芥蓝150克

**调料**｜盐3克，味精1克，生抽8克，红椒、水淀粉各适量

**做法**｜① 香干用清水洗净，沥干后切斜片备用；芥蓝（如果芥蓝稍老，可剥除表面硬皮，会使口感变好）用清水洗净，斜切段，然后将其放入沸水中汆至断生，捞出沥干备用；红椒用清水洗净，切片备用。

② 锅洗净，置于火上，注入适量的植物油烧热，下香干稍炒，加入芥蓝和红椒，调入生抽炒至熟。

③ 加盐和味精调味，用水淀粉勾薄芡，炒匀即可。

**专家点评**｜本品中芥蓝含有有机碱，可刺激人的味觉神经，增进食欲，同时它还含有大量的膳食纤维，能够防止便秘、软化血管、降低胆固醇；香干除了含有人体必需的8种氨基酸以外，还含有丰富的卵磷脂，有清除胆固醇、防止血管硬化、预防心血管疾病的作用。

[高血压 吃 什么？]

# 蚕豆

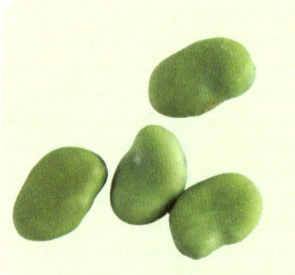

Candou

五谷杂粮类

[别名] 胡豆、马齿豆、南豆

【适用量】每日40克左右为宜。

【性味归经】性平，味甘；归脾、胃经。

【降压关键词】

降血压、降血脂，预防心脑血管疾病

◎蚕豆富含蛋白质、氨基酸等物质，不含胆固醇，热量低，有降血压、清热解毒之功效，对高血压、高血脂和心血管疾病患者来说都是一种良好的绿色食品。

## ◎ 食疗作用

蚕豆具有健脾益气、祛湿、抗癌等功效，对于脾胃气虚、胃呆少纳、不思饮食、大便溏薄、慢性肾炎、肾病水肿、食管癌、胃癌、宫颈癌等病症有一定的辅助疗效。

## ◎ 选购保存

买新鲜蚕豆时一定要剥开蚕豆看一下，要挑选筋是绿色的新鲜蚕豆。可将蚕豆放在低温（5℃以下）、干燥避光的器皿中，再将蚕豆密封保存。

## ◎ 对并发症的益处

蚕豆富含蛋白质，且不含胆固醇，可以提高食品营养价值。蚕豆中的维生素C可以延缓动脉硬化，蚕豆皮中的膳食纤维有降低胆固醇、促进肠蠕动的作用，常食可预防高血脂、便秘、冠心病等并发症。

### 蚕豆营养成分表

| 营养素 | 含量（每100克） |
| --- | --- |
| 碳水化合物 | 61.5克 |
| 脂肪 | 1克 |
| 蛋白质 | 21.6克 |
| 纤维素 | 1.7克 |
| 维生素E | 1.6毫克 |
| 镁 | 57毫克 |
| 钙 | 31毫克 |
| 铁 | 8.2毫克 |
| 锌 | 3.42毫克 |
| 钾 | 1117毫克 |

### 食用建议

腹泻、慢性肾炎、肾病水肿、食管癌、胃癌、宫颈癌等病症患者及老人、考试期间学生、脑力工作者、高胆固醇、便秘者均可经常食用蚕豆。有遗传性血红细胞缺陷症者及患有痔疮出血、消化不良、慢性结肠炎、尿毒症、蚕豆病等病人忌食蚕豆。

## ◎ 搭配宜忌

|  | |  |
| --- | --- | --- |
| 蚕豆+白菜 | ✓ | 可利尿、清肺、润肠、降压 |
| 蚕豆+枸杞 | | 可清肝祛火、降压明目 |
| 蚕豆+田螺 | ✗ | 容易引起肠绞痛 |
| 蚕豆+牡蛎 | | 可引起腹泻或中毒 |

[高血压 吃 什么？]

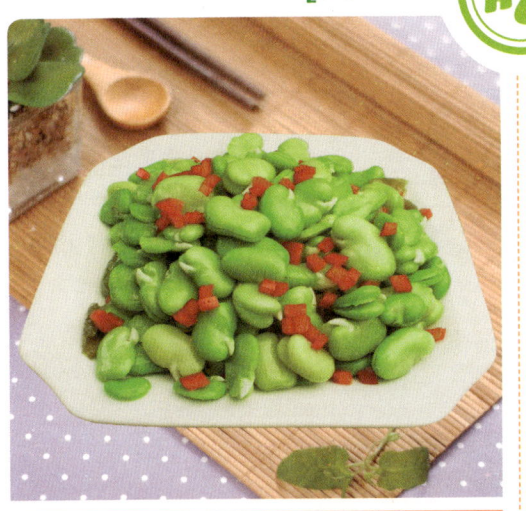

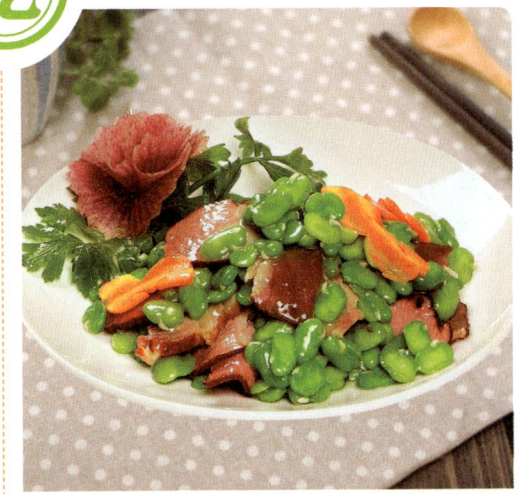

## 降压案例 1　泡椒拌蚕豆

**原料** 蚕豆300克，泡红椒20克

**调料** 盐、味精各3克，香油10克

**做法** ① 蚕豆去外壳，再剥去豆皮，洗净。
② 泡红椒洗净，切小粒。
③ 将蚕豆放入蒸锅内隔水蒸熟，取出放凉，放盘内，加入泡椒粒、盐、香油、味精，拌匀即成。

**专家点评** 蚕豆富含蛋白质、氨基酸等物质，其热量低，并且不含胆固醇，有降血压、清热解毒之功效，对高血压、高血脂和心血管疾病患者来说是一种良好的绿色食品。红椒有开胃消食的作用，所含的辣椒素有降低血脂和血清胆固醇的功效，非常适合高血脂、肥胖患者食用。

### 温馨提示

蚕豆去壳：可将干蚕豆放入容器中，然后加入适量的碱和开水，加盖焖一分钟，就可以将蚕豆皮剥掉了，去皮的蚕豆，最好用水冲洗以去除碱味。

## 降压案例 2　湘味蚕豆炒瘦肉

**原料** 蚕豆250克，瘦肉200克，胡萝卜50克

**调料** 盐3克，鸡精2克，醋、水淀粉各适量

**做法** ① 蚕豆去皮，洗净备用；瘦肉洗净，切片；胡萝卜洗净，切片。
② 热锅下油，放入瘦肉略炒，再放入蚕豆、胡萝卜一起炒，加盐、鸡精、醋调味。
③ 待熟，用水淀粉勾芡，装盘即可。

**专家点评** 本品有开胃消食、润肠通便、降低血压、增强免疫力的功效，并且蚕豆和瘦肉都能够有效地给人体补充蛋白质；胡萝卜富含多种维生素以及矿物质，常食可改善微血管功能，降低血脂、血压、血糖，对高血压、冠心病、糖尿病、高血脂都有一定的食疗作用。

### 温馨提示

蚕豆性滞，不可生吃，也不可多吃，否则会引起腹痛胀气，在烹调蚕豆前，最好先用清水多次浸泡或者先放沸水中焯烫。

[高血压  吃 什么？]

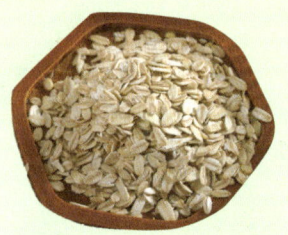

# 燕麦

## Yanmai

五谷杂粮类

[别名] 野麦、雀麦

【适用量】每日40克左右为宜。

【性味归经】性温，味甘；归脾、心经。

【降压关键词】
降低胆固醇，预防高血压，防治心脑血管疾病

◎燕麦是谷物中唯一含有皂苷素的作物，可以调节人体的肠胃功能，降低血液中的胆固醇、降低血压，常食可有效地预防高血压、高血脂及心脑血管疾病。

## ◎食疗作用

燕麦具有健脾、益气、补虚、止汗、养胃、润肠的功效，不仅对预防动脉硬化、脂肪肝、糖尿病、冠心病有一定疗效，而且对便秘以及水肿等都有很好的辅助治疗作用，可增强人的体力、延年益寿。此外，它还可以改善血液循环、缓解生活和工作带来的压力。

## ◎选购保存

挑选大小均匀、质实饱满、有光泽、无虫蛀的。密封后放在阴凉干燥处保存。

## ◎对并发症的益处

燕麦中富含可溶性纤维和不溶性纤维，能吸收人体内的胆固醇并将其排出体外，而且燕麦还能延缓胃的排空，增加饱腹感，控制食欲，从而有利于减肥，可有效预防高血压性肥胖症以及脂肪肝症。

### 燕麦营养成分表

| 营养素 | 含量（每100克） |
|---|---|
| 蛋白质 | 15克 |
| 脂肪 | 6.7克 |
| 碳水化合物 | 66.9克 |
| 纤维素 | 5.3克 |
| 维生素$B_1$ | 0.3毫克 |
| 维生素$B_2$ | 0.13毫克 |
| 维生素E | 3.07毫克 |
| 钙 | 186毫克 |
| 锌 | 2.59毫克 |
| 硒 | 4.31微克 |

## ◎搭配宜忌

燕麦+绿茶 ✓ 抑制胆固醇、降低血脂
燕麦+南瓜 ✓ 可降低血糖、血压

燕麦+白糖 ✗ 易胀气
燕麦片+红薯 ✗ 易导致胃痉挛、胀气

### 食用建议

燕麦的营养价值很高，对于很多病症都有良好的食疗功效，脂肪肝、糖尿病、水肿、习惯性便秘、体虚自汗、多汗、盗汗、高血压、高脂血症、动脉硬化等病症患者以及产妇、婴幼儿以及空勤、海勤人员均宜经常食用燕麦，但孕妇不宜食用。

[高血压 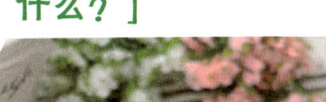 什么？]

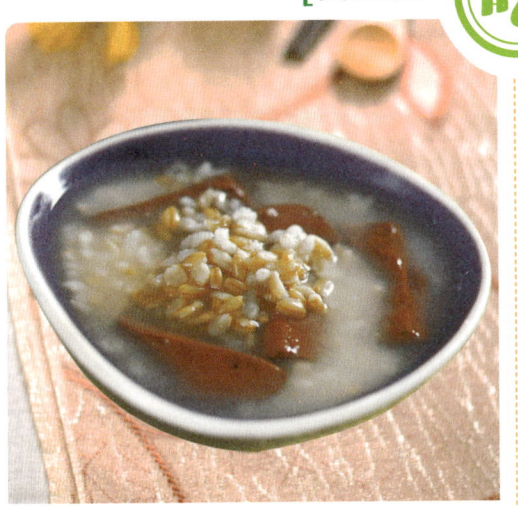

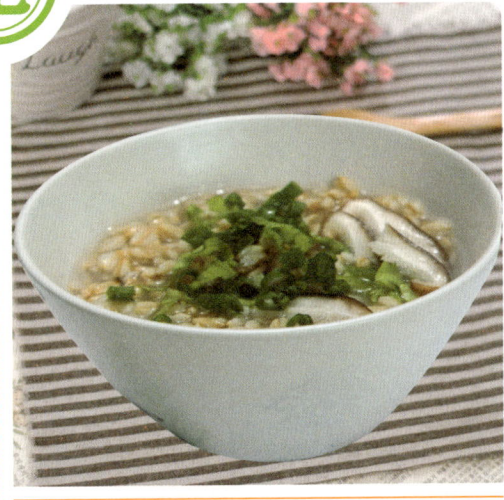

### 降压案例 1　燕麦猪血粥

**原料** 燕麦150克，猪血100克

**调料** 米酒少许

**做法** ①将猪血洗净，切成小块；燕麦淘洗干净。

②锅洗净，置于火上，再将燕麦、猪血同放入锅中，加适量清水，以大火煮沸后再转小火煮1小时。

③待粥成后，加入米酒调味即可。

**专家点评** 本品中的燕麦含有高质量的膳食纤维，有降低胆固醇和血压，缓解结肠癌、糖尿病、便秘等功效；而猪血含有一定量的卵磷脂，能抑制低密度脂蛋白的有害作用，有助于防治动脉粥样硬化，同时还能补血，适合贫血的高血压患者食用。

> **温馨提示**
>
> 燕麦经加工，可制成麦化罐头、饼干、燕麦片、糕点。燕麦还有很好的医药保健作用，可用于产妇催乳、婴儿发育不良以及老年体弱症。

### 降压案例 2　香菇燕麦粥

**原料** 香菇、白菜各适量，燕麦片60克

**调料** 盐2克，葱8克

**做法** ①燕麦片泡发洗净；香菇泡发洗净，切片；白菜洗净，切丝；葱洗净，切花。

②锅置火上，倒入清水，放入燕麦片，以大火煮开。

③加入香菇、白菜同煮至浓稠状，调入盐拌匀，撒上葱花即可。

**专家点评** 此粥有降低胆固醇、利水消肿的功效，并且营养十分丰富，含有大量的B族维生素，对人体的生长发育和新陈代谢有明显的促进作用。

> **温馨提示**
>
> 燕麦的食用方法很多，可根据各自的口味加入牛奶、果仁、果汁等多种配料，享受不同风味的燕麦粥。

[高血压 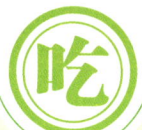 吃 什么？]

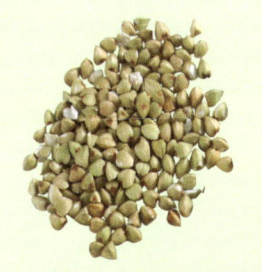

# 荞麦

## Qiaomai

五谷杂粮类

[别 名] 净肠草

【适用量】 每日60克左右为宜。

【性味归经】 性平，味甘；归脾、胃、大肠经。

【降压关键词】

**增强血管壁的弹性和韧度，有效降低血压**

◎荞麦中含有丰富的维生素P，可以增强血管壁的弹性、韧度和致密性，降低血压；其含有的烟酸成分可促进机体的新陈代谢，扩张血管和降低血液胆固醇。

## ◎食疗作用

荞麦具有健胃、消积、止汗的功效，能有效辅助治疗胃痛胃胀、消化不良、食欲不振、肠胃积滞、慢性泄泻等病症。

## ◎选购保存

应注意挑选大小均匀、质实饱满、有光泽的荞麦粒。荞麦应在常温、干燥、通风的环境中储存；荞麦面应与干燥剂同放在密闭容器内低温保存。

## ◎对并发症的益处

荞麦能帮助人体代谢葡萄糖，是防治糖尿病的天然食品；而且荞麦秧和叶中含多量芦丁，煮水经常服用可预防高血压引起的脑出血。此外，荞麦所含的纤维素可使人大便恢复正常，并预防各种癌症。

### 荞麦营养成分表

| 营养素 | 含量（每100克） |
|---|---|
| 蛋白质 | 9.3克 |
| 脂肪 | 2.3克 |
| 碳水化合物 | 73克 |
| 纤维素 | 6.5克 |
| 维生素$B_1$ | 0.28毫克 |
| 维生素$B_2$ | 0.16毫克 |
| 维生素E | 4.4毫克 |
| 镁 | 258毫克 |
| 钙 | 47毫克 |
| 锌 | 3.62毫克 |

### 食用建议

荞麦的营养价值很高，对于很多病症都有良好的食疗功效，食欲不振、饮食不香、肠胃积滞、慢性泄泻等病症患者可经常食用荞麦，出黄汗、夏季痧症、糖尿病患者更适宜常食荞麦；但体虚气弱、肿瘤、脾胃虚寒者等不宜食用；体质敏感的人要慎食。

## ◎搭配宜忌

| | | |
|---|---|---|
| 荞麦+韭菜 | | 可降低血糖、血压 |
| 荞麦+瘦肉 | ✓ | 止咳、平喘 |
| 荞麦+莱菔子 | | 消食降气 |
| 荞麦+野鸡肉 | ✗ | 会导致营养成分流失 |

[高血压 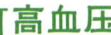 什么？]

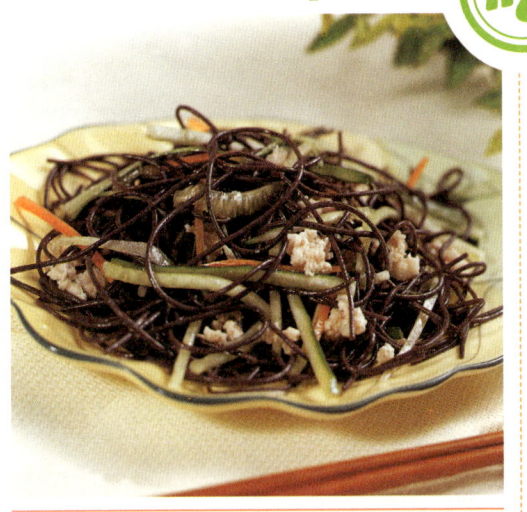

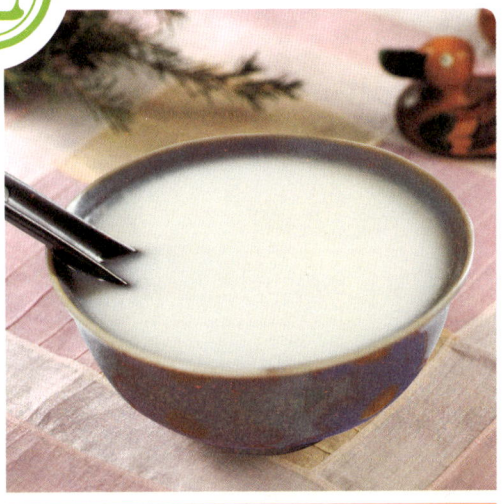

## 降压案例 1 肉丝黄瓜拌荞麦面

**原料** 牛肉200克，黄瓜100克，荞麦面150克，红椒1个

**调料** 盐3克，味精2克，香麻油5克

**做法** ①黄瓜洗净，切成丝；牛肉洗净，切丝，入沸水中余熟；红椒洗净，切丝。
②锅内加水烧开，下荞麦面煮熟，捞出。
③将荞麦面、瘦肉丝、黄瓜丝、红椒丝和调味料一起拌匀即可。

**专家点评** 黄瓜中含有的细纤维素，可以降低血液中胆固醇、三酰甘油的含量，从而对高血压、高血脂、肥胖症等患者都有很好的食疗作用，而荞麦含有的维生素成分有调节血脂、扩张冠状动脉的功效。常吃本品，可有效预防冠心病。

**温馨提示**

荞麦中的甜荞比起苦荞虽然色泽白、口感好，但是从保健的角度来看，苦荞却比甜荞更胜一筹，所以用以食疗的话，偏向于选择苦荞。

## 降压案例 2 牛奶煮荞麦

**原料** 鸡蛋2个，荞麦200克，牛奶适量

**调料** 白糖适量

**做法** ①将荞麦放入锅中炒香后盛出，再放入搅拌机中打成碎末。
②将鸡蛋打入杯中，冲入开水。
③把用开水冲好的鸡蛋倒入牛奶中，搅匀后倒入锅中，再倒入荞麦粉、白糖，煮至入味即可。

**专家点评** 本品中的荞麦含有丰富的维生素P，可以增强血管壁的弹性、韧度和致密性，有降低血压的功效，与鸡蛋、牛奶同食，还可益气补虚、补脑安神，适合体质虚弱的老年性高血压患者食用，同时还可防治老年痴呆症，改善睡眠状况。

**温馨提示**

在烹调荞麦之前，最好先用冷水先浸泡2~3小时，这样会使荞麦的口感更加好，也有利于人体的消化吸收。

[高血压 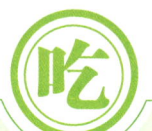 什么？]

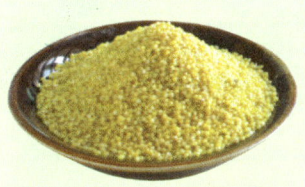

# 小米
## Xiaomi

五谷杂粮类

[别 名] 粟米、谷子、黏米

【适用量】每日60克左右为宜。

【性味归经】性凉，味甘、咸（陈者性寒，味苦）；归脾、肾经。

【降压关键词】
**抑制血管收缩、降低血压**

◎小米富含多种维生素和矿物质，能抑制血管收缩，有效降血压，防治动脉硬化，是高血压患者的健康食品，它还能健脾益胃、益气补虚，对久病体虚的高血压患者大有益处。

## ◎食疗作用

小米有健脾、和胃、安眠等功效，其含蛋白质、脂肪、铁和维生素等，消化吸收率高，是幼儿的营养食品，同时，它富含人体必需的氨基酸，是体弱多病者的滋补保健佳品，含大量的碳水化合物，对缓解精神压力、紧张、乏力等有很大的作用。

## ◎选购保存

购买小米应首选正规商场和较大的超市。宜购买米粒大小、颜色均匀，无虫，无杂质的小米。贮存于低温干燥避光处。

## ◎对并发症的益处

小米含有丰富的微量元素，能有效调节血糖。小米中含有的维生素$B_1$对糖尿病患者的手、足、视觉神经有保护作用，可预防高血压性糖尿病症，还可防治糖尿病性足病、坏疽。

### 小米营养成分表

| 营养素 | 含量（每100克） |
|---|---|
| 蛋白质 | 9克 |
| 脂肪 | 3.1克 |
| 碳水化合物 | 75.1克 |
| 纤维素 | 1.6克 |
| 维生素A | 17微克 |
| 维生素$B_1$ | 0.33毫克 |
| 镁 | 107毫克 |
| 钙 | 41毫克 |
| 锌 | 1.87毫克 |
| 硒 | 4.74微克 |

## ◎搭配宜忌

| 小米+洋葱 | 可生津止渴、降脂降糖 |
| 小米+黄豆 ✓ | 健脾和胃、益气宽中 |
| 小米+鸡蛋 | 提高蛋白质的吸收 |
| 小米+杏仁 ✗ | 会使人呕吐、泄泻 |

## 食用建议

小米的营养价值很高，对于很多病症都有很好的食疗作用，病人、孕妇以及有脾胃虚弱、反胃呕吐、体虚胃弱、精血受损、食欲缺乏、失眠、低热、消化不良、泄泻等症状的患者可以经常食用小米。

[高血压 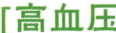 什么？]

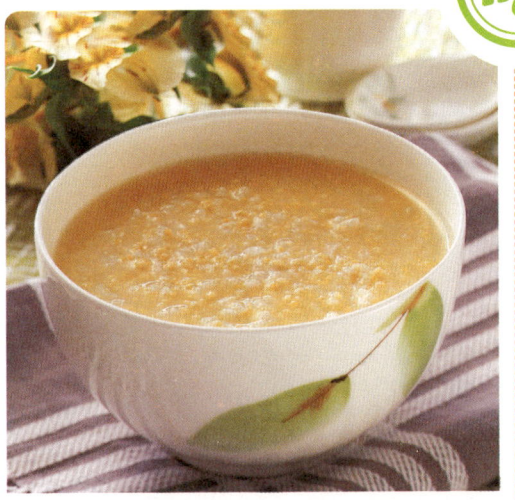

### 降压案例 1　小米粥

**原料** 小米100克，干玉米碎粒、糯米各50克

**调料** 砂糖少许

**做法** ①将小米、干玉米碎粒、糯米分别用清水洗净，备用。

②将洗后的小米、干玉米碎粒、糯米一起放入电饭煲内，加入适量清水后开始煲粥，煲至粥黏稠时倒出盛入碗内。

③加砂糖调味即可。

**专家点评** 本品富含人体必需的氨基酸，是体弱多病者的滋补保健佳品，小米中富含多种维生素和矿物质，能够有效地抑制血管收缩，降低血压，可防治动脉硬化；玉米含有丰富的钙、硒和卵磷脂、维生素E等，可降低血清胆固醇，减轻动脉硬化和脑功能衰退的程度，对于高血压、冠心病、卒中、老年痴呆症有一定的防治作用；糯米是一种性质温和的滋补品，具有补中益气、健脾养胃的功效，对于食欲不佳、腹胀腹泻等症有一定的缓解作用。

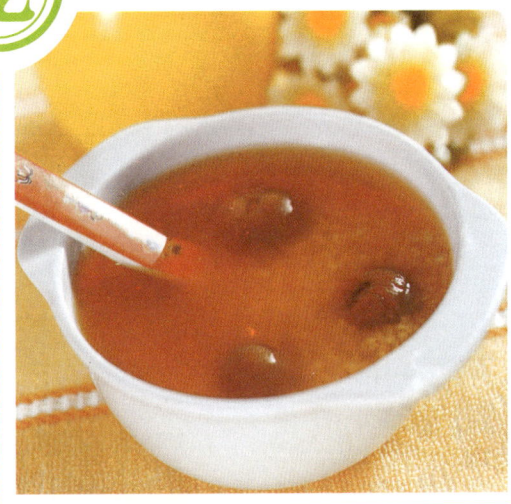

### 降压案例 2　龙眼小米粥

**原料** 龙眼肉30克，小米100克

**调料** 红糖20克

**做法** ①将龙眼肉洗净备用；小米放入清水中淘洗干净备用；将龙眼肉与淘洗干净的小米一起放入洗净的锅内。

②锅置火上，往锅内注入适量清水，用大火烧开后转小火熬煮成粥。

③最后调入红糖，煮至红糖溶化，轻轻搅匀使味道均匀即可。

**专家点评** 此粥富含蛋白质、维生素和各种矿物质等，可在一定程度上防治高血压，对于高胆固醇血症、动脉硬化、高血脂、冠心病等也有一定的食疗作用，并且还有补血养心、安神益智的功效。

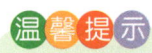

在淘洗小米时要注意，不要用手搓，也不要长时间地浸泡小米，更不要用热水淘洗小米，否则会影响小米的营养价值；用小米煮粥时不宜放太多水。

[高血压  吃 什么？]

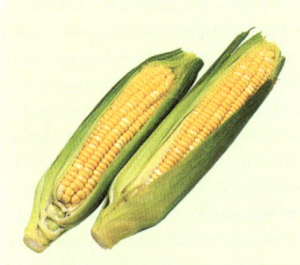

# 玉米

## Yumi

五谷杂粮类

[别名] 苞米、包谷、珍珠米

【适用量】每日100克左右为宜。

【性味归经】性平，味甘；归脾、肺经。

【降压关键词】
**降低血清胆固醇，预防高血压、冠心病**

◎玉米含丰富的钙、硒和卵磷脂、维生素E等，可降低血清胆固醇，减轻动脉硬化和脑功能衰退的程度，预防高血压、冠心病、卒中、老年痴呆症的发生。

## ◎食疗作用

玉米具有开胃益智、宁心活血、调理中气等功效，能降低血脂，可延缓人体衰老、预防脑功能退化、增强记忆力。玉米中含有一种特殊的抗癌物质——谷胱甘肽，它可进入人体内与多种致癌物质结合，使其失去致癌性。

## ◎选购保存

玉米以整齐、饱满、无缝隙、色泽金黄、表面光亮者为佳。保存玉米棒子需将外皮及毛须去除，洗净后擦干，用保鲜膜包起来放入冰箱中冷藏。

## ◎对并发症的益处

玉米中含有丰富的不饱和脂肪酸和膳食纤维，有利于降低餐后血糖水平，预防各种并发症的发生。

### 玉米营养成分表

| 营养素 | 含量（每100克） |
|---|---|
| 蛋白质 | 4克 |
| 脂肪 | 1.2克 |
| 碳水化合物 | 22.8克 |
| 纤维素 | 2.9克 |
| 维生素C | 16毫克 |
| 维生素E | 0.46毫克 |
| 镁 | 32毫克 |
| 锌 | 0.9毫克 |
| 钾 | 238毫克 |
| 硒 | 1.63微克 |

## ◎搭配宜忌

| 玉米+蛋清 | 可防止胆固醇过高 |
|---|---|
| 玉米+木瓜 ✓ | 可预防高血压、冠心病和糖尿病 |
| 玉米+山药 | 可健脾益气，降低血压、血脂 |
| 玉米+田螺 ✗ | 会引起中毒 |

## 食用建议

玉米的营养价值很高，对于很多病症都有很好的食疗作用，水肿、脚气病、小便不利、腹泻、动脉粥样硬化、冠心病、习惯性流产、不育症等患者可经常食用玉米，但遗尿、糖尿病患者不宜常食。吃玉米时应把玉米粒的胚尖全部吃掉，因为玉米的许多营养成分都集中在这里。

[高血压 吃 什么？]

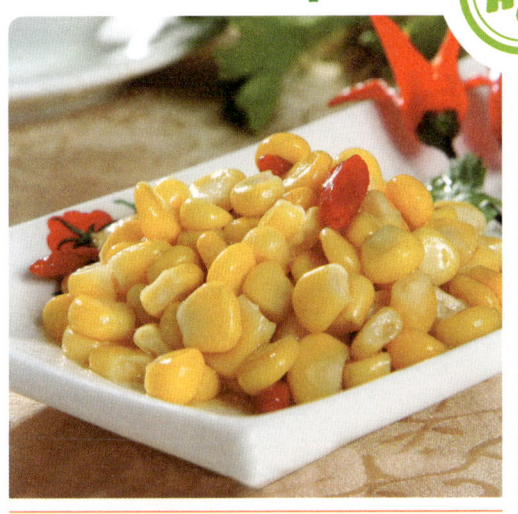

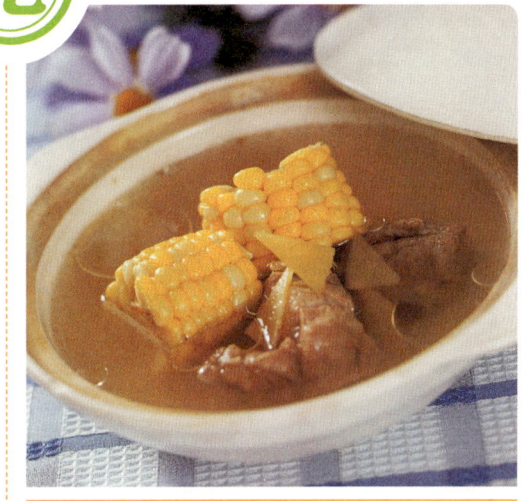

### 降压案例 1　枸杞炒玉米

**原料** 甜玉米粒300克，枸杞100克

**调料** 盐、植物油、味精、水淀粉各适量

**做法** ❶将甜玉米粒、枸杞分别放入清水中洗干净；锅洗净，置于火上，注入适量的清水，以大火烧煮，待锅中的水沸腾之后，将甜玉米粒和枸杞分别放进沸水中焯一下。

❷炒锅洗净，置于火上，加入适量的植物油烧热，然后倒入甜玉米粒、枸杞、盐、味精一起翻炒至玉米熟。

❸最后用水淀粉勾芡即可。

**专家点评** 本品具有防治高血压、冠心病、高胆固醇血症的作用，其中玉米含有钙、硒、卵磷脂、维生素E，具有降低血清胆固醇及预防高血压、冠心病、脑卒中的作用；枸杞具有滋阴补血、增强人体免疫力的功效。故高血压患者可以常吃本品，可有效地预防疾病以及心脑血管并发症的发生，还能补血养颜。

### 降压案例 2　玉米排骨汤

**原料** 玉米、排骨各400克

**调料** 葱、姜、盐各5克，味精3克

**做法** ❶将玉米用清水洗净，切成段备用；排骨洗净，砍成段备用；葱用清水洗净，切花备用；姜用清水洗净，切片备用。

❷锅洗净，置于火上，注入适量清水，以大火烧开，下入切好的排骨段汆去血水，捞出沥干水分备用。

❸将玉米、排骨、姜片放入砂锅内，加适量清水，以大火烧沸后转小火煲45分钟，放入葱花、盐、味精煲入味即可。

**专家点评** 排骨中含有丰富的骨胶原、骨粘连蛋白、蛋白质、钙和维生素，可增强骨髓造血功能，有助于骨骼的生长发育，老年人常食可预防骨质疏松症。而玉米含有的多种营养成分能有效降低血清胆固醇和血压，减轻动脉硬化和脑功能衰退的作用。所以此汤是预防高血压、冠心病、老年痴呆症、老年性骨质疏松的佳品。

[高血压 吃 什么？]

# 黑米

## Heimi

五谷杂粮类

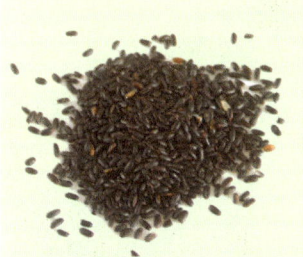

【适用量】每日50克左右为宜。

【性味归经】性平，味甘；归脾、胃、肾经。

[别名] 血糯米、黑粳米

【降压关键词】
**减少患心脑血管疾病的风险**

◎ 黑米中的钾、镁等矿物质有利于控制血压、减少患心脑血管疾病的风险，所含的黄酮类活性物质，能维持血管正常渗透压，减轻血管脆性，预防动脉硬化。

## ◎ 食疗作用

黑米具有健脾开胃、补肝明目、滋阴补肾、益气强身、养精固肾的功效，是抗衰美容、防病强身的滋补佳品。同时，黑米含B族维生素、蛋白质等，对于脱发、白发、贫血、流感、咳嗽、气管炎、肝病、肾病患者都有食疗保健作用。

## ◎ 选购保存

优质的黑米要求粒大饱满、黏性强、富有光泽，不含杂质和虫蛀。散装黑米需要放入保鲜袋或不锈钢容器内，密封后置于阴冷通风处保存。

## ◎ 对并发症的益处

黑米富含膳食纤维，可预防餐后血糖急剧上升，有效维持血糖平衡，改善高血压性糖尿病患者的病情。其中的维生素B₁能保护糖尿病患者的手、足、视觉神经。

## ◎ 相宜搭配

|  |  |
|---|---|
| 黑米+绿豆 | 可健脾胃、祛暑热、降血压 |
| 黑米+牛奶 | 可益气、养血、生津、健脾胃 |
| 黑米+莲子 ✓ | 可清心火、降血压、安神助眠 |
| 黑米+红小豆 | 气血双补、清热利尿 |

### 黑米营养成分表

| 营养素 | 含量（每100克） |
|---|---|
| 蛋白质 | 9.4克 |
| 脂肪 | 2.5克 |
| 碳水化合物 | 72.2克 |
| 纤维素 | 3.9克 |
| 维生素B₁ | 0.33毫克 |
| 维生素B₂ | 0.13毫克 |
| 维生素E | 0.22毫克 |
| 钙 | 12毫克 |
| 锌 | 3.8毫克 |
| 硒 | 3.2微克 |

### 食用建议

头昏、眩晕、贫血、白发、眼疾、咳嗽等患者及产妇适宜经常食用黑米；火盛热燥者忌食黑米。黑米外部有一层坚韧的种皮，不容易煮烂，在烹煮前要先浸泡一段时间。假如黑米没有煮烂就食用，容易引起急性肠胃炎，尤其是在消化功能较弱的小孩和老弱病患者身上很容易发生。

[高血压 吃 什么？]

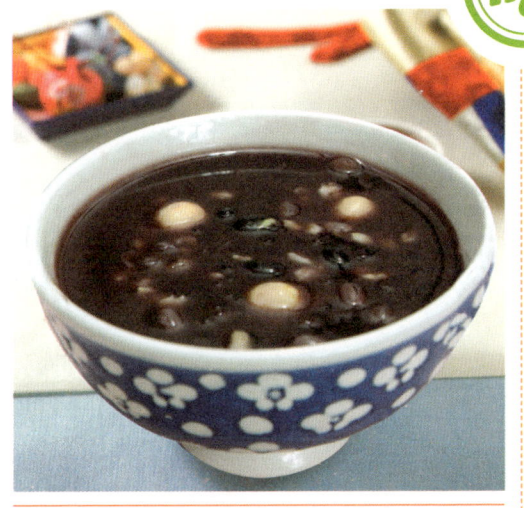

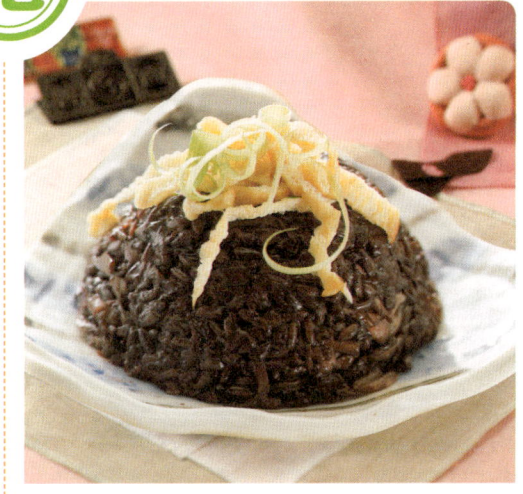

## 降压案例 1　黑米黑豆莲子粥

**原料** 糙米40克，燕麦30克，黑米、黑豆、红豆、莲子各20克

**调料** 白糖5克

**做法** ①糙米、黑米、黑豆、红豆、燕麦分别用清水洗净，然后分别放进清水中泡发备用；莲子用清水洗净，然后放水中泡发后挑去莲心备用。

②砂锅置火上，加入适量清水，放入糙米、黑豆、黑米、红豆、莲子、燕麦。

③以大火煮沸后转小火煮至各材料均熟，粥呈浓稠状，调入白糖拌匀即可。

**专家点评** 本品中的黑米含有钾、镁及黄酮类活性物质，能维持血管正常的渗透压，减轻血管脆性，预防血管破裂以及动脉硬化等症。黑豆、红豆、莲子、燕麦营养丰富，都富含钙和多种维生素，不仅有助于控制血压，还能帮助高血压患者改善睡眠状况，减少患心脑血管疾病的风险，所以本品非常适合高血压患者食用。

## 降压案例 2　黑米菜饭

**原料** 黑米150克，包菜200克，胡萝卜50克，鸡蛋1个

**调料** 葱花适量

**做法** ①黑米用清水淘洗干净，加入清水浸泡2小时，捞出备用；包菜用清水洗净后切成粗丝备用；胡萝卜削皮，用清水洗净后切丝备用；将包菜丝、胡萝卜丝、黑米和匀，一起放入电饭锅里，然后注入适量清水煮粥。

②鸡蛋打进碗里，用打蛋器打匀，然后用平底锅煎成蛋皮，切丝。

③待电饭锅开关跳起，续焖10分钟，盛起，撒上蛋丝、葱花即成。

**专家点评** 本品中黑米含有多种维生素、钙、铁及膳食纤维，这些成分都对降低血压有着重要的作用，此外，还能促进胃肠蠕动，预防便秘。包菜和胡萝卜不仅可以降低血压，还有增强免疫力的作用。鸡蛋益气补虚，可改善老年性高血压患者的体质。

[高血压  什么？]

# 薏米

## Yimi

五谷杂粮类

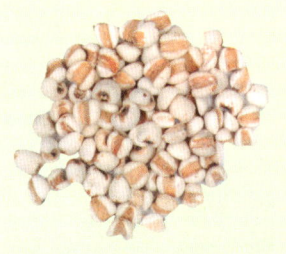

【适用量】每日75克左右为宜。

【性味归经】性凉，味甘、淡；归脾、胃、肺经。

[别名] 薏苡仁、薏仁、六谷米

## 【降压关键词】

**预防高血压、高脂血症以及心脏病等**

◎薏米是五谷中含纤维素最多的，其丰富的水溶性纤维素，可以降低胆固醇以及三酰甘油的含量，有效预防高血压、高血脂、脑卒中、心血管疾病及心脏病。

### ◎食疗作用

薏米具有利水渗湿、抗癌、解热、镇静、镇痛、抑制骨骼肌收缩、健脾止泻、除痹、排脓等功效，还可美容健肤，对于治疗扁平疣等病症有一定食疗功效，还有增强人体免疫力的功能、抗菌抗癌的作用。可入药，用来治疗水肿、脚气、脾虚泄泻，也可用于肺痈、肠痈等病的治疗。

### ◎选购保存

以粒大、饱满、色白、完整者为佳。置于干燥密闭的容器内保存即可。

### ◎对并发症的益处

薏米富含的维生素$B_2$、薏米酯、谷甾醇、氨基酸具有降低血糖的作用，薏米中含有的膳食纤维，可促进排便，从而延缓餐后血糖上升，此外，多食薏米还能美容健肤。

### ◎搭配宜忌

|  | |  |
|---|---|---|
| 薏米+香菇 | ✓ | 可降血压、防癌抗癌 |
| 薏米+腐竹 | | 可降低胆固醇 |
| 薏米+红豆 | ✗ | 易引起呕吐、泄泻 |
| 薏米+杏仁 | | 易引起呕吐、泄泻 |

### 薏米营养成分表

| 营养素 | 含量（每100克） |
|---|---|
| 蛋白质 | 12.8克 |
| 脂肪 | 3.3克 |
| 碳水化合物 | 71.1克 |
| 纤维素 | 2克 |
| 维生素$B_1$ | 0.22毫克 |
| 维生素$B_2$ | 0.15毫克 |
| 维生素E | 2.08毫克 |
| 钙 | 42毫克 |
| 锌 | 1.68毫克 |
| 硒 | 3.07微克 |

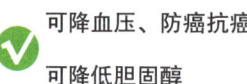

薏米的营养价值很高，对于很多病症都有很好的食疗作用，泄泻、湿痹、水肿、肠痈、肺痈、淋浊、慢性肠炎、阑尾炎、风湿性关节痛、尿路感染、白带过多、癌症、高血压患者可以经常食用薏米；但便秘、尿多者及怀孕早期的妇女不宜食用薏米。

[高血压 吃 什么？]

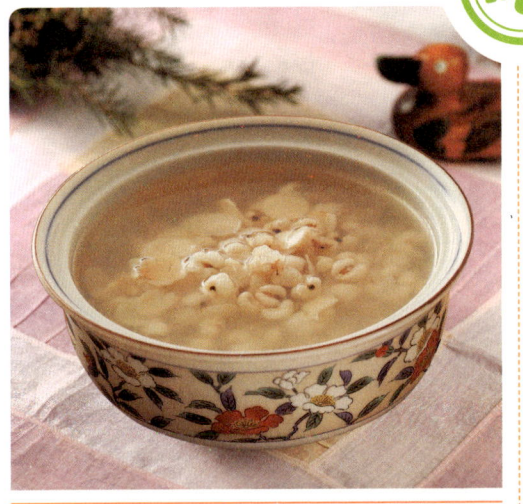
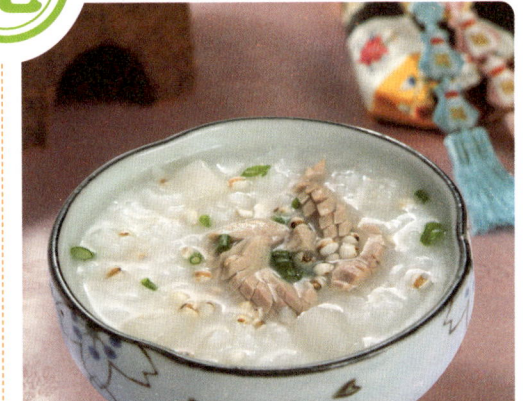

### 降压案例 1 半夏薏米粥

**|原料|** 半夏15克，薏米1杯，百合10克

**|调料|** 冰糖适量

**|做法|** ①将半夏、百合分别洗净；薏米洗净，浸泡1小时，备用。

②置锅于火上，锅中加水烧开，倒入薏米煮至半生熟，再倒入半夏、百合，用小火煮至薏米熟透。

③最后加入适量冰糖调味即可。

**|专家点评|** 本品中薏米含有丰富的水溶性纤维素，可以降低血液中胆固醇及三酰甘油的含量，能有效预防高血压、高血脂、脑卒中、心血管疾病以及心脏病的发生。百合具有滋阴生津、降压降糖的功效，半夏可燥湿化痰，对痰湿型高血压患者有很好的疗效。因此，本品不仅能有效降低血压，还能止咳化痰、清热利湿，对肺热久嗽、咳喘痰多以及肥胖症等均有较好的食疗作用。

### 降压案例 2 猪腰山药薏米粥

**|原料|** 猪腰100克，山药80克，薏米50克，糯米120克

**|调料|** 盐3克，味精2克，葱花、香油各适量

**|做法|** ①猪腰收拾干净，切花刀备用；山药去皮后用清水洗净，切块备用；薏米、糯米分别用清水淘洗干净，浸泡好。

②砂锅洗净，置于火上，加入适量清水，下入薏米、糯米，以大火煮沸后放入山药，转中火煮半小时。

③改小火，放入猪腰，待猪腰变熟，调入适量的盐和味精调味，再淋入香油、撒上葱花即可。

**|专家点评|** 本品可以有效地降低血液中的胆固醇含量，并且还有利水渗湿、补肾强腰、增强机体免疫力的功效，适合肾虚型高血压患者食用。由于糯米的黏度极高，不容易消化，脾胃较虚弱的患者不宜食用太多，有湿热痰火偏盛的人、发热、黄疸、咳嗽痰黄、腹胀者均应忌食。

[高血压 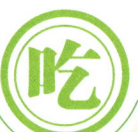 吃 什么？]

# 鲫鱼

**Jiyu**

水产类

[别名] 鲗鱼

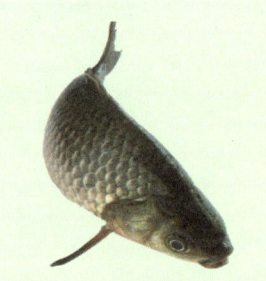

【适用量】每次约50克为宜。

【性味归经】性平，味甘；归脾、胃、大肠经。

【降压关键词】

优质蛋白质含量高、种类齐全，能防治高血压、动脉硬化

◎ 鲫鱼中所含的蛋白质质优，且种类齐全，可有效防治高血压、动脉硬化，降低胆固醇和血液黏稠度，预防心脑血管疾病。

## ◎食疗作用

鲫鱼可补阴血、通血脉、补体虚，还有益气健脾、利水消肿、清热解毒、通络下乳、祛风湿病痛之功效。鲫鱼肉中含极高的蛋白质，而且易于被人体所吸收，氨基酸含量也很高，可促进智力发育。

## ◎选购保存

身体扁平、颜色偏白的，肉质会很嫩。新鲜鱼的眼略凸，眼球黑白分明，眼面发亮。用浸湿的纸贴在鱼眼上，可防止鱼视神经后的死亡腺离水后断掉。这样死亡腺可保持一段时间，从而延长鱼的寿命。

## ◎对并发症的益处

鲫鱼所含的蛋白质属优质蛋白，可增强糖尿病患者的免疫力，有助于控制血糖；其所含的氨基酸可降低血液黏稠度，降低糖尿病患者并发心脑血管病的发病率。

### 鲫鱼营养成分表

| 营养素 | 含量（每100克） |
|---|---|
| 碳水化合物 | 3.8克 |
| 脂肪 | 2.7克 |
| 蛋白质 | 17.1克 |
| 维生素E | 0.68毫克 |
| 维生素$B_3$ | 2.5毫克 |
| 镁 | 41毫克 |
| 钙 | 79毫克 |
| 锌 | 1.94毫克 |
| 磷 | 193毫克 |
| 硒 | 14.31微克 |

### 食用建议

鲫鱼的营养价值很高，对于很多疾病都有很好的食疗功效，慢性肾炎水肿、肝硬化腹水、营养不良性水肿、孕妇产后乳汁缺少以及脾胃虚弱、饮食不香、小儿麻疹初期、痔疮出血、慢性久痢等病症者可经常食用；但感冒者、痛风患者不宜多食。

## ◎搭配宜忌

| 鲫鱼+木耳 ✓ | 可降压降脂、润肤抗老 |
|---|---|
| 鲫鱼+红豆 ✓ | 可降压、利水消肿 |
| 鲫鱼+蜂蜜 ✗ | 易中毒 |
| 鲫鱼+芥菜 ✗ | 会引起水肿 |

[高血压吃什么？]

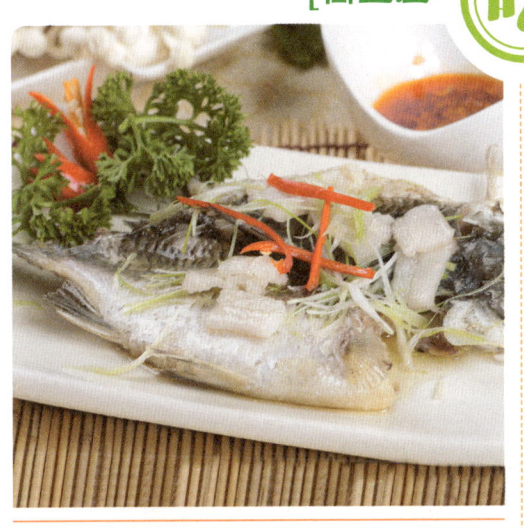

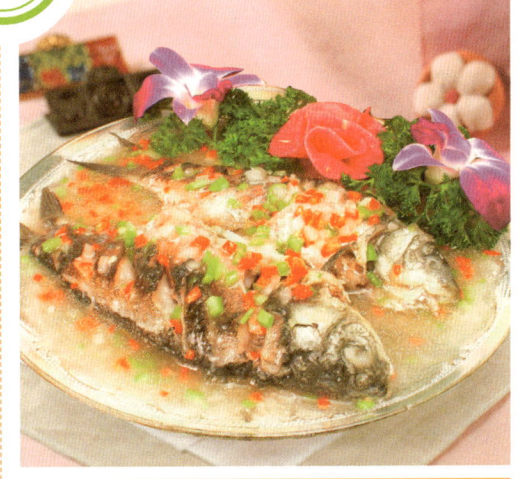

## 降压案例 1 蒜蒸鲫鱼

**原料** 鲫鱼1条，肉片250克，蒜泥50克

**调料** 盐3克，味精、酱油、葱丝、葱片、姜片、姜丝、红椒丝、花生油、香油各适量

**做法** ①将鲫鱼治净，抹上盐和味精腌渍入味，备用。

②在腌好的鲫鱼上放好准备好的肉片和葱姜片，然后将其上笼蒸熟后取出，去掉肉片、葱姜片，加葱丝、姜丝、红椒丝，用热的花生油浇一下。

③蒜泥加盐、酱油和香油调匀，跟鲫鱼一同上桌，蘸食即可。

**专家点评** 鲫鱼能给人体提供优质蛋白，常吃有利于减肥，有助于降血压和降血脂，对于预防心脑血管疾病有明显的功效。鲫鱼所含的氨基酸也很高，能补脑益智，预防老年性痴呆症的发生。大蒜能调节血脂、血压、血糖，可清除血管内的沉积物，被称为"血管清道夫"，能有效预防高血压和心脏病的发生。

## 降压案例 2 剁椒清香鲫

**原料** 鲫鱼2条，剁椒、红椒各适量

**调料** 盐4克，料酒10克，葱花、姜末各适量

**做法** ①鲫鱼治净，在鱼身两面打上花刀，用盐、料酒涂抹均匀；红椒洗净，切碎；将剁椒、红椒、姜末撒在鱼身上，放入蒸笼内。

②锅洗净，置于火上，注入适量清水烧开，将鲫鱼放入锅中，用大火将鲫鱼蒸8~9分钟。

③出锅，撒上葱花；锅中加油烧热，将油浇在鱼身上即可。

**专家点评** 本菜中鲫鱼有补气健脾、利水降压的作用，能有效防治动脉硬化、高血压和冠心病的发生，而红椒、剁椒含有丰富的辣椒素，能加速人体的新陈代谢，促进胃液分泌，增强食欲，改善消化功能，还可杀菌防癌，特别适合食欲不振的高血压患者食用。

[高血压  什么？]

# 草鱼

Caoyu

水产类

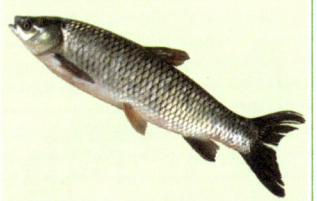

【适用量】每日50克左右为宜。

【性味归经】性温，味甘，无毒；归肝、胃经。

[别名] 混子、鲩鱼、白鲩

【降压关键词】

**降低血压，加速血液循环**

◎草鱼含有丰富的不饱和脂肪酸，对降低血压、加速血液循环有很好的食疗效果，同时还能预防冠心病、动脉硬化、脑卒中等病的发生，是心血管病人的良好食物。

## ◎食疗作用

草鱼具有暖胃、平肝、祛风、活痹、截疟、降压、祛痰及轻度镇咳等功能，是温中补虚的养生食品。此外，草鱼对增强体质、延缓衰老有食疗作用。而且，多吃草鱼还可以预防乳腺癌。

## ◎选购保存

应购买鲜活的草鱼（将草鱼放在水中，游在水底层，且鳃盖起伏均匀在呼吸的为鲜活草鱼）。可将鲜活草鱼宰杀洗净后放入冰箱内保存。

## ◎对并发症的益处

草鱼肉中含有丰富的硒元素，经常食用，有稳定血糖的功效，还可抗衰老、美容养颜，而且对肿瘤患者也有一定的食疗作用。

### 草鱼营养成分表

| 营养素 | 含量（每100克） |
|---|---|
| 碳水化合物 | – |
| 脂肪 | 5.2克 |
| 蛋白质 | 16.6克 |
| 维生素E | 2.03毫克 |
| 维生素A | 11微克 |
| 镁 | 31毫克 |
| 钙 | 38毫克 |
| 钾 | 312毫克 |
| 磷 | 203毫克 |
| 硒 | 6.66微克 |

### 食用建议

一般人均可食用，尤其适合虚劳、风虚头痛、肝阳上亢型高血压、久疟患者食用。此外，冠心病、高血脂、糖尿病、脑卒中、小儿发育不良、水肿、肺结核、产后乳少等患者均可经常食用草鱼。但女子在月经期不宜食用。

### ◎搭配宜忌

| 草鱼+冬瓜 草鱼+黑木耳 | ✓ | 可祛风、清热、平肝、降压 / 能利尿、降压、保护心脑血管 |
|---|---|---|
| 草鱼+甘草 草鱼+西红柿 | ✗ | 会引起中毒 / 会抑制铜元素释放 |

[高血压 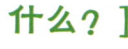 什么？]

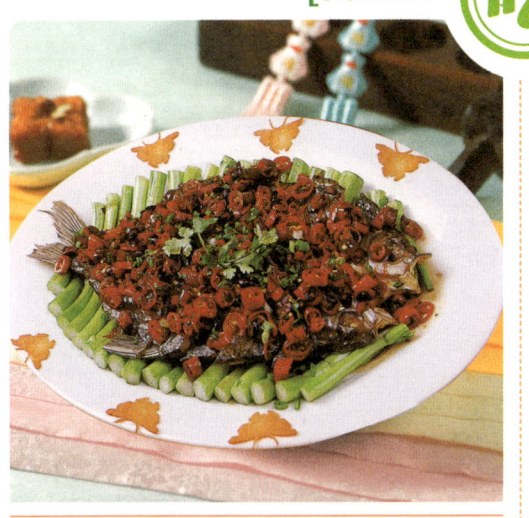

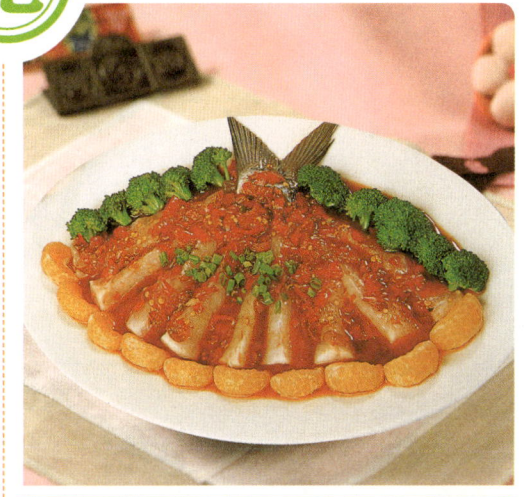

### 降压案例 1  秘制香辣鱼

**|原料|** 草鱼1条，豆豉20克，红尖椒块80克

**|调料|** 盐、料酒、香油、老抽、豆瓣酱、水淀粉、葱花、姜末、蒜末各适量

**|做法|** ①将草鱼去鳞、鳃、内脏，再用清水洗净，从鱼肚处切开成两半，加盐、料酒、水淀粉腌渍15分钟，再放入沸水中汆2分钟，捞出控干水分。

②锅洗净，置于火上，调入适量香油，将草鱼用小火煎至鱼身变硬变干，捞出控油待用。

③锅内留少许油，然后放入红尖椒块、豆豉、豆瓣酱、姜蒜末煸香，再放入适量老抽、香油翻炒均匀，倒在鱼上，撒上葱花即成。

**|专家点评|** 本品中草鱼含有不饱和脂肪酸，常食对血液循环有利，且有增强免疫力的作用，适合高血压患者常吃。豆豉具有发汗解表、增强体质、开胃消食的作用，可增强高血压患者的抵抗力。

### 降压案例 2  剁椒草鱼尾

**|原料|** 草鱼尾300克，红椒粒适量

**|调料|** 料酒、盐、葱花、面粉各适量

**|做法|** ①草鱼尾处理干净，用盐、料酒腌渍入味。

②面粉加水调匀，涂抹在鱼尾上，在盘中摆好，入笼蒸8分钟后取出。

③锅中加油烧热，将红椒粒、葱花炒香，起锅，淋在盘中鱼尾上，出菜前配上盘饰即成。

**|专家点评|** 本品营养丰富，有滋补开胃、利于血液循环之功效，可有效降低血压、扩张血管、预防动脉硬化等症的发生。本品尤其适合身体虚弱、风虚头痛、食欲不振的高血压患者食用。

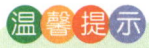

切辣椒时，眼睛往往会被辣得直流泪水，可以在菜板旁放一盆凉水，刀边蘸水边切，可有效减轻辣味的散发。

[高血压 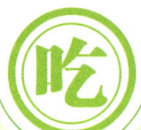 什么？]

# 海蜇

Haizhe

水产类

[别名] 水母

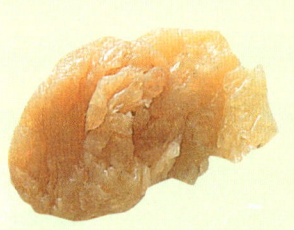

【适用量】每日40克左右为宜。

【性味归经】性平，味咸；归肝、肾经。

## 【降压关键词】

**扩张血管，降低血压**

◎海蜇含有一种类似于乙酰胆碱的物质，能扩张血管，减弱心肌收缩力，有效降低血压，而且海蜇的降压效果比较明显，常食还能预防多种心脑血管疾病。

### ◎食疗作用

海蜇还具有清热解毒、化痰软坚、降压消肿等功效，还能扩张血管、降低血压，同时也可预防肿瘤的发生，抑制癌细胞的生长。海蜇还富含碘，可治疗因缺碘而导致的地方性甲状腺肿大。

### ◎选购保存

优质海蜇皮：应呈白色或浅黄色，有光泽，自然圆形，片大平整，无红衣、杂色、黑斑，肉质厚实均匀且有韧性的最好，无腥臭味，有韧性，口感松脆适口。将海蜇晾干之后放入冰箱冷冻保存。

### ◎对并发症的益处

海蜇中的甘露聚糖及胶质还可防治动脉粥样硬化，海蜇中富含的多种矿物质和微量元素，可有效降低血脂，常食能预防高血压性高脂血症的发生。

### ◎相宜搭配

| | |
|---|---|
| 海蜇+马蹄 | 生津润燥、降压降脂 |
| 海蜇+黑木耳 ✓ | 降低血压、预防心脑血管疾病 |
| 海蜇+冬瓜 | 清热、润肠、降压 |
| 海蜇+豆腐 | 清热、降脂、改善气血不足 |

### 海蜇营养成分表

| 营养素 | 含量（每100克） |
|---|---|
| 碳水化合物 | 3.8克 |
| 脂肪 | 0.3克 |
| 蛋白质 | 3.7克 |
| 维生素E | 2.13毫克 |
| 镁 | 124毫克 |
| 钙 | 150毫克 |
| 铁 | 4.8毫克 |
| 锌 | 0.55毫克 |
| 钾 | 160毫克 |
| 磷 | 30毫克 |

### 食用建议

多痰、哮喘、头风、风湿性关节炎、高血压、溃疡等病症患者，烦热口渴、大便燥结、皮肤干燥、甲状腺肿瘤等患者可经常食用海蜇。但肝性脑病、急性肝炎、肾衰竭、甲状腺功能亢进、慢性肠炎等患者不宜食用海蜇。

[高血压 吃 什么？]

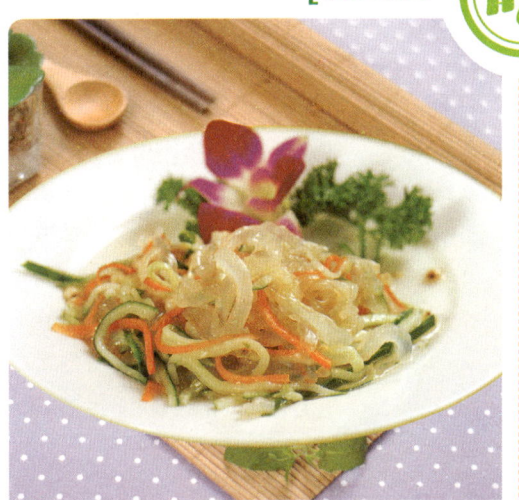

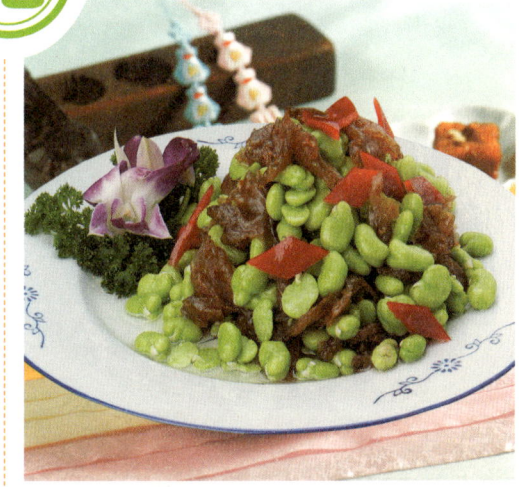

### 降压案例 1　薏米黄瓜拌海蜇

**原料** | 海蜇300克，黄瓜200克，薏米50克，红椒1个

**调料** | 盐、味精各3克，香油20克，生姜10克

**做法** | ① 将海蜇用清水洗净，切成丝备用；黄瓜用清水洗净，切丝备用；薏米用清水洗净，用开水泡发后捞出沥干水分备用；红椒、生姜均洗净，切丝。

② 锅洗净，置于火上，加入适量清水烧沸，下入海蜇丝稍焯后捞出，沥干水分备用；再将薏米放入锅中加适量清水煮熟，捞出备用。

③ 将海蜇、薏米和黄瓜装入碗内，再加入红椒和所有调味料拌匀即可。

**专家点评** | 海蜇含有类似于乙酰胆碱的物质，能够扩张血管、降低血压；黄瓜富含维生素P，降低血液中胆固醇的含量，可有效降低血压，保护心血管；薏米有利水渗湿的功效，常吃本品，可有效地控制血压。

### 降压案例 2　蚕豆拌海蜇头

**原料** | 海蜇头200克，蚕豆100克，红椒少许

**调料** | 盐3克，味精1克，醋8克，生抽10克

**做法** | ① 蚕豆用清水洗净，加入适量清水浸泡待用；海蜇头洗净，切片；红椒洗净，切片。

② 锅洗净，置于火上，注入适量清水烧沸，分别放入海蜇头、蚕豆、红椒焯熟，捞起沥干，放凉后装入盘中。

③ 加入盐、味精、醋、生抽拌匀即可。

**专家点评** | 本品有降压消肿的功效。蚕豆不含胆固醇，热量低，且和海蜇头一样，含有丰富的蛋白质，十分适合高血压、高血脂和心血管疾病患者食用。

**温馨提示**

新鲜海蜇有毒，必须用食盐、明矾腌制，浸渍去毒滤去水分，方可食用。所以做生拌海蜇务必要认真处理，最好是切丝之后再用凉开水反复冲洗干净，晾干，以预防食物中毒。

[高血压 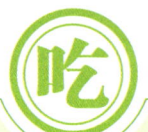 吃 什么？]

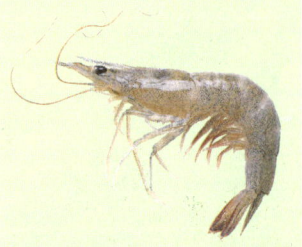

# 海虾

Haixia

水产类

[别名] 虾、长须公、虎头公

【适用量】每日30克左右为宜。

【性味归经】性温，味甘、咸；归脾、肾经。

【降压关键词】
对心脏活动具有调节作用，能保护心血管系统

◎海虾富含镁，镁对心脏活动具有重要的调节作用，能很好地保护心血管系统，减少血液中胆固醇含量，防止动脉硬化，有利于预防高血压及心肌梗死。

## ◎食疗作用

海虾有补肾、壮阳、通乳之功效，可治阳痿体倦、腰痛、腿软、筋骨疼痛、失眠不寐、产后乳少以及丹毒、痈疽等症；海虾中丰富的微量元素锌，可改善人体因缺锌所引起的味觉障碍、生长障碍、皮肤不适，以及精子畸形等病症。

## ◎选购保存

新鲜的海虾体形完整，呈青绿色，外壳硬实、发亮，头、体紧紧相连，肉质细嫩，有弹性，有光泽。可将虾的沙肠挑出，剥除虾壳，然后洒上少许酒，控干水分，再放进冰箱冷冻。

## ◎对并发症的益处

海虾中的镁元素可促进胰岛素分泌，维持血糖水平，可很好地调节心脏活动，保护心血管系统，预防心脑血管并发症。

### 海虾营养成分表

| 营养素 | 含量（每100克） |
|---|---|
| 碳水化合物 | 1.5克 |
| 脂肪 | 0.6克 |
| 蛋白质 | 16.8克 |
| 胆固醇 | 117毫克 |
| 镁 | 46毫克 |
| 钙 | 146毫克 |
| 铁 | 3毫克 |
| 锌 | 1.44毫克 |
| 磷 | 196毫克 |
| 硒 | 56.41微克 |

### 食用建议

肾虚阳痿、腰脚虚弱无力、男性不育症者及动脉硬化、心血管疾病、小儿麻疹、水痘、中老年人缺钙所致的小腿抽筋等病症者可经常食用海虾，具有良好的食疗功效。但皮肤疥癣、急性炎症、面部痤疮、变应性鼻炎、支气管哮喘等病患者及老人不宜食用。

### ◎搭配宜忌

|  | |  |
|---|---|---|
| 海虾+白菜 | ✓ | 可降压，增强机体免疫力 |
| 海虾+西蓝花 | ✓ | 可补脾和胃、降压、防癌 |
| 海虾+猪肉 | ✗ | 会导致胃肠不良反应 |
| 海虾+南瓜 | ✗ | 易引发腹泻 |

[高血压 吃 什么？]

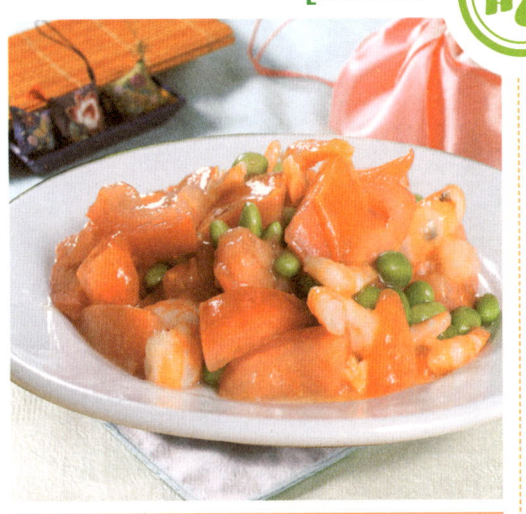

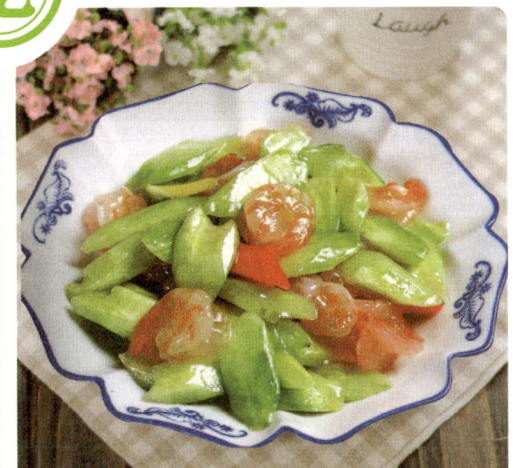

## 降压案例 1　西红柿青豆虾仁

**原料**　虾仁300克，西红柿250克，青豆50克

**调料**　葱末、姜末各15克，盐3克、味精3克，料酒5克、白糖5克、淀粉5克，鸡蛋清40克

**做法**　①虾仁用清水洗净，加入盐、料酒、鸡蛋清、淀粉拌匀上浆。

②西红柿入沸水中烫一下，剥皮，切丁；青豆洗净，入锅煮熟。

③锅洗净，置于火上，加入适量植物油烧热，加葱末、姜末炒香，再放入西红柿丁炒匀，加盐、味精、白糖、虾仁炒熟，用淀粉勾一层薄芡，放入青豆炒匀，淋明油即成。

**专家点评**　本品中虾仁富含蛋白质、钙、镁、锌等营养成分，不仅可以降低血压，还能为患者提供全面丰富的营养，而西红柿含有果酸，能降低血液中胆固醇的含量，防止动脉硬化，同时还能扩张冠状动脉，故本品能够有效地预防心血管疾病。

## 降压案例 2　黄瓜炒虾仁

**原料**　黄瓜300克，虾仁100克，红椒适量

**调料**　盐3克，味精2克，淀粉、料酒、香油各适量

**做法**　①黄瓜去皮后用清水洗净，切厚片备用；红椒放入清水中洗净后切片备用；虾仁用清水洗净，盛入碗中，加入适量料酒腌渍片刻。

②锅洗净，置于火上，加适量香油烧热，下虾仁炒至八成熟时捞出。

③用余油炒黄瓜，炒至将熟时倒入虾仁，放入红椒、盐、味精翻炒片刻，淋上香油，用淀粉勾芡之后便可出锅。

**专家点评**　黄瓜的热量很低，且富含纤维素，对于高血压、高血脂、肥胖症、糖尿病患者来说是一种理想的食疗蔬菜。虾仁中含有丰富的镁、钙元素，可降低胆固醇，很好地保护心血管系统，防止心血管疾病的发生。常吃本品，对高血压患者有很好的食疗作用。

[高血压  吃 什么？]

# 海带

Haidai

水产类

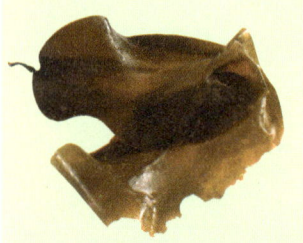

[别名] 昆布、江白菜

【适用量】每日50克左右为宜。

【性味归经】性寒，味咸；归肝、胃、肾三经。

【降压关键词】

**降低血压，扩张外周血管**

◎海带富含钙，可降低人体对胆固醇的吸收，降低血压。海带还含有丰富的钾，钾有平衡钠摄入过多的作用，并有扩张外周血管的作用。因此，海带对防治高血压有很好的食疗作用。

## ◎食疗作用

海带能化痰、软坚、清热、降血压、防治夜盲症、维持甲状腺正常功能。海带还能抑制乳腺癌的发生。另外，海带没有热量，对于预防肥胖症颇有益。

## ◎选购保存

质厚实、形状宽长、身干燥、色淡黑褐或深绿、边缘无碎裂或者黄化现象的，才是优质的海带。可将干海带剪成长段，洗净，再用淘米水泡上，煮30分钟，放凉后切成条，分装在保鲜袋中放入冰箱里冷冻起来。

## ◎对并发症的益处

因海带没有热量，常食对预防高血压性高脂血症以及肥胖症颇有益，对糖尿病患者也大有益处。此外，海带中富含碘，常食可预防甲状腺肿大。

### 海带营养成分表

| 营养素 | 含量（每100克） |
|---|---|
| 碳水化合物 | 2.1克 |
| 脂肪 | 0.1克 |
| 蛋白质 | 1.2克 |
| 纤维素 | 0.5克 |
| 镁 | 25毫克 |
| 钙 | 46毫克 |
| 铁 | 0.9毫克 |
| 锌 | 0.16毫克 |
| 磷 | 22毫克 |
| 硒 | 9.54微克 |

### 食用建议

海带的营养价值很高，对于很多病症都有很好的食疗作用，甲状腺肿大、高血压、冠心病、动脉粥样硬化、急性肾衰竭、水肿等患者皆可经常食用海带，但是由于其性凉，富含碘，孕妇、甲状腺功能亢进患者不宜食用。

## ◎搭配宜忌

| 海带+木耳 | ✓ | 可排毒素、降血压、保护血管 |
| 海带+冬瓜 | | 可降血压、降血脂 |
| 海带+白酒 | ✗ | 会引起消化不良 |
| 海带+咖啡 | | 会降低机体对铁的吸收 |

[高血压 吃 什么？]

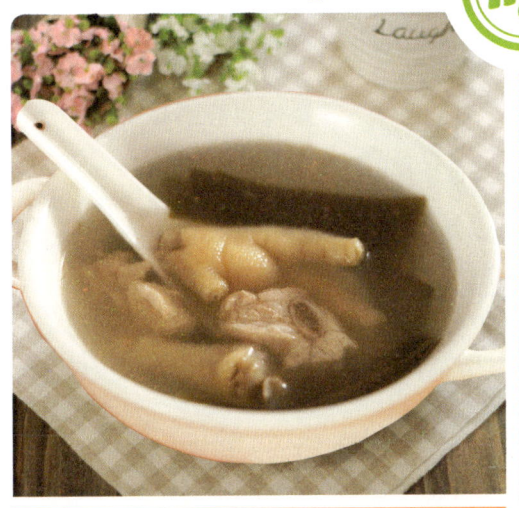

### 降压案例 1　海带鸡脚煲骨头

|原料| 猪骨、海带各300克，鸡脚200克

|调料| 花雕酒、盐各适量

|做法| ①将海带放入清水中泡发，捞出后洗净，切成大片备用。

②鸡脚用清水洗净，对半斩开备用；猪骨洗净，斩件备用；将鸡脚和猪骨一起加入沸水中汆去血水备用。

③砂锅洗净，置于火上，注入适量清水，将猪骨、鸡脚、海带、花雕酒一起放入锅中，以大火烧开后转小火煲40分钟，加盐调味即可。

|专家点评| 猪骨和海带都富含钙，钙可降低人体对胆固醇的吸收，从而有效降低血压，还可预防骨质疏松症。海带还含有丰富的钾，钾有平衡钠摄入过多的作用，并有扩张外周血管作用，既可降血压还可降血脂和血糖，是高血压、高血脂和糖尿病患者的理想食物。本品尤其适合老年性高血压以及骨质疏松的患者食用。

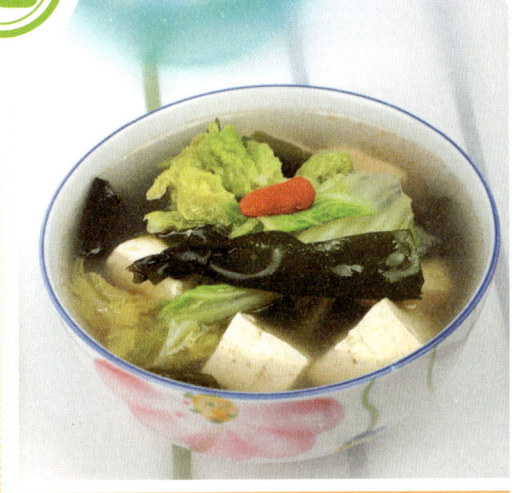

### 降压案例 2　白菜海带豆腐汤

|原料| 白菜200克，海带结80克，豆腐55克

|调料| 高汤、盐各少许，味精、香菜各3克

|做法| ①将白菜用清水洗净，撕成小块备用；海带结用清水洗净备用；豆腐洗净，切块备用。

②炒锅洗净，置于火上，加入高汤，将白菜、豆腐、海带结一起放入锅中煲至熟，调入盐、味精。

③最后撒入香菜即可。

|专家点评| 本品中的白菜不仅含有多种维生素，还含有可降低胆固醇的果胶；海带中含有钾和镁两种降压元素；豆腐不含胆固醇，含优质蛋白，所以本品十分适合高血压患者食用；而且豆腐中还含有丰富的大豆卵磷脂，有益于神经、血管、大脑的发育生长，在健脑的同时，所含的豆固醇还抑制了胆固醇的摄入，所以本品对高血压、高血脂等患者都有良好的食疗作用，高血压患者经常食用，可有效地预防并发症的发生。

[高血压  什么？]

# 牡蛎

Muli

水产类

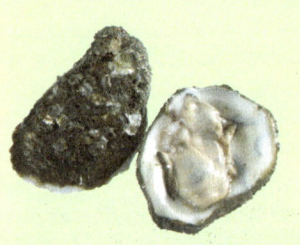

【适用量】每日30～50克为宜。

【性味归经】性凉，味咸；归肝、肾经。

[别名] 蛎黄、蚝白、生蚝

## 【降压关键词】

**降低血胆固醇浓度，预防动脉硬化**

◎牡蛎富含维生素、矿物质及多种微量元素，特别是牛磺酸能降低人体血压和血清胆固醇。牡蛎中的氨基乙磺酸又有降低血胆固醇浓度的作用，预防动脉硬化。

## ◎食疗作用

牡蛎具有平肝潜阳、镇惊安神、软坚散结、收敛固涩的功效；主治眩晕耳鸣、手足震颤、心悸失眠、烦躁不安、惊痫癫狂、瘰疬瘿瘤、乳房结块、自汗盗汗、遗精尿频、崩漏带下、吞酸胃痛、湿疹疮疡等症。

## ◎选购保存

购买牡蛎时，要选择外壳完全封闭的，不要挑选外壳已经张开的；保存牡蛎宜用清水浸泡活养。

## ◎对并发症的益处

牡蛎肉质中蛋白质、碳水化合物及脂肪含量均不高，因此热量较低，适宜高血压合并肥胖症的患者食用。此外，牡蛎所含的牛磺酸有降血脂的作用，常食可预防高血脂。

## ◎搭配宜忌

| 搭配 | 宜/忌 | 说明 |
| --- | --- | --- |
| 牡蛎+百合 | ✓ | 可润肺调中、降低血压 |
| 牡蛎+发菜 | ✓ | 可滋阴润燥、润肠通便 |
| 牡蛎+柿子 | ✗ | 会引起肠胃不适 |
| 牡蛎+糖 | ✗ | 会导致胸闷、气短 |

### 牡蛎营养成分表

| 营养素 | 含量（每100克） |
| --- | --- |
| 碳水化合物 | 8.2克 |
| 脂肪 | 2.1克 |
| 蛋白质 | 5.3克 |
| 钾 | 200毫克 |
| 镁 | 65毫克 |
| 钙 | 131毫克 |
| 锌 | 9.39毫克 |
| 铜 | 8.13毫克 |
| 磷 | 115毫克 |
| 硒 | 86.64微克 |

### 食用建议

牡蛎一般人均可食用，尤其适宜糖尿病、干燥综合征、高血压、动脉硬化、高血脂患者食用，也适合体质虚弱儿童及肺门淋巴结核、颈淋巴结核、瘰疬、阴虚烦热失眠、心神不安等患者以及癌症患者放疗、化疗后食用，但脾胃虚寒的人不宜食用牡蛎。

[高血压 吃 什么？]

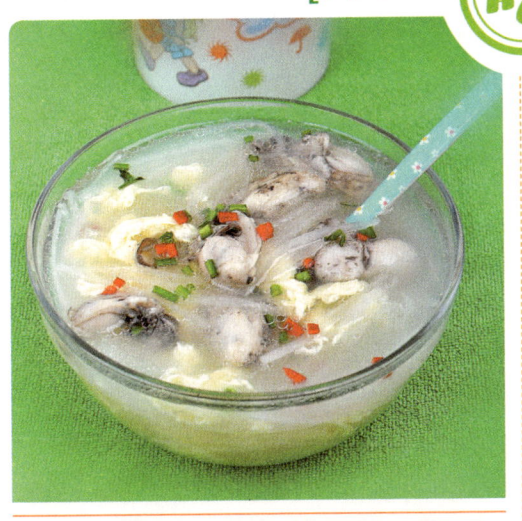

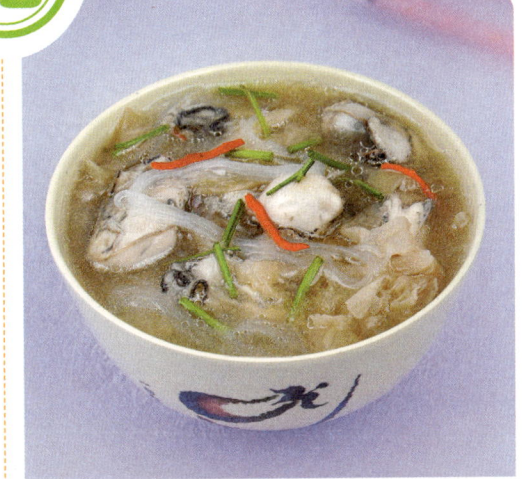

## 降压案例 1　牡蛎白萝卜蛋汤

**原料** 牡蛎肉300克，白萝卜100克，鸡蛋1个

**调料** 盐5克，葱花、红椒各少许

**做法** ①将牡蛎肉洗净；白萝卜洗净，切丝；鸡蛋打散备用。

②汤锅上火倒入水，下入牡蛎肉、白萝卜丝，待水烧开肉熟后，可调入盐，淋入鸡蛋液煮熟。

③最后撒上葱花、红椒即可。

**专家点评** 牡蛎富含牛磺酸，能够降低人体血压和血清胆固醇；白萝卜含有丰富的钾元素，能有效降低血脂、软化血管、稳定血压；鸡蛋能益气补虚，增强高血压患者的体质。常食本品还可镇静安神、平肝潜阳、收敛固涩，并改善肝阳上亢型眩晕、头痛、失眠以及肾虚遗精等症。

**温馨提示**

做蛋汤时，将鸡蛋顺着一个方向搅打，并加入少量水，可使鸡蛋更加鲜嫩。

## 降压案例 2　牡蛎酸菜汤

**原料** 牡蛎肉175克，酸白菜丝150克，粉丝30克

**调料** 盐少许

**做法** ①将牡蛎肉洗净；酸白菜丝洗净，用清水浸泡10分钟。

②粉丝泡发，切段备用。

③净锅上火，加入适量清水，下入牡蛎肉、酸白菜丝、粉丝煮至熟，加盐调味即可。

**专家点评** 本品中牡蛎含有的氨基乙牛磺酸能够降低人体血压和血液中的胆固醇含量，可预防动脉硬化。酸白菜具有软化血管、降低血压、通利肠道的功效，适合高血压、动脉硬化、冠心病等患者食用，还可预防便秘，以防便秘引起高血压患者血压骤然上升引发心肌梗死、脑卒中等症。

**温馨提示**

牡蛎等贝类食物不宜生吃，因海鲜贝类食物含寄生虫较多，应尽量煮熟后食用。

[高血压 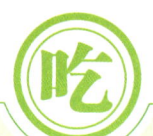 吃 什么？]

# 海参

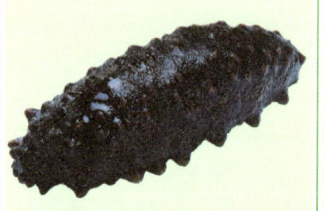

Haishen

水产类

[别名] 刺参、海鼠

【适用量】每次40克左右为宜。

【性味归经】性温，味咸；归心、肾经。

【降压关键词】

高蛋白、低脂肪、低胆固醇，降压降脂

◎海参含胆固醇低，脂肪含量相对少，是典型的高蛋白、低脂肪、低胆固醇食物，对高血压、冠心病、高脂血症、肝炎等病人及老年人堪称食疗佳品。

## ◎食疗作用

海参具有补肾益精、养血润燥、止血的功效，还能抑制多种霉菌及某些癌细胞的生长和转移，起到杀菌、抗癌的作用。

## ◎选购保存

以体大、皮薄、个头整齐、肉肥厚、形体完整、肉刺多、齐全无损伤、光泽洁净、颜色纯正、无虫蛀且有香味的为佳。保存时宜放水中活养。

## ◎对并发症的益处

海参中含有的镁、磷、硒等元素具有调节血糖代谢、降低血糖的作用。海参还含有酸性黏多糖和海参皂苷等，可激活胰岛B细胞的活性，降低血糖。海参含有硫酸软骨素，有助于人体生长发育，能够延缓肌肉衰老，增强机体的免疫力。

### 海参营养成分表

| 营养素 | 含量（每100克） |
|---|---|
| 碳水化合物 | 2.5克 |
| 脂肪 | 0.2克 |
| 蛋白质 | 16.5克 |
| 胆固醇 | 51毫克 |
| 镁 | 149毫克 |
| 钙 | 285毫克 |
| 铁 | 13.2毫克 |
| 磷 | 28毫克 |
| 钾 | 43毫克 |
| 硒 | 63.93微克 |

### 食用建议

高血压、冠心病、肝炎、再生障碍性贫血、糖尿病、胃溃疡、肾虚阳痿、腰膝酸软、骨质疏松等患者可经常食用海参，但急性肠炎、菌痢、感冒、咳痰、气喘及大便溏薄、出血兼有瘀滞及湿邪阻滞的患者忌食。

## ◎搭配宜忌

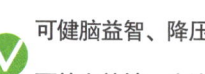

海参+豆腐 ✓ 可健脑益智、降压降糖
海参+菠菜 可补血补铁、生津润燥

海参+葡萄 ✗ 会引起腹痛、恶心
海参+醋 会影响口感

[高血压 吃 什么？]

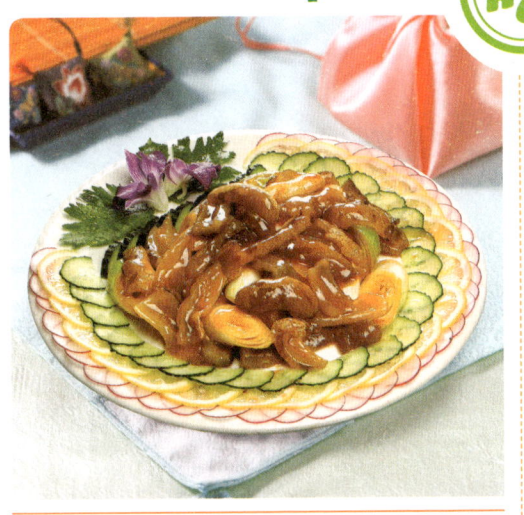

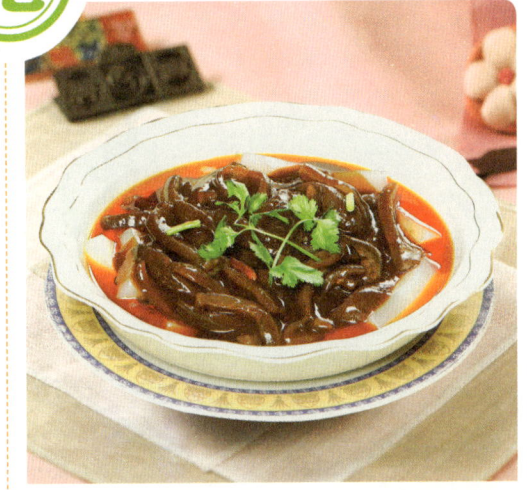

## 降压案例 1 葱熘海参

**原料** 海参300克，大葱100克，黄瓜、柠檬各适量

**调料** 盐3克，酱油、绍酒、红油、水淀粉各适量

**做法** ①将海参处理干净，切条备用；大葱用清水洗净，切段备用；黄瓜、柠檬分别用清水洗净，切片备用。

②锅洗净，置于火上，烧热后下油，放入海参翻炒片刻，放入大葱，加盐、酱油、绍酒、红油调味，炒至断生，用水淀粉勾芡，装盘。

③将黄瓜片、柠檬片摆盘即可。

**专家点评** 海参具有补肾壮阳、调节血管张力的作用，对肾虚阳痿、遗精早泄、腰膝酸软以及高血压患者有很好的食疗作用；大葱中含有较多维生素C，有舒张小血管、促进血液循环，防治血压升高所致的头痛、头晕，使大脑保持灵活和预防老年痴呆的作用。

## 降压案例 2 凉粉烧海参

**原料** 海参300克，凉粉200克

**调料** 干红辣椒10克，盐3克，酱油、醋、红油、香菜各适量

**做法** ①将海参洗干净，切成条；凉粉干洗净，切成块；香菜、干红辣椒均洗干净，切碎备用。

②热锅下油，入干红辣椒炒香，放入海参翻炒，加盐、酱油、醋、红油炒匀，加入适量清水，放入凉粉，焖烧至熟，装盘。

③放入香菜装饰即可。

**专家点评** 本品美味降压，有改善血管功能、增强新陈代谢及提高免疫力的功效，还含有膳食纤维，可防止便秘、通利大肠。

### 温馨提示

海参烹调前宜先用冷水泡发，泡发海参时，切莫沾染油脂、碱、盐，否则会妨碍海参吸水膨胀，降低出品率，甚至会使海参溶化、腐烂变质。发好的海参不能再冷冻，而且一次不宜发太多。

[高血压 吃 什么？]

# 螃蟹

## Pangxie

水产类

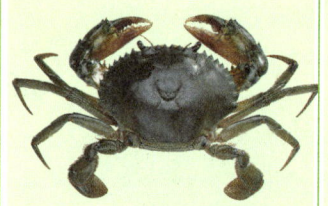

【适用量】每次1只为宜。

【性味归经】性寒，味咸；归肝、胃经。

[别名] 螯毛蟹、梭子蟹、青蟹

【降压关键词】

**可有效降低血压、血脂**

◎螃蟹是典型的高蛋白、低脂肪、低热量食物，且富含多种微量元素，可有效降低血压、血脂，对高血压、高血脂以及糖尿病等患者都有较好的食疗作用。

## ◎ 食疗作用

蟹肉具有舒筋益气、理胃消食、通经络、散诸热、清热、滋阴之功，对跌打损伤、筋伤骨折、变应性皮炎有食疗作用。此外，蟹肉对于高血压、动脉硬化、脑血栓、高血脂及各种癌症有较好的食疗效果。

## ◎ 选购保存

要挑选壳硬、发青、蟹肢完整、有活力的螃蟹。也可以用手捏螃蟹脚，螃蟹脚越硬越好。保存螃蟹可将螃蟹放在盆、缸等容器中，在容器底部铺一层泥，再放些芝麻或打散的鸡蛋，放在阴凉处即可。

## ◎ 对并发症的益处

螃蟹具有通经络、解结散血的作用，可预防高血压性动脉硬化，以及高血压性头痛，同时还有抗结核作用，吃螃蟹对结核病的康复大有补益作用。

### ◎ 搭配宜忌

| 搭配 | 宜忌 | 说明 |
|---|---|---|
| 螃蟹+洋葱 | ✓ | 可滋阴清热、活血化瘀、降低血压 |
| 螃蟹+大蒜 | ✓ | 能益精气、杀菌解毒、清理血管 |
| 螃蟹+香瓜 | ✗ | 易导致腹泻 |
| 螃蟹+土豆 | ✗ | 易形成结石 |

### 螃蟹营养成分表

| 营养素 | 含量（每100克） |
|---|---|
| 碳水化合物 | 2.3克 |
| 脂肪 | 2.6克 |
| 蛋白质 | 17.5克 |
| 胆固醇 | 267毫克 |
| 镁 | 23毫克 |
| 钙 | 126毫克 |
| 铁 | 2.9毫克 |
| 磷 | 182毫克 |
| 钾 | 181毫克 |
| 硒 | 56.72微克 |

### 食用建议

螃蟹的营养价值很高，对于很多病症都有良好的食疗功效，跌打损伤、筋断骨碎、瘀血肿痛、产妇胎盘残留、临产阵缩无力、减肥者均适宜常食螃蟹，但患伤风、发热、胃痛以及腹泻、慢性胃炎、胃及十二指肠溃疡、脾胃虚寒等病症患者不宜食用螃蟹。

[高血压 吃 什么？]

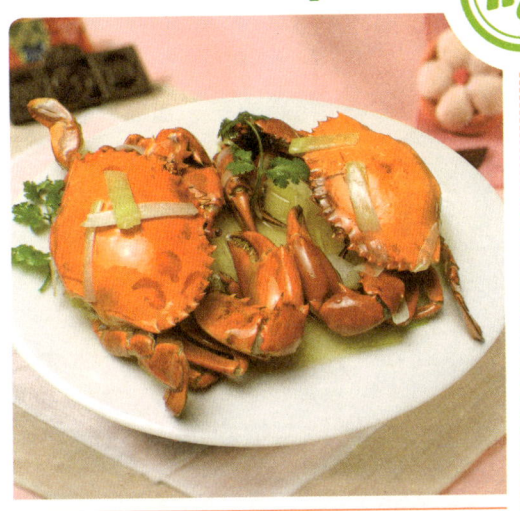

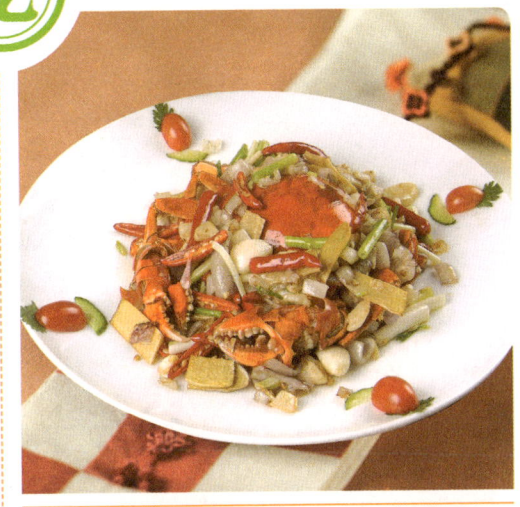

## 降压案例1 姜葱肉蟹

**原料** 螃蟹400克，姜、葱白各20克

**调料** 盐2克，醋、香菜、料酒、鸡精各适量

**做法** ①螃蟹处理干净，用盐、料酒腌渍，放入蒸笼中蒸熟，取出备用。

②姜洗净，切小片；葱白、香菜洗净，切段。

③油锅烧热，入姜片、葱白炒香后放入蟹，烹入盐、醋，炒至汁干后调入鸡精，撒上香菜即可。

**专家点评** 螃蟹含有丰富的蛋白质，其热量和脂肪含量很低，且富含多种微量元素，可有效降低血压、血脂，对高血脂、高血压、动脉硬化以及各种癌症均有较好的食疗效果。

### 温馨提示

螃蟹体内常有沙门菌，烹制时一定要彻底加热，否则易导致急性胃肠炎或食物中毒，甚至危及生命。在煮食螃蟹时，宜加入一些紫苏叶、生姜，以解蟹毒，并能减其寒性。

## 降压案例2 洋葱蟹肉

**原料** 蟹300克，洋葱100克

**调料** 盐3克，姜、蒜、小红椒、葱、鸡精、酱油各适量

**做法** ①蟹处理干净，斩小块，放入烧热的油锅里炸熟，捞出沥油。

②洋葱洗净，切丝；姜、蒜洗净，切片；葱洗净，切段；小红椒洗净，对半切开。

③油烧热，入姜片、小红椒、蒜片煸香，再放入洋葱，加盐翻炒片刻后倒入蟹，烹入盐、酱油，大火翻炒1分钟后调入鸡精即可出锅。

**专家点评** 螃蟹可通经络、散瘀血，能有效扩张血管，增加冠脉流量，预防高血压性动脉硬化、冠心病以及高血压性头痛、头晕等症；而洋葱能减少外周血管和心脏冠状动脉的阻力，对抗人体内儿茶酚胺等升压物质的作用，又能促进钠盐的排泄，能有效降低血压、血脂。

[高血压  吃 什么？]

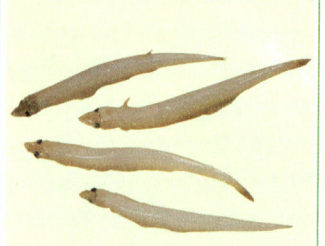

# 银鱼

## Yinyu

水产类

[别名] 面条鱼、银条鱼、大银鱼

【适用量】每次40克为宜。

【性味归经】性平，味甘；归脾、胃经。

【降压关键词】

降低血压、血脂，扩张动脉血管

◎ 银鱼富含多种氨基酸，营养全面，可有效降低血压、血脂，扩张动脉血管，预防高血压以及高血压性动脉硬化、脑梗死等疾病，常食可增强免疫力。

## ◎ 食疗作用

银鱼无论干、鲜，都具有益脾、润肺、补肾的功效，是上等滋补品。银鱼还是结肠癌患者的首选辅助治疗食品。银鱼属高蛋白低脂肪食品，对高脂血症患者食之亦宜。

## ◎ 选购保存

新鲜银鱼，以洁白如银且透明，体长2.5~4厘米为宜，手从水中操起银鱼后，将鱼放在手指上，鱼体软且下垂，略显挺拔，鱼体无黏液的为佳。银鱼不适合放在冰箱长时间保存，最好用清水盛放。

## ◎ 对并发症的益处

银鱼属一种高蛋白低脂肪食品，常食可预防高血压性高脂血症的发生。此外，银鱼还有很好的抗癌作用，对食道癌、结肠癌皆有很好的食疗作用。

### 银鱼营养成分表

| 营养素 | 含量（每100克） |
|---|---|
| 碳水化合物 | – |
| 脂肪 | 4克 |
| 蛋白质 | 17.2克 |
| 维生素E | 1.86毫克 |
| 镁 | 25毫克 |
| 钙 | 46毫克 |
| 铁 | 0.9毫克 |
| 磷 | 22毫克 |
| 钾 | 246毫克 |
| 硒 | 9.54微克 |

### 食用建议

银鱼的营养价值很高，对于很多病症都有良好的食疗功效，一般人皆可食用银鱼，尤其适合体质虚弱、营养不足、消化不良、高脂血症、高血压、糖尿病、癌症、肺虚咳嗽等患者食用；但是由于其含有的嘌呤成分很高，痛风患者不宜食用。

## ◎ 搭配宜忌

| 银鱼+蕨菜 | 可减肥、降压、补虚、健胃 |
| 银鱼+冬瓜 ✓ | 可降压降脂、清热利尿 |
| 银鱼+木耳 | 能保护血管、益胃润肠 |
| 银鱼+甘草 ✗ | 对身体不利 |

[高血压 吃 什么？]

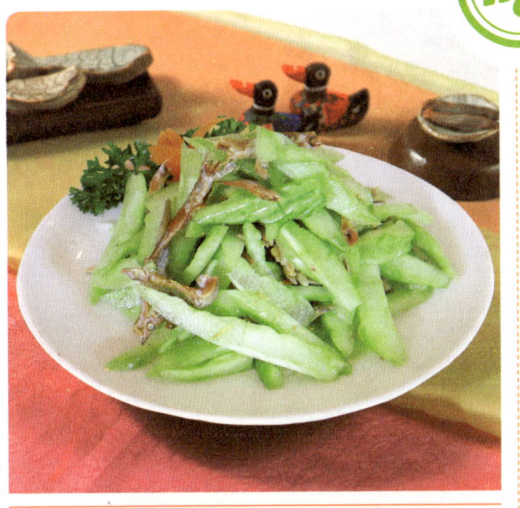

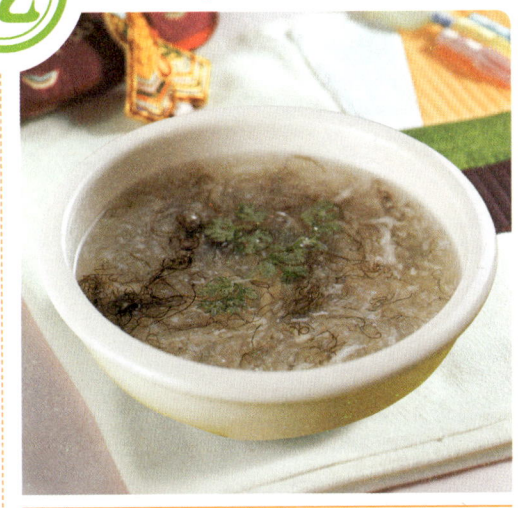

## 降压案例 1　银鱼苦瓜

**原料**｜银鱼干200克，苦瓜300克

**调料**｜盐、鸡精、白糖、料酒各适量

**做法**｜① 将银鱼干用清水洗净，晾干水分备用；苦瓜用清水洗净后切片，用盐腌一下，有助于去除苦味。

② 锅洗净，置于火上，加入适量植物油烧热，放入银鱼干炸香捞出。

③ 锅内留适量油，加入准备好的苦瓜片炒熟，然后放适量的盐、鸡精、白糖、料酒调味，再加入准备好的银鱼干，翻炒均匀即成。

**专家点评**｜银鱼属于一种高蛋白、低脂肪食品，且富含多种氨基酸，可有效降低血压、血脂，扩张动脉血管，苦瓜中维生素C的含量在瓜类中首屈一指，对保持血管弹性、维持正常生理功能，以及防治高血压、脑血管意外、冠心病等具有积极作用。本品尤其适合肝火旺盛型高血压患者食用。

## 降压案例 2　发菜银鱼羹

**原料**｜银鱼100克，发菜10克，鸡蛋1个，香菇4朵，冬笋、鸡肉各50克

**调料**｜香油10毫升，胡椒粉、盐、鸡精各5克，淀粉少许

**做法**｜① 银鱼、发菜洗净，冬笋、香菇、鸡肉切丝，鸡蛋去蛋黄留蛋清备用。

② 锅中放适量水，加入银鱼、发菜、香菇、冬笋、鸡肉，用小火煮10分钟后调入香油、胡椒粉、盐、鸡精。

③ 最后用淀粉勾芡（勾芡要适量，过多的话汤会很黏），加入蛋清即可。

**专家点评**｜银鱼具有降低血脂、血压的功效；香菇中所含香菇素可预防血管硬化，降低人体血压；冬笋含脂肪、淀粉很少，属天然低脂、低热量食品，是高血压、肥胖者减肥的佳品；鸡肉和鸡蛋益气补虚，富含高蛋白质，高血压患者常食可增强体质。本品尤其适合老年人以及体质虚弱的高血压患者食用。

# [高血压 吃 什么？]

## 武昌鱼
### Wuchangyu
水产类

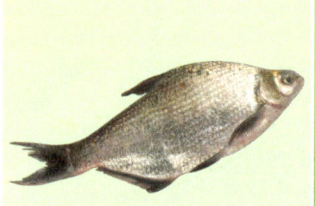

【适用量】每次40克为宜。

【性味归经】性温，味甘；归脾、胃经。

[别名] 团头鲂、鳊鱼

【降压关键词】
**降低血压、促进血液循环**

◎武昌鱼含有丰富的不饱和脂肪酸和钙元素，高钙的摄入可抵抗钠的有害作用，对降低血压、促进血液循环大有益处，是高血压以及动脉硬化等心脑血管性疾病的良好食物。

### ◎ 食疗作用

武昌鱼有调治脏腑、开胃健脾、增进食欲之功效，对于贫血症、低血糖、高血压和动脉血管硬化等疾病有一定的食疗作用。

### ◎ 选购保存

新鲜武昌鱼的眼球饱满凸出，角膜透明清亮，肌肉坚实富有弹性，鳃丝清晰呈鲜红色，黏液透明，鳞片有光泽且与鱼体贴附紧密，不易脱落。购买后宜将武昌鱼洗净擦干，放入冰箱冷藏保存，1~2天内需食用完。

### ◎ 对并发症的益处

武昌鱼富含蛋白质、多种微量元素和维生素，这些营养成分对动脉血管和神经有很好的营养作用，常食不仅可降低血压，还可预防高血压性动脉硬化、冠心病等并发症的发生。

### ◎ 相宜搭配

|  |  |
|---|---|
| 武昌鱼+香菇 | 促进钙的吸收，降低血压 |
| 武昌鱼+豆腐 | 降压降脂、益胃健脾 |
| 武昌鱼+大蒜 | 开胃消食、杀菌、降压 |
| 武昌鱼+芹菜 | 降压利水、疏通血管 |

### 武昌鱼营养成分表

| 营养素 | 含量（每100克） |
|---|---|
| 碳水化合物 | 1.2克 |
| 脂肪 | 6.3克 |
| 蛋白质 | 18.3克 |
| 维生素A | 28毫克 |
| 镁 | 17毫克 |
| 钙 | 89毫克 |
| 铁 | 0.7毫克 |
| 磷 | 188毫克 |
| 钾 | 215毫克 |
| 硒 | 11.59微克 |

### 食用建议

武昌鱼的营养价值很高，对于很多病症都有良好的食疗功效，一般人皆可食用，尤其适合食欲不振、营养不良、贫血症、低血糖、高血压、动脉血管硬化的患者以及慢性痢疾等慢性虚弱性疾病的患者食用，但痛风患者忌食。

[高血压 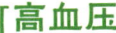 什么？]

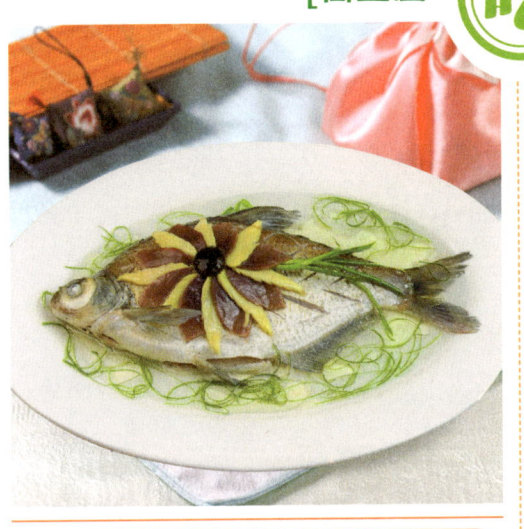

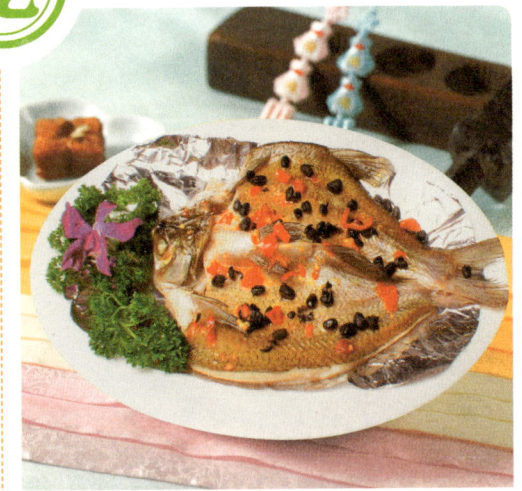

## 降压案例 1　清蒸武昌鱼

**原料**　武昌鱼800克，火腿片30克，新鲜鸡汤少许

**调料**　盐5克，味精2克，胡椒粉5克，料酒15克，姜片、葱丝各20克

**做法**　① 将武昌鱼处理干净，在鱼身两侧剖上花刀，将鱼身抹上适量盐和料酒，腌渍片刻。

② 用油抹匀鱼身两面，将切好的火腿片与姜片置于鱼身上，装好盘后，将鱼上笼蒸约15分钟。

③ 锅中下入适量鸡汤烧沸，加味精，待鸡汤浇冒翻滚以及冒出香味时关火，将鸡汤淋在鱼身上，然后再撒上适量胡椒粉、葱丝即可食用。

**专家点评**　武昌鱼富含蛋白质、多种微量元素和维生素，其中丰富的不饱和脂肪酸和钙元素可抵抗钠的有害作用，对降低血压、促进血液循环大有益处，是高血压以及动脉硬化等心脑血管性疾病的良好食物。

## 降压案例 2　香煎武昌鱼

**原料**　武昌鱼2条

**调料**　剁椒10克，豆豉6克，盐、料酒各适量

**做法**　① 将武昌鱼处理干净，将鱼身抹上适量盐和料酒，腌渍片刻。

② 倒油入锅，油烧热时把鱼放入锅内，两面来回地煎。

③ 煎至微黄时放入剁椒和豆豉，加少许水焖干即可盛出。

**专家点评**　本品可开胃健脾、降低血压，对高血压、动脉硬化以及贫血、低血糖等症都有一定的食疗作用。

### 温馨提示

新鲜武昌鱼的嘴清洁无污物，鱼肉细嫩，清蒸、红烧、油焖、花酿、油煎均可，尤以清蒸为佳。切鱼方法：武昌鱼肉质细，纤维短，极易破碎，切鱼时应将鱼皮朝下，刀口斜入，最好顺着鱼刺，切起来更干净利落；鱼的表皮有一层黏液非常滑，建议在切鱼时，将手放在盐水中浸泡下，切起来就不会打滑。

## [高血压 吃 什么？]

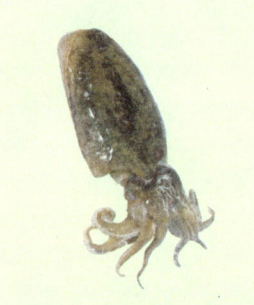

# 章鱼
## Zhangyu
水产类

【适用量】每次60克为宜。

【性味归经】性寒，味甘、咸；归脾、肝经。

[别 名] 小八梢鱼、真蛸、望潮

### 【降压关键词】
**双向调节血压**

◎章鱼富含牛磺酸，能双向调节血压，对于高血压、低血压、动脉硬化、脑血栓等病症有很好的食疗作用。此外，常食章鱼，还能增强高血压患者的体质，对降低血压也大有益处。

### ◎食疗作用
章鱼具有补气养血、清热解毒、收敛生肌的作用，可治疗贫血、痈疽肿毒，也是女性产后补虚、生乳、催乳的滋补佳品。章鱼有增强男子性功能的作用，因为章鱼精氨酸含量较高，而精氨酸是精子形成的必要成分。

### ◎选购保存
注意章鱼吸盘有没有吸附力，且外皮是否明亮。若足部的皮剥落或者皮肤呈现混浊黯淡的颜色，便是不新鲜的。保存宜放入冰箱冷冻。

### ◎对并发症的益处
章鱼富含蛋白质、矿物质等营养元素，能抗疲劳、抗衰老，延长人类寿命，还能补益气血，对气血虚弱、营养不良、妇女产后虚弱等症有很好的补益作用。

### 章鱼营养成分表

| 营养素 | 含量（每100克） |
|---|---|
| 碳水化合物 | 14克 |
| 脂肪 | 0.4克 |
| 蛋白质 | 18.9克 |
| 维生素E | 1.34微克 |
| 镁 | 50毫克 |
| 钙 | 21毫克 |
| 铁 | 0.6毫克 |
| 磷 | 63毫克 |
| 钾 | 447毫克 |
| 硒 | 27.3微克 |

### 食用建议
章鱼的营养价值很高，对于很多病症都有良好的食疗功效，一般人皆可食用，产妇、体质虚弱、气血不足、营养不良之人以及高血压、动脉硬化、脑血栓等人可经常食用。但有过敏史、荨麻疹、慢性顽固性湿疹等瘙痒性皮肤病患者不宜食用。

### ◎相宜搭配

| | |
|---|---|
| 章鱼+木耳 | 清热润肠、降低血压 |
| 章鱼+猪蹄 | 补充营养、美容养颜 |
| 章鱼+韭菜 ✓ | 补肾降压、益胃健脾 |
| 章鱼+香菇 | 益气补虚、防癌抗病 |

[高血压 吃 什么?]

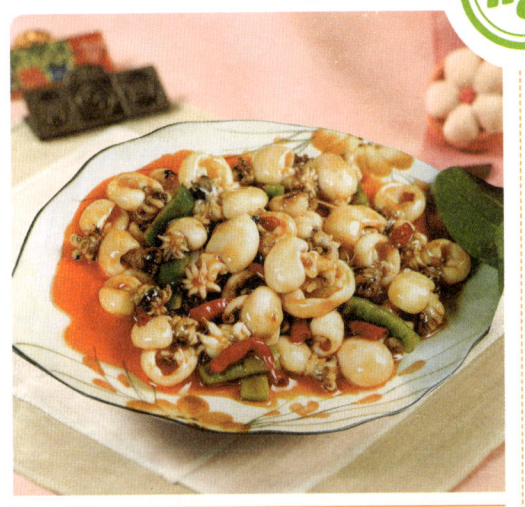

### 降压案例 1　小炒章鱼

**原料** 章鱼400克，青椒、红椒各适量

**调料** 盐3克，味精1克，醋8克，酱油12克，红油10克

**做法** ①章鱼处理干净，用热水氽一下；青椒、红椒洗净，切片。

②锅洗净，置于火上，注油烧热，放入章鱼翻炒至七成熟（烹调时应掌握好时间，不应炒太长时间，否则影响口感），加入青椒、红椒炒匀。

③再加入盐、醋、酱油、红油炒至熟后，加入味精调味，起锅装盘即可。

**专家点评** 章鱼益气补血，并能双向调节血压，对于气血虚弱、高血压、低血压、动脉硬化、脑血栓等病症疗效显著。

**温馨提示**
烹调章鱼的时候要注意，章鱼的嘴里和眼里都是沙子，在烹调前最好全部挤出来，而且章鱼凉性大，食用时最好加姜。

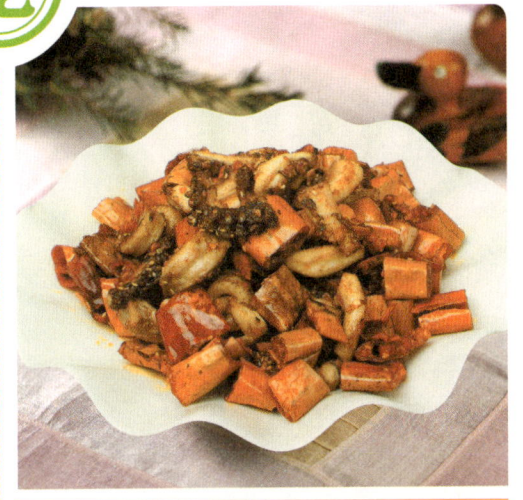

### 降压案例 2　脆椒章鱼

**原料** 章鱼肉400克，干辣椒100克，芝麻少许

**调料** 盐3克，味精1克，醋8克，酱油20克，料酒适量

**做法** ①章鱼肉用清水洗净，切块；干辣椒洗净，切圈。

②锅洗净，置于火上，注入适量油烧热，放入章鱼肉炒至将熟，加入干辣椒、芝麻炒匀。

③再加入盐、醋、酱油、料酒炒至熟后，加入味精调味，起锅装盘即可。

**专家点评** 本品具有降低血压、益气补虚、开胃消食的功效，一般人都可食用，尤其适合老年人食用。

**温馨提示**
章鱼能补血益气、催乳生肌，可用于气血虚弱、头昏体倦以及产后乳汁不足等症患者，可与猪肉、猪蹄或花生、大枣之类配用。

[高血压 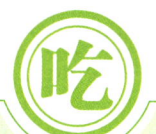 什么？]

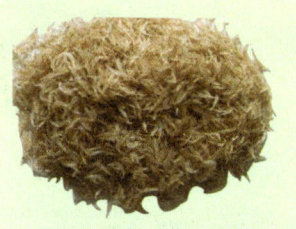

# 虾皮

Xiapi

水产类

[别 名] 毛虾

【适用量】每次30克左右为宜。

【性味归经】性温，味甘、咸；归胃、肾、肝经。

【降 压 关 键 词】

补充钙质，控制血压

◎虾皮富含蛋白质和矿物质，尤其是钙，有"钙库"之称，研究结果表明，血压的高低与钙的含量呈负相关关系，提高钙的摄取量就能控制血压，还有助于降低血液中的胆固醇。

## ◎食疗作用

虾皮具有补肾壮阳、理气开胃、益气下乳的功效，对肾虚夜尿频多、阳痿、乳汁不行等有很好的食疗作用，虾皮还有镇定作用，常用来治疗神经衰弱、植物神经功能紊乱等症。

## ◎选购保存

市售的虾皮一种是生晒虾皮，另一种是熟煮虾皮。前者无盐分，鲜味浓，口感好，而且不易发潮霉变，可长期存放。以色白明亮、有光泽、个体完整者为佳。保存宜放入干燥、密闭的容器里。

## ◎对并发症的益处

虾皮中含有丰富的镁元素，镁对心脏活动具有重要的调节作用，能很好地保护心血管系统，可减少血液中的胆固醇含量，预防动脉硬化及心肌梗死。

### 虾皮营养成分表

| 营养素 | 含量（每100克） |
|---|---|
| 碳水化合物 | 2.5克 |
| 脂肪 | 2.2克 |
| 蛋白质 | 30.7克 |
| 维生素A | 19微克 |
| 镁 | 265毫克 |
| 钙 | 991毫克 |
| 铁 | 6.7毫克 |
| 磷 | 582毫克 |
| 钾 | 617毫克 |
| 硒 | 74.43微克 |

### 食用建议

一般人均可食用，尤其适合中老年人、孕妇、心血管病患者及肾虚阳痿、男性不育症、腰脚无力之人食用。患变应性鼻炎、支气管炎、反复发作性变应性皮炎的老年人不宜吃虾皮；因虾皮为动风发物，患有皮肤疥癣者忌食。

## ◎搭配宜忌

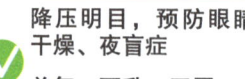

| 虾皮+韭菜花<br>虾皮+大葱 | ✓ | 降压明目，预防眼睛干燥、夜盲症<br>益气、下乳、开胃 |
|---|---|---|
| 虾皮+苦瓜<br>虾皮+浓茶 | ✗ | 易引起食物中毒<br>易引起结石 |

[高血压 吃 什么？]

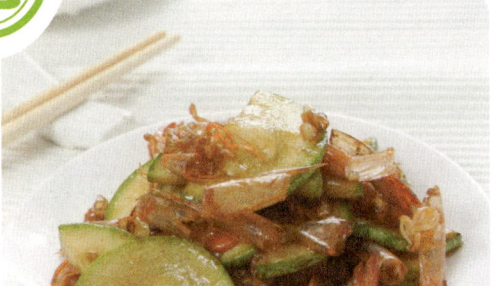
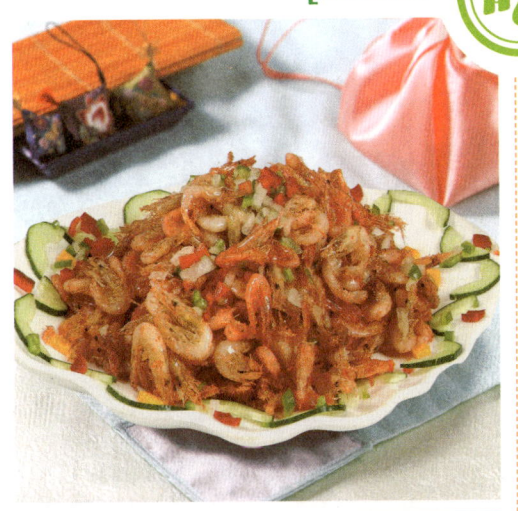

## 降压案例 1　炒虾皮

**原料**｜小河虾200克，虾皮100克，红椒50克

**调料**｜盐3克，味精2克，料酒、香油各适量，葱、蒜各少许

**做法**｜① 小河虾处理干净；虾皮洗净，用温水泡发；红椒洗净，切丁；葱、蒜洗净，切末。

② 油锅烧热，下葱、蒜炒香，烹入料酒，倒入小河虾炒至八成熟。

③ 加入虾皮、红椒略炒，调入盐、味精、香油炒匀，即可出锅。

**专家点评**｜虾皮和小河虾中都含有丰富的蛋白质和矿物质，尤其是钙的含量极为丰富，有"钙库"之称，提高钙的摄取量就能有效控制血压，还有助于降低血液中的胆固醇，所以本品适合高血压患者食用。

> **温馨提示**
> 虾皮虽然不是主菜，但平时做汤、拌凉菜、蒸鸡蛋、包饺子均可加入调味，味道鲜美，且经济实惠。煮食、炖食或炒食皆可。

## 降压案例 2　虾皮西葫芦

**原料**｜西葫芦300克，虾皮100克

**调料**｜盐3克，酱油适量

**做法**｜① 将西葫芦用清水洗净，切片备用；虾皮洗净。

② 锅洗净，置于火上，加入适量清水水烧沸，放入西葫芦焯烫片刻，捞起，沥干水备用。锅中加油烧热，放入虾皮炸至金黄色，捞起。

③ 锅中留少量油，将西葫芦和虾皮一起倒入锅中，翻炒，再调入酱油和盐，炒匀，即可。

**专家点评**｜虾皮中含有丰富的镁元素，镁对心脏活动具有重要的调节作用，能很好地保护心血管系统，可减少血液中的胆固醇含量，对于预防动脉硬化、高血压及心肌梗死有一定的作用；而西葫芦具有利尿消肿及降低血糖、血脂、血压的功效，对高血压、高血脂、糖尿病、肾炎等患者都具有食疗作用。

[高血压  吃 什么？]

# 干贝

## Ganbei

水产类

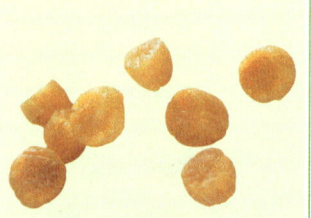

**【适用量】** 每次30克左右为宜。

**【性味归经】** 性平，味甘、咸；归脾经。

[别名] 江瑶柱、江珧柱

### 【降压关键词】

**降低血清胆固醇和血压**

◎干贝含具有降低血清胆固醇作用的代尔太7-胆固醇和24-亚甲基胆固醇，它们兼有抑制胆固醇在肝脏合成和加速排泄胆固醇的独特作用，从而达到降血压和降低血脂的功效。

### ◎ 食疗作用

干贝具有滋阴、补肾、调中、下气、利五脏之功效，能辅助治疗头晕目眩、咽干口渴、虚劳咯血、脾胃虚弱等症，常食有助于降血压、降胆固醇、补益健身。

### ◎ 选购保存

将干贝置于透光干净的容器，拧紧放置在阴凉通风干燥处即可，或者用保鲜袋装好，放在冰箱冷冻柜里。

### ◎ 对并发症的益处

干贝富含钙质，既可降低血压还可预防骨质疏松，此外，干贝还富含钾，可有效清除体内血管中钠所生成的毒性有害物质，可降低胆固醇，预防动脉硬化等心脑血管疾病的发生。

### 干贝营养成分表

| 营养素 | 含量（每100克） |
| --- | --- |
| 碳水化合物 | 5.1克 |
| 脂肪 | 2.4克 |
| 蛋白质 | 55.6克 |
| 维生素A | 11微克 |
| 镁 | 106毫克 |
| 钙 | 77毫克 |
| 铁 | 5.6毫克 |
| 钾 | 969毫克 |
| 磷 | 504毫克 |
| 硒 | 76.35微克 |

### 食用建议

一般人皆可食用，尤其适宜营养不良、食欲不振、消化不良或久病体虚、脾胃虚弱、气血不足、五脏亏损、脾肾阳虚、老年夜尿频多、高脂血症、动脉硬化、冠心病等病症患者与各种癌症患者食用，放疗、化疗后以及糖尿病、红斑性狼疮、干燥综合征等阴虚体质者可经常食用；痛风病患者不宜食用。

### ◎ 搭配宜忌

| 干贝+瓠瓜 | 滋阴润燥、降压降脂 |
| 干贝+海带 ✓ | 清热滋阴、软坚散结、降糖降压 |
| 干贝+瘦肉 | 滋阴补肾 |
| 干贝+香肠 ✗ | 生成有害物质 |

[高血压 吃 什么？]

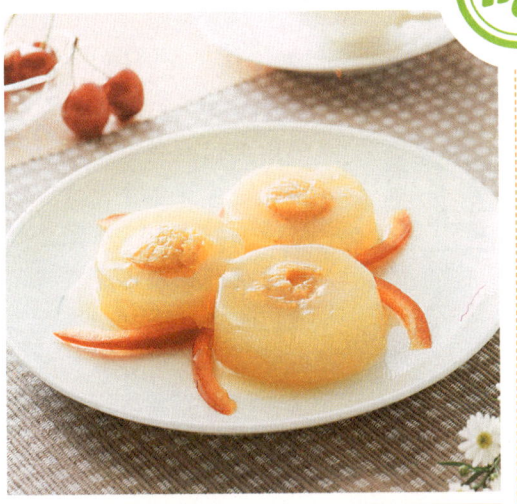

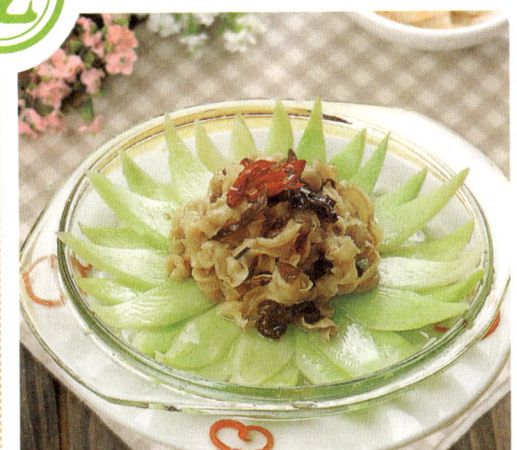

## 降压案例 1　干贝蒸萝卜

**原料** 萝卜100克，干贝30克

**调料** 盐4克

**做法** ① 干贝泡软，备用。

② 萝卜削皮洗净，切成圈段，中间挖一小洞，将干贝一一塞入，装于盘中，将盐均匀地撒在上面。

③ 将盘移入锅中，蒸至熟，续焖一会儿即可。

**专家点评** 干贝是一种高蛋白、低脂肪的食物，可滋阴补肾、调中下气，常食有助于降血压、降胆固醇，有效预防心脑血管疾病的发生。而白萝卜含有丰富的钾元素，也能有效预防高血压，常吃可降低血脂、软化血管、稳定血压，预防高血脂、冠心病、动脉硬化以及肥胖症等疾病。

**温馨提示**

干贝一定要适量食用，因为干贝中含有谷氨酸钠，它可分解为谷氨酸和酪氨酸等，它们在肠道细菌的作用下，又会转化为有毒、有害、会干扰大脑神经细胞正常代谢的物质。

## 降压案例 2　芥蓝干贝

**原料** 干贝90克，芥蓝150克，木耳50克，红椒20克

**调料** 盐3克，醋、香油、鸡精、酱油各适量

**做法** ① 将干贝洗净，切块；芥蓝洗净，切菱形片；木耳泡发洗净，撕开；红椒洗净，切圈。

② 锅中注入适量清水，烧开后放入干贝稍烫一下，放入一小碗内；芥蓝焯水后沥干，摆盘；木耳、红椒焯水后放入碗内。

③ 碗里加入盐、鸡精、酱油、香油、醋，拌匀，入盘即可。

**专家点评** 干贝、芥蓝、木耳均可有效降低血压、保护血管，同时还能滋阴清热、益气补虚，对高血压患者大有益处。

**温馨提示**

芥蓝有一定的苦味，所以在烹调芥蓝时可适量加入一些酒和糖，可以很好地改善口感，同时由于芥蓝梗粗，不易熟透，所以焯水时间要长一些。

[高血压 吃 什么？]

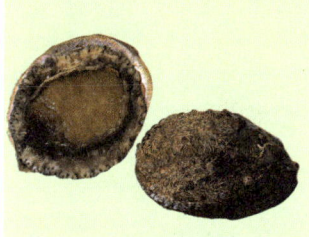

# 鲍鱼
## Baoyu
水产类

[别 名] 鳆鱼、明目鱼

【适用量】每次50克为宜。
【性味归经】性温，味甘、咸；归肝经。

【降压关键词】
可双向调节血压
◎鲍鱼能养阴、平肝、固肾，可调整肾上腺分泌，具有双向调节血压的作用，血压高者可调低，血压低者可调高，同时还能预防高血压性动脉硬化、脑卒中等并发症。

## 鲍鱼营养成分表

| 营养素 | 含量（每100克） |
|---|---|
| 碳水化合物 | 6.6克 |
| 脂肪 | 0.8克 |
| 蛋白质 | 12.6克 |
| 维生素A | 24微克 |
| 镁 | 59毫克 |
| 钙 | 266毫克 |
| 铁 | 22.6毫克 |
| 磷 | 77毫克 |
| 钾 | 136毫克 |
| 硒 | 21.38微克 |

◎食疗作用 鲍鱼具有调经止痛、清热润燥、利肠通便、防癌抗癌等功效。

◎搭配宜忌

| 鲍鱼+白萝卜<br>鲍鱼+枸杞 | ✓ | 可滋阴清热、平肝潜阳、防治高血压<br>可益肝肾、补虚损、降血压 |
| --- | --- | --- |
| 鲍鱼+牛肝<br>鲍鱼+冬瓜 | ✗ | 引起身体不适<br>易造成脱水 |

降压案例 **鲍鱼参杞汤**

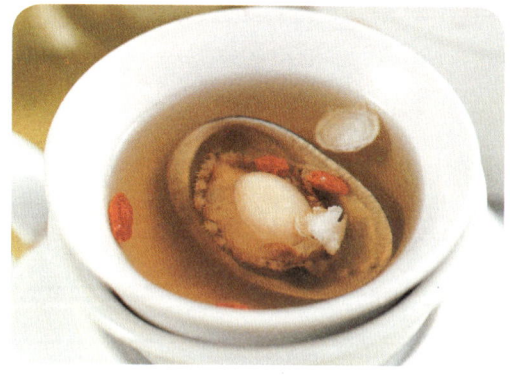

|原料| 鲍鱼2个，瘦肉150克，西洋参片12片，枸杞30克

|调料| 盐适量

|做法| ①将鲍鱼杀好，洗净；瘦肉洗净，切块；西洋参片、枸杞均洗净。

②将准备好的所有材料放入炖盅内，加适量开水，盖上盅盖，隔水用中火蒸1小时（鲍鱼一定要烹透，不能吃半生不熟的）。

③加适量水炖至熟后，调入盐即可。

|专家点评| 本品可益气补虚、滋阴润燥、平肝降压，适合高血压肝阳上亢引起的头晕目眩、糖尿病以及阴虚、气虚等患者。

[高血压 吃 什么？]

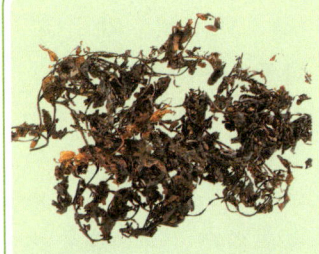

# 海藻
## Haizao
水产类

[别名] 大叶藻、海根菜、海草

【适用量】每次30克左右为宜。

【性味归经】性寒，味苦、咸；归肺、脾、肾经。

【降压关键词】
降低血压、降低胆固醇

◎ 海藻中富含海藻纤维，适度增加海藻纤维的摄取量可以降低血压、血液胆固醇及血糖量，对心脏、血管有利，可预防各种心脑血管性疾病，还能预防癌症发生。

## 海藻营养成分表

| 营养素 | 含量（每100克） |
|---|---|
| 碳水化合物 | 72.9克 |
| 脂肪 | 0.1克 |
| 蛋白质 | 5.4克 |
| 维生素E | 14.84毫克 |
| 镁 | 15毫克 |
| 钙 | 167毫克 |
| 铁 | 2毫克 |
| 磷 | 209毫克 |
| 钾 | 141毫克 |
| 硒 | 15.19微克 |

|食疗作用| 海藻具有软坚、消痰、利水、退肿的功效。

## ◎ 相宜搭配

| 海藻+黑木耳 | 可降血压、保护血管 |
| 海藻+银耳 | 可滋阴养颜、降压降脂 ✓ |
| 海藻+海带 | |
| 海藻+紫菜 | 可治疗甲状腺肿大 |

## 降压案例：凉拌海藻丝

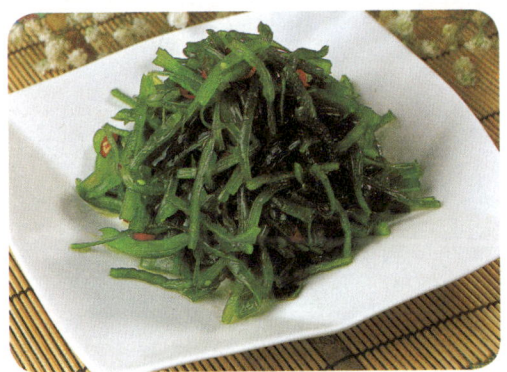

|原料| 海藻350克，红椒圈适量

|调料| 盐、味精各3克，香油适量

|做法| ① 将海藻洗净，切丝。

② 海藻丝与适量的红椒圈（红椒圈的分量可按照个人口味调整）一同放入开水锅中焯水后捞出，调入盐、味精拌匀，再淋入适量香油即可。

|专家点评| 海藻富含多种食物纤维，可降低血压、血液胆固醇及血糖，并预防便秘及癌症的发生。此外，海藻中还富含碘，可防治甲状腺肿大。因此高血压、糖尿病、高血脂、甲状腺肿大等患者皆可食用。

[高血压 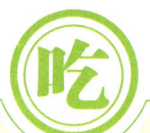 吃 什么？]

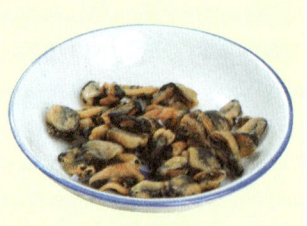

# 淡菜
## Dancai
水产类

[别名] 珠菜、红蛤、壳菜

【适用量】每日30～50克为宜。

【性味归经】性温，味咸；归脾、肾经。

【降压关键词】
**降低血清胆固醇**
◎淡菜含有一种具有降低血清胆固醇作用的代尔太7-胆固醇和24-亚甲基胆固醇，它们兼有抑制胆固醇合成和加速排泄胆固醇的独特作用，功效比常用的降胆固醇的药物更强。

## 淡菜营养成分表

| 营养素 | 含量（每100克） |
|---|---|
| 碳水化合物 | 4.7克 |
| 脂肪 | 1.7克 |
| 蛋白质 | 11.4克 |
| 维生素A | 73微克 |
| 镁 | 56毫克 |
| 钙 | 63毫克 |
| 铁 | 6.7毫克 |
| 磷 | 197毫克 |
| 钾 | 160毫克 |
| 硒 | 57.77微克 |

◎**食疗作用** 淡菜具有补肾益精、调肝养血、消瘿瘤、调经血、降血压之功效。

## ◎相宜搭配

| | |
|---|---|
| 淡菜+荠菜 | 可滋阴润燥、降低血压 |
| 淡菜+鲫鱼 | 可健脾利水、消肿 |
| 淡菜+百合 ✓ | 可润肺止咳、生津止渴，还可降血压 |
| 淡菜+猪蹄 | 可滋阴益气、美容养颜 |

### 降压案例：党参苁蓉黑豆淡菜汤

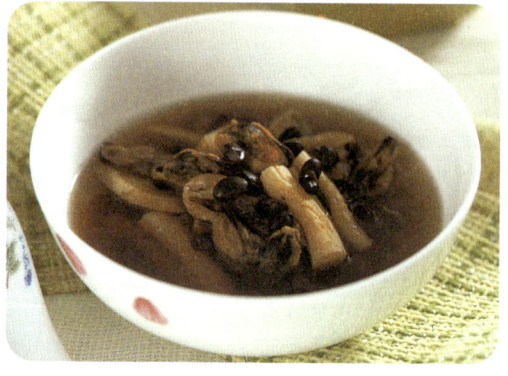

|原料| 党参、肉苁蓉、淡菜各20克，黑豆50克

|调料| 生姜、盐各适量

|做法| ①将党参、肉苁蓉、淡菜及生姜分别洗净，沥干水备用。

②黑豆洗净泡发，入锅炒至裂开。

③所有材料放入砂锅内，加适量清水，大火烧沸后转小火煲2小时，加盐调味即可。

|专家点评| 此汤有补肝肾、降血压、养气血等功效，尤其适合体质虚弱、气血不足的中老年人以及高血压、动脉硬化、耳鸣眩晕、肾虚之腰痛、阳痿、盗汗、小便余沥、妇女白带过多等患者食用。

[高血压 吃 什么？]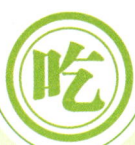

# 紫菜

## Zicai

水产类

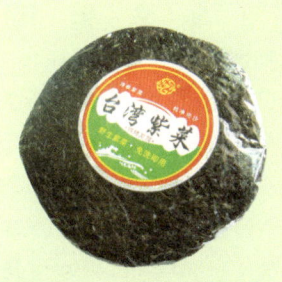

【适用量】 每次15克为宜。

【性味归经】 性寒，味甘、咸；归肺经。

[别名] 紫英、索菜、灯塔菜

【降压关键词】
**促进排钠，预防高血压**

◎紫菜中含食物纤维叶啉，可促进排钠，预防高血压。紫菜含镁量极高，被誉为"镁元素的宝库"；紫菜不含胆固醇，脂肪含量低，非常适合高血压、高血脂的患者食用。

### 紫菜营养成分表

| 营养素 | 含量（每100克） |
|---|---|
| 碳水化合物 | 44.1克 |
| 脂肪 | 1.1克 |
| 蛋白质 | 26.7克 |
| 纤维素 | 21.6克 |
| 维生素A | 228微克 |
| 胡萝卜素 | 1370微克 |
| 镁 | 105毫克 |
| 钙 | 264毫克 |
| 铁 | 54.9毫克 |
| 硒 | 7.22微克 |

◎**食疗作用** 紫菜具有化痰软坚、清热利水、补肾养心的功效。

### ◎搭配宜忌

|  | |  |
|---|---|---|
| 紫菜+猪肉 | ✓ | 可化痰软坚、滋阴润燥 |
| 紫菜+鸡蛋 | ✓ | 可补充维生素B₁₂和钙质 |
| 紫菜+花菜 | ✗ | 会影响钙的吸收 |
| 紫菜+柿子 | ✗ | 不利于消化 |

## 降压案例：紫菜蛋花汤

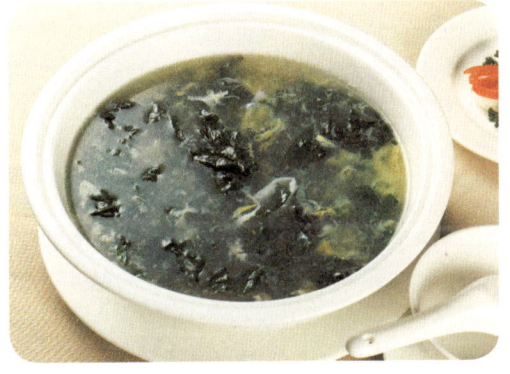

|原料| 紫菜20克，鸡蛋2个，鸡汤1000克

|调料| 盐、鸡精、胡椒粉、糖、姜片各适量

|做法| ①将紫菜洗净泡发，捞出备用。

②将鸡汤倒入锅中，加入少许盐、糖、姜片，待汤煮沸时放入紫菜。

③最后将鸡蛋打成蛋花，倒入锅中，搅散，加入鸡精、胡椒粉即可。

|专家点评| 本品有清热利尿、生津止渴、降低血压的功效，还可改善高血压性头痛、头晕症状。此外，紫菜中的镁元素含量比其他食物都多，低脂不含胆固醇，能够降低血清胆固醇的含量，防治高脂血症。

[高血压  吃 什么？]

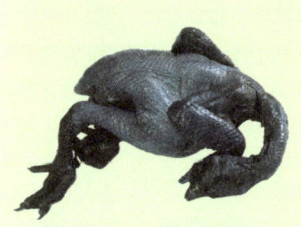

# 乌鸡
## Wuji
肉禽蛋乳类

[别 名] 黑脚鸡、乌骨鸡、药鸡

【适用量】每日100克左右为宜。

【性味归经】性平，味甘；归肝、肾经。

【降压关键词】
**抑制和改善高血压症状**

◎乌鸡在营养学上的最大特点是皮、肉、骨头、血和蛋，都含有DHA（二十二碳六烯酸）、EPA（二十碳五烯酸）和维生素。因此，对于抑制和改善高血压症状有很好的作用。

### ◎食疗作用

乌鸡具有滋阴、补肾、养血、添精、益肝、退热、补虚的作用，能调节人体免疫功能，抗衰老。乌鸡体内的黑色物质含铁、铜元素较高，对于病后、产后贫血者具有补血、促进康复的食疗作用。

### ◎选购保存

新鲜的乌鸡鸡嘴干燥、富有光泽，口腔黏液呈灰白色，洁净没有异味；皮肤毛孔隆起，表面干燥而紧缩；肌肉结实，富有弹性。可将乌鸡收拾干净，放入保鲜袋内，放入冰箱冷冻室内冷冻保存。

### ◎对并发症的益处

乌鸡是典型的低脂、低胆固醇、高蛋白的食物，富含的维生素E、维生素$B_2$、维生素$B_3$、磷、铁、钠、钾等可促进胰岛素的分泌，加强胰岛素的作用，有效降低血糖。

### 乌鸡营养成分表

| 营养素 | 含量（每100克） |
|---|---|
| 蛋白质 | 22.3克 |
| 脂肪 | 2.3克 |
| 碳水化合物 | 0.3克 |
| 维生素E | 1.77毫克 |
| 铁 | 2.3毫克 |
| 镁 | 51毫克 |
| 钙 | 17毫克 |
| 锌 | 1.6毫克 |
| 硒 | 7.73微克 |

### 食用建议

乌鸡的营养价值很高，对于很多病症都有良好的食疗功效，一般人皆可食用乌鸡，尤其是体虚血亏、肝肾不足、脾胃不健者可经常食用，但感冒发热、咳嗽多痰、湿热内蕴、腹胀、急性菌痢肠炎、皮肤疾病者不宜多食。

### ◎搭配宜忌

| | |
|---|---|
| 乌鸡+三七 | 补虚、活血，预防动脉硬化 |
| 乌鸡+粳米 ✓ | 养阴、祛热、补中 |
| 乌鸡+核桃仁 | 提升补锌功效 |
| 乌鸡+狗肾 ✗ | 易引起腹痛、腹泻 |

[高血压 吃 什么？]

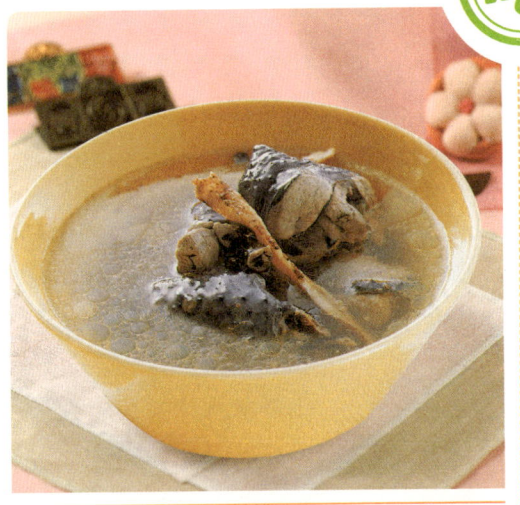

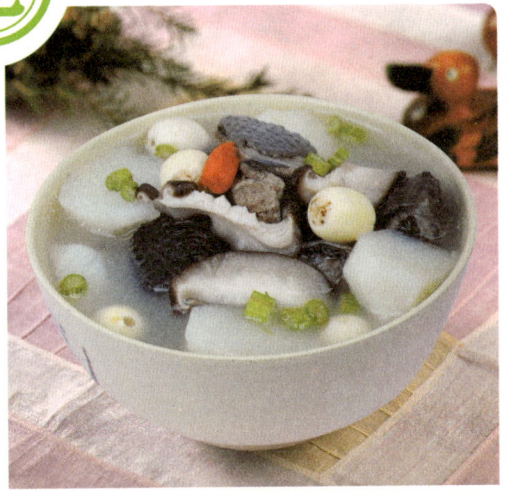

## 降压案例 1 黄芪乌鸡汤

**原料** 田七、黄芪各15克，乌鸡腿1只

**调料** 盐5克

**做法** ①乌鸡腿用清水洗净后剁块，放入沸水中汆烫，捞出洗净血污；田七和黄芪分别洗净。

②将鸡腿和田七、黄芪一起放入砂锅中，加适量清水，以大火煮开后转小火续炖25分钟。

③加盐调味即成。

**专家点评** 此汤有活血化瘀、补气健脾的功效，同时还能有效降低血压，改善冠脉流量和心脏功能，增强免疫力，对抑制和改善高血压、冠心病等症状有很好的食疗作用。

**温馨提示**

乌鸡中含有10种氨基酸，铁、磷、钙、锌、镁、维生素$B_1$、维生素$B_3$、维生素E的含量都很高，而胆固醇和脂肪的含量却很少。乌鸡中的铁比菠菜中的铁的含量约高10倍，其含锌量约是大豆的3.3倍。

## 降压案例 2 莲子乌鸡山药煲

**原料** 乌鸡200克，鲜香菇45克，山药35克，莲子10颗

**调料** 盐6克，葱段、姜片各2克

**做法** ①将乌鸡用清水洗净，斩块，放入沸水中汆烫，捞出洗净血污。

②鲜香菇用清水洗净切片备用；山药去皮后洗净，切块备用；莲子泡发，去莲心，洗净备用。

③砂锅洗净，置于火上，加适量清水，下入葱段、姜片、乌鸡、鲜香菇、山药、莲子，大火烧沸后转小火煲至成熟，加盐调味即可。

**专家点评** 本品中的乌鸡是典型的低脂肪、低糖、低胆固醇、高蛋白的食物，非常适合高血压、高血脂等患者食用，莲子和山药都具有降低血压和胆固醇的作用，同时还能养心安神、健脾补肾。香菇是优质的高钾食物，具有"植物皇后"的美称，对高血压、冠心病等患者大有益处。

[高血压  什么？]

# 兔肉

Turou

肉禽蛋乳类

[别名] 菜兔肉、野兔肉

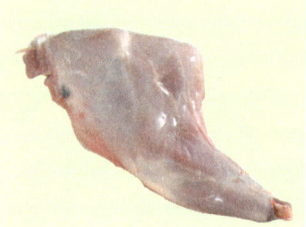

【适用量】每日80克左右为宜。

【性味归经】性凉，味甘；归肝、脾、大肠经。

## 【降压关键词】

**阻止血栓形成，保护血管壁**

◎兔肉属于高蛋白、低脂肪、低胆固醇的肉类，有"肉中之素"的雅名。常吃兔肉可以阻止血栓的形成，并且对血管壁有很明显的保护作用。

### ◎ 食疗作用

兔肉可滋阴凉血、益气润肤、解毒祛热、益智补脑。兔肉还含有丰富的卵磷脂，卵磷脂有抑制血小板凝聚和防止血栓形成的作用，还有保护血管壁、防止动脉硬化的功效，卵磷脂中的胆碱还能提高记忆力，防止脑功能衰退。

### ◎ 选购保存

肌肉呈均匀的红色，具有光泽，脂肪洁白或呈乳黄色的为新鲜兔肉；肌肉色泽稍转暗，切面尚有光泽，但脂肪无光泽的为次鲜肉。宜冷冻储存。

### ◎ 对并发症的益处

兔肉富含蛋白质，还是一种低脂肪、低胆固醇的肉类，其脂肪和胆固醇含量均低于其他肉类，非常适合高血脂、肥胖症、糖尿病患者食用。

### 兔肉营养成分表

| 营养素 | 含量（每100克） |
|---|---|
| 蛋白质 | 19.7克 |
| 脂肪 | 2.2克 |
| 碳水化合物 | 0.9克 |
| 维生素A | 26微克 |
| 维生素E | 0.42毫克 |
| 镁 | 15毫克 |
| 钙 | 12毫克 |
| 锌 | 1.3毫克 |
| 硒 | 10.93微克 |

### 食用建议

兔肉是肥胖症、慢性胃炎、胃溃疡、十二指肠溃疡、结肠炎等患者比较理想的肉食。而且，营养不良、气血不足、肝病、心血管疾病、糖尿病患者及儿童、老年人也宜常食兔肉；但是兔肉不宜与芹菜同食，否则易伤头发。此外，孕妇、阳虚者不宜食用。

### ◎ 搭配宜忌

| 兔肉+葱<br>兔肉+枸杞 |  | 预防冠心病、脑梗死等<br>治疗高血压性头晕、耳鸣 |
|---|---|---|
| 兔肉+橘子<br>兔肉+鸡蛋 |  | 导致腹泻<br>引起腹痛、腹泻 |

[高血压 吃 什么？]

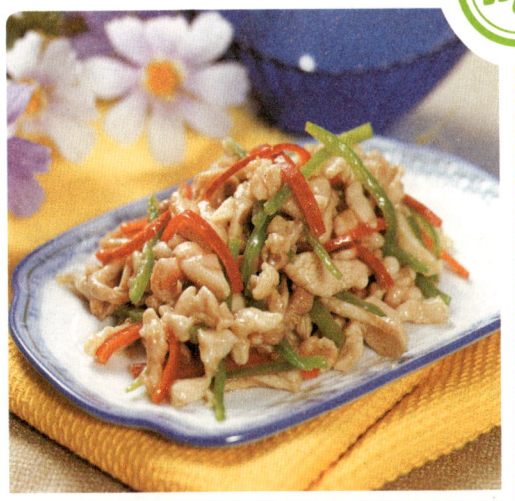

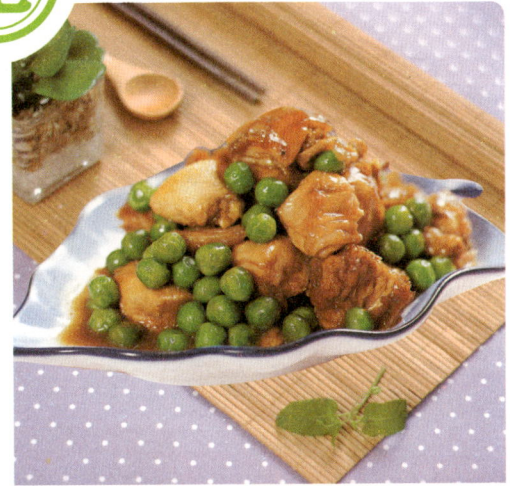

### 降压案例 1　辣椒炒兔肉

**原料** 兔肉200克，辣椒150克

**调料** 姜丝、葱丝各10克，盐3克，鸡精2克

**做法** ① 兔肉洗净，切丝；辣椒洗净，去子切丝。

② 锅洗净，置于火上，注入适量油烧热，将兔肉丝、辣椒丝分别放入油锅中过一下油，捞出沥干油。

③ 再起油锅，先下姜丝、葱丝爆香，再放入兔肉丝与辣椒丝一起炒匀，加盐、鸡精调好味即可。

**专家点评** 本品有保护血管壁、防止血栓形成的作用，且兔肉属于高蛋白、低脂肪、低胆固醇的肉类，是十分适合高血压患者食用的肉类之一。

**温馨提示**

烹调兔肉时，可放少量姜丝和米酒，既可减轻兔肉的膻味，又能使肉质鲜嫩、风味更佳。

### 降压案例 2　青豆烧兔肉

**原料** 兔肉200克，青豆150克

**调料** 姜末、盐各5克，葱花、鸡精各3克

**做法** ① 兔肉用清水洗净，切成大块备用；青豆洗净备用。

② 将切好的兔肉放入沸水中汆去血水，捞出用清水洗净。

③ 锅洗净，置于火上，加入适量油烧热，先放入葱末爆香，再下入兔肉、青豆焖煮至熟，最后加盐、鸡精调味，盛出撒上葱花即可。

**专家点评** 本品中青豆中富含植物性蛋白质，能够有效降低胆固醇，还含有对心血管有利的不饱和脂肪酸、磷脂，能清除积存在血管壁上的胆固醇，有效降低血压；而兔肉富含卵磷脂，能抑制血小板聚集，防止血栓形成。因此常吃本品有助于预防动脉硬化、脑血栓、心肌梗死等并发症的发生。

[高血压 吃 什么？]

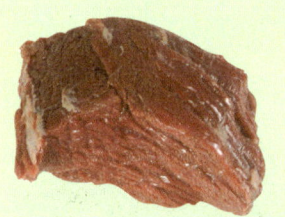

# 牛肉

**Niurou**

肉禽蛋乳类

[别 名] 黄牛肉

【适用量】 每日80克左右为宜。

【性味归经】 性平，味甘；归脾、胃经。

【降压关键词】

**富含多种氨基酸，对高血压有益**

◎牛肉中蛋白质所含的氨基酸组成比猪肉更接近人体需要，能提高机体抗病能力，且脂肪和胆固醇含量比猪肉低，因此，高血压患者适量食用牛肉有益健康。

## ◎食疗作用

牛肉具有补脾胃、益气血、强筋骨的功效，对虚损羸瘦、消渴、脾弱不运、水肿、腰膝酸软、久病体虚、面色萎黄、头晕目眩、营养不良等病症有食疗作用。多吃牛肉，还对肌肉生长有好处。

## ◎选购保存

新鲜牛肉有光泽，红色均匀，脂肪洁白或呈淡黄色，外表微干或有风干膜，不粘手，弹性好。如不慎买到老牛肉，可急冻再冷藏一两天，肉质可稍变嫩。

## ◎对并发症的益处

牛肉中富含蛋白质以及多种特殊的成分，如肌醇、黄嘌呤、次黄质、牛磺酸、氨基酸等，且所含的脂肪和热量很低，常食对糖尿病、高血脂患者也大有益处。

## 牛肉营养成分表

| 营养素 | 含量（每100克） |
|---|---|
| 碳水化合物 | 1.2克 |
| 脂肪 | 2.3克 |
| 蛋白质 | 20.2克 |
| 维生素A | 6微克 |
| 镁 | 21毫克 |
| 钙 | 9毫克 |
| 铁 | 2.8毫克 |
| 磷 | 172毫克 |
| 钾 | 284毫克 |
| 硒 | 10.55微克 |

## 食用建议

一般人皆可食用牛肉，尤其是高血压、冠心病、血管硬化和糖尿病患者以及老年人、儿童、身体虚弱者可经常食用，但内热者、肝病及肾病患者需慎食；牛肉为"发物"，患湿疹、疥疮等皮肤病患者不宜食用。

## ◎搭配宜忌

| 牛肉+芹菜 ✓ | 降低血压、保护血管壁 |
| 牛肉+白萝卜 | 补五脏、益气血 |
| 牛肉+板栗 ✗ | 降低营养价值 |
| 牛肉+田螺 | 引起消化不良 |

[高血压 吃 什么？]

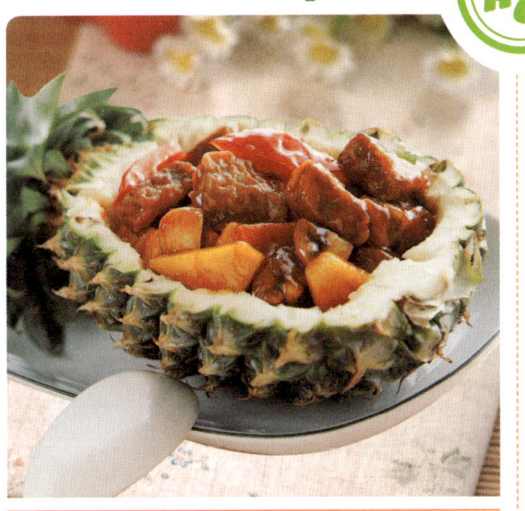

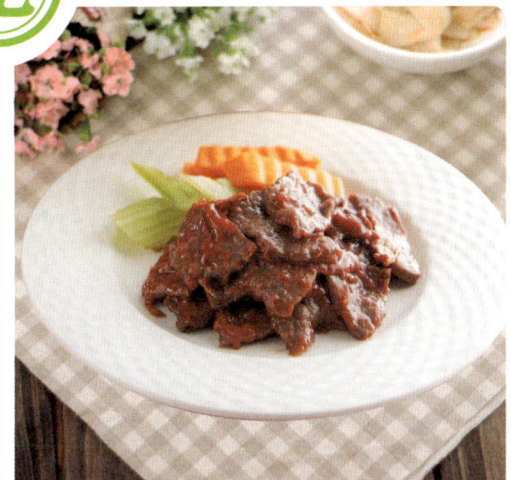

### 降压案例 1　山楂牛肉盅

**原料**｜菠萝20克，牛肉80克，竹笋、胡萝卜各10克，甜椒、山楂、洋菇各5克，甘草2克

**调料**｜番茄酱5克，淀粉适量

**做法**｜① 菠萝切半，挖出果肉，把菠萝做成容器；将菠萝肉榨汁后入锅，加入番茄酱，煮成酸甜汁。

② 山楂、甘草分别用清水洗净，加1杯水煮沸后转小火熬煮30分钟，滤取汤汁备用；甜椒、洋菇分别放入清水中洗净切小块备用；胡萝卜、竹笋削皮洗净，切小块，放入沸水中汆烫后备用；牛肉洗净，切小块，粘上淀粉后入油锅炸熟，加入酸甜汁搅匀备用。

③ 另起油锅，加入胡萝卜、甜椒、洋菇、竹笋拌炒，倒入酸甜汁、山楂甘草汤汁、牛肉拌炒，装入菠萝盅内即可。

**专家点评**｜本品营养丰富，含有蛋白质、维生素、钙、镁等有益于心脑血管的营养物质，对心脑血管疾病很有益处。

### 降压案例 2　红糟牛肉煲

**原料**｜牛肉片80克，红糟5克，胡萝卜片、芹菜片各10克

**调料**｜色拉油、红砂糖各5克，姜末10克

**做法**｜① 胡萝卜片、芹菜片放入沸水中汆烫，取出备用。

② 锅置火上烧热，倒入色拉油，先放入姜末爆香，再倒入红糟、红砂糖炒香。

③ 放入牛肉片炒至变色，加少量水，转小火煮至收汁，搭配胡萝卜片、芹菜片即可食用。

**专家点评**｜本品中的红糟、胡萝卜、芹菜都具有降低胆固醇、降血压、降血糖及防癌等特殊功效，配合牛肉食用，营养美味又降压。

> **温馨提示**
>
> 在炒牛肉片之前，先用啤酒将面粉调稀，淋在牛肉片上，拌匀后腌30分钟，可增加牛肉的鲜嫩程度。

[高血压  什么？]

# 鸽肉
## Gerou

肉禽蛋乳类

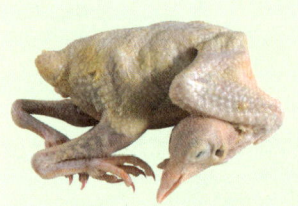

【适用量】每日60克左右为宜。

【性味归经】性平，味咸；归肝、肾经。

[别 名] 家鸽肉、白凤

【降 压 关 键 词】

**降低血压、血脂**

◎鸽肉属高蛋白、低脂肪、低热量食物，对降低血压、血脂有一定的疗效，同时，鸽肉还能促进血液循环，预防动脉粥样硬化、脑梗死、脑卒中、冠心病等症的发生。

## ◎食疗作用

鸽肉具有补肾、益气、养血之功效。鸽血中富含血红蛋白，能使术后伤口更好地愈合。而女性常食鸽肉，可调补气血、提高性欲。此外，乳鸽肉含有丰富的软骨素，经常食用，可使皮肤变得白嫩、细腻。

## ◎选购保存

以无鸽痘，皮肤无红色充血痕迹，肌肉有弹性，经指压后凹陷部位立即恢复原位，表皮和肌肉切面有光泽，具有鸽肉固有色泽和气味，无异味者为佳。鸽肉较容易变质，购买后要马上放进冰箱里冷藏。

## ◎对并发症的益处

鸽肉是高蛋白食物，能为糖尿病患者补充优质蛋白。鸽肉所含的维生素$B_1$、维生素$B_2$在糖尿病的辅助治疗中具有独特的疗效。

## ◎搭配宜忌

| | | |
|---|---|---|
| 鸽肉+螃蟹 | ✓ | 补肾益气、降低血压、治痛经 |
| 鸽肉+黄花菜 | | 引发痔疮 |
| 鸽肉+香菇 | ✗ | 引发痔疮 |
| 鸽肉+黑木耳 | | 使人面部生黑 |

### 鸽肉营养成分表

| 营养素 | 含量（每100克） |
|---|---|
| 蛋白质 | 16.5克 |
| 脂肪 | 14.2克 |
| 碳水化合物 | 1.7克 |
| 维生素A | 53微克 |
| 维生素E | 0.99毫克 |
| 镁 | 27毫克 |
| 钙 | 30毫克 |
| 锌 | 0.82毫克 |
| 硒 | 11.08微克 |

### 食用建议

体虚、头晕、毛发稀疏脱落、头发早白、未老先衰、神经衰弱、记忆力减弱、贫血、高血压病、高脂血症、冠心病、动脉硬化、妇女血虚经闭、习惯性流产、男子不育、精子活动力减退、睾丸萎缩、阴囊湿疹瘙痒等病症患者可经常食用鸽肉。但食积胃热、先兆流产、尿毒症、体虚乏力患者不宜食用。

[高血压 吃 什么？]

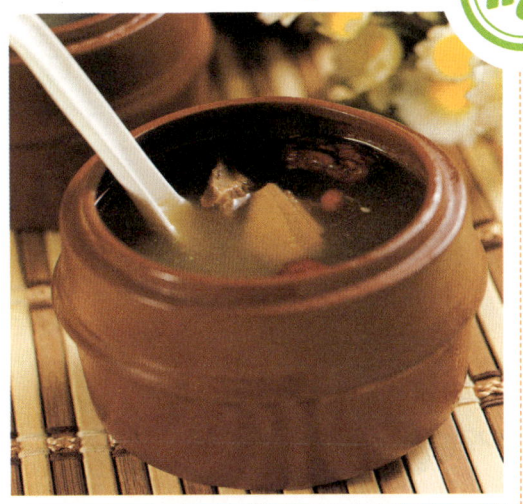

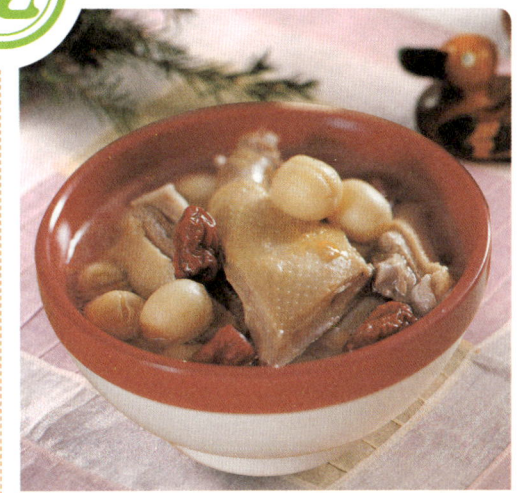

## 降压案例 1　老鸽汤

**原料**｜老鸽1只，枸杞15克

**调料**｜盐适量

**做法**｜①老鸽收拾干净，用热水汆烫后，再用冷水冲凉，备用。
②将鸽肉放入洗净的锅内，加入适量清水，将锅置于火上。
③将枸杞洗净也放入锅中炖3～4小时，加盐调味即可。

**专家点评**｜鸽肉中的蛋白质极为丰富，而脂肪含量极低，是典型的高蛋白、低脂肪、低热量食物，对高血压、高血脂、冠心病等症均有食疗作用。枸杞具有补肝肾、明目、降压的功效，也适合高血压患者食用。

**温馨提示**

鸽肉中所含的维生素A、维生素B₁、维生素B₂、维生素E及造血用的微量元素都比鸡、鱼、牛、羊肉丰富。

## 降压案例 2　鸽肉莲子汤

**原料**｜鸽子1只，莲子60克，红枣25克

**调料**｜盐6克，味精2克，姜片5克

**做法**｜①鸽子去毛去内脏，用清水冲洗干净后，切成块备用；莲子、红枣分别放入清水中泡发，洗净备用。
②将鸽肉放入沸水中汆去血水，捞出沥干水分备用。
③锅洗净，置于火上，加油烧热，用姜片爆锅，下入鸽块稍炒，加适量清水，下入红枣、莲子一起炖35分钟至熟，放盐和味精调味即可。

**专家点评**｜鸽肉具有补气虚、降血压和血脂的功效，适合气血亏虚的高血压患者食用。莲子和红枣具有补益气血、养心安神、健脾补肾的功效，同时还能降低血压和胆固醇。因此，常食本品可改善高血压患者体虚、头晕、贫血等症状，降低血液的黏稠度，预防动脉硬化、冠心病等各种心脑血管疾病的发生。

[高血压  什么？]

# 鹌鹑肉

## Anchunrou

肉禽蛋乳类

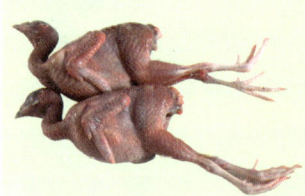

【适用量】 每日60克左右为宜。

【性味归经】 性平，味甘；归大肠、脾、肺、肾经。

[别 名] 鹑鸟肉、赤喉鹑肉

### 【降压关键词】
**防治高血压及动脉硬化**

◎鹌鹑肉是典型的高蛋白、低脂肪、低胆固醇食物，且鹌鹑肉中含有维生素P等成分，常食有防治高血压及动脉硬化之功效，同时还能有效降低血脂，也适合高脂血症的患者食用。

## ◎食疗作用

鹌鹑肉是典型的高蛋白、低脂肪、低胆固醇食物，鹌鹑肉含有多种无机盐、卵磷脂、激素和多种人体必需的氨基酸，可以补五脏、益精血、温肾助阳，具有补身健体的作用。鹌鹑可与补药之王——人参相媲美，被誉为"动物人参"。

## ◎选购保存

皮肉光滑、嘴柔软的是嫩鹌鹑，品质较好；鹌鹑皮起皱，嘴坚硬的是老鹌鹑，品质较差。鹌鹑宜冷冻储存，保鲜时间更长。

## ◎对并发症的益处

鹌鹑肉是典型的高蛋白、低脂肪、低胆固醇食物，鹌鹑肉含有多种无机盐、卵磷脂、激素和多种人体必需的氨基酸，可有效降低血糖、血脂，防治高血压性高脂血症及糖尿病。

### 鹌鹑肉营养成分表

| 营养素 | 含量（每100克） |
|---|---|
| 蛋白质 | 20.2克 |
| 脂肪 | 3.1克 |
| 碳水化合物 | 0.2克 |
| 维生素A | 40微克 |
| 维生素E | 0.44毫克 |
| 镁 | 20毫克 |
| 钙 | 48毫克 |
| 锌 | 1.19毫克 |
| 钾 | 204毫克 |
| 硒 | 11.67微克 |

### 食用建议

高血压、血管硬化、结核病、肥胖症、小儿疳积、肾炎水肿、泻痢、胃病、神经衰弱和支气管哮喘等病症者，以及营养不良、体虚乏力、贫血头晕、皮肤过敏者可以食用，但重症肝炎晚期、肝功能极度低下、感冒患者忌食。

## ◎搭配宜忌

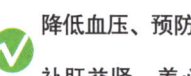

| 鹌鹑+天麻 | ✓ | 降低血压、预防脑卒中 |
| 鹌鹑+桂圆 | | 补肝益肾、养心和胃 |
| 鹌鹑+黑木耳 | ✗ | 易引发痔疮 |
| 鹌鹑+猪肝 | | 使皮肤出现色素沉淀 |

[高血压 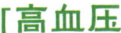 吃 什么？]

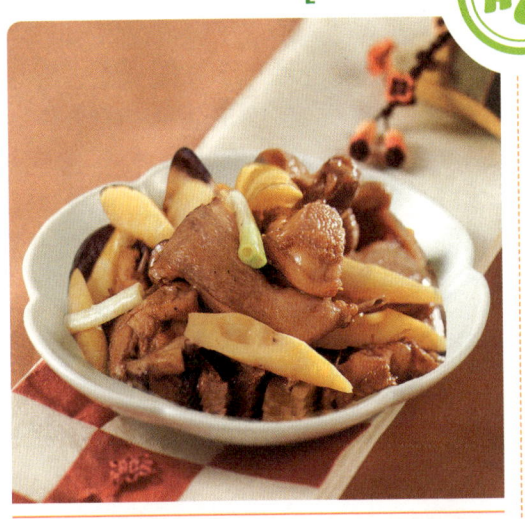

### 降压案例 1　香菇鹌鹑

**[原料]** 鹌鹑2只，香菇50克，罗汉笋数片

**[调料]** 盐、白糖、酱油、米酒、葱花、姜片各适量

**[做法]** ①鹌鹑收拾干净，切成块；罗汉笋洗净，切成条；香菇洗净，切成片。

②起油锅，投入鹌鹑烧至变色。

③加入米酒、葱花、姜片、酱油、盐，加适量水，加盖焖烧，再放入香菇、罗汉笋、白糖，烧至入味即可。

**[专家点评]** 鹌鹑肉是典型的高蛋白、低脂肪、低胆固醇食物，高血压、糖尿病、高血脂、肥胖症等患者皆可食用。香菇和罗汉笋都具有良好的降血压、保护心脏的作用，同时还能预防便秘。本品益气补虚、补益五脏，同时能补肾助阳，对肾虚患者也大有益处。

**温馨提示**

鹌鹑的肉质非常嫩，所以在用来炖汤之前最好先用油炸一下，否则把它放进水中一下子就散了，肉也没有嚼劲。

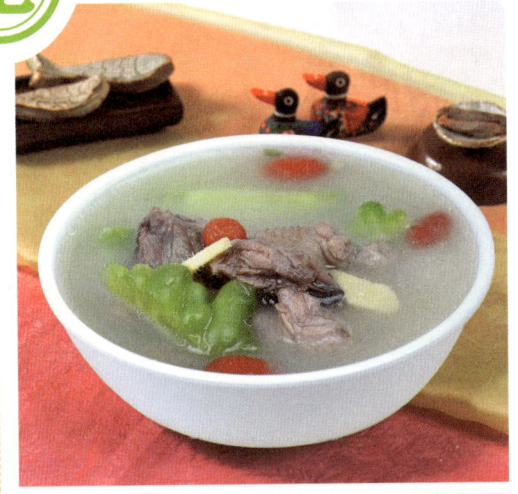

### 降压案例 2　苦瓜煲鹌鹑

**[原料]** 鹌鹑250克，苦瓜75克，枸杞10克

**[调料]** 清汤适量，盐少许，姜片3克

**[做法]** ①将鹌鹑收拾干净，斩块，氽水；苦瓜洗净，去籽，切块；枸杞洗净备用。

②净锅上火倒入适量清汤，调入盐、姜片，一同下入鹌鹑、苦瓜、枸杞，将其煲至熟即可食用。

**[专家点评]** 鹌鹑中富含维生素P等成分，常食可防治高血压和动脉硬化等症；苦瓜中维生素C的含量在瓜类中首屈一指，对保持血管弹性、维持正常生理功能，以及防治高血压、脑血管意外、冠心病等具有积极作用；枸杞可养肝明目、降压降脂。因此，常食本品对高血压患者有很好的食疗作用。

**温馨提示**

鹌鹑的营养价值很高，《家庭营养金典》有记载曰：鹌鹑可与人参媲美，被誉为"动物人参"。鹌鹑肉质鲜嫩，口感极好，可经常食用鹌鹑。

[高血压 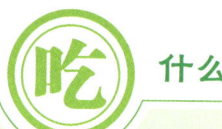 什么？]

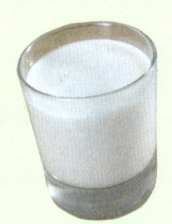

# 脱脂牛奶

Tuozhiniunai

肉禽蛋乳类

[别名] 脱脂牛乳

【适用量】每日200毫升左右为宜。

【性味归经】性平，味甘；归心、肺、肾、胃经。

【降压关键词】
减少血液中的胆固醇含量

◎ 脱脂牛奶中不含脂肪，富含钙、镁等元素，对心脏活动具有重要的调节作用，能很好地保护心血管系统，减少血液中的胆固醇含量，可预防动脉硬化及心肌梗死。

◎ 食疗作用

牛奶具有补肺养胃、生津润肠的功效，喝牛奶能促进睡眠，泡牛奶浴可治失眠，牛奶中的碘、锌、钙及卵磷脂能大大提高大脑的工作效率，牛奶还能润泽肌肤，常饮能使皮肤白皙光滑，富有弹性。

◎ 选购保存

新鲜牛奶应有鲜美的乳香味，以乳白色、无杂质、质地均匀为佳。牛奶买回来后应尽快放入冰箱冷藏，以低于7℃为宜。

◎ 对并发症的益处

牛奶中富含钙、镁等矿物质元素，能有效控制血糖上升，促进心脏和神经系统的耐劳性，从而预防糖尿病以及心脑血管疾病，同时还能强健骨骼，有效防治骨质疏松症。

### 脱脂牛奶营养成分表

| 营养素 | 含量（每100克） |
|---|---|
| 蛋白质 | 2.9克 |
| 脂肪 | 0.2克 |
| 碳水化合物 | 4.8克 |
| 维生素A | 24微克 |
| 维生素E | 0.21毫克 |
| 镁 | 11毫克 |
| 钙 | 104毫克 |
| 锌 | 0.42毫克 |
| 硒 | 1.92微克 |

### 食用建议

一般人皆可食用牛奶，尤其适合消化道溃疡、病后体虚、黄疸、大便秘结、气血不足等患者食用，高血脂、高血压、糖尿病、肥胖症以及心脑血管疾病的患者宜食用脱脂牛奶。肝硬化、泌尿系统结石、肾衰竭等患者不宜食用。

## ◎ 搭配宜忌

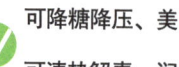

| 牛奶+木瓜 | ✓ | 可降糖降压、美白养颜 |
| 牛奶+火龙果 | | 可清热解毒、润肠通便 |
| 牛奶+橘子 | ✗ | 易发生腹胀、腹泻 |
| 牛奶+醋 | | 不利于消化吸收 |

[高血压 吃 什么？]

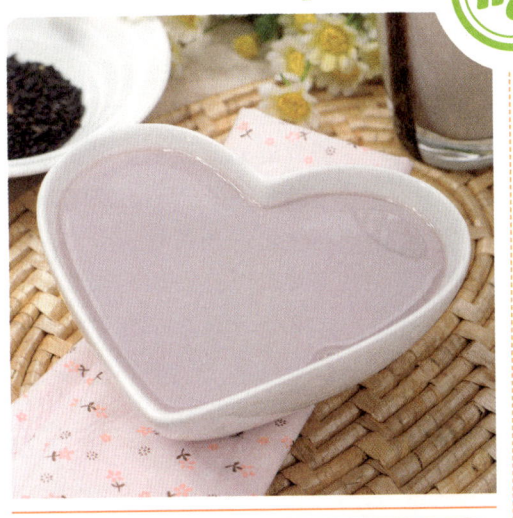

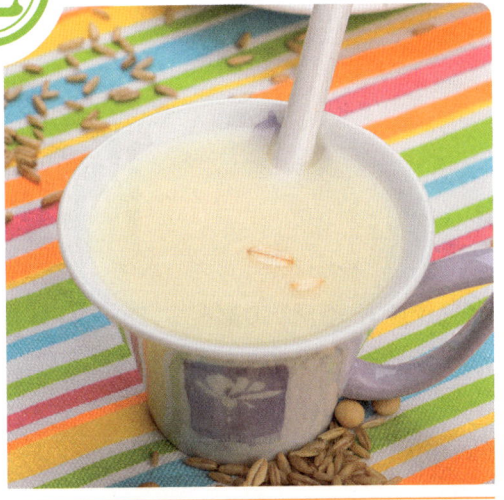

### 降压案例 1　牛奶黑米汁

**原料** 黑米100克，脱脂牛奶200毫升

**调料** 白糖适量

**做法** ①黑米淘洗干净，泡软。
②将黑米放入豆浆机中，添水搅打煮熟成汁。
③滤出黑米汁，加入脱脂牛奶和白糖搅拌均匀即可。

**专家点评** 脱脂牛奶不含脂肪且胆固醇含量极少，其中富含的镁元素和钙元素能保护心血管系统，还可减少血液中的胆固醇含量，对高血压、高血脂以及动脉硬化的患者都大有好处。此外，黑米具有滋阴补肾、益气补血、降低血压的功效，常食可增强高血压患者的体质。

**温馨提示**

袋装牛奶不要加热饮用，高温加热反而会破坏牛奶中的营养成分，而且牛奶中添加的维生素也会遭到破坏。

### 降压案例 2　燕麦煮牛奶

**原料** 脱脂牛奶200毫升，燕麦40克，黄豆30克

**调料** 白糖适量

**做法** ①将黄豆洗净，用清水泡至发软；燕麦淘洗干净。
②将黄豆、燕麦放入豆浆机中，加适量水搅打成浆，烧沸后加入脱脂牛奶滤出。
③调入适量白糖即可。

**专家点评** 牛奶具有良好的降压补虚作用，黄豆富含不饱和脂肪酸和大豆磷脂，能保持血管弹性，防止血管硬化。燕麦中富含亚油酸和人体必需的8种氨基酸，对动脉硬化、冠心病、糖尿病以及脂肪肝等患者都有一定的食疗作用。

**温馨提示**

燕麦一次不宜吃太多，否则会造成胃痉挛或是胀气，而且食用过多也容易滑肠、催产，所以孕妇更应该忌食。

[高血压 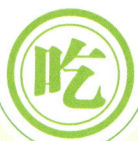 什么？]

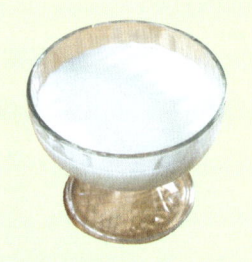

# 酸奶

## Suannai

肉禽蛋乳类

[别 名] 酸牛奶

【适用量】每日150毫升左右为宜。

【性味归经】性平，味酸、甘；归胃、大肠经。

【降 压 关 键 词】

**降低胆固醇和血压**

◎酸奶能抑制肠道腐败菌的生长，还含有可抑制体内合成胆固醇还原酶的活性物质，降低胆固醇和血压，可有效防治高血压、动脉硬化、冠心病及癌症。

## ◎食疗作用

酸奶具有生津止渴、补虚开胃、润肠通便、降血脂、抗癌等功效，能调节机体内微生物的平衡；经常喝酸奶可以防治癌症和贫血，并可以改善牛皮癣和缓解儿童营养不良。

## ◎选购保存

乳白色或稍带淡黄色，色泽均匀，凝块结实，均匀细腻，无气泡，有发酵后的乳香和清香纯净的乳酸味，无异味者为佳。酸奶需在2～4℃冷藏，随着保存时间的延长，酸奶的酸度会不断提高。

## ◎对并发症的益处

酸奶中含有一种"牛奶因子"，有降低人体中血清胆固醇的作用，能有效防治糖尿病性高血脂，预防动脉硬化；酸奶中还富含钙，可防治糖尿病性骨质疏松症。

### 酸奶营养成分表

| 营养素 | 含量（每100克） |
|---|---|
| 蛋白质 | 3.3克 |
| 脂肪 | 0.4克 |
| 碳水化合物 | 10克 |
| 维生素C | 1毫克 |
| 铁 | 0.1毫克 |
| 镁 | 10毫克 |
| 钙 | 146毫克 |
| 锌 | 0.51毫克 |
| 硒 | 1.46微克 |

## ◎搭配宜忌

酸奶+猕猴桃 ✓ 促进肠道健康
酸奶+苹果 ✓ 开胃消食

酸奶+香肠 ✗ 易引发癌症
酸奶+菠菜 ✗ 易破坏酸奶的钙质

### 食用建议

酸奶的营养价值很高，对于很多病症有很好的食疗作用，一般人皆可食用酸奶，尤其适合身体虚弱、气血不足、肠燥便秘以及患有高胆固醇血症、消化道癌症等病症患者食用。但患有泌尿结石、重症肝炎及肝性脑病、糖尿病酮症酸中毒患者不宜食用。

[高血压 吃 什么？]

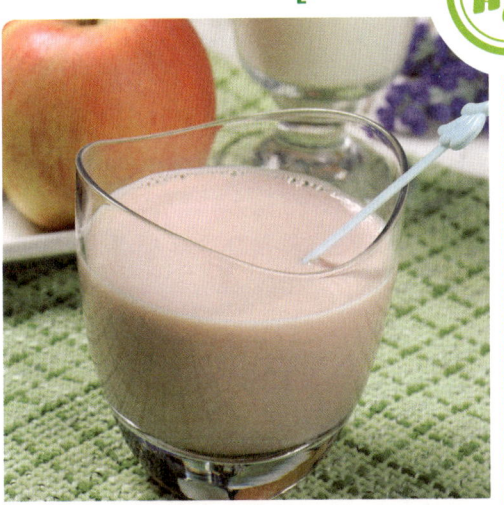

### 降压案例 1　山药苹果酸奶

|原料| 新鲜山药200克，苹果200克，酸奶150毫升

|调料| 冰糖少许

|做法| ①将山药削皮，用清水洗净，切成块备用。
②苹果洗净，去皮，切成块。
③将准备好的材料放入搅拌机内，倒入酸奶、冰糖搅打即可。

|专家点评| 酸奶可抑制体内胆固醇还原酶，从而降低人体内胆固醇水平，可以防止动脉硬化、冠心病等疾病。山药和苹果均可补气健脾胃、涩肠止泻，并且能降低血压和血糖，对脾虚经常腹泻的高血压患者有较好的食疗作用。

> 温馨提示
> 
> 山药可先煮熟后再去皮，这样不会麻手，而且山药会洁白如玉。削皮后的山药可以放入醋水中，以防变色。

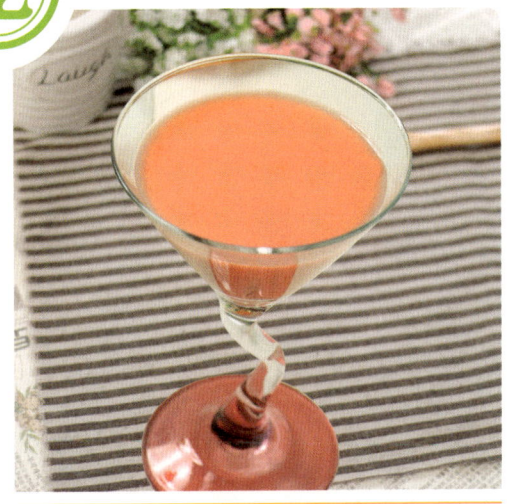

### 降压案例 2　西红柿胡柚酸奶

|原料| 西红柿200克，酸奶240毫升，胡柚1个，柠檬半个

|调料| 冰糖2大匙

|做法| ①将西红柿洗干净，去皮，切成大小合适的块。
②将胡柚去皮，剥掉内膜，切成块，备用；将柠檬洗净，切片。
③将西红柿、胡柚、柠檬、酸奶倒入搅拌机内搅打2分钟后调入冰糖即可。

|专家点评| 西红柿中的番茄红素是一种脂溶性生物类黄酮，具有类似于胡萝卜素的强力抗氧化作用，可清除自由基，防止低密度脂蛋白受到氧化，还能降低血浆胆固醇浓度，从而有效降低血压。经常饮用本品，有防治高血压和动脉硬化的作用，并能增强食欲、促进消化。

> 温馨提示
> 
> 剥西红柿皮时把开水浇在西红柿上，或者把西红柿放在开水里焯一下，皮就很容易剥掉了。

[高血压 吃 什么？]

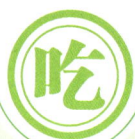

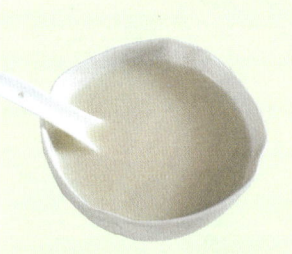

# 豆浆
## Doujiang
肉禽蛋乳类

[别 名] 豆腐浆

【适用量】每日200毫升左右为宜。

【性味归经】性平，味甘；归心、脾、肾经。

【降压关键词】
**降低血压和胆固醇**
◎豆浆中含有一种特殊成分——异黄酮，能有效降低血压和胆固醇，可预防高血压及血管硬化等疾病。豆浆中还富含镁、钙等元素，这些成分可有效降低血液中的胆固醇浓度。

◎ **食疗作用**

豆浆具有清热润肠、降脂降糖、化痰补虚、防病抗癌、增强免疫力等功效，常饮鲜豆浆对高血压、糖尿病、冠心病、慢性支气管炎、便秘、动脉硬化及骨质疏松症等患者大有益处。

◎ **选购保存**

浓浓的豆香味，浓度高，略凉时表面有一层油皮，口感爽滑的为佳。豆浆可冷藏，但最好鲜现榨现吃，不宜存放过久。

◎ **对并发症的益处**

豆浆富含大豆皂苷，不含胆固醇，可有效降低人体胆固醇及抑制体内脂肪发生过氧化现象，可以有效地控制血糖、血脂，此外，它还富含钙、铁、磷、锌、硒等矿物元素及多种维生素，对糖尿病患者大有益处。

## 豆浆营养成分表

| 营养素 | 含量（每100克） |
| --- | --- |
| 蛋白质 | 1.8克 |
| 脂肪 | 0.7克 |
| 碳水化合物 | 1.1克 |
| 维生素A | 15微克 |
| 维生素E | 0.8毫克 |
| 镁 | 9毫克 |
| 钙 | 10毫克 |
| 锌 | 0.24毫克 |
| 硒 | 0.14微克 |
| 钾 | 48毫克 |

## 食用建议

豆浆的营养价值很高，对于很多病症有很好的食疗作用，一般人均可饮用豆浆，尤其适合中老年体质虚弱、营养不良、高血压、高血脂、糖尿病、骨质疏松症等患者饮用。但胃寒、腹泻、腹胀、慢性肠炎等患者要慎食。

## ◎ 搭配宜忌

| | |
| --- | --- |
| 豆浆+花生 | 润肤补虚、降压降脂 |
| 豆浆+黑芝麻 ✓ | 养颜润肤、滋肾乌发 |
| 豆浆+莲子 | 滋阴益气、清热安神、降糖降压 |
| 豆浆+红糖 ✗ | 会破坏营养成分 |

[高血压吃什么？]

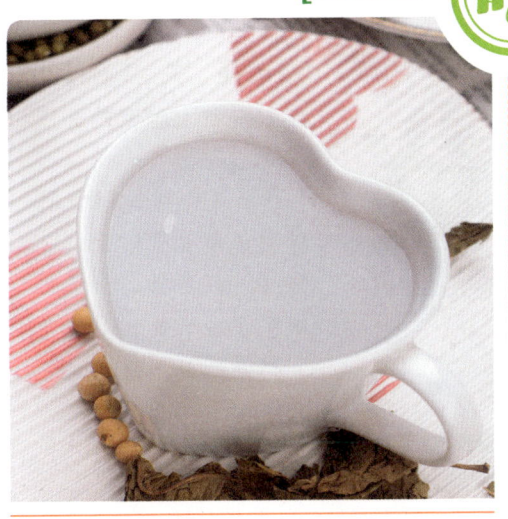

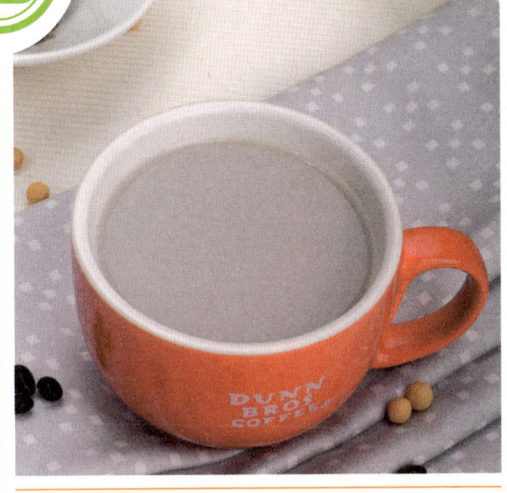

## 降压案例1 黄豆桑叶黑米豆浆

**原料** 黄豆、黑米各40克，干桑叶10克

**调料** 白糖适量

**做法** ①黄豆、黑米分别放入清水浸泡2~3小时，直至变软，捞出后用清水冲洗干净，干桑叶用清水洗净。

②将准备好的黄豆、黑米、干桑叶一起放入豆浆机中，然后往豆浆机中加水至上下水位线之间。

③搅打成豆浆，烧沸后滤出，加入适量白糖即可。

**专家点评** 黄豆浆中富含大豆皂苷，不含胆固醇，可有效降低人体胆固醇及抑制体内脂肪发生过氧化现象，可有效抑制血栓形成。黑米含有钾、镁及黄酮类活性物质，能维持血管正常渗透压，减轻血管脆性，预防血管破裂以及动脉硬化等症。桑叶具有清肝明目的功效，可治疗肝火旺盛型高血压症，缓解目赤肿痛、头痛头晕等症。

## 降压案例2 荷叶小米黑豆豆浆

**原料** 黄豆、黑豆、小米各30克，干荷叶1片

**调料** 白糖适量

**做法** ①黄豆、黑豆用清水浸泡3小时；小米洗净；干荷叶洗净，撕碎。

②将上述材料放入豆浆机中，添水搅打成豆浆并煮沸。

③滤出豆浆，装杯加入适量白糖即可。

**专家点评** 荷叶具有解肥腻、降血压、利尿降脂的作用，适合肥胖者、高脂血症、高血压以及嗜食肥甘厚味的人食用。小米所含色氨酸会使人分泌产生睡意的五羟色胺促睡血清素，是很好的安眠食品。

**温馨提示**

黑豆和黄豆一定要熟吃，因为生豆类中含有一种叫抗胰蛋白酶的成分，可影响蛋白质的消化吸收，引起腹泻，所以做成豆浆要煮沸后再煮几分钟才能食用，只有加热到90℃以上才能破坏皂毒素。

[高血压  吃 什么？]

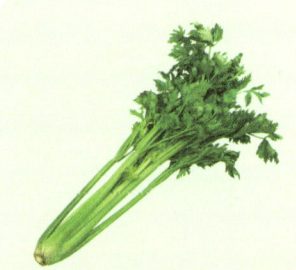

# 芹菜
## Qincai
蔬菜菌菇类

[别 名] 蒲芹、香芹

【适用量】每日100克左右为宜。

【性味归经】性凉，味甘、辛；归肺、胃、经。

【降压关键词】
能对抗肾上腺素的升压作用

◎芹菜富含维生素P，可以增强血管壁的弹性、韧度和致密性，降低毛细血管通透性，对抗肾上腺素的升压作用，可降低血压、血脂。

## ◎食疗作用

芹菜具有清热除烦、平肝、利水消肿、凉血止血的作用，而且芹菜含铁量较高，也是缺铁性贫血患者的良蔬。

## ◎选购保存

要选色泽鲜绿、叶柄厚、茎部稍呈圆形、内侧微向内凹的芹菜。贮存时用保鲜膜将茎叶包严，根部朝下，竖直放入水中，水没过芹菜根部5厘米，可保持芹菜一周内不老不蔫。

## ◎对并发症的益处

芹菜含有丰富的膳食纤维，能防止餐后血糖上升过快，还能促进胃肠蠕动，预防便秘。芹菜中所含的芹菜碱和甘露醇等活性成分有降低血糖、血脂的作用，可预防高血压性糖尿病、高脂血症。

### 芹菜营养成分表

| 营养素 | 含量（每100克） |
| --- | --- |
| 碳水化合物 | 1.8克 |
| 脂肪 | 0.2克 |
| 蛋白质 | 1.4克 |
| 纤维素 | 0.9克 |
| 维生素C | 5毫克 |
| 维生素E | 0.32毫克 |
| 钙 | 38毫克 |
| 铁 | 6.9毫克 |
| 锌 | 0.38毫克 |
| 硒 | 0.81微克 |

### 食用建议

高血压患者、动脉硬化患者、缺铁性贫血者及经期妇女可经常食用芹菜；但脾胃虚寒者、肠滑不固者、血压偏低者慎食。芹菜叶中所含的胡萝卜素和维生素C比较多，因此吃时不要把能吃的嫩叶扔掉。

## ◎搭配宜忌

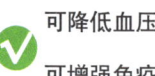

| 芹菜+西红柿 | ✓ | 可降低血压 |
| 芹菜+牛肉 | | 可增强免疫力 |
| 芹菜+醋 | ✗ | 会损坏牙齿 |
| 芹菜+南瓜 | | 会引起腹胀、腹泻 |

[高血压 吃 什么？]

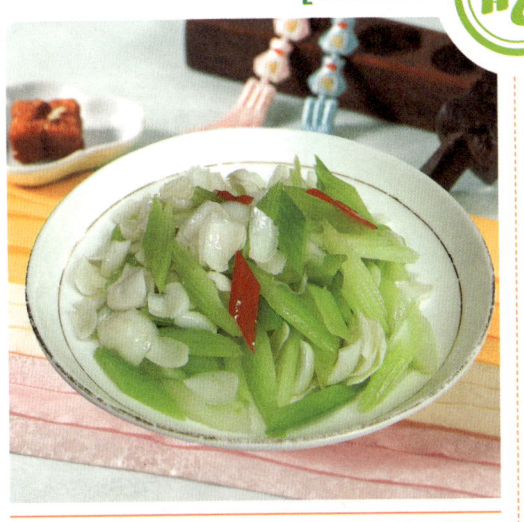

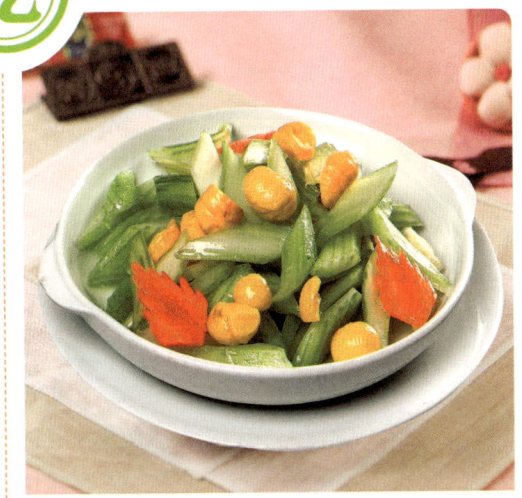

## 降压案例 1　芹菜百合

**原料** 芹菜250克，百合100克，红椒30克

**调料** 盐3克，香油20克

**做法** ①将芹菜洗净，斜切成块；百合洗净；红椒洗净，切块。

②锅洗净，置于火上，加水烧开，放入切好的芹菜、百合、红椒汆水至熟，捞出沥干水分，装盘待用。

③加入香油和盐搅拌均匀即可食用。

**专家点评** 芹菜含有丰富的维生素P，可以增强血管壁的弹性、韧度和致密性，降低血压、血脂，可有效预防冠心病、动脉硬化等病的发生。百合具有滋阴、降压、养心安神的功效，可改善高血压患者的睡眠状况。

> **温馨提示**
>
> 芹菜分为水芹和旱芹两种，药用以旱芹为佳。烹饪芹菜时先将芹菜放入沸水中焯烫，焯水后马上过凉，可以使成菜的颜色翠绿还可减少油脂对芹菜的入侵。

## 降压案例 2　板栗炒芹菜

**原料** 芹菜400克，板栗100克，胡萝卜50克

**调料** 盐4克，鸡精2克

**做法** ①将芹菜用清水洗净，切段备用；板栗去壳，用清水冲洗干净，然后放入沸水锅中汆水，捞出沥干备用；胡萝卜用清水洗净，切片备用。

②炒锅洗净，置于火上，加油烧热，倒入芹菜翻炒，再加入板栗和胡萝卜片一起炒匀，至熟。

③加适量盐和鸡精调味，起锅装盘即可。

**专家点评** 本品含有多种有益于心血管的营养素，对高血压、冠心病、动脉硬化等疾病有一定的食疗作用。

> **温馨提示**
>
> 芹菜中含有多种营养素，不仅有丰富的胡萝卜素、维生素C和粗纤维，还含有大量的钙、磷、铁、钾等矿物质，具有"厨房里的药物"之称。

[高血压  吃 什么？]

# 洋葱

**Yangcong**

蔬菜菌菇类

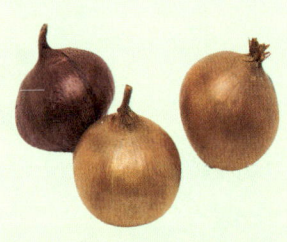

【适用量】每日50克左右为宜。

【性味归经】性温，味甘、微辛；归肝、脾、胃经。

[别名] 玉葱、葱头、洋葱头

## 【降压关键词】

**促进钠盐的排泄，使血压下降**

◎洋葱富含钾、钙等元素，能减少外周血管和心脏冠状动脉的阻力，对抗人体内儿茶酚胺等升压物质的作用，促进钠盐的排泄，从而使血压下降。

## ◎食疗作用

洋葱具有散寒、健胃、发汗、祛痰、杀菌、降血脂、降血压、降血糖、抗癌之功效，常食洋葱还可以降低血管脆性，保护人体动脉血管，还能帮助防治流行性感冒。

## ◎选购保存

要挑选球体完整、没有裂开或损伤、表皮完整光滑的洋葱。保存应将洋葱放入网袋中，然后悬挂在室内阴凉通风处，或者放在有透气孔的专用陶瓷罐中。

## ◎对并发症的益处

洋葱中这一种有机物，并能在人体内生成有强力利尿作用的皮苦素，能起到良好的降糖效果。洋葱的挥发油中还含有降低胆固醇的物质，能预防高血脂以及心血管疾病。

### 洋葱营养成分表

| 营养素 | 含量（每100克） |
| --- | --- |
| 碳水化合物 | 9克 |
| 脂肪 | 0.2克 |
| 蛋白质 | 1.1克 |
| 纤维素 | 0.9克 |
| 维生素C | 8毫克 |
| 镁 | 15毫克 |
| 钙 | 24毫克 |
| 锌 | 0.23毫克 |
| 磷 | 39毫克 |
| 硒 | 0.92微克 |

## 食用建议

高血压、高血脂、动脉硬化、糖尿病、癌症、急慢性肠炎、痢疾等病症患者以及消化不良、饮食减少和胃酸不足者可经常食用洋葱；但皮肤瘙痒性疾病、眼疾以及胃病、肺胃发炎者及热病患者不宜食用洋葱。另外，洋葱一次不可食用过多，以免发生胀气和排气过多。

## ◎搭配宜忌

| 洋葱+红酒 | 可降压降糖 |
| 洋葱+鸡肉 ✓ | 可延缓衰老 |
| 洋葱+猪肉 | 可滋阴润燥 |
| 洋葱+蜂蜜 ✗ | 会伤害眼睛 |

[高血压 吃 什么？]

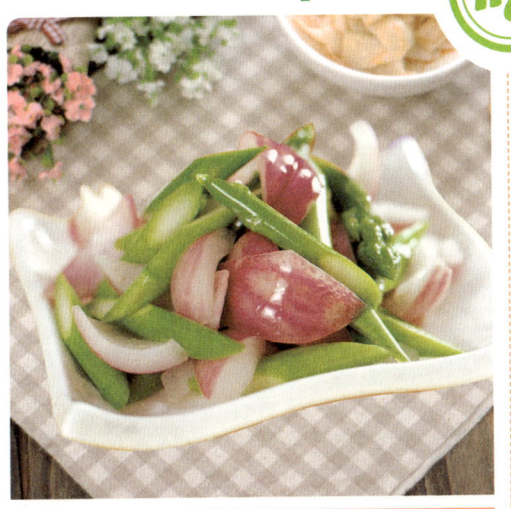

### 降压案例 1　洋葱炒芦笋

|原料| 洋葱150克，芦笋200克

|调料| 盐3克，味精少许

|做法| ① 芦笋洗净，切成斜段；洋葱洗净，切成片。

② 锅中加水烧开，下入芦笋段稍焯后捞出沥水。

③ 锅中加油烧热，下入洋葱片炒香后，再下入芦笋段稍炒，加入盐和味精炒匀即可。

|专家点评| 洋葱富含钾、钙等元素，能减少外周血管和心脏冠状动脉的阻力并降低血压，是高血脂、高血压患者的佳蔬良药。芦笋含有钙、钾、铁等人体必需的矿物质，对冠心病、高血压、心律不齐以及肥胖症都很很好的食疗效果，故本品是高血压患者的佳蔬良肴。

温馨提示

切洋葱前把菜刀放入盐水里浸泡一会儿，再切洋葱就不会刺眼睛了。

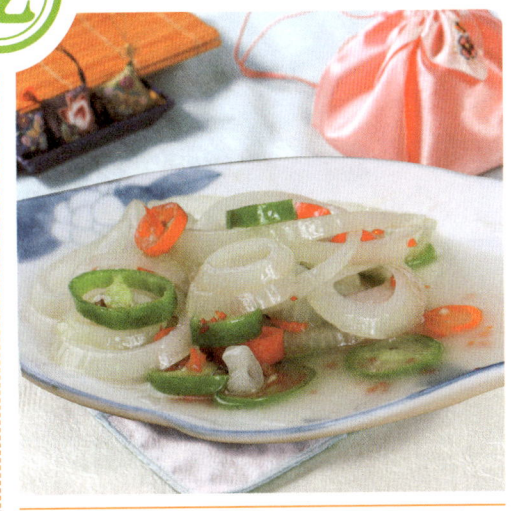

### 降压案例 2　洋葱圈

|原料| 洋葱、青辣椒、红辣椒各1个

|调料| 醋10克，盐3克，胡椒粉、味精、白糖、水淀粉各适量

|做法| ① 洋葱剥去老皮，用清水洗净后切成圈备用；青辣椒、红辣椒分别用清水洗净，切成圈备用。

② 炒锅洗净，置于火上，加入油，烧热后先放入青辣椒圈、红辣椒圈煸炒，再放入洋葱圈煸炒。

③ 炒至五成熟时加入盐、味精、醋、胡椒粉、白糖调味，用水淀粉勾一层薄芡即可出锅。

|专家点评| 洋葱能减少外周血管和心脏冠状动脉的阻力，对抗人体内儿茶酚胺等升压物质，同时促进钠盐的排泄，从而使血压下降。辣椒具有开胃消食、温胃散寒的功效，适合阳虚以及脾胃虚寒的高血压患者食用，而肝火旺盛的高血压患者不宜食用。

[高血压  吃 什么？]

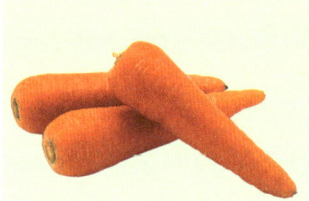

# 胡萝卜

## Huluobo

蔬菜菌菇类

[别 名] 红萝卜、丁香萝卜

【适用量】 每次50~100克。

【性味归经】 性平，味甘、涩；归心、肺、脾、胃经。

【降 压 关 键 词】

降压、强心、降糖

◎胡萝卜中的胡萝卜素含有琥珀酸钾盐等成分，能降低血压，其中富含的槲皮素、山萘酚能有效改善微血管循环，降低血脂，增加冠状动脉流量，有降压、强心、降血糖等作用。

## ◎食疗作用

胡萝卜具有健脾和胃、补肝明目、清热解毒、降低血压、透疹、降气止咳等功效，对于肠胃不适、便秘、夜盲症、性功能低下、麻疹、百日咳、小儿营养不良、高血压等症状有食疗作用。胡萝卜还含有降糖物质，也是糖尿病人的良好食品。

## ◎选购保存

要选根粗大、心细小、质地脆嫩、外形完整、表面光泽、感觉沉重的为佳。宜将胡萝卜加热，放凉后用容器保存，冷藏可保鲜5天，冷冻可保鲜2个月左右。

## ◎对并发症的益处

胡萝卜中富含维生素A，维生素A是构成视网膜的感光物质——视色素，胡萝卜素缺乏，会导致视力降低，因此胡萝卜适合高血压引起的视网膜疾病的患者食用。

### 胡萝卜营养成分表

| 营养素 | 含量（每100克） |
|---|---|
| 碳水化合物 | 8.8克 |
| 脂肪 | 0.2克 |
| 蛋白质 | 1克 |
| 纤维素 | 1.1克 |
| 维生素A | 688微克 |
| 维生素C | 13毫克 |
| 胡萝卜素 | 4130微克 |
| 镁 | 14毫克 |
| 钙 | 32毫克 |
| 硒 | 0.63微克 |

### 食用建议

癌症、高血压、夜盲症、干眼症、营养不良、食欲不振、皮肤粗糙者可经常食用胡萝卜；但脾胃虚寒者不宜食用。此外，由于胡萝卜素和维生素A是脂溶性物质，所以应当用油炒熟或和肉类一起炖煮后再食用，以利于营养吸收。

## ◎搭配宜忌

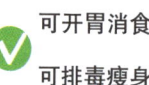

| 胡萝卜+香菜 | ✓ 可开胃消食 |
| 胡萝卜+绿豆芽 | 可排毒瘦身 |
| 胡萝卜+酒 | ✗ 会损害肝脏 |
| 胡萝卜+山楂 | 会破坏维生素C |

[高血压 吃 什么？]

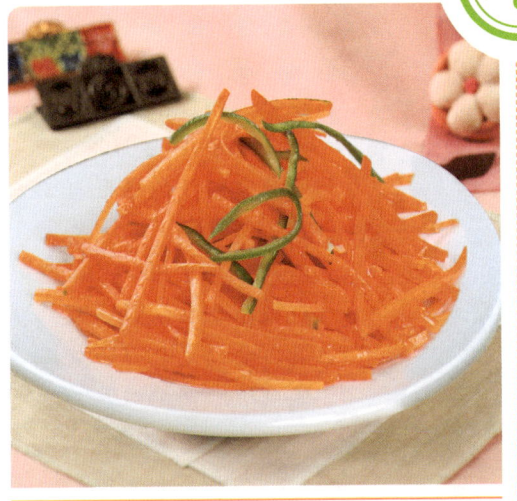

### 降压案例 1　葱香胡萝卜丝

|原料| 胡萝卜500克

|调料| 葱丝、姜丝、料酒、盐、味精各适量

|做法| ①将胡萝卜洗净，去根，切成细丝。

②锅置火上，倒入油，用中火烧至五六成热时放入葱丝、姜丝炝锅，烹入料酒，倒入胡萝卜丝煸炒一会儿，加入盐，添少许清水稍焖一会儿。

③待胡萝卜丝熟后再用味精调味，翻炒均匀，盛入盘中即成。

|专家点评| 本品可开胃消食、清肝明目，同时还能促进胃肠蠕动，预防便秘。胡萝卜当中的胡萝卜素含有琥珀酸钾等成分，并且还富含维生素C，能够降低血压，还有增强机体免疫功能的功效。

#### 温馨提示

胡萝卜所含的胡萝卜素是一种脂溶性物质，消化吸收率极差，烹调时应用食油烹制。

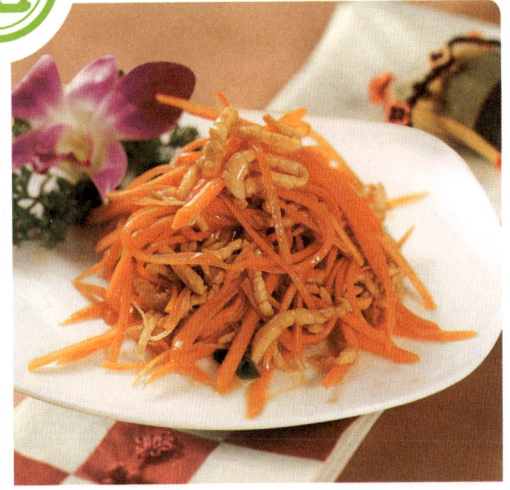

### 降压案例 2　胡萝卜炒肉丝

|原料| 胡萝卜、猪肉各300克

|调料| 料酒10克，盐、酱油、葱花、姜末各5克，味精3克，白糖适量

|做法| ①胡萝卜洗净，去皮切丝；猪肉洗净，切丝。

②锅烧热，下肉丝炒香，再调入料酒、酱油、味精、盐、白糖，加入葱花和姜末，炒至肉熟。

③再加入胡萝卜丝炒至入味即可。

|专家点评| 胡萝卜有降低血压、改善微血管循环、降低血脂和血糖的作用；猪肉有补虚强身、滋阴润燥的功效，还可改善缺铁性贫血，本品是高血压以及贫血患者日常生活中的调养佳品。

#### 温馨提示

在切猪肉时我们要注意最好斜切，可剔除猪颈等灰色、黄色或暗红色的肉疙瘩。

[高血压  吃 什么？]

# 西红柿
## Xihongshi

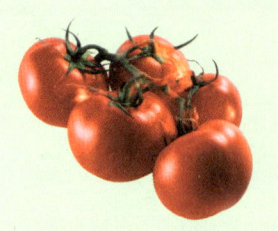

蔬菜菌菇类

[别 名] 番茄、番李子、洋柿子

【适用量】每日100克左右为宜。

【性味归经】性凉，味甘、酸；归肺、肝、胃经。

【降压关键词】
**降低血浆胆固醇浓度，降低血压**

◎西红柿中的番茄红素具有类似胡萝卜素的强力抗氧化作用，可清除自由基，防止低密度脂蛋白受到氧化，还能降低血浆胆固醇浓度，从而有效降低血压。

◎ 食疗作用

西红柿具有止血、降压、利尿、健胃消食、生津止渴、清热解毒、凉血平肝的功效，可以预防反复宫颈癌、膀胱癌、胰腺癌等。另外，西红柿还能美容和治愈口疮。

◎ 选购保存

选购西红柿以个大、饱满、色红成熟、紧实者为佳，常温下置通风处能保存3天左右，放入冰箱冷藏可保存5~7天。

◎ 对并发症的益处

西红柿中富含番茄碱、谷胱甘肽、红浆果素、葫芦巴碱等成分，能有效降低血糖，而且西红柿所含的脂肪、糖分、热量都很低，适合高血压合并糖尿病患者及肥胖者食用。

### 西红柿营养成分表

| 营养素 | 含量（每100克） |
|---|---|
| 碳水化合物 | 4克 |
| 脂肪 | 0.2克 |
| 蛋白质 | 0.9克 |
| 纤维素 | 0.5克 |
| 胡萝卜素 | 0.55毫克 |
| 镁 | 9毫克 |
| 钙 | 10毫克 |
| 铁 | 0.4毫克 |
| 磷 | 23毫克 |
| 硒 | 0.15微克 |

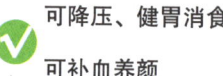

西红柿的营养价值很高，对于很多病症都有很好的食疗作用，热性病发热、口渴、食欲不振、习惯性牙龈出血、贫血、头晕、心悸、高血压、急慢性肝炎、急慢性肾炎、夜盲症和近视眼者可经常食用西红柿；但急性肠炎、菌痢者及溃疡活动期病人不宜食用。

◎ 搭配宜忌

| | | |
|---|---|---|
| 西红柿+芹菜 | ✓ | 可降压、健胃消食 |
| 西红柿+蜂蜜 | | 可补血养颜 |
| 西红柿+红薯 | ✗ | 会引起呕吐、腹痛、腹泻 |
| 西红柿+虾 | | 会产生剧毒 |

[高血压吃什么？]

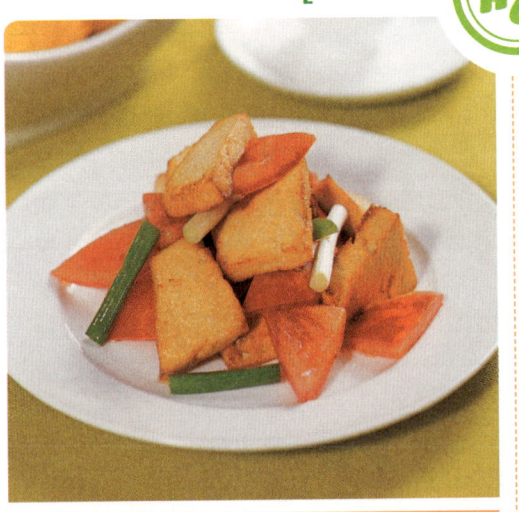

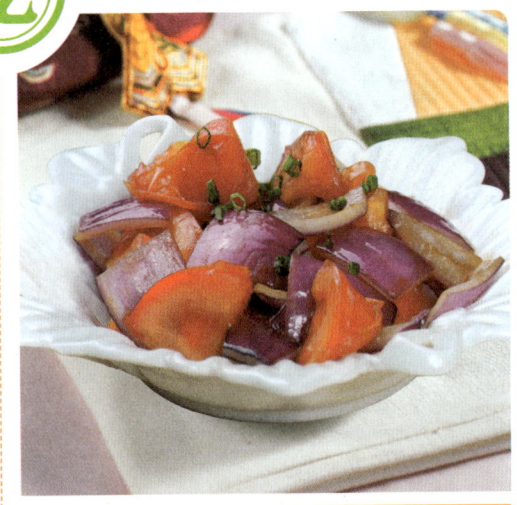

## 降压案例 1 西红柿烧豆腐

**原料** 嫩豆腐100克，西红柿150克

**调料** 葱段10克，盐5克，胡椒粉、味精各1克，淀粉15克，熟菜油150克，白糖3克，鲜汤适量

**做法** ① 豆腐用清水洗净，切厚块，过水后沥干水分备用；西红柿用清水洗净，去籽，切块备用。

② 炒锅洗净，置于火上，用大火加热，入油烧至七成热，然后放入西红柿块翻炒，最后加入适量的盐、白糖翻炒，将西红柿盛起。

③ 原锅内倒入鲜汤、白糖、盐和胡椒粉一起拌匀，然后将豆腐块倒入锅中烧沸，用淀粉勾芡，加入西红柿和菜油，用大火略收汤汁，最后撒上味精、葱段即可。

**专家点评** 本品中西红柿、豆腐均有降低血液中胆固醇的功效，可以有效地预防高胆固醇或高脂血症，减缓心血管疾病的发展。

## 降压案例 2 洋葱炒西红柿

**原料** 洋葱100克，西红柿200克

**调料** 番茄酱、盐、醋、白糖、水淀粉各适量

**做法** ① 洋葱、西红柿分别洗净，切块。

② 锅加油烧热，放入洋葱块、西红柿块炸一下，捞出控油。留底油，放入番茄酱，翻炒变色后加水、盐、白糖、醋调成汤汁。

③ 待汤开后放入炸好的洋葱、西红柿，翻炒片刻，用水淀粉勾芡即可。

**专家点评** 本品中洋葱具有降低血压的作用，西红柿具有降低血液中胆固醇、保护心脑血管的作用，故本品十分适合高血压、高血脂等疾病患者食用。此外，本品还具有发汗、杀菌、美容、润肠的作用，常食可增强患者的免疫力。

### 温馨提示

不能吃未成熟的西红柿，因为青色的西红柿含有大量的有毒番茄碱，食用后会出现恶心、呕吐、全身乏力等中毒症状，对身体有害。

[高血压 吃 什么？]

# 茼蒿

## Tonghao

蔬菜菌菇类

[别 名] 蓬蒿、蒿菜、艾菜

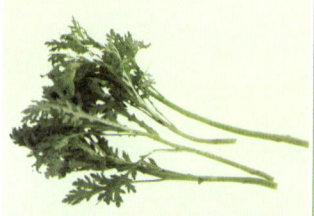

【适用量】 每次40~60克为宜。

【性味归经】 性温，味甘、涩；归肝、肾经。

【降压关键词】

**降压、补脑、降低胆固醇**

◎茼蒿含有一种挥发性的精油，以及胆碱等物质，具有降血压、补脑的作用，它还含有较多的粗纤维，能够促进消化、润肠通便、降低胆固醇，对高血压患者大有好处。

## ◎食疗作用

茼蒿具有平肝补肾、缩小便、宽中理气的作用，对心悸、怔忡、失眠多梦、心烦不安、痰多咳嗽、腹泻、胃脘胀痛、夜尿频多、腹痛寒疝等症有食疗作用。另外茼蒿中富含铁、钙等营养元素，可以帮助身体制造新血液，增强骨骼的坚硬性，这对老年人预防贫血和骨折有好处。

## ◎选购保存

茼蒿颜色以水嫩、深绿色为佳；不宜选择叶子发黄、叶尖开始枯萎乃至发黑收缩的茼蒿，茎或切口变成褐色也表明放的时间太久了。保存时宜放入冰箱冷藏。

## ◎对并发症的益处

茼蒿含有丰富的胡萝卜素，可对抗人体内的自由基，有降血糖、降血压的作用。

### 茼蒿营养成分表

| 营养素 | 含量（每100克） |
|---|---|
| 碳水化合物 | 3.9克 |
| 脂肪 | 0.3克 |
| 蛋白质 | 1.9克 |
| 纤维素 | 1.2克 |
| 维生素A | 0.252毫克 |
| 胡萝卜素 | 1.51毫克 |
| 镁 | 20毫克 |
| 钙 | 73毫克 |
| 磷 | 36毫克 |
| 硒 | 0.6微克 |

### 食用建议

茼蒿的营养价值很高，对于很多病症都有很好的食疗功效，适合烦热头晕、睡眠不安之人食用。有高血压头昏脑涨、大便干结、记忆力减退、贫血等症状者均可经常食用。此外，茼蒿做汤或者凉拌对肠胃功能不好的人有利，但胃虚腹泻者不宜食用。

## ◎搭配宜忌

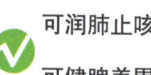

茼蒿+蜂蜜　可润肺止咳
茼蒿+粳米　✓ 可健脾养胃

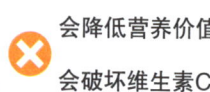

茼蒿+醋　　会降低营养价值
茼蒿+胡萝卜 ✗ 会破坏维生素C

[高血压 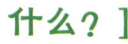 什么？]

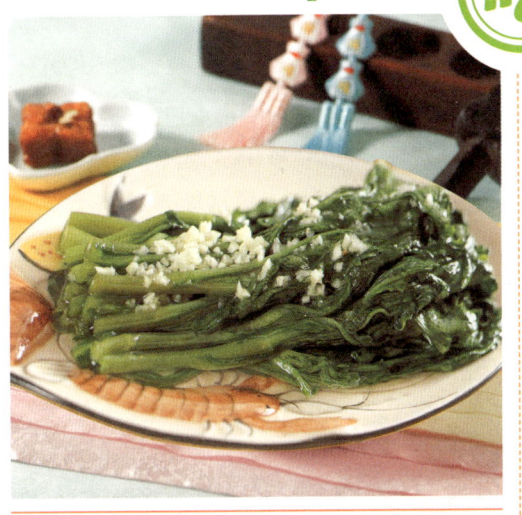

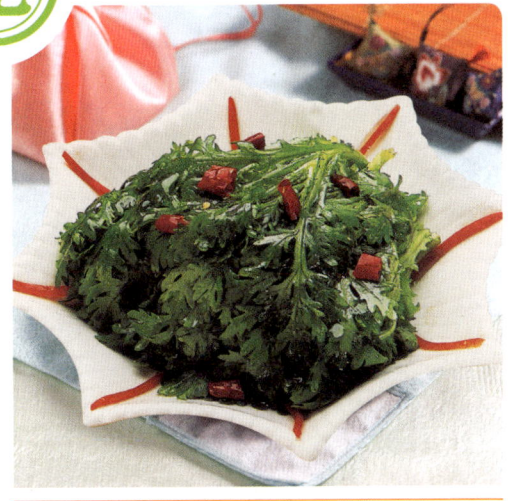

## 降压案例 1　蒜蓉茼蒿

**|原料|** 茼蒿400克，大蒜20克

**|调料|** 盐3克，味精2克

**|做法|** ①大蒜去皮，洗净剁成细末，茼蒿去掉黄叶后洗净。
②锅中加水，烧沸，将茼蒿稍焯，捞出。
③锅中加油，炒香蒜蓉，下入茼蒿，调入盐、味精，翻炒匀即可。

**|专家点评|** 茼蒿含有一种挥发性的精油以及胆碱等物质，具有降血压、防止心脑血管疾病的作用，大蒜可帮助保持体内某种酶的适当数量而避免出现高血压，是天然的降压药物，可防止血栓形成，减少心脑血管栓塞。此外，本菜还可温胃散寒、杀菌解毒，常食可增强体质、提高免疫力。

### 温馨提示

茼蒿中的芳香精油遇热容易挥发，会减弱茼蒿的健胃作用，所以烹调时应该注意旺火快炒。

## 降压案例 2　香拌茼蒿

**|原料|** 茼蒿300克

**|调料|** 红椒20克，盐、味精各3克，香油10克

**|做法|** ①干红椒洗净，切段，入油锅稍炸后取出；茼蒿洗净，入沸水中焯水后捞出，沥干水分。
②将茼蒿与干红椒段同拌，调入盐、味精拌匀。
③淋入香油即可。

**|专家点评|** 茼蒿中含有一种挥发性精油以及胆碱等物质，可降血压、补脑，此外，还含有对心血管有益的钾、钠、钙元素，常食本品对高血压、神经衰弱以及老年痴呆的患者大有益处。

### 温馨提示

茼蒿的根、茎、叶、花都可作药材使用，有清血、养心、降压、润肺、清痰的功效。茼蒿具特殊香味，幼苗或嫩茎叶可供生炒、凉拌、做汤食用。

[高血压  什么？]

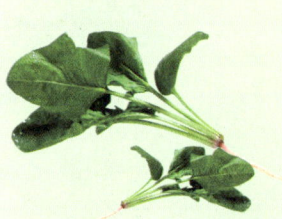

# 菠菜
## Bocai

蔬菜菌菇类

[别 名] 鹦鹉菜、波斯菜

【适用量】每次80克左右为宜。

【性味归经】性凉，味甘、辛；归大肠、胃经。

【降 压 关 键 词】
**有效降低血压**
◎每100克菠菜含钾500毫克，可清除人体内多余的钠盐成分，有效降低血压，非常适合高血压患者食用，还含有丰富的维生素C与钙，对老年性高血压患者大有益处。

## ◎食疗作用

菠菜具有养血止血、敛阴润燥、促进肠道蠕动、利于排便的功效，对于痔疮、慢性胰腺炎、便秘、肛裂等病症有食疗作用，还能促进生长发育，增强抗病能力，促进人体新陈代谢，延缓衰老。

## ◎选购保存

挑选叶色较青、新鲜、无虫害的菠菜为宜。冬天可用无毒塑料袋保存，如果温度在0℃以上，可在菜叶上套上塑料袋，口不用扎，根朝下戳在地上即可。

## ◎对并发症的益处

菠菜富含膳食纤维，能清除胃肠道有害毒素，加速胃肠蠕动，帮助消化、预防便秘；菠菜中还含有一种类似胰岛素的物质，能够调节血糖，保持体内血糖的平衡。

### 菠菜营养成分表

| 营养素 | 含量（每100克） |
| --- | --- |
| 碳水化合物 | 4.5克 |
| 脂肪 | 0.3克 |
| 蛋白质 | 2.6克 |
| 纤维素 | 1.7克 |
| 维生素A | 0.487毫克 |
| 维生素C | 32毫克 |
| 维生素E | 1.74毫克 |
| 胡萝卜素 | 2.92毫克 |
| 钙 | 66毫克 |
| 硒 | 0.97微克 |

### 食用建议

高血压患者、便秘者、贫血者、坏血病患者、电脑工作者、爱美者、糖尿病患者及皮肤粗糙、过敏者都可经常食用菠菜；但肾炎、肾结石、脾虚便溏者均不宜食用。此外，菠菜不能直接烹调或与豆腐同吃，因为它含草酸较多，易与钙结合形成草酸钙影响机体对钙的吸收。故吃菠菜时宜先用沸水烫软，捞出再炒。

## ◎搭配宜忌

| | |
| --- | --- |
| 菠菜+胡萝卜 ✓ | 可降低血压、保护血管壁 |
| 菠菜+鸡蛋 | 可预防贫血及营养不良 |
| 菠菜+大豆 ✗ | 会损害牙齿 |
| 菠菜+鳝鱼 | 会导致腹泻 |

[高血压 吃 什么？]

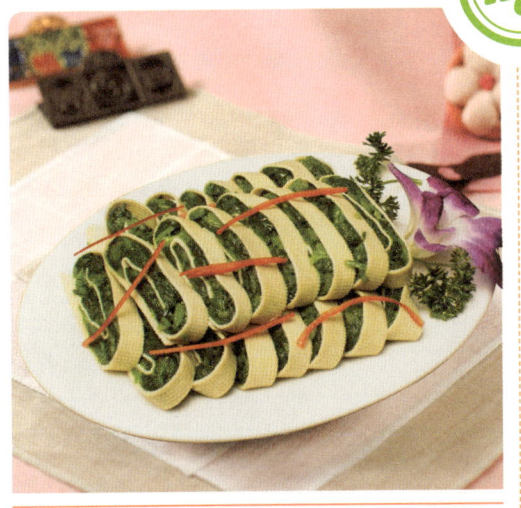

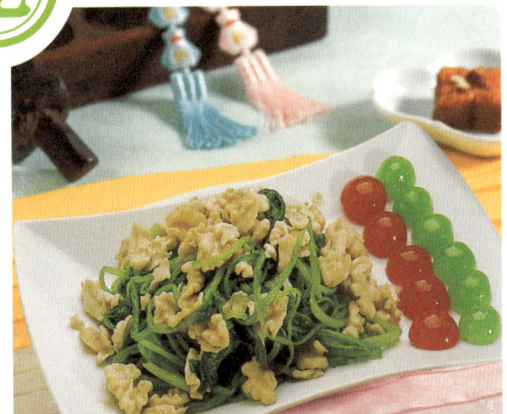

## 降压案例 1　菠菜豆腐卷

**原料** 菠菜500克，豆腐皮150克，甜椒适量

**调料** 盐4克，味精2克，酱油8克

**做法** ①菠菜洗净，去须根；甜椒洗净，切丝；豆腐皮洗净备用。

②将豆腐皮、甜椒丝和菠菜放入开水中稍烫，捞出，沥干水分；菠菜切碎，加盐、味精、酱油搅拌均匀。

③将腌好的菠菜放在豆腐皮上，卷起来，均匀切段，放上甜椒丝即可。

**专家点评** 菠菜最大的特点是含钾量很高，每100克菠菜含钾500毫克，可有效降低血压，而豆腐皮有降低血中胆固醇的作用，因此本品十分适合高血压、高血脂患者食用，还可有效预防心脑血管疾病的发生。

### 温馨提示

菠菜宜焯水后再进行烹调，可降低草酸的含量，从而防止草酸与钙结合形成草酸钙，引发尿路结石。

## 降压案例 2　菠菜拌核桃仁

**原料** 菠菜400克，核桃150克

**调料** 香油20克，盐4克，鸡精1克

**做法** ①将菠菜用清水洗净，放入沸水中焯烫，装盘待用。

②核桃去壳留仁，入沸水锅中余水至熟，捞出，倒在菠菜上。

③将香油、盐和鸡精一起调成味汁，然后淋在菠菜、核桃仁上，最后搅拌均匀即可食用。

**专家点评** 菠菜富含钾，有促进钠的排出、降低血压的作用，核桃仁有降低胆固醇、防止动脉硬化的作用，所以本品十分适合高血压等心血管疾病患者食用。

### 温馨提示

先把核桃放在蒸屉内蒸上3～5分钟，取出即放入冷水中浸泡3分钟，捞出来用锤子在核桃四周轻轻敲打，破壳后就能取出完整的核桃仁。

[高血压  吃 什么？]

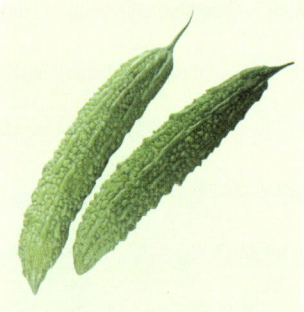

# 苦瓜

## Kugua

蔬菜菌菇类

[别 名] 凉瓜、癞瓜

【适用量】每次80克左右。

【性味归经】性寒，味苦；归心、肝、脾、胃经。

【降 压 关 键 词】
**保护心肌细胞，有效降低血压**

◎苦瓜富含维生素C，对保持血管弹性、维持正常生理功能，以及防治高血压、脑血管意外、冠心病等具有积极作用。钾可以保护心肌细胞，有效降低血压。

◎**食疗作用**

苦瓜具有清热消暑、解毒、明目、降低血糖、补肾健脾、益气壮阳、提高机体免疫能力的功效，对治疗痢疾、疮肿、热病烦渴、痱子过多、眼结膜炎、小便短赤等病有一定的疗效。

◎**选购保存**

苦瓜身上一粒一粒的果瘤，是判断苦瓜好坏的特征。颗粒越大越饱满，表示瓜肉也越厚。苦瓜不耐保存，即使在冰箱中存放也不宜超过2天。

◎**对并发症的益处**

苦瓜中含有的苦瓜皂苷有快速降糖、调节胰岛素的功能，能修复β细胞、增加胰岛素的敏感性，还能预防和改善并发症，调节血脂，提高免疫力。

## 苦瓜营养成分表

| 营养素 | 含量（每100克） |
|---|---|
| 碳水化合物 | 4.9克 |
| 脂肪 | 0.1克 |
| 蛋白质 | 1克 |
| 纤维素 | 1.4克 |
| 维生素C | 56毫克 |
| 维生素E | 0.85毫克 |
| 钙 | 14毫克 |
| 铁 | 0.7毫克 |
| 锌 | 0.36毫克 |
| 硒 | 0.36微克 |

### 食用建议

苦瓜营养丰富，其营养价值很高，对于很多病症都有很好的食疗效果，一般人均可食用，特别适合糖尿病、高血压、癌症患者食用。但脾胃虚寒者不宜生食，食之容易引起吐泻腹痛，另外由于苦瓜中含有奎宁，奎宁有刺激子宫收缩的作用，故孕妇不宜食用苦瓜。

## ◎搭配宜忌

| | |
|---|---|
| 苦瓜+猪肝  | 可清热解毒、补肝明目 |
| 苦瓜+洋葱 | 可降低血压、增强免疫力 |
| 苦瓜+排骨  | 会阻碍钙的吸收 |
| 苦瓜+豆腐 | 容易引起结石 |

[高血压 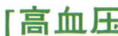 吃 什么？]

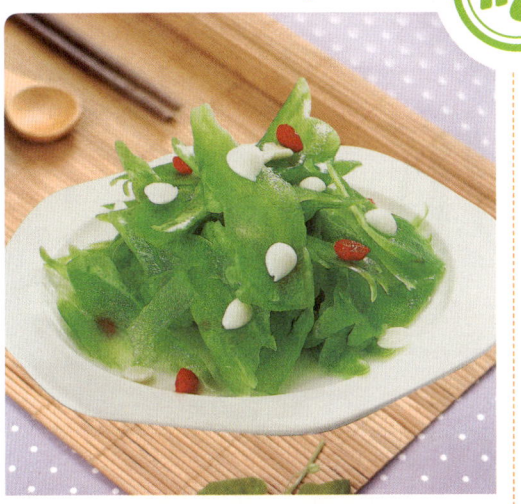

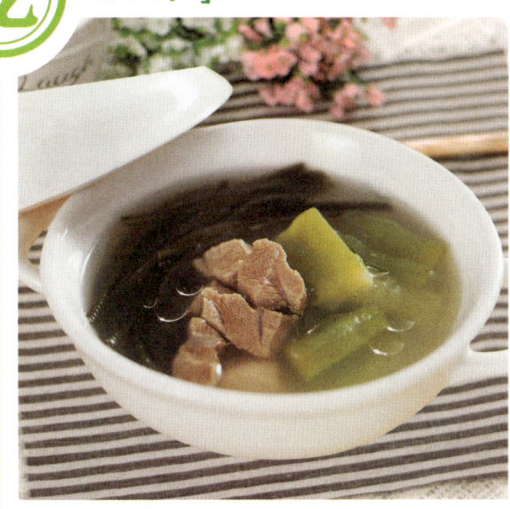

### 降压案例1 杏仁拌苦瓜

|原料| 杏仁50克，苦瓜250克，枸杞5克

|调料| 香油10克，盐3克，鸡精5克

|做法| ❶苦瓜洗净，剖开，去掉瓜瓤，切成薄片，放入沸水中焯至断生，捞出，沥干水分，放入碗中。

❷杏仁用温水泡一下，撕去外皮，掰成两半，放入开水中烫熟；枸杞洗净，泡发。

❸将香油、盐、鸡精与苦瓜片搅拌均匀，撒上杏仁、枸杞即可。

|专家点评| 本品有保持血管弹性、降低血液中胆固醇浓度的作用，对于高血压、动脉硬化、脑血管病、冠心病等具有食疗作用，此外，还能清热泻火、润肠通便、润肺止咳，适合肝火旺盛的高血压患者食用，还能有效预防便秘。

> 温馨提示
> 苦瓜属于味苦的食品，中医认为，味苦食品不宜多食，否则可引起恶心、呕吐等症状。

### 降压案例2 苦瓜海带瘦肉汤

|原料| 苦瓜500克，海带丝100克，瘦肉250克

|调料| 盐3克，味精2克

|做法| ❶将苦瓜洗净，切成两半，挖去核，切块。

❷海带丝浸泡1小时，洗净；瘦肉洗净，切成小块。

❸把苦瓜块、海带丝、瘦肉块放入砂锅中，加适量清水，煲至瘦肉烂熟，再调入盐、味精即可。

|专家点评| 苦瓜有清热泻火、降压降脂、保护血管的作用，对肝火旺盛引起的目赤肿痛、头痛眩晕有明显的改善作用；海带有降低血压、滋阴润燥的作用；瘦肉有益气补虚的作用。因此，本品十分适合肝火旺盛的高血压患者食用。

> 温馨提示
> 切好的苦瓜宜放入开水中焯烫一下，或放在无油的热锅中干煸一会儿，或用盐腌一下，都可减轻它的苦味。

[高血压  什么？]

# 冬瓜

Donggua

蔬菜菌菇类

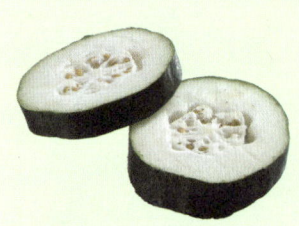

**【适用量】** 每次50克左右为宜。

**【性味归经】** 性凉，味甘；归肺、大肠、小肠、膀胱经。

[别名] 白瓜、白冬瓜、枕瓜

**【降压关键词】**

高钾低钠，有效降低血压

◎ 冬瓜富含多种维生素、粗纤维和钙、磷、铁等元素，且钾盐含量高，钠盐含量低，对于需要低钠食物的高血压、肾病、水肿等患者，尤为适合。

## ◎ 食疗作用

冬瓜具有清热解毒、利水消肿、减肥美容的功效，能减少体内脂肪，有利于减肥。常吃冬瓜，还可以使皮肤光洁，另外，对慢性支气管炎、肠炎、肺炎等感染性疾病也有一定的食疗作用。

## ◎ 选购保存

挑选时用手指掐一下，皮较硬，肉质密，种子成熟变成黄褐色的冬瓜口感较好。买回来的冬瓜如果吃不完，可用一块比较大的保鲜膜贴在冬瓜的切面上，用手抹紧贴满，可保持3～5天。

## ◎ 对并发症的益处

冬瓜中含丙醇二酸，能抑制糖类转化为脂肪，可预防人体内的脂肪堆积，具有减肥、降脂的功效，而且冬瓜所含的热量极低，尤其适合糖尿病、肥胖症等患者。

### 冬瓜营养成分表

| 营养素 | 含量（每100克） |
|---|---|
| 碳水化合物 | 2.6克 |
| 脂肪 | 0.2克 |
| 蛋白质 | 0.4克 |
| 纤维素 | 0.7克 |
| 维生素A | 13微克 |
| 维生素C | 18毫克 |
| 胡萝卜素 | 80微克 |
| 镁 | 8毫克 |
| 钙 | 19毫克 |
| 硒 | 0.22微克 |

### 食用建议

心烦气躁、热病口干烦渴、小便不利者以及糖尿病、高血压、高脂血症患者宜经常食用冬瓜。但脾胃虚弱、肾脏虚寒、久病滑泄、阳虚肢冷者不宜常食冬瓜。冬瓜是一种解热利尿比较理想的日常食物，连皮一起煮汤，效果更明显。

## ◎ 搭配宜忌

| 冬瓜+海带 |  | 可降低血压 |
| 冬瓜+甲鱼 | | 可润肤、明目 |
| 冬瓜+鲫鱼 |  | 会导致身体脱水 |
| 冬瓜+醋 | | 会降低营养价值 |

[高血压 吃 什么？]

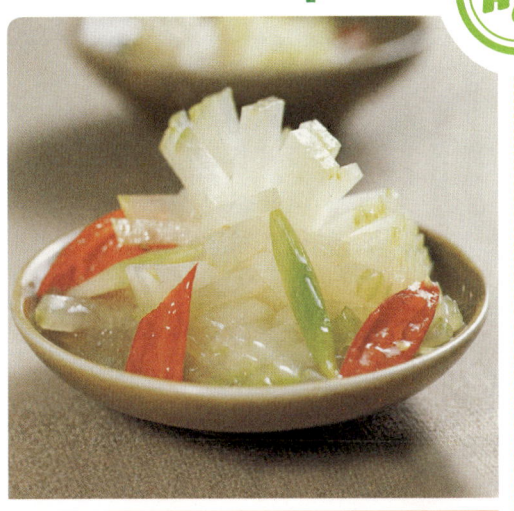

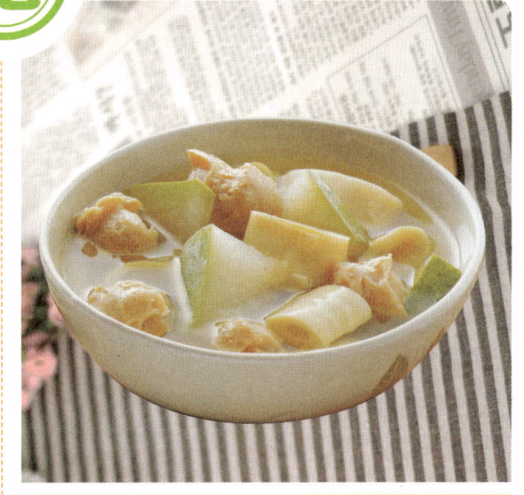

### 降压案例 1　油焖冬瓜

**原料** 冬瓜300克，青辣椒、红辣椒各20克，葱、姜各10克

**调料** 盐5克，酱油3克，味精及鸡精各2克

**做法** ①冬瓜去皮、去子，洗净，切成三角形厚块，上面划十字花刀；青红椒均洗净切块；姜洗净切丝；葱洗净切圈。
②将切好的冬瓜放入沸水中稍烫，捞出，沥干水分。
③起锅放油，下入冬瓜块焖10分钟，加入辣椒块及姜丝、葱圈、盐、酱油、味精、鸡精，炒匀即可。

**专家点评** 本品钾盐含量高，钠盐含量低，对于需要低钠食物的高血压、肾病、水肿等患者，尤为适合。

**温馨提示**
冬瓜是一种解热利尿、降脂减肥比较理想的食物，连皮一起煮汤，降压、利尿效果更好。

### 降压案例 2　冬瓜竹笋汤

**原料** 素肉块35克，冬瓜200克，竹笋100克，黄柏及知母各10克

**调料** 盐、香油各适量

**做法** ①将素肉块洗净，放入清水中浸泡至软化，然后取出挤干水分备用；将冬瓜用清水洗净，切块备用；将竹笋用清水洗净，备用。
②黄柏、知母均用清水洗净，放入棉布袋中，和600毫升清水一起放入锅中，以小火煮沸。
③加入苏肉块、冬瓜、竹笋混合煮沸，至熟后关火，取出棉布袋，加入盐、香油即可食用。

**专家点评** 冬瓜和竹笋都属于高钾低钠食物，可排钠降压、利尿消肿、降低血液中的胆固醇，并且还有清热泻火、利尿通淋的作用。此外，黄柏和知母具有清热解毒等功效，同时也具有良好的降压作用。此汤适合内火旺盛的高血压患者食用。

[高血压 吃 什么？]

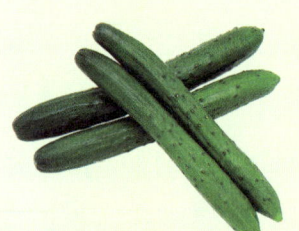

# 黄瓜

## Huanggua

蔬菜菌菇类

[别名] 胡瓜、青瓜

【适用量】每次100克左右为宜。

【性味归经】性凉，味甘；归肺、胃、大肠经。

【降压关键词】
**保护心血管、降低血压**
◎ 黄瓜中的维生素P有保护心血管、降低血压的作用。黄瓜的热量很低，对于高血压、高血脂以及合并肥胖症的糖尿病患者是一种理想的食疗良蔬。

## ◎ 食疗作用

黄瓜具有降压、除湿、利尿、降脂、镇痛、促消化的功效，尤其是黄瓜中所含的纤维素能促进肠内腐败食物排泄，而所含的丙醇、乙醇和丙醇二酸还能抑制糖类物质转化为脂肪，对肥胖患者有利。

## ◎ 选购保存

选购黄瓜，色泽应亮丽，以外表有刺状凸起，而且黄瓜头上顶着新鲜黄花的为最好。保存黄瓜要先将它表面的水分擦干，再放入密封保鲜袋中，封好袋口后冷藏即可。

## ◎ 对并发症的益处

黄瓜中含有一种叫丙醇二酸的物质，能抑制身体中的糖类物质转化成脂肪，减少脂肪堆积，而且黄瓜的含糖量极低，含水量非常高，对肥胖症、高脂血症、糖尿病的患者都有很好的食疗作用。

### ◎ 搭配宜忌

|  | |  |
|---|---|---|
| 黄瓜+蜂蜜 | ✓ | 可润肠通便、清热解毒 |
| 黄瓜+醋 | | 可开胃消食 |
| 黄瓜+西红柿 | ✗ | 会破坏维生素C |
| 黄瓜+花生 | | 会导致腹泻 |

### 黄瓜营养成分表

| 营养素 | 含量（每100克） |
|---|---|
| 碳水化合物 | 2.9克 |
| 脂肪 | 0.2克 |
| 蛋白质 | 0.8克 |
| 纤维素 | 0.5克 |
| 维生素C | 9毫克 |
| 维生素E | 0.49毫克 |
| 钙 | 24毫克 |
| 铁 | 0.5毫克 |
| 锌 | 0.18毫克 |
| 硒 | 0.38微克 |

### 食用建议

黄瓜的营养价值很高，对于很多病症都有良好的食疗作用，肥胖、高血压、高血脂、水肿、癌症、糖尿病、热病患者可经常食用黄瓜；但是黄瓜也有一定的食用禁忌，脾胃虚弱、胃寒、腹痛腹泻、肺寒咳嗽者不宜常食黄瓜。

[高血压 吃 什么?]

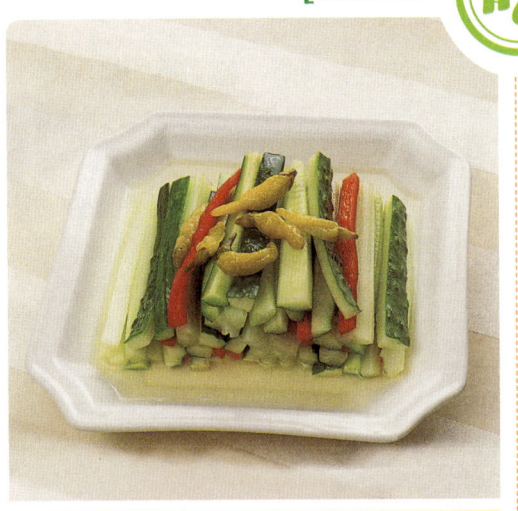

### 降压案例 1　辣拌黄瓜

**原料** 黄瓜300克，红辣椒适量

**调料** 盐2克，味精1克，醋10克，香油5克，泡椒适量

**做法** ①将黄瓜用清水冲洗干净，切成长块备用。

②红辣椒用清水洗净，切成条备用；泡椒洗净备用。

③将盐、味精、醋、香油调成味汁，浇在黄瓜块上面，再撒上泡椒、红辣椒条即可。

**专家点评** 黄瓜中含有丰富的维生素P，有保护心血管、降低血压的作用，而且黄瓜含脂肪和热量极低，含水量非常高，对高血压、高血脂、糖尿病以及肥胖症等患者都有很好的食疗效果。

**温馨提示**

黄瓜尾部含有较多的苦味素，苦味素有抗癌的作用，所以不宜把黄瓜尾部全部丢掉。

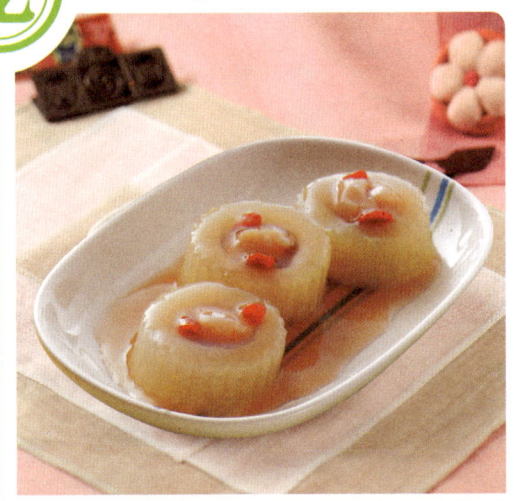

### 降压案例 2　干贝黄瓜盅

**原料** 黄瓜150克，新鲜干贝100克，生地及芦根各10克，枸杞5克

**调料** 盐、淀粉各适量

**做法** ①生地和芦根洗净放入棉布袋与清水倒入锅中，以小火煮沸，约3分钟后关火，滤取药汁。

②新鲜干贝洗净；黄瓜去皮洗净，切小段，挖除每个黄瓜中心的子，并塞入1个干贝，摆入盘中。

③枸杞洗净，撒在黄瓜段上面，放入电锅内蒸熟，或是放置在蒸笼上以大火蒸10分钟；药汁加热，沸腾时调水淀粉勾芡，调入盐，趁热均匀淋在蒸好的黄瓜干贝盅上面即可食用。

**专家点评** 黄瓜可保护心血管、降低血脂和血压，干贝也有降低胆固醇和血压的作用，还可滋阴润燥、益气补虚；生地和芦根可清热凉血、利尿降压；枸杞可清肝明目、降压降脂，所以本品非常适合肝火旺盛的高血压患者食用。

[高血压 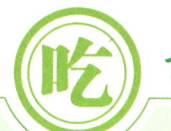 吃 什么？]

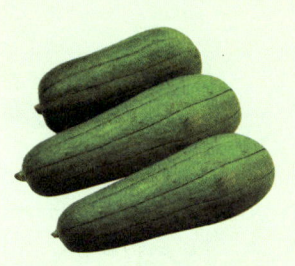

# 丝瓜
## Sigua
蔬菜菌菇类

[别 名] 布瓜、绵瓜、絮瓜

【适用量】每次100克左右。
【性味归经】性凉，味甘；归肝、胃经。

【降压关键词】
降压、扩张血管、营养心脏

◎ 丝瓜含皂苷类物质，能把肠内的胆固醇结合成不易吸收的混合物，排出体外，从而降低胆固醇和血压；丝瓜还能扩张血管、营养心脏，有益于心血管疾病。

## ◎食疗作用

丝瓜具有清暑凉血、解毒通便、祛风化痰、润肤美容、通经络、行血脉、下乳汁、调理月经不顺等功效，能用于治疗热病身热烦渴、痰喘咳嗽、肠风痔漏、崩漏带下、血淋、痔疮痛肿、产妇乳汁不下等病症。长期食用或取瓜汁搽脸能消炎抗皱、美白祛斑。

## ◎选购保存

选购丝瓜应选择鲜嫩、结实和光亮，皮色为嫩绿或淡绿色者，果肉顶端比较饱满，无臃肿感。丝瓜过熟不能食用，保存丝瓜可放阴凉通风处或放入冰箱冷藏。

## ◎对并发症的益处

高血压、糖尿病、肥胖患者及皮肤粗糙等患者，月经不调者，身体疲乏、痰喘咳嗽、产后乳汁不通的妇女均可常食丝瓜。

### 丝瓜营养成分表

| 营养素 | 含量（每100克） |
|---|---|
| 碳水化合物 | 4.2克 |
| 脂肪 | 0.2克 |
| 蛋白质 | 1克 |
| 纤维素 | 0.6克 |
| 维生素A | 15微克 |
| 胡萝卜素 | 90微克 |
| 镁 | 11毫克 |
| 钙 | 14毫克 |
| 锌 | 0.21毫克 |
| 硒 | 0.86微克 |

### ◎搭配宜忌

| 丝瓜+毛豆 | ✓ | 可降低胆固醇、增强免疫力 |
|---|---|---|
| 丝瓜+鸡肉 | | 可清热利肠 |
| 丝瓜+菠菜 | ✗ | 会引起腹泻 |
| 丝瓜+芦荟 | | 会引起腹痛、腹泻 |

### 食用建议

丝瓜含有丰富的膳食纤维、丝瓜苦味质、瓜氨酸、皂苷等成分，能减少肠道对葡萄糖的吸收，控制餐后血糖升高，而且丝瓜所含的热量很低，适合糖尿病患者食用。但由于丝瓜性凉，体虚内寒、腹泻者均不宜食用。

[高血压 吃 什么？]

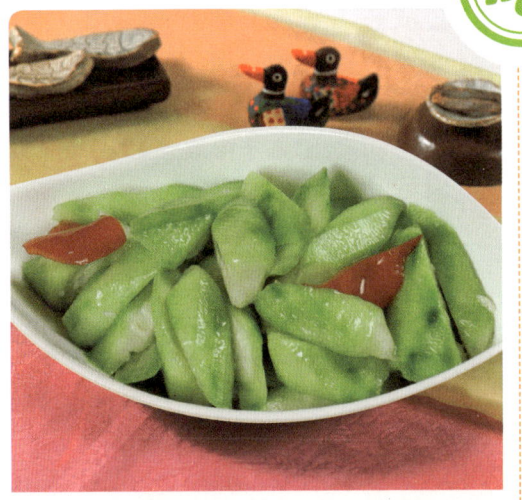

### 降压案例 1　炒丝瓜

**原料** 丝瓜300克，红椒30克

**调料** 盐3克，鸡精2克

**做法** ①丝瓜去皮，洗净，切块；红椒去蒂，洗净，切片。

②锅下油烧热，放入丝瓜块、红椒片炒至八成熟。

③加盐、鸡精调味，炒熟装盘即可。

**专家点评** 丝瓜含有皂苷类物质，能有效降低胆固醇、扩张血管、营养心脏，丝瓜还含有丰富的膳食纤维，能解毒通便，可预防高血压患者因排便困难引起血压骤然升高引发脑卒中、脑出血等症。

> **温馨提示**
>
> 丝瓜汁水丰富，宜现切现做，以免营养成分随汁水流走。烹制丝瓜时应注意尽量保持清淡，油要少用，可用味精或胡椒粉提味，这样才能显示丝瓜香嫩爽口的特点；丝瓜的味道清甜，烹煮时不宜加酱油和豆瓣酱等口味较重的酱料，以免抢味。

### 降压案例 2　蒜蓉丝瓜

**原料** 丝瓜300克，蒜20克

**调料** 盐5克，味精1克，生抽少许

**做法** ①将丝瓜去皮后洗干净，切成块状，排入盘中。

②蒜去皮，洗净剁成蓉。

③锅内加入油烧热，下入蒜片爆香，再加入适量盐、味精、生抽炒匀，待汁香浓后，将其舀出淋于丝瓜排上。

④将摆好的丝瓜盘放入锅蒸中蒸5分钟即可取出食用。

**专家点评** 丝瓜有扩张血管、营养心脏、防止血栓形成、降低血压的作用，对于高血压、动脉硬化具有一定的食疗作用。大蒜中所含的大蒜素可帮助保持体内某种酶的适当数量而避免出现高血压，是天然的降压药物，具有降血脂及预防冠心病和动脉硬化，预防体内瘀血的作用，并可防止血栓的形成，减少心脑血管栓塞。

# [高血压 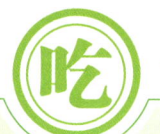 什么？]

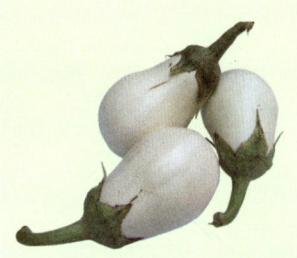

# 茄子
## Qiezi
蔬菜菌菇类

[别 名] 茄瓜、白茄、紫茄

【适用量】每次60～100克为宜。

【性味归经】性凉，味甘；归脾、胃、大肠经。

## 【降 压 关 键 词】
**预防动脉硬化、保护心脏**

◎茄子中维生素P的含量很高，能使血管壁保持弹性，防止微血管破裂出血，使心血管保持正常的功能。茄子还含有黄酮类化合物，具有抗氧化功能，能预防动脉硬化，保护心脏。

## ◎食疗作用

茄子具有活血化瘀、清热消肿、宽肠之功效，适用于肠风下血、热毒疮痈、皮肤溃疡等症；茄子还具有抗氧化功能，能防止细胞癌变，同时也能降低血液中胆固醇的含量，预防动脉硬化、保护心脏。

## ◎选购保存

茄子以形状均匀周正、老嫩适度、无裂口、无腐烂、无斑点、皮薄、子少、肉厚、细嫩的为佳。茄子的表皮覆盖着一层蜡质，具有保护茄子的作用，一旦蜡质层被冲刷掉，就容易受微生物侵害而腐烂变质。

## ◎对并发症的益处

茄子中富含维生素P，能增强毛细血管的弹性，防止微血管破裂出血。茄子还富含皂苷，能有效控制血压、血脂，适合高血压或高血脂引起视网膜出血的患者。

## 茄子营养成分表

| 营养素 | 含量（每100克） |
|---|---|
| 碳水化合物 | 4.9克 |
| 脂肪 | 0.2克 |
| 蛋白质 | 1.1克 |
| 纤维素 | 1.3克 |
| 镁 | 13毫克 |
| 钙 | 24毫克 |
| 铁 | 0.5毫克 |
| 锌 | 0.23毫克 |
| 磷 | 23毫克 |
| 硒 | 0.48微克 |

## 食用建议

茄子的营养价值较高，发热、咯血、便秘、高血压、动脉硬化、坏血病、眼底出血、皮肤紫斑症等容易内出血的人可经常食用茄子，但虚寒腹泻、皮肤疮痈、目疾患者以及孕妇均不宜食用。此外，茄子秋后其味偏苦，寒性更甚，体质虚冷之人不宜多食。

## ◎搭配宜忌

| | | |
|---|---|---|
| 茄子+猪肉 |  | 可平衡血压 |
| 茄子+黄豆 | | 可通气、润燥、消肿 |
| 茄子+蟹 |  | 会郁积腹中、伤害肠胃 |
| 茄子+墨鱼 | | 会引起霍乱 |

[高血压 吃 什么？]

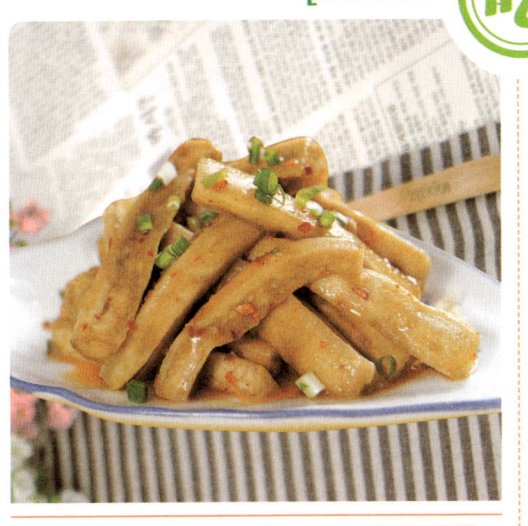
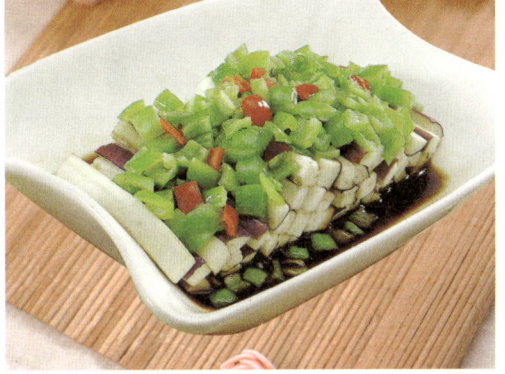

### 降压案例 1　麻辣茄子

**原料**　茄子400克

**调料**　盐、葱各3克，辣椒酱5克，鸡精2克，红油适量

**做法**　①茄子去蒂，洗净，切条状；葱洗净，切花。

②锅入水烧开，放入茄子汆水后，捞出沥干备用。

③锅下油烧热，放入茄子条炒至八成熟，加盐、辣椒酱、鸡精、红油调味，炒熟装盘，撒上葱花即可。

**专家点评**　本品中茄子富含维生素P，每100克茄子中即含750毫克维生素P，维生素P能使血管壁保持弹性，具有防止微血管破裂出血，使心血管保持正常的功能。

**温馨提示**

现有的烹调茄子的方式大多数烹调温度较高，烹调时间较长，不仅油腻，营养价值也降低了，所以建议在选择烹调方式时应注意。茄子切成块或条后，由于氧化作用会很快由白变褐。

### 降压案例 2　青椒蒸茄子

**原料**　青椒100克，茄子200克

**调料**　盐、味精各3克，酱油、红椒各10克

**做法**　①茄子用清水洗净，切条，放入沸水中焯烫，捞起，摆盘；青椒、红椒洗净，切块。

②锅洗净，加油烧热，下入青椒、红椒块爆香，放盐、味精、酱油调成味汁，淋在茄子上。

③将盘子放入锅中，隔水蒸熟即可。

**专家点评**　本品有保护心血管，使心血管保持正常功能的作用，同时还可以降脂减肥、增加食欲、帮助消化、预防癌症。

**温馨提示**

如果将切成的茄子立即放入水中浸泡起来，待做菜时再捞起滤干，就可避免茄子变色。由于生茄子吸油很强，建议烹调前先用开水焯烫，这样烹炒时可减少食用油量。

[高血压 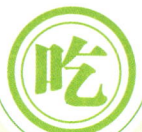 吃 什么？]

# 白菜
## Baicai

蔬菜菌菇类

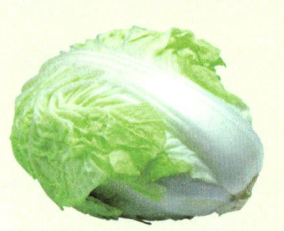

【适用量】每次100克左右为宜。

【性味归经】性平，味苦、辛、甘；归肠、胃经。

[别名] 黄芽菜、黄矮菜

【降压关键词】
软化血管，降低血压和血清胆固醇

◎白菜的钠含量较低，且含有较多的维生素C，常食可软化血管，降低血压和血清胆固醇，对预防动脉粥样硬化、高脂血症以及脑卒中大有好处。

## ◎食疗作用

白菜具有通利肠胃、清热解毒、止咳化痰、利尿养胃的功效，是营养极为丰富的蔬菜。而且，白菜所含丰富的粗纤维能促进肠壁蠕动，稀释肠道毒素，常食可增强人体抗病能力和降低胆固醇，对伤口难愈、牙齿出血有防治作用。

## ◎选购保存

挑选包得紧实、新鲜、无虫害的白菜为宜。冬天可用无毒塑料袋保存，如果温度在0℃以上，可在白菜叶上套上塑料袋，口不用扎，根朝下戳在地上即可。

## ◎对并发症的益处

白菜含有丰富的膳食纤维，不仅能促进胃肠蠕动，还具有降低血糖的作用。白菜含糖量低，很适合糖尿病患者食用，因为它能调节血糖，抑制血糖剧烈变化。

### 白菜营养成分表

| 营养素 | 含量（每100克） |
| --- | --- |
| 碳水化合物 | 3.2克 |
| 脂肪 | 0.1克 |
| 蛋白质 | 1.5克 |
| 纤维素 | 0.8克 |
| 维生素C | 31毫克 |
| 维生素E | 0.76毫克 |
| 钙 | 50毫克 |
| 铁 | 0.7毫克 |
| 锌 | 0.38毫克 |
| 硒 | 0.49微克 |

### 食用建议

脾胃气虚、大小便不利、维生素缺乏、高血压、高血脂、心脑血管疾病的患者都可经常食用白菜；但胃寒、腹泻、肺热咳嗽者不宜多食。另外，切白菜时，宜顺着纹路切，这样白菜易熟；烹调时不宜用煮焯、浸烫后挤汁等方法，否则易造成营养素的大量损失。

### ◎搭配宜忌

| | |
| --- | --- |
| 白菜+猪肉 ✓ | 可补充营养、通便 |
| 白菜+辣椒 ✓ | 可促进消化、降脂减肥 |
| 白菜+羊肝 ✗ | 会破坏维生素C |
| 白菜+黄鳝 ✗ | 会引起中毒 |

[高血压 吃 什么？]

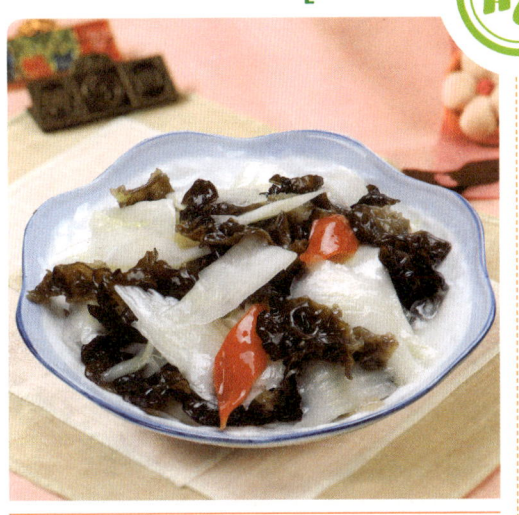

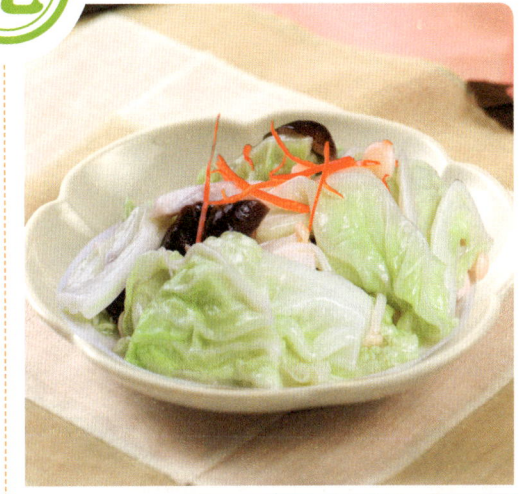

## 降压案例 1　黑木耳炒白菜梗

**原料**　白菜梗300克，黑木耳40克，红椒50克

**调料**　盐4克，味精2克，淀粉10克

**做法**　① 白菜梗用清水洗净，斜切片备用；黑木耳泡发，洗净，撕小块；红椒去子，洗净切片。

② 锅洗净，置于火上，倒入适量的油烧热，下黑木耳和红椒片翻炒，加入白菜梗，炒熟。

③ 加入盐、味精，用水淀粉勾芡，炒匀即可。

**专家点评**　本品可减少血液凝块，预防血栓等病的发生，对于动脉粥样硬化、冠心病、高血压具有食疗作用，经常食用还可防癌抗癌、预防便秘。

**温馨提示**

切白菜时宜顺着纹路切，这样白菜易熟；宜用大火快炒，可减少维生素的流失。白菜的做法有熘、炝、烧、炒、拌、腌等，也可做馅。

## 降压案例 2　白菜金针菇

**原料**　白菜350克，金针菇100克，水发香菇20克

**调料**　红辣椒10克，盐3克，鸡精2克

**做法**　① 白菜洗净，撕大片；香菇洗净，切块；金针菇去尾，洗净；红辣椒洗净，切丝备用。

② 炒锅洗净，置于火上，倒入适量的香油加热，先后下入香菇块、金针菇、白菜片翻炒。

③ 最后加入盐和鸡精，炒匀装盘，撒上红辣椒丝即可。

**专家点评**　白菜富含维生素C，能抑制血脂升高，降低胆固醇，防治心脑血管疾病，同时还有助于预防肝脏疾病和胃肠道溃疡，增强机体正气，防病健身；金针菇是高钾低钠食品，可防治高血压，同时还能防癌抗癌；香菇含香菇素，可预防血管硬化，快速降低血压。因此，本品对高血压患者有很好的食疗作用。

[高血压  什么？]

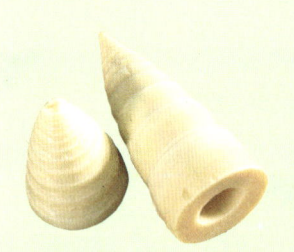

# 竹笋

## Zhusun

蔬菜菌菇类

[别名] 笋

【适用量】每次40～60克为宜。

【性味归经】性微寒，味甘；归胃、大肠经。

【降压关键词】

富含多种营养成分，预防高血压

◎竹笋是高蛋白、低糖、低脂肪、低淀粉、多纤维食物，含有人体必需的8种氨基酸。研究发现，经常食用竹笋，可明显地降低高血压的发病率。

## ◎食疗作用

竹笋具有清热化痰、益气和胃、降低血压、治消渴、利水道、利膈爽胃、帮助消化、去食积、防便秘等功效。另外，竹笋含脂肪、淀粉很少，属天然低脂、低热量食品，是肥胖者减肥的佳品。

## ◎选购保存

竹笋与竹笋节之间的距离越近的竹笋越嫩，外壳色泽鲜黄或淡黄略带粉红，笋壳完整且饱满光洁者为佳。竹笋宜在低温条件下保存，但不能保存过久，否则质地变老会影响口感。建议保存一周左右。

## ◎对并发症的益处

竹笋的膳食纤维含量高，可延缓肠道中食物的消化和葡萄糖的吸收，有助于控制餐后血糖。竹笋低热量、低脂肪，适合高血压性冠心病、肥胖症、糖尿病的患者。

### 竹笋营养成分表

| 营养素 | 含量（每100克） |
|---|---|
| 碳水化合物 | 3.6克 |
| 脂肪 | 0.2克 |
| 蛋白质 | 2.6克 |
| 纤维素 | 1.8克 |
| 维生素C | 5毫克 |
| 镁 | 1毫克 |
| 钙 | 9毫克 |
| 锰 | 1.14毫克 |
| 磷 | 64毫克 |
| 硒 | 0.04微克 |

### 食用建议

竹笋营养丰富，一般人均可食用，尤其适合肥胖者、高血压患者、习惯性便秘者、糖尿病患者、心血管疾病等患者食用。但是严重肾炎、尿道结石、胃痛出血、慢性肠炎、久泻滑脱的患者不宜常食。

## ◎搭配宜忌

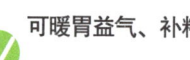

竹笋+鸡肉 ✓ 可暖胃益气、补精填髓
竹笋+莴笋 ✓ 可治疗肺热痰火

竹笋+羊肉 ✗ 会导致腹痛
竹笋+豆腐 ✗ 易形成结石

[高血压 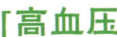 什么？]

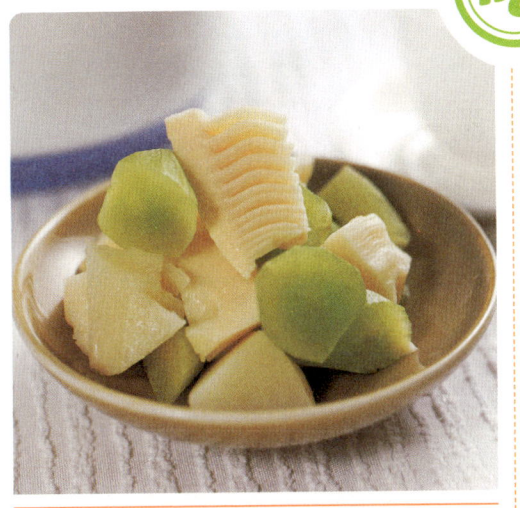

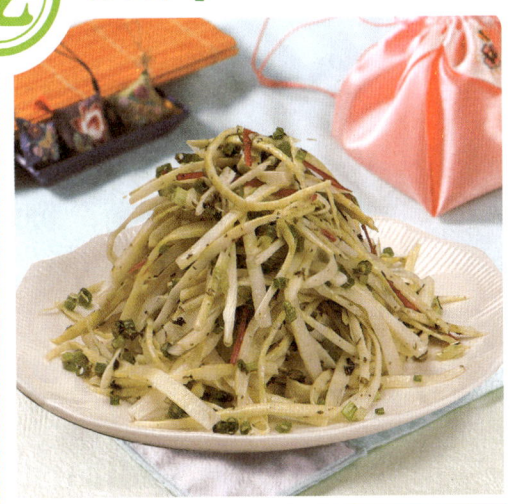

## 降压案例 1　凉拌双笋

**原料**　竹笋500克，莴笋250克

**调料**　盐、味精、白糖、香油各适量

**做法**　①竹笋、莴笋分别去皮洗净，切成滚刀片。
②再将竹笋片投入开水锅中煮熟，捞出沥干水分；莴笋片于锅中略焯水，捞出沥干水分。
③竹笋、莴笋都盛入碗内，加入盐、味精和白糖拌匀，再淋入香油调味即成。

**专家点评**　竹笋含钾量较高，有利于促进排尿，减少对心房的压力，对高血压和心脏病患者极为有益；莴笋也有促进排尿、降低血压、预防心律不齐的作用，还能改善消化系统和肝脏的功能。因此，常食本品对高血压患者大有益处。本品还有通乳、宽肠通便、增强免疫力、防治痛风等作用。

**温馨提示**

由于竹笋中的草酸盐能与其他食物中的钙质结合成难以溶解的草酸钙，所以患有泌尿系统结石的患者不宜多吃。

## 降压案例 2　风味竹笋

**原料**　竹笋400克，雪里蕻、红椒各30克

**调料**　盐3克，葱5克，鸡精2克，醋适量

**做法**　①竹笋洗净，切长条；雪里蕻洗净，切末；红椒去蒂洗净，切丝；葱洗净，切成葱花。
②锅入水烧开，放入竹笋条焯水后，捞出沥干。
③锅下油烧热，放入竹笋条炒至五成熟时，放入雪里蕻末、红椒丝，加盐、鸡精、醋调味，待熟时放入葱花略炒，装盘即可。

**专家点评**　本品有降低血压、增强食欲、帮助消化、宽肠通便的作用，同时还可降低脂肪含量、帮助减肥、增强免疫力、防癌抗癌，非常适合高血压、高血脂以及肥胖症的患者食用。

**温馨提示**

竹笋宜用温水焯好后熄火，自然冷却，再用水冲洗，可去除涩味。

[高血压  什么？]

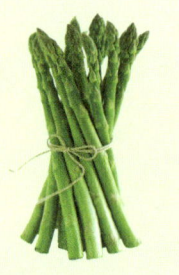

# 芦笋

## Lusun

蔬菜菌菇类

[别 名] 青芦笋

【适用量】每次50克左右为宜。

【性味归经】性凉，味苦、甘；归肺经。

【降压关键词】

**防治高血压及心脏病**

◎ 芦笋含有人体必需的多种元素，如钙、磷、钾、铁、锌、铜、锰、硒、铬等，营养全面而且比例适当，这些元素对高血压及心脏病的防治有重要作用。

## ◎ 食疗作用

经常食用芦笋，对心脏病、高血压、心律不齐、疲劳症、水肿、膀胱炎、排尿困难、胆结石、肝功能障碍和肥胖等病症有一定的功效。芦笋还可以使细胞生长正常化，具有防止癌细胞扩散的功能，夏季食用还有清凉降火、消暑止渴的作用。

## ◎ 选购保存

选购芦笋，以全株形状正直，笋尖花苞（鳞片）紧密，不开芒，未长腋芽，没有水伤腐臭味，表皮鲜亮不萎缩，细嫩粗大者为佳。应该趁鲜食用，不宜久藏。

## ◎ 对并发症的益处

芦笋中含香豆素、薏苡素等成分，具有降低血糖的作用，其中铬的含量也很高，能有效调节血液中的脂肪和糖分的浓度，起到调节血糖的作用，适合糖尿病患者。

### 芦笋营养成分表

| 营养素 | 含量（每100克） |
|---|---|
| 碳水化合物 | 4.9克 |
| 脂肪 | 0.1克 |
| 蛋白质 | 1.4克 |
| 纤维素 | 1.9克 |
| 维生素C | 45毫克 |
| 镁 | 10毫克 |
| 钙 | 10毫克 |
| 铁 | 1.4毫克 |
| 锌 | 0.41毫克 |
| 硒 | 0.21微克 |

### 食用建议

高血压、高血脂、癌症、动脉硬化、体质虚弱、气血不足、营养不良、贫血、肥胖、习惯性便秘者及肝功能不全、肾炎水肿、尿路结石者可经常食用。但芦笋中含嘌呤较多，所以痛风患者不宜食用。

## ◎ 搭配宜忌

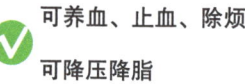

| 芦笋+黄花菜 芦笋+冬瓜 | ✓ | 可养血、止血、除烦 可降压降脂 |
|---|---|---|
| 芦笋+羊肉 芦笋+羊肝 | ✗ | 会导致腹痛 会降低营养价值 |

[高血压 吃 什么？]

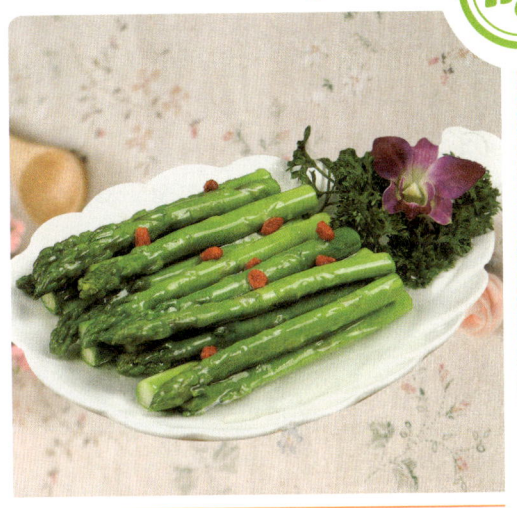

### 降压案例 1　清炒芦笋

**原料** 芦笋350克

**调料** 盐3克，鸡精2克，醋5克

**做法** ①将芦笋洗净，沥干水分，切去老根，备用。

②炒锅加入适量油烧至七成热，放入芦笋翻炒，放入适量醋炒匀。

③最后调入盐和鸡精，炒入味后即可装盘。

**专家点评** 芦笋富含多种氨基酸、蛋白质和维生素，其含量均高于一般水果和蔬菜，特别是芦笋中的天冬酰胺和微量元素硒、钼、铬、锰等，具有调节机体代谢、提高身体免疫力的功效，对高血压、心脏病等疾病均有一定的疗效。糖尿病患者常食既能降低血压，还可增强食欲、帮助消化、补充维生素和矿物质、均衡营养。

**温馨提示**

芦笋应该趁鲜食用，如果不能马上食用，以报纸卷起，置于冰箱冷藏室，应可维持两三天。

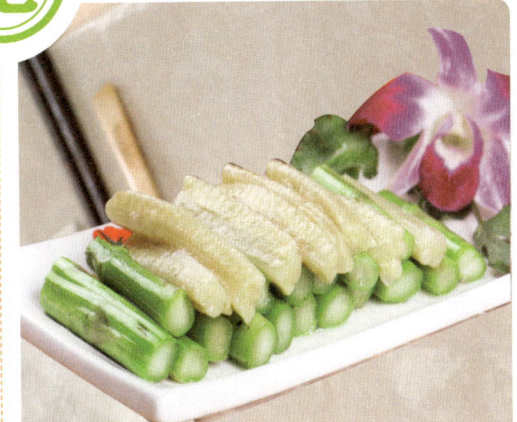

### 降压案例 2　玉米笋炒芦笋

**原料** 芦笋400克，玉米笋200克

**调料** 蒜末、姜汁、料酒、盐、白糖、水淀粉各少许

**做法** ①芦笋洗净，切段；玉米笋用沸水焯一下，捞起，沥干水分。

②锅中加油烧热，下蒜末爆香，倒入玉米笋及芦笋段，烹入姜汁和料酒翻炒片刻。

③加盐、白糖及清水，烧开后用水淀粉勾芡即可。

**专家点评** 本品中芦笋有助于防治心血管疾病，玉米笋能降低血液胆固醇浓度并防止其沉积于血管壁，故常吃本品，对冠心病、动脉粥样硬化、高脂血症及高血压等疾病都有一定的防治作用。

**温馨提示**

芦笋营养丰富，尤其是嫩茎的顶尖部分，但芦笋不宜生吃，也不宜长时间存放，存放一周以上最好就不要食用了；芦笋罐头能较好地将营养保存下来，适合长期食用。

[高血压 吃 什么？]

# 莴笋

Wosun

蔬菜菌菇类

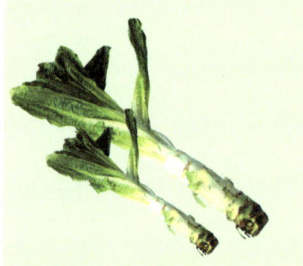

【适用量】 每次60克左右为宜。

【性味归经】 性凉，味甘、苦；归胃、膀胱经。

[别 名] 莴苣、白苣、莴菜

【降压关键词】

**强心、利尿、降血压**

◎莴笋中所含钾离子是钠离子的数倍，这种高钾低钠的比例，有助于保持体内的水盐代谢平衡，具有强心、利尿、降血压等作用，非常适合高血压及心脑血管疾病的患者食用。

## ◎食疗作用

莴笋有增进食欲、刺激消化液分泌、促进胃肠蠕动等功能，具有促进利尿、降低血压、预防心律不齐的作用。莴笋还能改善消化系统和肝脏功能。

## ◎选购保存

应选择茎粗大、肉质细嫩、多汁新鲜、无枯叶、无空心、中下部稍粗或成棒状、叶片不弯曲、无黄叶、不发蔫、不苦涩的。保存莴笋可将莴笋放入盛有凉水的器皿内，一次可放几棵，水淹至莴笋主干1/3处，可放置室内保存3～5天。

## ◎对并发症的益处

莴笋中含有丰富的膳食纤维，能减少肠道对葡萄糖的吸收，有助于控制餐后血糖。莴笋还含有丰富的维生素$B_3$，维生素$B_3$是胰岛素的激活剂，可激活胰岛素，降低血糖。

## ◎搭配宜忌

| 莴笋+蒜苗 | ✓ | 可预防高血压 |
| 莴笋+香菇 | | 可利尿通便 |
| 莴笋+蜂蜜 | ✗ | 会引起腹泻 |
| 莴笋+乳酪 | | 会引起消化不良 |

### 莴笋营养成分表

| 营养素 | 含量（每100克） |
| --- | --- |
| 碳水化合物 | 2.8克 |
| 脂肪 | 0.1克 |
| 蛋白质 | 1克 |
| 纤维素 | 0.6克 |
| 维生素C | 4毫克 |
| 胡萝卜素 | 150微克 |
| 镁 | 19毫克 |
| 钙 | 23毫克 |
| 磷 | 48毫克 |
| 硒 | 0.54微克 |

### 食用建议

小便不通、尿血、水肿、糖尿病、肥胖、神经衰弱症、高血压、心律不齐、失眠等患者以及妇女产后缺奶或乳汁不通者可经常食用莴笋；但多动症儿童及眼病、痛风、脾胃虚寒、腹泻便溏者不宜常食莴笋。

[高血压 吃 什么？]

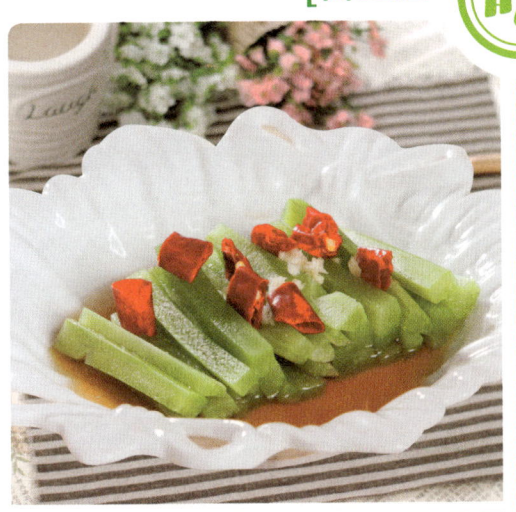

## 降压案例 1　辣拌莴笋条

**|原料|** 莴笋200克

**|调料|** 盐3克，蒜、干红辣椒各3克，醋适量

**|做法|** ① 莴笋去皮，洗净，切条状；蒜去皮，洗净，切末；干红辣椒洗净，切段。
② 锅入水烧开，放入莴笋条焯熟后，捞出沥干摆盘。
③ 锅下油烧热，入蒜末、干红辣椒段爆香，加盐、醋做成味汁，淋在莴笋条上即可。

**|专家点评|** 莴笋中的钾是钠的27倍，有利于促进排尿，维持水平衡，对高血压和心脏病患者大有裨益。此外，本菜还有增进食欲、刺激消化液分泌、促进胃肠蠕动、预防心律不齐的作用。

> 温馨提示
>
> 莴笋叶的营养远远高于莴笋茎，叶比其茎所含胡萝卜素高出72倍之多，其所含维生素B₁、维生素B₂、维生素C都比莴笋茎要高，因此吃莴笋时，不宜丢弃莴笋叶。

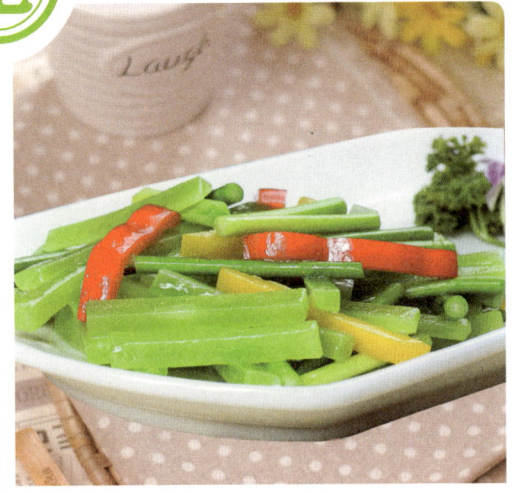

## 降压案例 2　莴笋蒜苗

**|原料|** 莴笋350克，蒜苗100克，红、黄彩椒各1个

**|调料|** 盐4克

**|做法|** ① 莴笋去皮，取茎，洗净切粗丝；蒜苗洗净，切段；彩椒洗净，切长条。
② 锅中加油烧热，倒入莴笋、蒜苗、彩椒，翻炒将熟。
③ 放盐调味，继续炒熟即可。

**|专家点评|** 莴笋具有强心、利尿、降血压等作用，非常适合高血压及心脑血管疾病的患者食用，蒜苗具有杀菌、疏通血管、降低血液中胆固醇的作用，二者搭配同食，降压效果更佳。

> 温馨提示
>
> 莴笋怕咸，盐要少放才好吃，焯莴笋时一定要注意时间和温度，焯的时间过长、温度过高会使莴笋绵软，失去脆嫩口感。莴笋下锅前不应挤干水分，因为这样会丧失大量的水溶性维生素。

[高血压 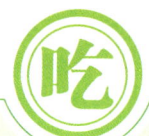 吃 什么？]

# 马蹄

Mati

蔬菜菌菇类

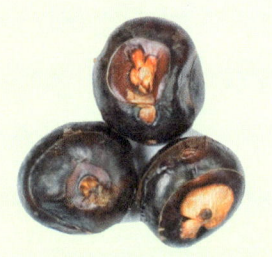

【适用量】 每日40克左右为宜。

【性味归经】 性微凉，味甘；归肺、胃、大肠经。

[别 名] 荸荠、乌芋、地栗

【降压关键词】

**降低血压、利水化痰**

◎马蹄中含有不耐热的抗菌成分——荸荠英，对金黄色葡萄球菌、大肠杆菌及绿脓杆菌等均有一定的抑制作用，同时对降低血压也有一定的效果，尤其适合痰湿较重的高血压患者食用。

## ◎ 食疗作用

马蹄富含粗纤维，可防止便秘，还具有清热解毒、降血压、利尿等作用。此外，马蹄还具有清热解毒、凉血生津、化湿祛痰、消食除胀的功效，对黄疸、痢疾、小儿麻痹、便秘等疾病有食疗作用。

## ◎ 选购保存

马蹄的生产季节在冬、春两季，选购时，应选择个体大、外皮呈深紫色而且芽短粗的。不宜置于塑料袋内保存，置于通风的竹箩筐内最佳。

## ◎ 对并发症的益处

马蹄中含有一种抗菌成分，对肺部、食道和乳腺的肿瘤有防治作用，同时对流脑、麻疹、百日咳以及急性咽喉炎等病也有防治作用。

### 马蹄营养成分表

| 营养素 | 含量（每100克） |
|---|---|
| 蛋白质 | 1.2克 |
| 脂肪 | 0.2克 |
| 碳水化合物 | 14.2克 |
| 维生素A | 3微克 |
| 维生素C | 7毫克 |
| 镁 | 12毫克 |
| 钙 | 4毫克 |
| 锌 | 0.34毫克 |
| 钾 | 306毫克 |

### 食用建议

儿童、发热病人及高血压、便秘、黄疸、痢疾、水肿、小便不利、肺癌、食道癌等患者都可经常食用马蹄，但是脾胃虚寒、血虚、血瘀者及经期女子不宜常食。另外，喉干舌燥、肝胃积热、喉咙有寒痰时，也宜多吃马蹄，但马蹄不宜生吃。

## ◎ 搭配宜忌

马蹄+核桃仁　　有助消化、利尿通便

马蹄+香菇 　降压护心、益胃助食

马蹄+黑木耳　　补气强身、益胃助食

马蹄+驴肉 ❌　会产生不良反应

[高血压 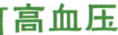 什么？]

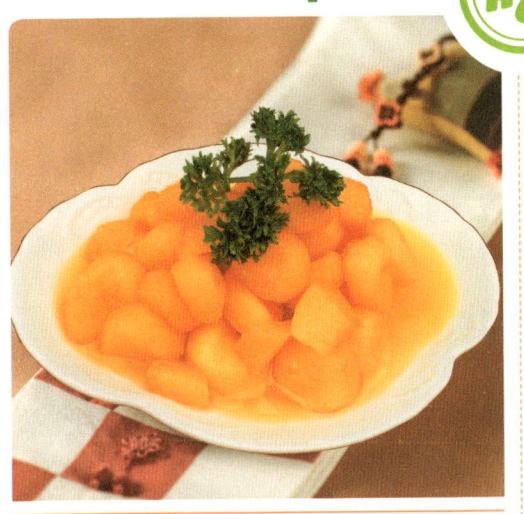

### 降压案例 1 　橙汁马蹄

|原料| 马蹄400克，橙汁100克

|调料| 糖30克，水淀粉25克

|做法| ①马蹄洗净，去皮切块，入沸水中煮熟，捞出沥干水分备用。

②将橙汁加热，加入白糖，以水淀粉勾芡成汁。

③将加工好的橙汁淋在马蹄上，腌渍入味即可。

|专家点评| 本品中马蹄含有粗纤维，可防止便秘、清热毒、利尿降压，橙汁含有丰富的维生素C，有软化血管的作用，常吃本品，对防治高血压、动脉硬化等心血管疾病有一定的作用。

**温馨提示**

马蹄皮色紫黑，肉质洁白，味甜多汁，清脆可口，自古有"地下雪梨"之美誉，北方人视之为"江南人参"。马蹄既可作为水果，又可算作蔬菜，是大众喜爱的时令之品。

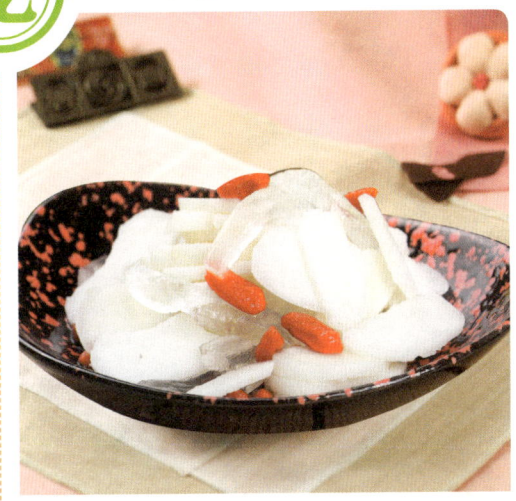

### 降压案例 2 　芦荟炒马蹄

|原料| 芦荟150克，马蹄100克，枸杞5克

|调料| 葱丝、盐、白糖、料酒、酱油、姜丝、素油各适量

|做法| ①芦荟去皮洗净，切条；马蹄去皮洗净，切片；枸杞洗净备用。

②芦荟条和马蹄片分别焯水，沥干待用。

③锅烧热，加入素油烧热，下姜丝、葱丝爆香，再下芦荟条、马蹄片，炒至断生时加料酒、酱油、盐、白糖调味，炒入味，加枸杞，起锅装盘即可。

|专家点评| 本品具有强心、促进血液循环、软化硬化动脉、降低胆固醇含量、扩张毛细血管的作用，对于高血压、动脉硬化具有食疗作用。

**温馨提示**

由于马蹄性凉，因此体弱者及小儿遗尿患者应避免食用。此外，生吃马蹄要注意卫生，食用前要洗干净，最好用开水烫过后再吃。

[高血压 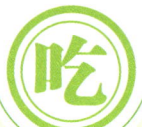 吃 什么？]

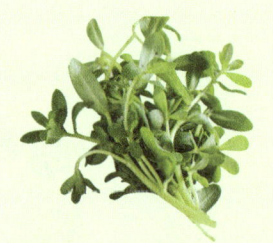

# 马齿苋
## Machixian
蔬菜菌菇类

[别 名] 长命菜、五行草

【适用量】每日30～60克为宜。

【性味归经】性寒，味甘、酸；归心、肝、脾、大肠经。

【降压关键词】
**扩张血管壁、降低血压**

◎马齿苋含有大量的钾盐，有良好的利水消肿作用；钾离子还可直接作用于血管壁上，使血管壁扩张，阻止动脉管壁增厚，从而起到降低血压的作用。

## ◎食疗作用

马齿苋还具有清热解毒、消肿止痛、凉血止痢的功效，对肠道传染病，如肠炎、痢疾等，有独特的食疗作用。马齿苋还有消除尘毒、防止吞噬细胞变形和坏死、杜绝矽结节形成，防止矽肺病发生的功效。

## ◎选购保存

要选择叶片厚实、水分充足、鲜嫩肥厚多汁的马齿苋。贮存马齿苋用保鲜袋封好，放在冰箱中可以保存一周左右。

## ◎对并发症的益处

马齿苋中含有大量的去甲肾上腺素，去甲肾上腺素可以促进胰岛腺分泌胰岛素，从而调节人体的血糖，降低血糖浓度，保持血糖的稳定，适合高血压并发糖尿病患者食用。

### 马齿苋营养成分表

| 营养素 | 含量（每100克） |
|---|---|
| 碳水化合物 | 3.9克 |
| 脂肪 | 0.5克 |
| 蛋白质 | 2.3克 |
| 纤维素 | 0.7克 |
| 维生素A | 0.372毫克 |
| 维生素C | 23毫克 |
| 胡萝卜素 | 2.23毫克 |
| 钙 | 85毫克 |
| 铁 | 1.5毫克 |
| 磷 | 56毫克 |

## 食用建议

马齿苋营养价值很高，对于很多病症都有良好的食疗功效，尤其适合高血压、皮肤粗糙干燥、维生素A缺乏症、眼干燥症、夜盲症、肠炎、痢疾、尿血、尿道炎、湿疹、皮炎、赤白带下、痔疮等患者食用；但脾胃虚寒、肠滑腹泻者不宜食用。

## ◎搭配宜忌

| | | |
|---|---|---|
| 马齿苋+绿豆<br>马齿苋+猪肠 | ✓ | 可消暑解渴、止痢、降压<br>可治疗痔疮 |
| 马齿苋+茼蒿<br>马齿苋+胡椒 | ✗ | 会减少茼蒿中钙、铁的吸收<br>容易引起中毒 |

[高血压 吃 什么？]

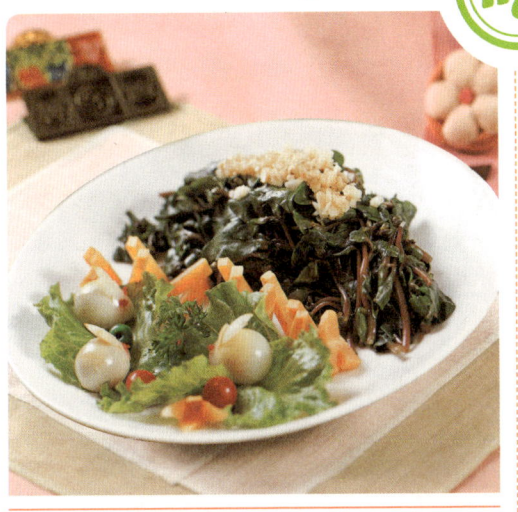

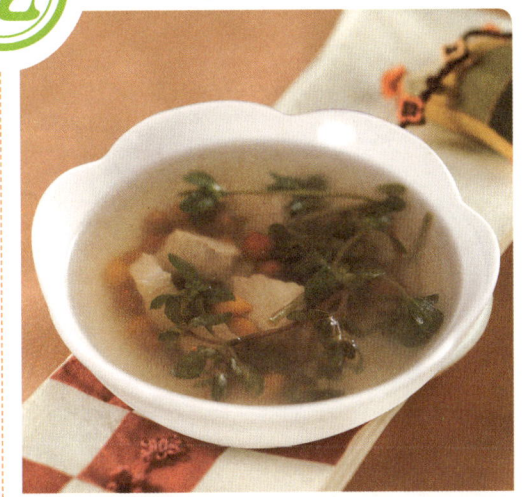

### 降压案例 1　凉拌马齿苋

**原料** 马齿苋300克

**调料** 盐3克，味精、糖各4克，蒜蓉、麻油各少许

**做法** ①将马齿苋择净，去根后用清水洗净备用。

②将洗净后的马齿苋放入沸水中焯水，然后用冷水冲凉装盘。

③加盐、味精、糖、蒜蓉、麻油拌匀即可。

**专家点评** 马齿苋中含有一种丰富的Y-3脂肪酸，它能抑制人体内血清胆固醇和三酰甘油的生成，帮助血管内皮细胞合成的前列腺素增多，抑制血小板形成血栓素A2，使血液黏度下降，促使血管扩张，可以预防血小板聚集、冠状动脉痉挛和血栓形成，从而起到防治心脏病的作用。

> **温馨提示**
>
> 马齿苋烹饪前应先焯水，既可炒食，又可做馅，还可凉拌和做汤。

### 降压案例 2　马齿苋杏仁瘦肉汤

**原料** 马齿苋50克，杏仁100克，猪瘦肉150克

**调料** 盐适量

**做法** ①马齿苋择嫩枝用清水冲洗干净备用；猪瘦肉用清水洗净，切块备用；杏仁用清水洗净备用。

②锅洗净，置于火上，将洗净切好的马齿苋、猪瘦肉以及杏仁一起放入锅内，加适量清水。

③大火煮沸后，改小火煲2小时，加盐调味即可。

**专家点评** 马齿苋作为一种野菜，不仅能做出可口的佳肴，还能起到预防某些疾病的效果。马齿苋中含有的钾离子可直接作用于血管壁上，使血管壁扩张，阻止动脉管壁增厚，从而起到降低血压的作用。调查研究发现，"三高"人群经常吃马齿苋可保护血管，预防心脑血管疾病的发生。本品有良好的利水消肿、止咳化痰、降低血压的作用。

[高血压  什么？]

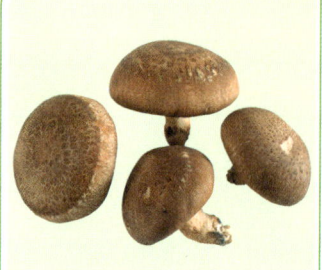

# 香菇

## Xianggu

蔬菜菌菇类

[别 名] 菊花菇、合蕈

【适用量】 每次4~8朵。

【性味归经】 性平，味甘；归脾、胃经。

【降压关键词】
**降低血压、预防血管硬化**
◎香菇中所含香菇素可预防血管硬化、降低人体血压。实验证明，如果每天喝一杯香菇汁，持续数周或数月，收缩压可降低5~10毫米汞柱(667~1333帕)，舒张压可降低4~6毫米汞柱(533~800帕)。

## ◎食疗作用

香菇具有化痰理气、益胃和中、透疹解毒之功效，对食欲不振、身体虚弱、小便失禁、大便秘结、形体肥胖等病症有食疗功效。

## ◎选购保存

选购香菇以香浓，菇肉厚实，菇面平滑，大小均匀，色泽黄褐或黑褐，菇面稍带白霜，菇褶紧实细白，菇柄短而粗壮，干燥、不霉、不碎的为佳。干香菇应放在干燥、低温、避光、密封的环境中储存，新鲜的香菇要放在冰箱里冷藏。

## ◎对并发症的益处

香菇是优质的高钾食物，每100克干香菇含钾量高达464毫克，具有"植物皇后"的美称，香菇还有降血糖、抗癌防癌的作用，适合高血压合并糖尿病的患者食用。

### 香菇营养成分表

| 营养素 | 含量（每100克） |
|---|---|
| 碳水化合物 | 5.2克 |
| 脂肪 | 0.3克 |
| 蛋白质 | 2.2克 |
| 纤维素 | 3.3克 |
| 镁 | 11毫克 |
| 钙 | 2毫克 |
| 铁 | 0.3毫克 |
| 锌 | 0.66毫克 |
| 磷 | 53毫克 |
| 硒 | 2.58微克 |

### 食用建议

肝硬化、高血压、糖尿病、癌症、肾炎、气虚、贫血、痘疹透发不畅、佝偻病患者宜经常食用香菇；但是慢性虚寒性胃炎患者、痘疹已透发之人不宜食用。此外，发好的香菇要放在冰箱里冷藏才不会损失营养；泡发香菇的水不要倒掉，因为很多营养物质都溶在水中。

## ◎搭配宜忌

| 香菇+牛肉 | ✓ | 可补气养血 |
| 香菇+鱿鱼 | | 可降低血压、血脂 |
| 香菇+野鸡 | ✗ | 会引发痔疮 |
| 香菇+螃蟹 | | 会引起结石 |

[高血压 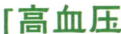 什么？]

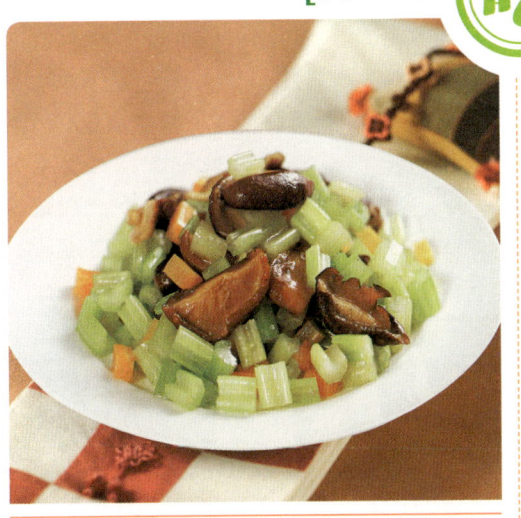

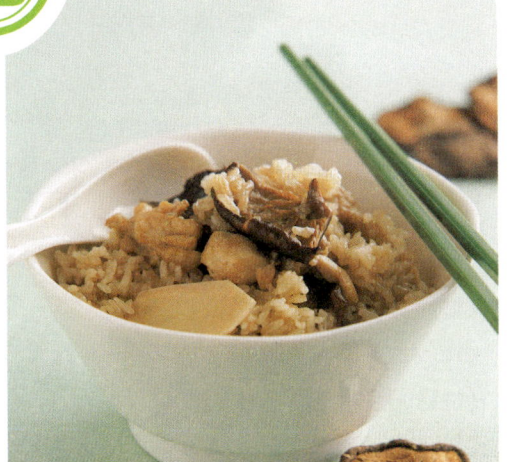

## 降压案例1 芹菜炒香菇

**原料** 芹菜400克，水发香菇50克

**调料** 盐、淀粉、酱油、味精、菜油各适量，醋5克

**做法** ①芹菜去叶、根，洗净剖开，切成段待用；香菇洗净切片。

②盐、醋、味精、淀粉混合后装在碗里，加水约50毫升兑成芡汁待用。

③炒锅烧热，倒入菜油30克，油烧至无泡沫、冒青烟时，放入芹菜煸炒2～3分钟，投入香菇片迅速炒匀，再加入酱油稍炒，淋入芡汁速炒，起锅即成。

**专家点评** 本品中芹菜含降压成分，香菇可预防血管硬化，降低人体血压，常吃本品对于高血压、动脉硬化有一定的防治作用。

**温馨提示**

香菇是世界第二大食用菌，也是我国特产之一，在民间素有"山珍"之称，其味道鲜美，香气诱人，营养丰富，素有"植物皇后"的美誉。

## 降压案例2 香菇饭

**原料** 香菇3克，鸡腿60克，糯米80克，姜片5克，色拉油15克

**调料** 盐5克

**做法** ①糯米洗净，泡水1小时；香菇泡水1小时，洗净切小片；鸡腿去骨洗净，切大块备用。

②起油锅，加入香菇片炒香，放入鸡腿、水（可用泡香菇水）、盐、姜片，煮沸。

③倒入锅内，加入糯米拌匀，放入电锅煮熟即可食用。

**专家点评** 本品有降低血压、防止血管硬化的作用。常吃本品，还可益胃健脾、补中益气，对于食欲不振、身体虚弱者有一定的食疗作用。

**温馨提示**

长得特别大的鲜香菇不要吃，因为它们多是用激素催肥的，对身体有害；此外，香菇没煮熟吃了会中毒，建议香菇用开水煮10分钟后再炒。

[高血压 吃 什么？]

# 草菇
### Caogu
蔬菜菌菇类

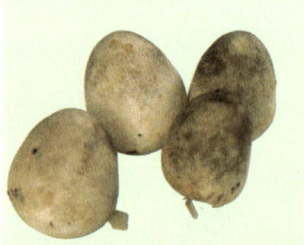

【适用量】每次30～50克为宜。

【性味归经】性平，味甘；归胃、脾经。

[别 名] 稻草菇、脚苞菇

【降压关键词】

**软化血管、降低血压**

◎草菇的维生素C含量高，能软化血管，有效降低血压，还能促进人体新陈代谢，提高机体免疫力。草菇所含人体必需的8种氨基酸齐全、含量高，对高血压患者大有益处。

## ◎食疗作用

草菇具有清热解毒、养阴生津、降压降脂、滋阴壮阳、通乳的作用，可预防坏血病，促进创面愈合，护肝健胃，增强人体免疫力。

## ◎选购保存

宜选择新鲜、清香、无异味、大小适中、无霉点的草菇。干草菇应放在干燥、低温、避光、密封的环境中储存，新鲜的草菇要放在冰箱里冷藏。

## ◎对并发症的益处

草菇含有丰富的硒元素，可减慢人体对碳水化合物的吸收，从而减缓餐后血糖的上升。常食草菇可预防动脉血管粥样硬化，也适合糖尿病以及心脑血管性疾病的患者食用。

### 草菇营养成分表

| 营养素 | 含量（每100克） |
|---|---|
| 碳水化合物 | 4.3克 |
| 脂肪 | 0.2克 |
| 蛋白质 | 2.7克 |
| 纤维素 | 1.6克 |
| 镁 | 21毫克 |
| 钙 | 17毫克 |
| 铁 | 1.3毫克 |
| 锌 | 0.6毫克 |
| 铜 | 0.4毫克 |
| 磷 | 33毫克 |

### 食用建议

一般人皆可食用草菇，尤其适合高血压、高血脂、动脉硬化、冠心病、癌症、糖尿病患者以及体质虚弱、气血不足、营养不良、食欲不振者食用。脾胃虚寒之人应少食草菇。草菇适于做汤或素炒，无论鲜品还是干品都不宜浸泡时间过长。

## ◎搭配宜忌

草菇+豆腐 ✓ 可降压降脂
草菇+虾仁 可补肾壮阳

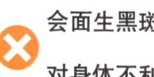 会面生黑斑
草菇+蒜 对身体不利

[高血压 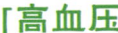 吃 什么？]

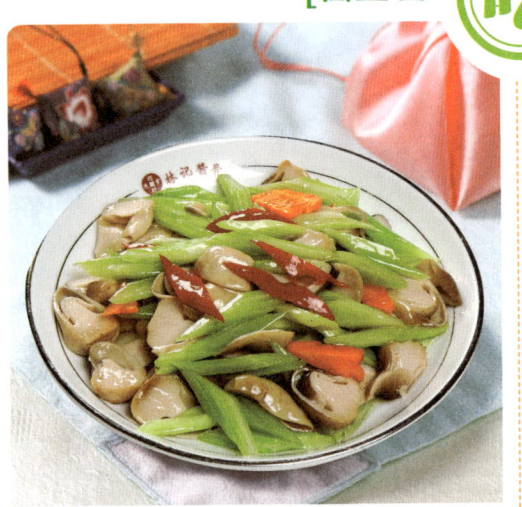

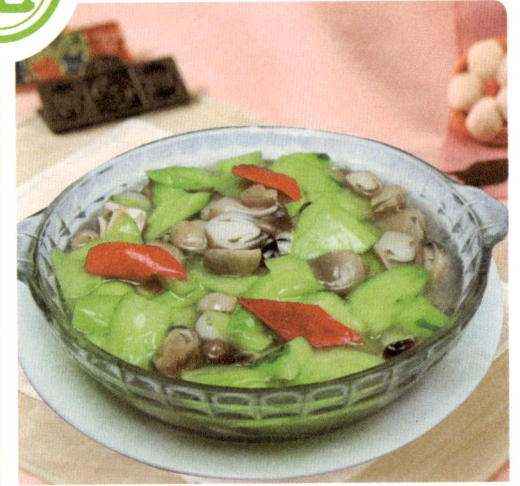

### 降压案例 1　芹菜烧草菇

**|原料|** 芹菜250克，草菇200克，红椒、胡萝卜各30克

**|调料|** 盐3克，鸡精1克，香油10克

**|做法|** ①将芹菜用清水洗净，切菱形块，然后放入沸水中焯烫后捞出，沥干待用；草菇用清水洗净，切块备用；红椒用清水洗净，切片备用；胡萝卜用清水洗净，切片备用。

②锅加油烧热，放入草菇滑炒，再倒入芹菜翻炒片刻，最后加入红椒和胡萝卜同炒片刻，加少许水烧煮。

③待水干时，加盐、鸡精和香油调味即可出锅。

**|专家点评|** 草菇富含维生素C，可软化血管、降低血压，还富含8种人体必需氨基酸，对高血压患者大有益处。而芹菜富含维生素P，可以增强血管壁的弹性和韧度，能降低血压、血脂。常食本菜还能预防冠心病、动脉硬化等病的发生。

### 降压案例 2　草菇黄瓜

**|原料|** 草菇100克，黄瓜250克，红椒25克

**|调料|** 鸡汤500毫升，米酒、盐、砂糖、水淀粉、味精各适量

**|做法|** ①将草菇洗净对切；黄瓜去皮、瓤，洗净切块，用沸水烫至五成熟，捞起放凉；红椒洗净，切块备用。

②锅内注油烧热，放鸡汤、米酒、盐、砂糖、草菇、黄瓜，用中火煮。

③煮至八成熟，放入红椒翻炒片刻，再加入味精，最后用水淀粉勾芡即可。

**|专家点评|** 草菇和黄瓜都具有降低血压、血脂的作用，黄瓜还能降脂减肥，草菇能益气补虚、通利肠道、防癌抗癌，因此高血压患者常食本菜大有好处。

> **温馨提示**
>
> 草菇可炒、熘、烩、烧、酿、蒸等，也可做汤，或作各种荤菜的配料，但无论鲜品还是干品都不宜浸泡时间过长。

[高血压 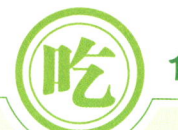 什么？]

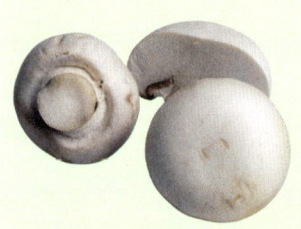

# 口蘑
## Koumo
蔬菜菌菇类

[别名] 白蘑、云盘蘑、银盘

【适用量】每次以20克左右为宜。

【性味归经】性平，味甘；归肺、心经。

【降压关键词】
辅助治疗因缺硒引起的血压升高

◎富含微量元素硒的口蘑是良好的补硒食品，它能够防止过氧化物损害机体，辅助治疗因缺硒引起的血压升高和血黏度增加。

## ◎食疗作用

中医认为，口蘑具有益胃润肠、散血热、解表、化痰、理气等功效，能够降低血压、调节血脂、减肥排毒，还可抑制血清和肝脏中胆固醇上升，对肝脏起到良好的保护作用。

## ◎选购保存

新鲜的口蘑菌盖洁白无霉点、褶细、盖大、肉厚、柄短、气味极清香。购买后宜放入冰箱冷藏，但尽早食用为佳。

## ◎对并发症的益处

口蘑中含有大量的膳食纤维，有润肠通便、排毒的功效，还可促进胆固醇的排泄，降低胆固醇含量。口蘑还含有大量的硒，硒具有类似胰岛素的作用，可以降低血糖，适合高血压并发糖尿病患者食用。

### 口蘑营养成分表

| 营养素 | 含量（每100克） |
|---|---|
| 碳水化合物 | 31.6克 |
| 脂肪 | 3.3克 |
| 蛋白质 | 38.7克 |
| 纤维素 | 17.2克 |
| 维生素E | 8.57毫克 |
| 维生素B3 | 44.3毫克 |
| 镁 | 167毫克 |
| 钙 | 169毫克 |
| 铁 | 19.4毫克 |
| 锌 | 9.04毫克 |

### 食用建议

口蘑的营养价值很高，对于很多病症都有良好的食疗作用，一般人皆可食用，尤其适合糖尿病、高血压、高血脂、软骨病、肝炎、肺结核、癌症等患者食用，但是由于其蛋白质含量和钾含量均很高，肾脏疾病的患者不宜食用，否则会加重肾脏疾病的病情。

## ◎相宜搭配

| | |
|---|---|
| 口蘑+鸡肉 | 可补中益气 |
| 口蘑+鹌鹑蛋 | 可防治肝炎 |
| 口蘑+冬瓜  | 可利小便、降血压 |
| 口蘑+白菜 | 可益气降压 |

[高血压 吃 什么？]

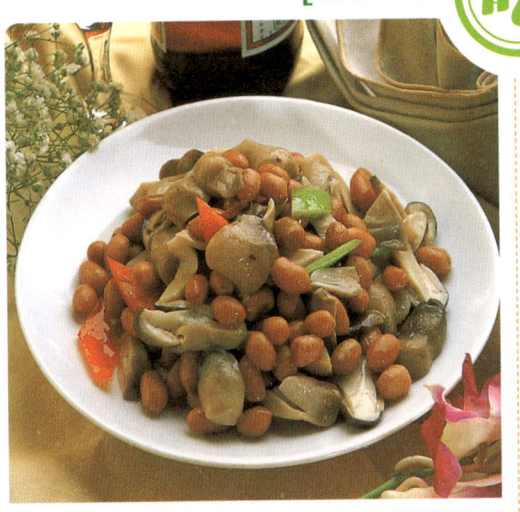

### 降压案例 1　口蘑拌花生

**原料**　口蘑150克，花生米50克

**调料**　青、红椒丝各5克，盐3克，生抽6克

**做法**　① 口蘑洗净，切块，入沸水中焯熟后，捞出沥干装盘。

② 热锅下油，放入花生米炸至酥脆，捞出控油装盘。

③ 将盐、生抽调匀，淋在口蘑、花生上，撒上青、红椒丝拌匀即可。

**专家点评**　口蘑含有丰富的硒元素和膳食纤维，可有效降低血压和血中胆固醇，还能促进胃肠道蠕动，有效防治便秘。花生中的不饱和脂肪酸有降低胆固醇的作用，有助于防治高血压和冠心病。

> **温馨提示**
>
> 最好买鲜口蘑，市场上有泡在液体中的袋装口蘑，食用前一定要多漂洗几遍，以去掉某些有害化学物质；宜配肉菜食用；用口蘑制作菜肴不用放味精或鸡精。

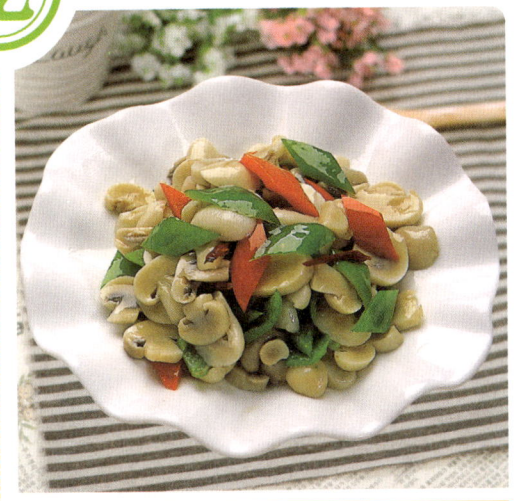

### 降压案例 2　双椒拌口蘑

**原料**　口蘑200克，青、红尖椒各30克

**调料**　香油20克，盐5克，味精3克

**做法**　① 口蘑洗净，切片；青、红尖椒均去蒂洗净，切片。

② 将口蘑、青红尖椒放入水中焯熟。

③ 将口蘑和尖椒、香油、盐、味精一起装盘，拌匀即可。

**专家点评**　口蘑性平，有强身补虚之功效，经常食用还有降低血压及血中胆固醇的作用，还有防癌抗癌及提高人体免疫功能和健肤的作用，对防治肝炎及软骨病也有一定疗效，适宜高血压、肝炎、肺结核、软骨病、癌症等患者食用。

> **温馨提示**
>
> 口蘑是一种天然食用菌，分白蘑、香蘑、青腿蘑、鸡爪蘑、黑蘑等品种。肉质细嫩醇厚，味道鲜美，有"素中之荤"的美称。

[高血压  什么？]

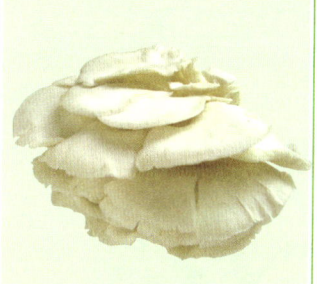

# 平菇

Pinggu

蔬菜菌菇类

[别名] 糙皮侧耳、冻菌、秀珍菇

【适用量】每日100克为宜。

【性味归经】性温，味甘；归脾、胃经。

【降压关键词】

**降低血压和胆固醇**

◎ 平菇中含有一种特殊成分——酪氨酸酶，它具有降低血压和胆固醇的作用，且平菇是低脂肪、低热量、低糖、低盐的食物，非常适合高血压患者食用。

## 平菇营养成分表

| 营养素 | 含量（每100克） |
|--------|----------------|
| 蛋白质 | 1.9克 |
| 脂肪 | 0.3克 |
| 碳水化合物 | 4.6克 |
| 维生素A | 2微克 |
| 维生素C | 4毫克 |
| 镁 | 14毫克 |
| 钙 | 5毫克 |
| 钾 | 258毫克 |
| 钠 | 3.8毫克 |

◎**食疗作用** 平菇具有补虚、抗癌之功效，能改善人体新陈代谢、增强体质。

### ◎搭配宜忌

| 平菇+豆腐 | ✓ | 降压降脂，利于营养吸收 |
| 平菇+西蓝花 | | 防癌抗癌，提高免疫力 |
| 平菇+野鸡 | ✗ | 易引发痔疮 |
| 平菇+驴肉 | | 易引发心绞痛 |

### 降压案例 炒双菇

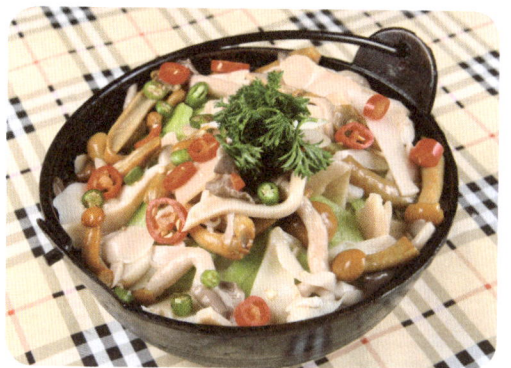

|原料| 平菇、滑子菇各150克，黄瓜200克，青椒、红椒各适量

|调料| 蒜5克，盐2克，生抽8克

|做法| ①所有材料洗净，切好待用。

②油锅烧热，下青椒、红椒及蒜末炒出香味，放入平菇、滑子菇、黄瓜炒熟。

③加入盐、生抽调味，炒匀即可出锅装盘。

|专家点评| 平菇和滑子菇可益气补虚，并有效降低血液中胆固醇的含量。黄瓜低热量、低脂肪，并含高钾成分，可有效降低血压、血脂，适合高血压、高血脂以及肥胖等患者食用。

[高血压 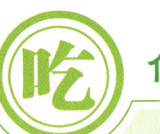 什么？]

# 蘑菇
## Mogu

蔬菜菌菇类

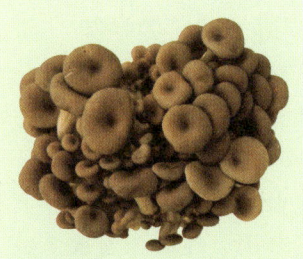

[别名]洋蘑菇、洋草菇、洋菌

【适用量】每次以20克为宜。

【性味归经】性平，味甘；归肺、心经。

【降压关键词】
**吸收体内多余胆固醇，降低血压**

◎蘑菇中含有人体难以消化的粗纤维、半粗纤维和木质素，可保持肠内水分平衡，还可吸收余下的胆固醇、糖分，将其排出体外。

### 蘑菇营养成分表

| 营养素 | 含量（每100克） |
|---|---|
| 蛋白质 | 2.7克 |
| 脂肪 | 0.1克 |
| 碳水化合物 | 4.1克 |
| 维生素A | 2微克 |
| 维生素E | 0.56毫克 |
| 镁 | 11毫克 |
| 钙 | 6毫克 |
| 钾 | 312毫克 |
| 钠 | 8.3毫克 |

◎食疗作用　蘑菇具有益神开胃、化痰理气、补脾益气之功效。

### ◎搭配宜忌

| 蘑菇+韭菜 ✓ | 降压降脂、补肾益气 |
| 蘑菇+葱 | 降低血脂、预防感冒 |
| 蘑菇+野鸡 ✗ | 易引发痔疮 |
| 蘑菇+驴肉 | 引起腹痛、腹泻 |

## 降压案例：莴笋炒蘑菇

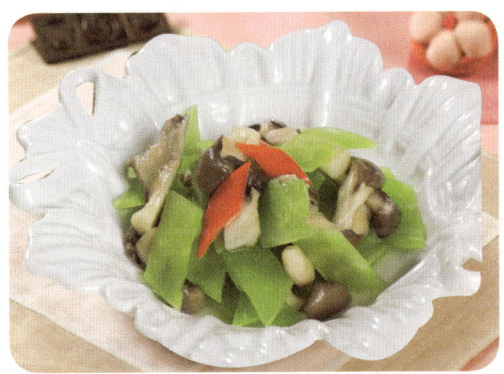

|原料| 莴笋350克，蘑菇200克，红甜椒1个，素鲜汤适量

|调料| 黄酒、盐、白糖、味精、水淀粉各适量

|做法| ①将莴笋去皮，洗净切菱形片；蘑菇洗净，切片；红甜椒洗净，切片。

②锅上火，倒入素鲜汤、蘑菇片、莴笋片、红椒片炒匀，加黄酒、盐、白糖、味精烧沸，用适量水淀粉勾芡即成。

|专家点评| 常食蘑菇对减少人体血清胆固醇、降低血压和防治肝炎、胃溃疡、十二指肠溃疡、高血压等有明显的效果；莴笋有很好的降压、利尿、降脂的作用。

[高血压 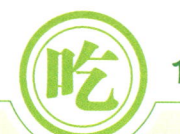 什么？]

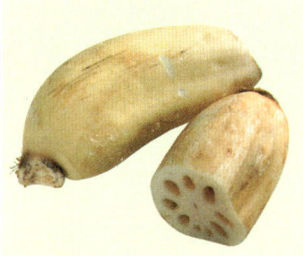

# 莲藕

## Lian'ou

蔬菜菌菇类

[别 名] 水芙蓉、莲根、藕丝菜

【适用量】每日60～100克为宜。

【性味归经】性凉，味辛、甘；归肺、胃经。

【降 压 关 键 词】
**降低血压、预防出血**

◎莲藕含有大量的单宁酸，有降低血压、防止出血的作用，可治疗高血压引起的蛛网膜下腔出血以及脑出血症。

## ◎食疗作用

莲藕具有滋阴养血的功效，可以补五脏之虚、强壮筋骨、补血养血。生食能清热润肺、凉血行瘀，熟食可健脾开胃、止泄固精，对肺热咳嗽、烦躁口渴、脾虚泄泻、食欲不振及各种血证有较好的食疗作用。

## ◎选购保存

选择新鲜、脆嫩、色白、藕节短、藕身粗的莲藕为好，从藕尖数起第二节藕最好。保存宜放入冰箱内冷藏为佳。

## ◎对并发症的益处

莲藕中含有黏液蛋白和膳食纤维，能与人体内胆酸盐、食物中的胆固醇及三酰甘油结合，使其从粪便中排出，减少脂类的吸收，从而能降脂减肥，还能防治便秘。

### 莲藕营养成分表

| 营养素 | 含量（每100克） |
|---|---|
| 蛋白质 | 1.9克 |
| 脂肪 | 0.2克 |
| 碳水化合物 | 16.4克 |
| 维生素A | 3微克 |
| 维生素C | 44毫克 |
| 镁 | 19毫克 |
| 钙 | 39毫克 |
| 钾 | 243毫克 |
| 钠 | 44.2毫克 |
| 硒 | 0.39微克 |

### 食用建议

莲藕的营养价值很高，对于许多病症都有很好的食疗作用，一般人皆可食用莲藕，尤其适合体弱多病、营养不良、高热病人、吐血者以及高血压、肝病、食欲不振、缺铁性贫血者食用，但脾胃消化功能低下、大便溏薄的患者及产妇不宜食用。

## ◎搭配宜忌

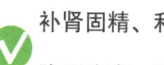

莲藕+鳝鱼 ✓ 补肾固精、利尿祛湿
莲藕+黑木耳 ✓ 降压降脂、清热润肺

莲藕+菊花 ✗ 易导致腹泻
莲藕+人参 ✗ 会减弱人参的药性

[高血压 吃 什么？]

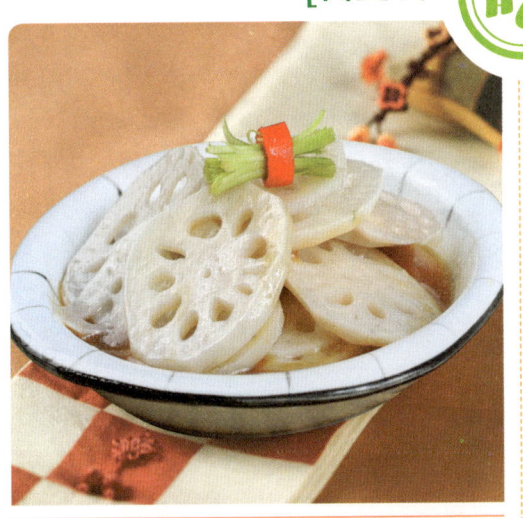

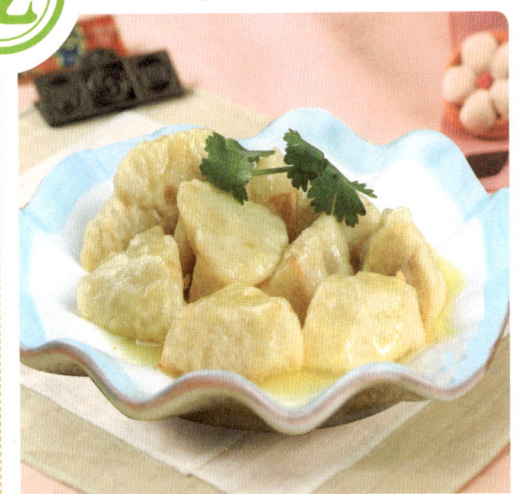

### 降压案例 1　醋熘藕片

**|原料|** 嫩莲藕2节

**|调料|** 酱油10克，醋15克，盐4克，水淀粉5克，花椒油20克，大葱8克，姜10克，清汤适量

**|做法|** ①莲藕去节，削皮洗净，顶刀切成薄片，下入开水锅中略烫，捞出沥干水分待用。
②大葱、姜洗净，切末。
③炒锅注油烧至温热，先下葱末、姜末炝锅，再烹入醋、酱油、盐和清汤，放入藕片炒至入味，用水淀粉勾芡，淋入花椒油，翻炒均匀即可出锅。

**|专家点评|** 莲藕中含有丰富的黏液蛋白和膳食纤维，能降低胆固醇及三酰甘油，并能润肠通便，从而减少脂类的吸收，适合高血压和高血脂以及肥胖症的患者食用。

**温馨提示**

藕可生食，烹食，捣汁饮，或晒干磨粉煮粥。煮藕时忌用铁器，以免引致食物发黑。

### 降压案例 2　啤酒藕

**|原料|** 嫩莲藕2节，啤酒1罐

**|调料|** 白糖30克，淀粉、面粉各50克，苏打粉、水淀粉各适量

**|做法|** ①莲藕削皮，用清水洗净，切块（藕块不宜切太大，否则不宜把握火候），拍上淀粉备用；将淀粉、面粉、苏打粉和半罐啤酒调成啤酒糊，待用，让藕块裹上啤酒糊。
②锅洗净，置于火上，下油烧至六成热时将裹满啤酒糊的藕块放入，炸至糊结壳时捞出。
③另起净锅烧热，放入啤酒、白糖，以大火烧开后再加入水淀粉勾芡，起锅浇在藕块上。

**|专家点评|** 本品具有开胃消食、降低血压的作用。莲藕能有效降低血压、血脂和血糖，加入适量啤酒可软化血管，促进血液循环，预防高血压及动脉硬化，并能增强食欲，促进消化。

[高血压 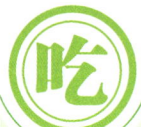 什么？]

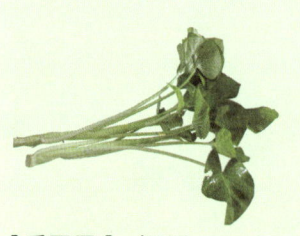

# 空心菜

## Kongxincai

蔬菜菌菇类

[别 名] 通心菜、无心菜、竹叶菜

【适用量】每日80～100克为宜。

【性味归经】性平，味甘；归肝、心、大肠、小肠经。

【降压关键词】
**降低血压、降脂减肥**

◎空心菜富含钾、钙等元素，可有效降低血压。实验证明，空心菜的水浸出液，能够降低胆固醇、三酰甘油，是减肥降脂的佳品。

## ◎食疗作用

空心菜具有促进肠道蠕动、通便解毒、清热凉血、利尿降压的功效，可用于防热解暑，对食物中毒、吐血、鼻出血、尿血、小儿胎毒、痈疮、疔肿、丹毒等症状也有一定的食疗作用。

## ◎选购保存

以色正、鲜嫩、茎条均匀、无枯黄叶、无病斑、无须根者为优。空心菜不耐久存，若想保存较长的时间，可选购带根的空心菜，放入冰箱中冷藏可维持5～6天。

## ◎对并发症的益处

空心菜中含胰岛素样物质，特别是紫色空心菜中胰岛素样物质的含量更高，胰岛素样物质能抑制血糖升高；空心菜所含的膳食纤维能促进胃肠蠕动，减少消化系统对糖分的吸收。

### 空心菜营养成分表

| 营养素 | 含量（每100克） |
|---|---|
| 碳水化合物 | 3.6克 |
| 脂肪 | 0.3克 |
| 蛋白质 | 2.2克 |
| 纤维素 | 1.4克 |
| 维生素C | 25毫克 |
| 维生素E | 1.09毫克 |
| 胡萝卜素 | 1.52毫克 |
| 钙 | 99毫克 |
| 锌 | 0.39毫克 |
| 硒 | 1.2微克 |

## ◎搭配宜忌

|  | |  |
|---|---|---|
| 空心菜+尖椒 |  | 可解毒降压 |
| 空心菜+橄榄油 | | 可防止机体老化 |
| 空心菜+牛奶 |  | 会影响钙质吸收 |
| 空心菜+乳酪 | | 会影响钙质吸收 |

## 食用建议

空心菜的营养价值很高，对于很多病症都有很好的食疗作用，高血压、头痛、糖尿病、鼻出血、便秘、淋浊、痔疮、痈肿等患者可经常食用空心菜；但空心菜性寒滑利，体质虚弱、脾胃虚寒、大便溏泄者要慎食，血压低者要禁食，女性月经期间应少食或不食。

[高血压 吃 什么？]

## 降压案例 1　椒丝空心菜

**|原料|** 空心菜400克，红椒1个

**|调料|** 鸡精3克，蚝油5克，蒜蓉10克，盐3克

**|做法|** ①将空心菜择净，然后用清水冲洗，把空心菜的头去掉，切段备用；红椒用清水洗净，切丝备用。

②锅洗净，置于火上，加入矢量的油，以大火将油烧热，放入蒜蓉爆香。

③将空心菜、红椒一起倒入锅中略炒，最后加入盐、鸡精、蚝油炒至味道均匀，装盘即可食用。

**|专家点评|** 空心菜是碱性食物，并含有钾、氯等调节水液平衡、降低血压的元素，食后可降低肠道的酸度，预防肠道内的菌群失调，对防癌有益。所含的维生素$B_3$、维生素C等能降低胆固醇和三酰甘油，具有降脂减肥的功效，它的粗纤维素的含量较丰富，具有促进肠蠕动、通便解毒的作用，非常适合高血压、高血脂、便秘、癌症等患者食用。

## 降压案例 2　尖椒炒空心菜梗

**|原料|** 空心菜500克，尖椒50克

**|调料|** 蒜10克，盐3克，味精2克，陈醋10克

**|做法|** ①将尖椒洗净，去蒂，去子，切段；蒜去皮切粒备用；空心菜择洗干净，去叶留梗，切细段备用。

②锅上火，注入油烧热，放入尖椒碎、蒜粒炒香。

③倒入空心菜梗，调入盐、味精、陈醋，炒匀入味即可。

**|专家点评|** 空心菜对高血压、高血脂都有较好的食疗作用，还能促进胃肠蠕动，预防便秘，避免高血压患者因排便用力过大引发血压升高，发生脑出血、猝死等症。

### 温馨提示

空心菜营养丰富，100克空心菜含钙147毫克，居叶菜首位，维生素A比番茄高出4倍，维生素C比番茄高出17.5%。空心菜宜大火快炒，不宜焖煮，以免维生素流失过多。

[高血压 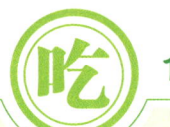 吃什么？]

# 竹荪

## Zhusun

蔬菜菌菇类

[别名] 竹参、竹菌

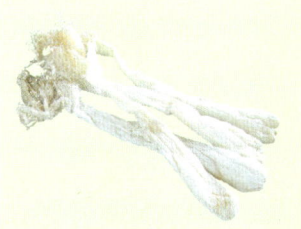

【适用量】每日20克左右（干品）为宜。

【性味归经】性寒，味甘；归肺、脾经。

【降压关键词】

降压、护肝、降脂、减肥

◎ 长期食用竹荪能调整中老年人体内血脂和脂肪酸的含量，有降低高血压的作用，能够保护肝脏，减少腹壁脂肪的积存，有俗称"刮油"的作用，有减肥、降血脂、降血压的效果。

## 竹荪营养成分表

| 营养素 | 含量（每100克） |
|---|---|
| 蛋白质 | 17.8克 |
| 脂肪 | 3.1克 |
| 碳水化合物 | 60.3克 |
| 膳食纤维 | 8.4克 |
| 维生素E | - |
| 镁 | - |
| 钙 | 55毫克 |
| 钾 | 567毫克 |
| 钠 | 68.9毫克 |
| 铁 | - |

◎ **食疗作用** 竹荪有补气养阴、润肺止咳、清热利湿、健脾益胃、降压降脂的功效。

### ◎ 相宜搭配

| 竹荪+银耳 | 滋阴润肺、降压降脂 |
|---|---|
| 竹荪+鸡肾 | 可润肺止咳 |
| 竹荪+排骨 ✓ | 益气补虚、增强免疫力 |
| 竹荪+鸽肉 | 滋阴补肾 |

## 降压案例 竹荪鸡汤

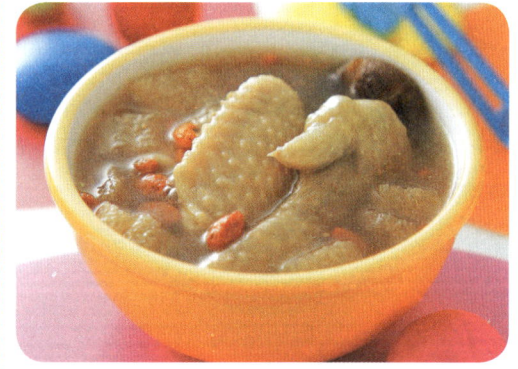

|原料| 鸡翅200克，竹荪5克，香菇25克，枸杞20克

|调料| 盐适量

|做法| ① 鸡翅洗净剁小块，氽烫；竹荪泡软，切小段；香菇、枸杞均洗净，备用。

② 将枸杞、鸡翅块、香菇和水放入锅中，用大火煮滚后转小火，炖煮至鸡肉熟烂后放入竹荪段，煮约4分钟，加适量盐调味即可。

|专家点评| 本品有助于降低人体体脂和脂肪酸的含量，减少腹壁脂肪的积存，保护肝脏，对高血压、高血脂等疾病有一定的防治作用。

[高血压 吃 什么？]

# 苋菜

## Xiancai

蔬菜菌菇类

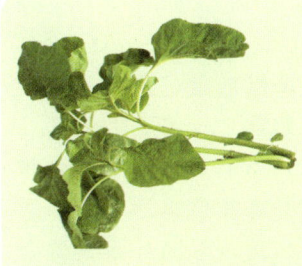

【适用量】 每次80克左右为宜。

【性味归经】 性凉，味微甘；归肺、大肠经。

[别名] 长寿菜、刺苋菜、野苋菜

【降压关键词】

降低血压，预防动脉硬化和心肌梗死

◎苋菜中钙、镁，镁对心脏活动具有重要的调节作用，可预防动脉硬化，扩张血管，预防高血压及心肌梗死，钙可降低人体对胆固醇的吸收，能有效降低血压。

### 苋菜营养成分表

| 营养素 | 含量（每100克） |
|---|---|
| 碳水化合物 | 5克 |
| 脂肪 | 0.3克 |
| 蛋白质 | 2.8克 |
| 纤维素 | 2.2克 |
| 维生素C | 47毫克 |
| 维生素E | 0.36毫克 |
| 钙 | 187毫克 |
| 铁 | 5.4毫克 |
| 锌 | 0.8毫克 |
| 硒 | 0.52微克 |

◎食疗作用 苋菜具有清热、解毒、利尿、通利大便等功效。

### ◎搭配宜忌

| 苋菜+猪肝 | ✓ | 可增强免疫力 |
| 苋菜+猪肉 | | 可治疗慢性尿道疾病 |
| 苋菜+牛奶 | ✗ | 会影响钙的吸收 |
| 苋菜+甲鱼 | | 会引起中毒 |

## 降压案例：银鱼苋菜羹

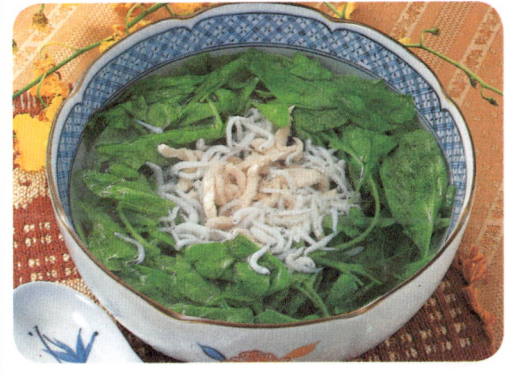

|原料| 苋菜200克，银鱼200克，瘦肉20克

|调料| 盐适量

|做法| ①将苋菜洗净，切成丁；银鱼洗净，切丝；瘦肉洗净，切末。

②再将苋菜丁、银鱼丝、瘦肉末放入锅中加水煮熟，加入适量盐即可。

|专家点评| 本菜具有清热、补虚、降血糖、降血压的功效，常食可预防心脑血管疾病的发生。银鱼是极富钙质、高蛋白、低脂肪的鱼类，适合高血脂、糖尿病患者食用，而苋菜也具有降压、降脂、降糖的功效，适合糖尿病患者食用。

[高血压 吃 什么？]

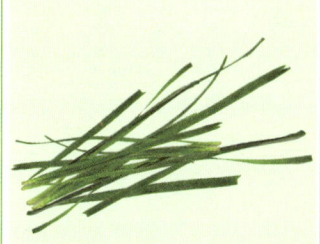

## 韭菜

Jiucai

蔬菜菌菇类

[别 名] 韭、扁菜、起阳草

【适用量】每日60克左右为宜。

【性味归经】性温，味甘、辛；归肝、肾经。

【降压关键词】

降低血脂、血压，扩张血管

◎韭菜中的含硫化合物具有降低血脂、血压及扩张血管的作用，常食可对高血压、冠心病、动脉硬化等病具有良好的效果。

### ◎食疗作用

韭菜能温肾助阳、益脾健胃、行气理血，多吃韭菜可养肝，增强脾胃之气。对心脑血管疾病也有一定的食疗作用。此外，常食韭菜还能使黑色素细胞内酪氨酸系统功能增强，有效减少皮肤毛囊的黑色素，消除皮肤白斑，并使头发乌黑发亮。

### ◎选购保存

冬春季出产的韭菜，叶肉薄且柔软，夏季出产的韭菜则叶肉厚且坚实。以有光泽，用手抓时叶片不会下垂，结实而新鲜水嫩的为佳。保存宜放冰箱冷藏。

### ◎对并发症的益处

韭菜还含有丰富的纤维素，可以促进肠道蠕动，预防大肠癌的发生，同时又能减少对胆固醇的吸收，起到防治动脉硬化、冠心病等疾病的作用。

### ◎搭配宜忌

| 搭配 | 宜忌 | 功效 |
|---|---|---|
| 韭菜+黄豆芽 | ✓ | 排毒瘦身、降压降脂 |
| 韭菜+豆腐 | ✓ | 润肠通便、降低血压 |
| 韭菜+蜂蜜 | ✗ | 会引起腹泻 |
| 韭菜+牛奶 | ✗ | 会影响钙的吸收 |

### 韭菜营养成分表

| 营养素 | 含量（每100克） |
|---|---|
| 蛋白质 | 2.4克 |
| 脂肪 | 0.4克 |
| 碳水化合物 | 4.6克 |
| 维生素A | 0.235毫克 |
| 维生素C | 24毫克 |
| 镁 | 25毫克 |
| 钙 | 42毫克 |
| 钾 | 247毫克 |
| 钠 | 8.1毫克 |
| 硒 | 1.38微克 |

### 食用建议

韭菜的营养价值很高，对于许多病症都有很好的食疗功效，一般人皆可食用，尤其是高血脂、高血压、夜盲症、干眼病患者，体质虚寒、肾阳虚、皮肤粗糙、便秘、痔疮患者可常食韭菜；但消化不良、肠胃功能较弱、胃病患者不宜常食。

[高血压 吃 什么？]

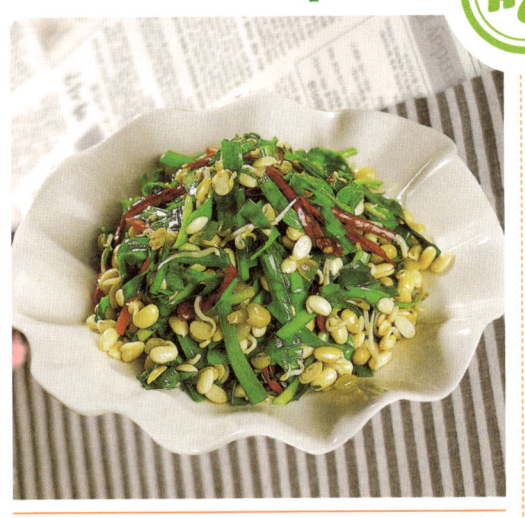

### 降压案例 1　韭菜炒黄豆芽

**|原料|** 韭菜200克，黄豆芽200克，干辣椒40克

**|调料|** 香油适量，盐3克，鸡精1克，蒜蓉20克

**|做法|** ①将韭菜用清水冲洗干净，切段备用；黄豆芽洗净，沥干水分；干辣椒洗净，切段。

②锅洗净，置于火上加油烧热，放入干辣椒和蒜蓉炒香，倒入黄豆芽翻炒，再倒入韭菜一起炒至熟。

③最后加入香油、盐、鸡精炒至味道均匀，装盘即可。

**|专家点评|** 韭菜有散瘀、活血、解毒的功效，有益于人体降低血脂，防治冠心病、贫血、动脉硬化。黄豆芽具有降压、利尿、软化血管、预防动脉硬化等功效。

**温馨提示**

韭菜根部切割处有很多泥沙，最难洗，宜先剪掉一段根，并用盐水浸泡一会儿再洗。若不慎将石榴与土豆同食，韭菜水可以解毒。

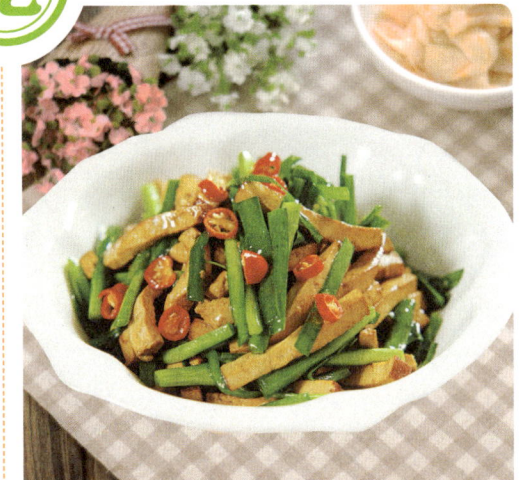

### 降压案例 2　韭菜炒香干

**|原料|** 韭菜150克，香干120克

**|调料|** 姜、干红椒、盐、鸡精、酱油、香油各适量

**|做法|** ①香干洗净，切条待用；韭菜洗净，切小段；姜洗净，切成小片。

②炒锅上火，加油烧热，倒入香干，加酱油、盐，炒出香味后，捞出沥干油，将底油烧热，放入姜片、干红椒，再放入韭菜，炒至熟，倒入香干。

③再放入盐、鸡精、香油炒匀即可。

**|专家点评|** 韭菜含有较多的纤维素，能增加胃肠蠕动外，还含有挥发油及含硫化合物，可促进食欲、杀菌和降低血脂。因此常食本菜对高血脂、冠心病都大有好处。

**温馨提示**

春季食用韭菜有益于肝。初春时节的韭菜品质最佳，晚秋的次之，夏季的最差，有"春食则香，夏食则臭"之说。隔夜的熟韭菜不宜再吃。

[高血压  吃 什么？]

# 黄花菜

## Huanghuacai

蔬菜菌菇类

【适用量】 每日20克左右（干品）为宜。

【性味归经】 性微寒、味甘；归心、肝经。

[别 名] 金针菜、川草、安神菜

【降 压 关 键 词】

**降低血清胆固醇，清除动脉内的沉积物**

◎ 黄花菜能显著降低血清胆固醇的含量，还能清除动脉内的沉积物，可预防多种心脑血管疾病，可作为高血压及动脉硬化、冠心病等患者的保健蔬菜。

◎ 食疗作用

黄花菜具有清热解毒、止血、止渴生津、利尿通乳、解酒毒的功效，对口干舌燥、大便带血、小便不利、吐血、鼻出血、便秘等有食疗作用。

◎ 选购保存

以洁净、鲜嫩、尚未开放、干燥、无杂物的黄花菜为优；新鲜的黄花菜有毒，不能食用。保存宜放入干燥的保鲜袋中，扎紧，放置阴凉干燥处，防潮、防虫蛀。

◎ 对并发症的益处

黄花菜中丰富的粗纤维能抑制癌细胞的生长，促进大便的排泄，可作为防治肠道癌的食品。黄花菜含有丰富的卵磷脂，有较好的健脑、抗衰老作用，对注意力不集中、记忆力减退、脑动脉阻塞等症状有特殊疗效，故人们称之为"健脑菜"。

### 黄花菜营养成分表

| 营养素 | 含量（每100克） |
|---|---|
| 蛋白质 | 19.4克 |
| 脂肪 | 1.4克 |
| 碳水化合物 | 34.9克 |
| 维生素A | 307微克 |
| 维生素E | 4.92毫克 |
| 镁 | 85毫克 |
| 钙 | 301毫克 |
| 钾 | 610毫克 |
| 钠 | 59.2毫克 |
| 硒 | 4.22微克 |

### 食用建议

情志不畅、心情抑郁、气闷不舒、神经衰弱、健忘失眠者，气血亏损、体质虚弱、心慌气短、阳痿早泄、各种出血病患者，妇女产后体弱缺乳、月经不调者可经常食用黄花菜，但皮肤瘙痒症、支气管哮喘患者不宜食用。

### ◎ 搭配宜忌

| 黄花菜+马齿苋 | ✓ | 清热祛毒、降低血压 |
| 黄花菜+鳝鱼 | | 通血脉、利筋骨 |
| 黄花菜+鹌鹑 | ✗ | 易引发痔疮 |
| 黄花菜+驴肉 | | 易引起中毒 |

[高血压 吃 什么？]

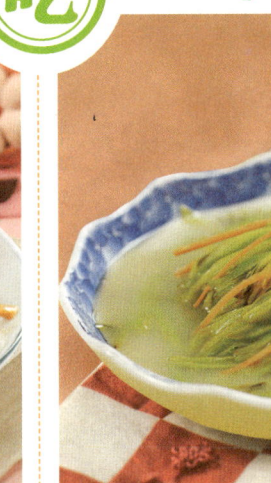

## 降压案例 1　凉拌黄花菜

**原料** 干黄花菜500克

**调料** 葱、盐、红油各3克

**做法** ①将干黄花菜放入水中浸泡并仔细清洗后，捞出；葱洗净，切成葱花。
②锅加水烧沸，下入黄花菜稍焯后，装入碗中。
③黄花菜碗内加入葱、盐、红油一起拌匀即可。

**专家点评** 黄花菜可降低血压和血脂，还能健脑、抗衰老，常食可预防动脉硬化、脑梗死以及老年痴呆等病症。

> **温馨提示**
> 　　黄花菜吃之前先用开水焯一下，再用凉水浸泡2小时以上，烹调时火力要大，彻底加热，每次食用量不宜过多，适合凉拌（应先焯熟）、炒、做汤或做配料，不宜单独炒食；另外应选用冷水发制的较好。

## 降压案例 2　黄花菜炒海蜇

**原料** 海蜇200克，黄花菜100克

**调料** 盐3克，味精1克，醋8克，生抽10克，香油15克，红椒少许

**做法** ①黄花菜洗净；海蜇洗净；红椒洗净，切丝。
②锅内注水烧沸，分别放入海蜇、黄花菜焯熟后，捞出沥干放凉并装入碗中，再放入红椒丝。
③向碗中加入盐、味精、醋、生抽、香油拌匀后，再倒入盘中即可。

**专家点评** 本品具有降低血压、血糖及滋阴润燥等功效，适合高血压、糖尿病、阴虚口渴等患者食用。

> **温馨提示**
> 　　鲜黄花菜含有秋水仙碱，食用后会引起咽喉发干、呕吐、恶心等现象，但一经蒸、煮、洗晒后再食用，就无副作用发生，必须在蒸煮晒干后存放，而后食用。

[高血压 吃 什么？]

# 茭白

## Jiaobai

蔬菜菌菇类

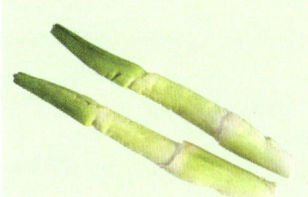

【适用量】每日100克左右为宜。

【性味归经】性寒，味甘；归肝、脾、肺经。

[别名] 菰菜、茭笋、高笋

【降压关键词】

**降低血清胆固醇及血压**

◎茭白富含有机氮素，并以氨基酸状态存在，能提供硫元素，可有效降低血清胆固醇及血压、血脂，常食对高血压、冠心病以及高血脂等病症有较好的食疗效果。

## ◎食疗作用

茭白既能利水消肿、退黄疸，又可辅助治疗四肢水肿、小便不利以及黄疸型肝炎等症，茭白还有清热解暑、解烦止渴、补虚健体、减肥美容、解酒毒等功效。

## ◎选购保存

宜选购新鲜脆嫩、水分足、无黑点的茭白。茭白水分极高，若放置过久，会丧失鲜味，最好即买即食，若需保存，可以用纸包住，再用保鲜膜包裹，放入冰箱保存。

## ◎对并发症的益处

茭白含低热量、低脂肪，并且有利水祛湿的作用，常食可减肥降脂，对高血压合并高血脂、肥胖症的患者大有好处，此外，糖尿病患者也可经常食用。

### 茭白营养成分表

| 营养素 | 含量（每100克） |
|---|---|
| 蛋白质 | 1.2克 |
| 脂肪 | 0.2克 |
| 碳水化合物 | 5.9克 |
| 维生素A | 5微克 |
| 维生素C | 5毫克 |
| 镁 | 8毫克 |
| 钙 | 4毫克 |
| 钾 | 209毫克 |
| 钠 | 5.8毫克 |

### 食用建议

茭白的营养价值很高，对于很多病症都有很好的食疗功效，高血压病人、黄疸肝炎患者、产后乳汁缺少的妇女、饮酒过量和酒精中毒的患者可经常食用茭白；但患肾脏疾病、尿路结石或尿中草酸盐类结晶较多的患者不宜食用。

## ◎搭配宜忌

| | | |
|---|---|---|
| 茭白+芹菜<br>茭白+西红柿 | ✓ | 降低血压<br>清热解毒、利尿降压 |
| 茭白+豆腐<br>茭白+蜂蜜 | ✗ | 容易得结石<br>易引发痼疾 |

[高血压 吃 什么？]

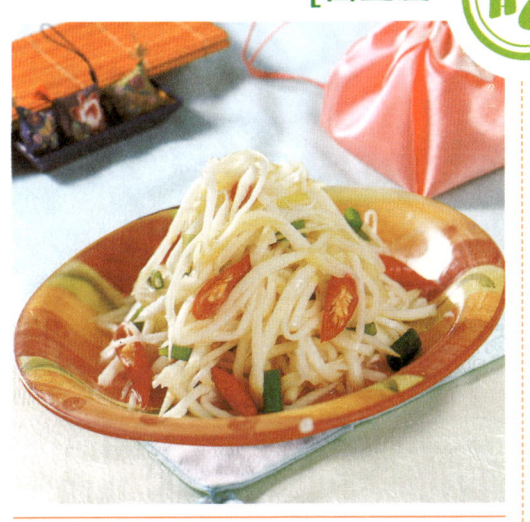

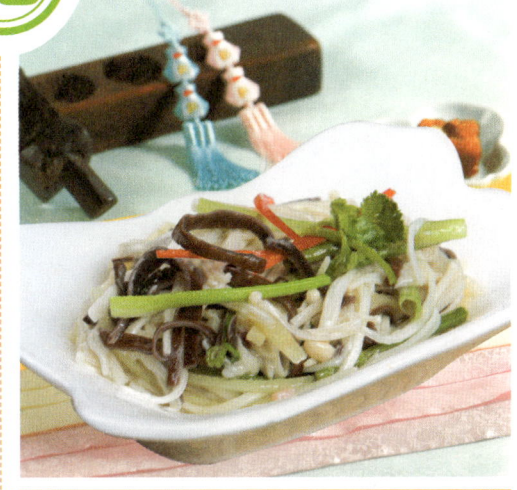

### 降压案例 1　拌茭白

**|原料|** 茭白250克，辣椒50克

**|调料|** 盐、葱花、蒜蓉各5克，味精1克

**|做法|** ①将茭白洗净后切成细丝；辣椒洗净，切成条。
②锅中加水烧开，下入茭白丝稍焯后捞出，可去掉其中含有的草酸。
③炒锅烧油，下入蒜蓉、葱花、辣椒爆香后加入茭白丝一起拌炒，待熟后调入盐、味精即可。

**|专家点评|** 茭白是典型的低热量、低脂肪食物，能降压、利尿，适合高血压、水肿、高血脂、肥胖等患者食用。

**温馨提示**

茭白含草酸太多，所以制作前要做好初步的热处理，要过水焯一下，或用开水烫过再进行烹调。古人称茭白为"菰"。在唐代以前，茭白被当作粮食作物栽培，它的种子叫菰米或雕胡，是"六谷"之一。

### 降压案例 2　金针菇木耳拌茭白

**|原料|** 茭白350克，金针菇150克，水发木耳50克

**|调料|** 姜丝3克，辣椒、香菜、盐、白糖、醋、香油各适量

**|做法|** ①茭白去外皮洗净切丝，入沸水中焯烫，捞出。
②金针菇洗净，切掉老化的柄，入沸水中焯烫，捞出；辣椒洗净，去子，切细丝；木耳切细丝；香菜洗净，切段。
③锅内加油上火，烧热，爆香姜丝、辣椒丝，再放入茭白丝、金针菇、木耳炒匀，最后加盐、白糖、醋、香油调味，放入香菜段，装盘即可。

**|专家点评|** 茭白可有效降低血清胆固醇及血压、血脂，金针菇是高钾低钠食品，可防治高血压，同时还能防癌抗癌；黑木耳也是优质的高钾食物，可有效降低血压，防止血液凝固。因此，本菜对高血压患者有很好的食疗作用。

[高血压 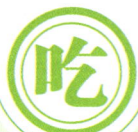 吃 什么？]

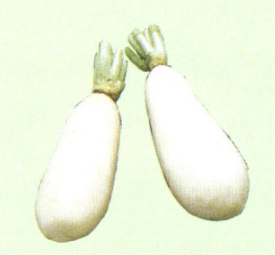

# 白萝卜
## Bailuobo
蔬菜菌菇类

[别名] 莱菔、罗菔

【适用量】 每日60克左右为宜。

【性味归经】 性凉，味辛、甘；归肺、胃经。

【降压关键词】

**降低血脂、软化血管、稳定血压**

◎白萝卜含有丰富的钾元素，能有效预防高血压，常吃白萝卜可降低血脂、软化血管、稳定血压，还可预防冠心病、动脉硬化、胆石症等疾病。

## ◎食疗作用

白萝卜能促进新陈代谢、增强食欲、化痰清热、帮助消化、化积滞，对食积腹胀、咳痰失音、吐血、消渴、痢疾、头痛、排尿不利等症有食疗作用。常吃白萝卜可降低血脂、软化血管、稳定血压，还可预防冠心病、动脉硬化、胆石症等疾病。

## ◎选购保存

选购时以个体大小均匀、表面光滑的白萝卜为优。保存白萝卜最好能带泥存放，如果室内温度不太高，可放在阴凉通风处，也可洗净放入冰箱保鲜。

## ◎对并发症的益处

白萝卜富含香豆酸等活性成分，能够降低血糖、胆固醇，促进脂肪代谢，适合高血压性糖尿病、高血脂、肥胖症等患者食用。

### 白萝卜营养成分表

| 营养素 | 含量（每100克） |
|---|---|
| 碳水化合物 | 5克 |
| 脂肪 | 0.1克 |
| 蛋白质 | 0.9克 |
| 纤维素 | 1克 |
| 维生素C | 21毫克 |
| 镁 | 16毫克 |
| 钙 | 36毫克 |
| 铁 | 0.5毫克 |
| 锌 | 0.3毫克 |
| 硒 | 0.61微克 |

## 食用建议

白萝卜的营养价值很高，对于很多病症都有很好的食疗功效，高血压、糖尿病、心血管疾病、咳嗽痰多、鼻出血、腹胀停食、腹痛等患者可经常食用；但阴盛偏寒体质者、脾胃虚寒者、胃及十二指肠溃疡者、慢性胃炎者、先兆流产及子宫脱垂者不宜多食。

### ◎搭配宜忌

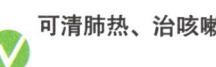

| 白萝卜+紫菜 | ✓ | 可清肺热、治咳嗽 |
| 白萝卜+金针菇 | | 可治消化不良 |
| 白萝卜+蛇肉 | ✗ | 会引起中毒 |
| 白萝卜+黑木耳 | | 易引发皮炎 |

[高血压 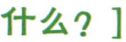 什么？]

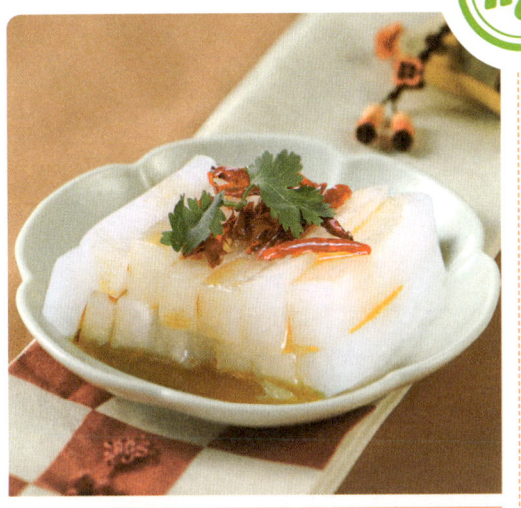

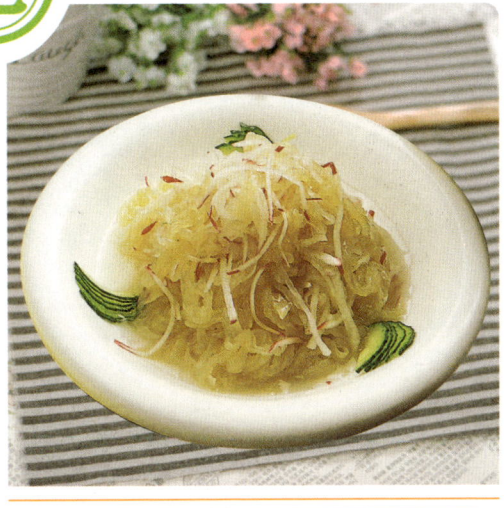

### 降压案例 1　酸甜白萝卜条

**原料** 白萝卜300克，干红辣椒3个

**调料** 白醋、白糖各10克，盐5克，味精少许

**做法** ①白萝卜去掉外皮，用清水洗净，用刀切成厚长条，然后加适量的盐腌渍半小时，备用。

②干红辣椒放入清水中洗净，切丝备用。

③用凉开水将腌好的萝卜条冲洗干净，沥干水，盛盘；将所有调味料一起放入萝卜条里拌匀，撒上干红辣椒丝，静置15分钟即可食用。

**专家点评** 白萝卜可降低血脂、软化血管、稳定血压，并预防冠心病、动脉硬化等病。

**温馨提示**

白萝卜主泻，胡萝卜为补，所以两者最好不要同食，若要一起吃时应加些醋来调和，以利于营养吸收。白萝卜宜生食，但要注意吃后半小时内不能进食，以防其有效成分被稀释。

### 降压案例 2　家乡白萝卜拌海蜇

**原料** 白萝卜100克，海蜇200克，黄瓜50克

**调料** 盐3克，香油、白醋各适量

**做法** ①白萝卜去掉外皮洗净，切丝备用；海蜇用清水洗净，切丝备用；黄瓜洗净，切片。

②锅洗净，置于火上，加入适量清水烧开，分别将白萝卜、海蜇焯熟（焯海蜇的时间不要过长，以免太熟）后，捞出沥干水分，再装盘，然后加盐、香油、白醋一起拌匀。

③将切好的黄瓜片摆盘即可。

**专家点评** 白萝卜属于典型的高钾低钠食物，可有效降低血压；海蜇能扩张血管、降低血压，同时也可预防肿瘤的发生，抑制癌细胞的生长；黄瓜能清热泻火、降压降糖、降脂减肥。本品一般人都可食用，尤其适合高血压、高血脂、肥胖症等患者食用。

[高血压  吃 什么？]

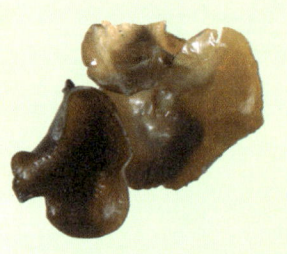

# 黑木耳

## Heimu'er

蔬菜菌菇类

[别 名] 树耳、木蛾、黑菜

**【适用量】** 干品每次约15克。

**【性味归经】** 性平，味甘；归肺、胃、肝经。

### 【降压关键词】

**降低血压，预防心脑血管疾病**

◎黑木耳含丰富的钾，是优质的高钾食物，可有效降低血压，防止血液凝固，有助于减少动脉硬化、冠心病等疾病的发生，是心脑血管疾病患者的优选食物。

### ◎食疗作用

黑木耳具有补气血、滋阴、补肾、活血、通便等功效，对便秘、痔疮、胆结石、肾结石、膀胱结石及心脑血管等病症有食疗作用。

### ◎选购保存

优质黑木耳乌黑光润，其背面略呈灰白色，体质轻松，身干肉厚，朵形整齐，表面有光泽，耳瓣舒展，朵片有弹性，嗅之有清香之气。保存宜用最好的塑料袋装好，封严，常温或冷藏保存均可。

### ◎对并发症的益处

黑木耳中所含的多糖成分具有调节血糖、降低血糖的功效，对高血压合并糖尿病患者有很好的食疗作用。

### 黑木耳营养成分表

| 营养素 | 含量（每100克） |
|---|---|
| 碳水化合物 | 35.7克 |
| 脂肪 | 1.5克 |
| 蛋白质 | 12.1克 |
| 纤维素 | 29.9克 |
| 维生素E | 11.34毫克 |
| 镁 | 152毫克 |
| 钙 | 247毫克 |
| 铁 | 97.4毫克 |
| 磷 | 292毫克 |
| 硒 | 3.72微克 |

### 食用建议

黑木耳的营养价值很高，对于许多病症都有很好的食疗功效，一般人皆可食用黑木耳，尤其适合脑血栓、冠心病、癌症、硅沉着病、结石、肥胖等症患者食用。黑木耳较难消化，并具有一定的滑肠作用，故脾虚消化不良或大便稀烂者慎食。

### ◎搭配宜忌

| | |
|---|---|
| 黑木耳+绿豆 | 可降压消暑 |
| 黑木耳+银耳 |  可提高免疫力 |
| 黑木耳+田螺 | 不利于消化 |
| 黑木耳+茶 |  不利于铁的吸收 |

[高血压 吃 什么？]

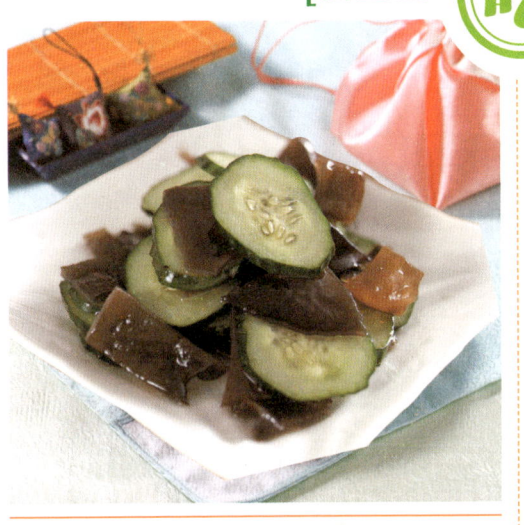

### 降压案例 1　黄瓜炒木耳

**|原料|** 水发木耳50克，黄瓜200克

**|调料|** 盐、淡色酱油、味精、香油、白糖各适量

**|做法|** ①将黄瓜洗净，切片，加盐腌10分钟左右，装入盘中。

②将所有调味料调成味汁。

③将木耳洗净，泡发（泡发后要将尾部坚硬的部分去掉），撕成小片，入油锅中与黄瓜一起炒匀，再加入调味汁炒入味即可。

**|专家点评|** 本品具有降血压、降血脂、清热泻火、保护血管等功效，适合高血压、高血脂、便秘等患者食用。

> 温馨提示
>
> 　　优质木耳应是清淡无味的，如果取一片木耳放在嘴里品尝，品出咸味、甜味、涩味，说明木耳中掺了食盐、红糖、明矾、硫酸镁等，以便增加木耳的质量。

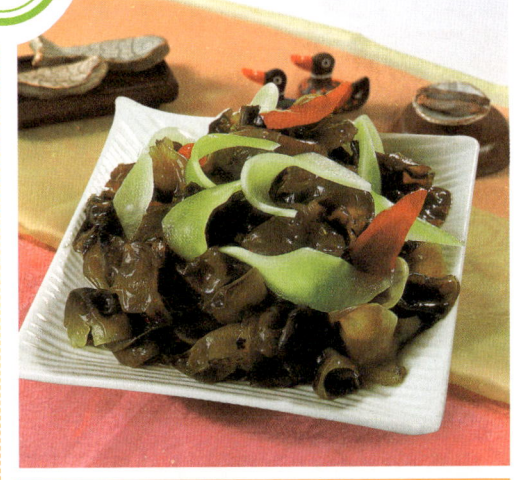

### 降压案例 2　笋尖木耳

**|原料|** 黑木耳250克，莴笋尖50克，红椒30克

**|调料|** 醋、香油各10克，盐、味精各3克

**|做法|** ①将黑木耳洗净，泡发，切成大片，放入开水中焯熟，捞起沥干水。

②莴笋尖去皮，洗净，切薄片；红椒洗净，切小块，一起放开水中焯至断生，捞起沥干水。

③把黑木耳、莴笋片、红椒与调味料一起装盘，拌匀即可。

**|专家点评|** 黑木耳和莴笋搭配同食具有促进利尿、降低血压、预防心律不齐的作用，还能改善消化系统和肝脏功能。

> 温馨提示
>
> 　　越是优质的木耳吸水膨胀性越好，如果木耳的颜色呈菱黑或褐色，体质沉重，身湿肉薄，朵形碎小，蒂端带有木质，表面色暗，耳瓣多蜷曲，嗅之有霉味或其他异味，吸水膨胀性小，说明是劣质木耳。

[高血压 吃 什么？]

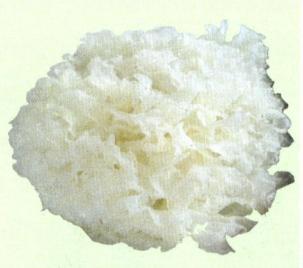

# 银耳

Yin'er

蔬菜菌菇类

[别 名] 白木耳、雪耳

【适用量】每次20克为宜。

【性味归经】性平，味甘；归肺、胃、肾经。

【降压关键词】

**防止钙流失，防治高血压**

◎银耳富含维生素D，能防止钙的流失，对防治高血压大有益处；因其富含硒等微量元素，故其还可以增强机体抗肿瘤的免疫力。

◎ 食疗作用

银耳是一味滋补良药，特点是滋润而不腻滞，具有滋补生津、润肺养胃的功效。主要用于辅助治疗虚劳、咳嗽、痰中带血、津少口渴、病后体虚、气短乏力等病症。

◎ 选购保存

宜选购嫩白晶莹、略带乳黄的银耳。干品要注意防潮，保存用塑料袋装好，封严，常温或冷藏保存均可。

◎ 对并发症的益处

银耳含有钙、镁、钾、铁、磷等多种矿物质，能有助于控制血糖升高，银耳所含的热量很低，又含有丰富的膳食纤维，能有效地延缓血糖上升，是糖尿病患者的理想食物。

### 银耳营养成分表

| 营养素 | 含量（每100克） |
|---|---|
| 碳水化合物 | 36.9克 |
| 脂肪 | 1.4克 |
| 蛋白质 | 10克 |
| 纤维素 | 30.4克 |
| 镁 | 54毫克 |
| 钙 | 36毫克 |
| 铁 | 4.1毫克 |
| 锌 | 3.03毫克 |
| 磷 | 369毫克 |
| 硒 | 2.95微克 |

### 食用建议

一般人皆可食用银耳，尤其适合虚劳咳嗽、肺痈、肺结核、痰中带血、虚热口渴、便秘下血、妇女崩漏、心悸失眠、神经衰弱、盗汗遗精、白细胞减少症、高血压、动脉粥样硬化、肿瘤、肝炎、阴虚火旺、老年慢性支气管炎、肺源性心脏病患者食用。

### ◎ 搭配宜忌

| | | |
|---|---|---|
| 银耳+莲子<br>银耳+鹌鹑蛋 |  | 可滋阴润肺、降低血压<br>可健脑强身 |
| 银耳+菠菜<br>银耳+鸡蛋黄 | 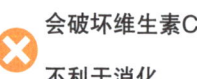 | 会破坏维生素C<br>不利于消化 |

[高血压 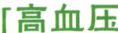 什么？]

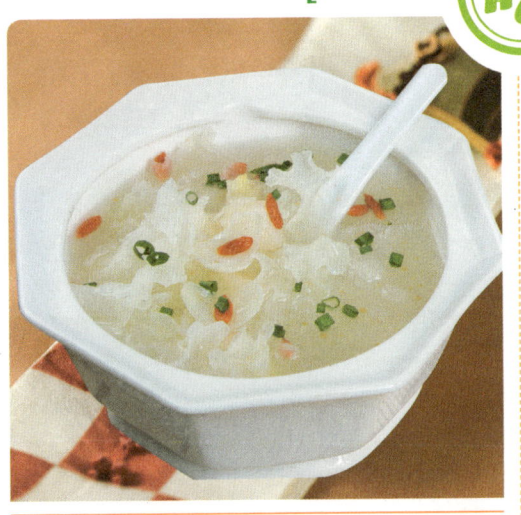

## 降压案例 1　雪梨银耳枸杞汤

**原料** 银耳30克，雪梨1个，枸杞10克

**调料** 冰糖适量

**做法** ①雪梨洗净，去皮、去核，切小块待用。

②银耳泡半小时后，洗净，撕成小朵；枸杞洗净待用。

③锅中倒入清水，放银耳，大火烧开，转小火将银耳炖烂，放入枸杞、雪梨、冰糖，炖至梨熟即可。

**专家点评** 本品的营养成分相当丰富，在银耳中含有蛋白质、脂肪和多种氨基酸、矿物质及肝糖。银耳蛋白质中含有人体所必需的17种氨基酸，它不但能降低血压和血脂，还能加强营养，改善患者体质。

**温馨提示**

银耳宜用开水泡发，泡发后应去掉未发开的部分，特别是那层淡黄色的东西。银耳主要用来做甜汤。

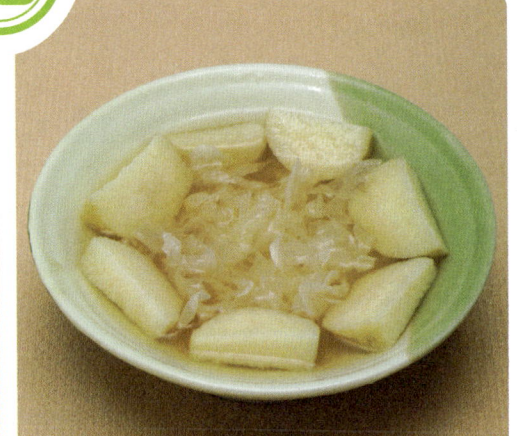

## 降压案例 2　银耳山药羹

**原料** 山药200克，银耳30克

**调料** 白糖15克，水淀粉1大匙

**做法** ①山药去皮，洗净，切小丁；银耳洗净，用水泡2小时至软，然后去硬蒂，切细末。

②砂锅洗净，将山药、银耳放入锅中，倒入3杯水煮开。

③加入白糖调味，再加入水淀粉勾薄芡，搅拌均匀。

**专家点评** 银耳可滋阴润燥、清热泻火，还能降压降脂，山药可益气补虚、降低血压，两者搭配同食，对阴虚火旺的高血压患者有很好的食疗效果。

**温馨提示**

银耳既是名贵的营养滋补佳品，又是扶正强壮的补药。历代皇家贵族都将银耳看作是"延年益寿之品"、"长生不老良药"。食用变质银耳会发生中毒反应，严重者会有生命危险。

[高血压  吃 什么？]

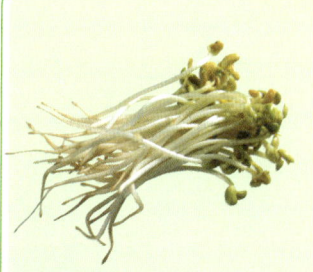

# 黄豆芽

## Huangdouya

蔬菜菌菇类

[别 名] 如意菜

【适用量】 每次50克左右为宜。

【性味归经】 性凉，味甘；归脾、大肠经。

## 【降 压 关 键 词】

**防治老年高血压及妊娠高血压**

◎ 黄豆芽中所含的维生素E能保护皮肤和毛细血管，防止动脉硬化，防治老年高血压，还有利水消肿的作用，常食对妊娠高血压患者有较好的食疗作用。

## ◎ 食疗作用

黄豆芽具有清热明目、补气养血、消肿除痹、祛黑痣、治疣赘、润肌肤、防止牙龈出血及心血管硬化以及降低胆固醇等功效，对脾胃湿热、大便秘结、寻常疣、高血脂等症有食疗作用。

## ◎ 选购保存

最好选购顶芽大、茎长、有须根的黄豆芽比较安全，特别雪白和有刺激性味道的黄豆芽建议不要购买。黄豆芽质地娇嫩，含水量大，有两种保存方法，一种是用水浸泡保存，另一种是放入冰箱冷藏。

## ◎ 对并发症的益处

黄豆芽具有清热利湿、降脂减肥的功效，适合高血压合并高脂血症以及肥胖症的患者食用。多吃些黄豆芽可以有效地防治维生素$B_2$缺乏症。

### 黄豆芽营养成分表

| 营养素 | 含量（每100克） |
|---|---|
| 碳水化合物 | 4.5克 |
| 脂肪 | 1.6克 |
| 蛋白质 | 4.5克 |
| 纤维素 | 1.5克 |
| 镁 | 21毫克 |
| 钙 | 21毫克 |
| 铁 | 0.9毫克 |
| 锌 | 0.54毫克 |
| 磷 | 74毫克 |
| 硒 | 0.96微克 |

## 食用建议

黄豆芽的营养价值很高，对于许多病症都有很好的食疗功效，一般人皆可食用黄豆芽，尤其适合胃中积热、妇女妊娠高血压、癌症、癫痫、肥胖、便秘、痔疮患者食用；但慢性腹泻、脾胃虚寒者不宜食用。

## ◎ 搭配宜忌

| 黄豆芽+牛肉<br>黄豆芽+榨菜 |  | 可预防感冒、防止中暑<br>可增进食欲 |
|---|---|---|
| 黄豆芽+猪肝<br>黄豆芽+皮蛋 |  | 会破坏营养<br>会导致腹泻 |

[高血压 吃 什么？]

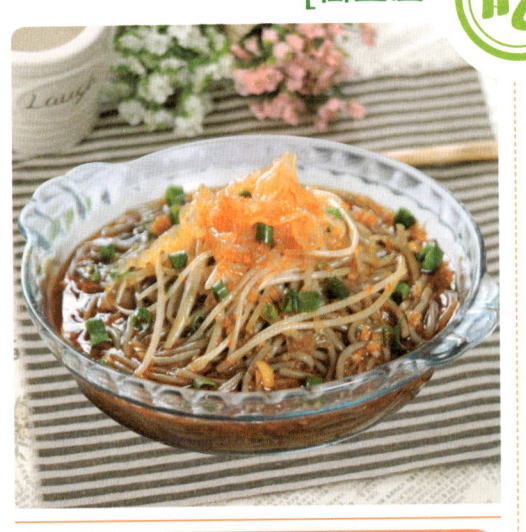

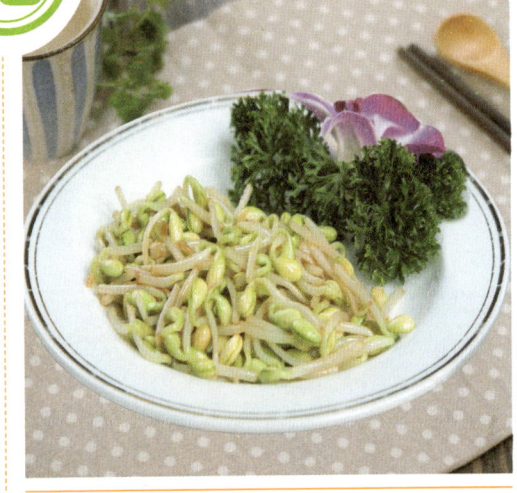

### 降压案例 1　黄豆芽拌海蜇皮

**原料** 黄豆芽300克，海蜇150克

**调料** 盐3克，葱10克，蒜5克，鸡精2克，酱油、醋、鲜汤各适量

**做法** ① 黄豆芽洗净备用；海蜇洗净切段；蒜去皮，洗净，切末；葱洗净切花。

② 锅入水烧开，分别将黄豆芽、海蜇汆熟后，捞出沥干装盘。

③ 热锅下油，入蒜炒香，倒入鲜汤烧开，加盐、鸡精、酱油、醋调味，盛入盘中，与黄豆芽、海蜇拌匀，撒上葱花即可。

**专家点评** 本品可清热化痰、利尿消肿、降低血压，适合痰湿中阻的高血压患者食用。

**温馨提示**

加热黄豆芽时要掌握好时间，八成熟即可，没熟透的黄豆芽往往带点涩味，可加醋去除涩味，能保持黄豆芽爽脆鲜嫩。勿食无根黄豆芽，因无根黄豆芽在生长过程中喷洒了除草剂，有致癌、致畸的作用。

### 降压案例 2　豆油黄豆芽

**原料** 黄豆芽350克

**调料** 豆油、葱花、盐各适量

**做法** ① 黄豆芽用清水洗净后加沸水汆熟，捞出沥干水分待用，汆豆芽的汤留作炒菜时用。

② 锅置火上，加入豆油烧热，投入葱花炸出香味，将黄豆芽放入，炒2~3分钟。

③ 加入汆豆芽的原汤和盐，炒至汤将干即可。

**专家点评** 本品可降低血压、软化血管，还能利尿消肿，适合高血压、肾病、冠心病等患者食用。

**温馨提示**

黄豆芽的维生素C属于水溶性，烹调时应尽量减少其损失，最好的方法是烹调过程要迅速，或用油急速快炒，或用沸水略汆片刻取出调味食用，黄豆芽的风味主要在于它脆嫩的口感，炒得太过熟烂，营养和风味会尽失。

[高血压 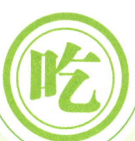 吃 什么？]

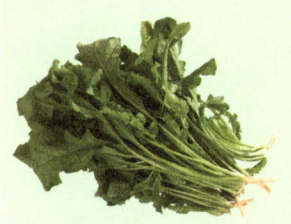

# 荠菜

## Jicai

蔬菜菌菇类

[别 名] 水菜、护生草

【适用量】每次60克左右为宜。

【性味归经】性凉，味甘、淡；归肝、胃经。

【降 压 关 键 词】

**适合高血压及冠心病的患者食用**

◎ 临床试验证明，静脉注射干荠菜浸液可使高血压迅速下降到正常水平，荠菜所富含的胆碱、乙酰胆碱、荠菜酸钾等成分有降低血压的作用。

## ◎ 食疗作用

荠菜有健脾利水、止血解毒、降压明目、预防冻伤的功效，并可抑制眼晶状体的醛还原为酶，对糖尿病、白内障有食疗作用，还可增强大肠蠕动，促进排便。

## ◎ 选购保存

市场选购以单棵生长的为好。轧棵的质量差，红叶的不要嫌弃，红叶的香味更浓，风味更好。荠菜去掉黄叶老根，洗干净后，用开水焯一下，待颜色变得碧绿后捞出，沥干水分，按每顿的食量分成小包，放入冷冻室保存。

## ◎ 对并发症的益处

荠菜所含的黄酮苷、芸香苷等能扩张冠状动脉，所含的香叶木苷能降低毛细血管的通透性和脆性，常食荠菜可防治高血压性冠心病、动脉硬化、脑出血等并发症。

### 荠菜营养成分表

| 营养素 | 含量（每100克） |
|---|---|
| 碳水化合物 | 4.7克 |
| 脂肪 | 0.4克 |
| 蛋白质 | 2.9克 |
| 纤维素 | 1.7克 |
| 维生素A | 432微克 |
| 维生素C | 43毫克 |
| 维生素E | 1.01毫克 |
| 胡萝卜素 | 2.59毫克 |
| 钙 | 294毫克 |
| 硒 | 0.51微克 |

### 食用建议

一般人皆可食用荠菜，尤其适合痢疾、水肿、淋病、吐血、便血、血崩、月经过多、目赤肿痛患者以及高脂血症、高血压、冠心病、肥胖症、糖尿病、肠癌及痔疮等病症患者食用；但便清泄泻及素日体弱者不宜常食。

### ◎ 搭配宜忌

| 荠菜+豆腐 | 可降压止血 |
| 荠菜+粳米 ✓ | 可健脾养胃 |
| 荠菜+黄鱼 | 可利尿止血 |
| 荠菜+山楂 ✗ | 会引起腹泻 |

[高血压 吃 什么？]

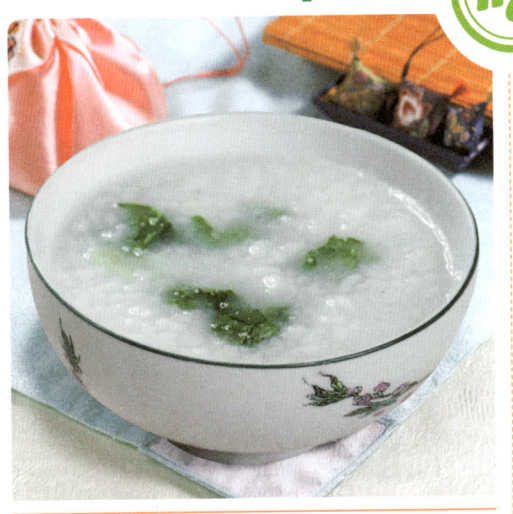

## 降压案例 1　荠菜粥

|原料| 鲜荠菜90克，粳米100克

|调料| 盐适量

|做法| ①将鲜荠菜择洗净，切成2厘米长的节。

②将粳米淘洗干净，放入锅内，煮至将熟。

③把切好的荠菜放入锅内，用小火煮至熟，以盐调味即可。

|专家点评| 本品有健脾养胃、润肠通便的功效。荠菜含有大量的粗纤维，食用后可增强大肠蠕动，促进排泄，从而促进新陈代谢，有助于防治高血压、冠心病、肥胖症、糖尿病、肠癌及痔疮等。

粳米可补气健脾，增强胃肠功能。因此，此粥适合胃肠功能不佳，食后腹胀、便秘的高血压患者食用。

温馨提示

粳米最适合煮粥，这样有利于消化吸收，但是在制作米粥时千万不要放碱，否则会破坏米中的维生素$B_1$。

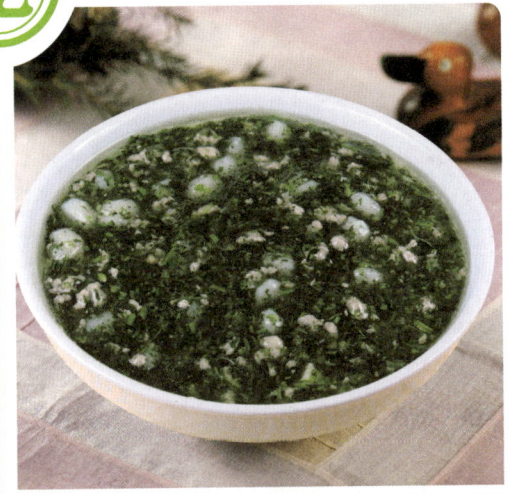

## 降压案例 2　荠菜四鲜宝

|原料| 荠菜、鸡蛋、虾仁、鸡丁、草菇各适量

|调料| 盐10克，鸡精、淀粉各5克，黄酒3克

|做法| ①鸡蛋蒸成水蛋；荠菜、草菇洗净，切丁。

②虾仁、鸡丁用盐、鸡精、黄酒、淀粉上浆后，放入四成热油中滑油备用。

③锅中加入清水、虾仁、鸡丁、草菇丁、荠菜烧沸后，用剩余调料调味，勾芡浇在水蛋上即可。

|专家点评| 本品营养丰富，可清热降压、益智补脑，对高血压等老年性疾病有很好的食疗作用。

温馨提示

荠菜不宜久烧久煮，时间过长会破坏其营养成分，也会使颜色变黄，不宜加蒜、姜、料酒来调味，以免破坏荠菜本身的清香味。高血压的患者还可用鲜荠菜120～150克，或者荠菜花、夏枯草各30克，水煎服，常饮可控制血压。

## [高血压 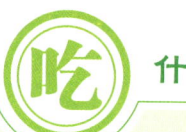 什么？]

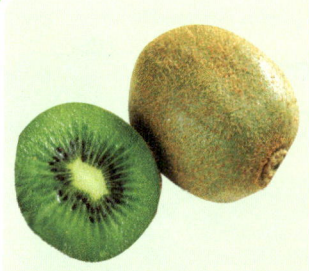

# 猕猴桃
## Mihoutao
【水果、干果类】

[别名] 狐狸桃、洋桃、藤梨

【适用量】每天1~2个为宜。

【性味归经】性寒，味甘、酸；归胃、膀胱经。

【降压关键词】

降低血压，预防心脑血管疾病

◎猕猴桃属于高钾水果，能有效降低血压，非常适合高血压患者食用；猕猴桃还含有丰富的果胶，可降低血液中胆固醇浓度，常食还能预防心脑血管疾病。

### ◎食疗作用

猕猴桃有生津解热、调中下气、止渴利尿、滋补强身之功效。猕猴桃还含有硫醇蛋白的水解酶和超氧化物歧化酶，具有养颜、提高免疫力、抗癌、抗衰老、抗肿消炎的功能，含有的血清促进素还具有稳定情绪的作用。

### ◎选购保存

以无破裂、无霉烂、无皱缩、少有柔软感，气味清香的猕猴桃为佳，通常果实越大质量越好。放置箱子中保存。

### ◎对并发症的益处

猕猴桃含有丰富的维生素C，能预防高血压引起的心脑血管疾病以及感染性疾病；猕猴桃还含有一种天然糖醇类物质——肌醇，对调节脂肪代谢、降低血脂有较好的疗效。

### ◎搭配宜忌

| 猕猴桃+橙子 | ✓ | 可预防关节磨损 |
| 猕猴桃+薏米 | | 可抑制癌细胞 |
| 猕猴桃+牛奶 | ✗ | 会出现腹痛、腹泻等不良反应 |
| 猕猴桃+胡萝卜 | | 会破坏维生素C |

### 猕猴桃营养成分表

| 营养素 | 含量（每100克） |
| --- | --- |
| 碳水化合物 | 14.5克 |
| 脂肪 | 0.6克 |
| 蛋白质 | 0.8克 |
| 纤维素 | 2.6克 |
| 维生素C | 62毫克 |
| 维生素E | 2.43毫克 |
| 镁 | 12毫克 |
| 钙 | 27毫克 |
| 铁 | 1.2毫克 |
| 锌 | 0.57毫克 |

### 食用建议

胃癌、食管癌、肺癌、乳腺癌、高血压病、冠心病、黄疸肝炎、关节炎、尿道结石患者，食欲不振者，消化不良者，老弱病人，情绪不振、常吃烧烤类食物的人可经常食用猕猴桃。但脾胃虚寒者、腹泻便溏者、糖尿病患者、先兆性流产者和妊娠的女性不宜食用猕猴桃。

[高血压 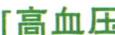 什么？]

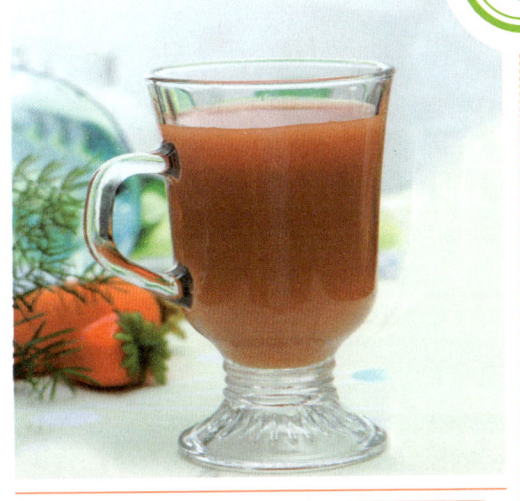

### 降压案例 1  草莓芦笋猕猴桃汁

**原料** 草莓60克，芦笋50克，猕猴桃1个

**调料** 水适量

**做法** ①猕猴桃买回来先放一段时间，去皮，切块。

②草莓洗净，去蒂；芦笋洗净，切段。

③将草莓、芦笋、猕猴桃一起放入榨汁机中，搅打成汁即可。

**专家点评** 草莓中丰富的维生素C除了可以预防坏血病以外，对动脉硬化、冠心病、心绞痛、脑出血、高血压、高血脂等都有积极的预防作用；芦笋富含钾，可降压利尿，对高血压患者也大有益处；猕猴桃也是高钾食物，可有效降低血压。因此，高血压患者常食本品，有较好的食疗作用。

**温馨提示**

还未成熟的猕猴桃可以和苹果放在一起，苹果会释放具有催熟作用的乙烯，从而让未成熟的猕猴桃成熟。

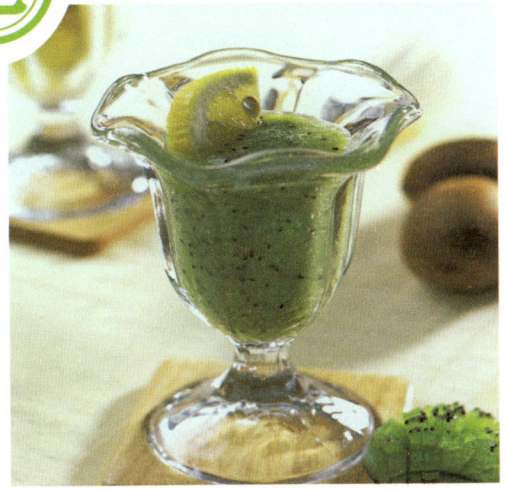

### 降压案例 2  猕猴桃柠檬汁

**原料** 猕猴桃3个、柠檬半个

**调料** 冰块1/3杯

**做法** ①猕猴桃用水洗净，去皮，每个切成四块。

②在果汁机中放入柠檬汁、猕猴桃以及冰块，搅打均匀。

③把猕猴桃汁倒入杯中，装饰柠檬片即可。

**专家点评** 猕猴桃富含高钾，能促进体内钠盐的排出，从而有效降低血压，且其与柠檬均富含维生素C，能有效扩张血管，预防动脉硬化。此外，本品还具有解热利尿、调中下气、生津止渴、滋补强身之功效，对高血压患者大有益处，常饮还能增强患者的免疫力。

**温馨提示**

每日吃1~2个即能满足人体需要，其营养成分又能被人体充分吸收。食用时间以饭前饭后1~3个小时较为合适，不宜空腹吃。

[高血压 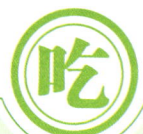 吃 什么？]

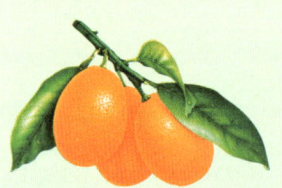

# 金橘

Jinju

【水果、干果类】

[别 名] 夏橘、金弹寿星柑

【适用量】每日100克左右为宜。

【性味归经】性温、味辛、甘、酸；归肝、肺、脾、胃经。

【降压关键词】

双向调节血压，预防血管硬化和冠心病

◎金橘富含维生素C、金橘苷等成分，对血压具有双向调节的作用，可防止血管破裂、减少毛细血管脆性、减缓血管硬化，高血压、血管硬化及冠心病患者食之非常有益。

## ◎食疗作用

金橘还有生津消食、化痰利咽、醒酒的作用，是腹胀、咳嗽多痰、烦渴、咽喉肿痛者的食疗佳品。而且，常食金橘还可以增强机体的抗病能力，预防感冒。

## ◎选购保存

要选择果皮颜色金黄、平整、柔软的金橘。放入阴凉、干燥、通风处可保存3~5天，放置冰箱中可存放一周。

## ◎对并发症的益处

金橘含维生素P，是维护血管健康的重要营养素，能强化微血管弹性，可作为高血压引起的血管硬化、心脏疾病之辅助调养食物。此外，金橘的果皮对肝脏的解毒功能、眼睛的养护、免疫系统的保健都具有一定的功效。

### 金橘营养成分表

| 营养素 | 含量（每100克） |
|---|---|
| 碳水化合物 | 13.7克 |
| 脂肪 | 0.2克 |
| 蛋白质 | 1克 |
| 纤维素 | 1.4克 |
| 镁 | 20毫克 |
| 钙 | 56毫克 |
| 铁 | 1毫克 |
| 钾 | 144毫克 |
| 钠 | 3毫克 |
| 硒 | 0.62微克 |

### 食用建议

金橘的营养价值很高，胸闷郁结、不思饮食或伤食饱满、急慢性气管炎、肝炎、胆囊炎、高血压、高血脂、血管硬化等患者可经常食用金橘，但脾弱气虚、糖尿病、口舌生疮、齿龈肿痛者不宜常食金橘。

## ◎搭配宜忌

| | |
|---|---|
| 金橘+生姜 ✓ | 预防感冒 |
| 金橘+西红柿 | 降低血压、美容养颜 |
| 金橘+牛奶 ✗ | 影响蛋白质的吸收 |
| 金橘+动物肝脏 | 影响维生素C、微量元素的吸收 |

[高血压吃什么？]

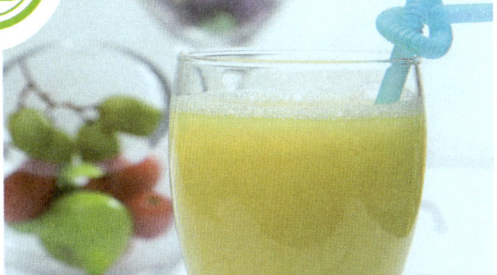

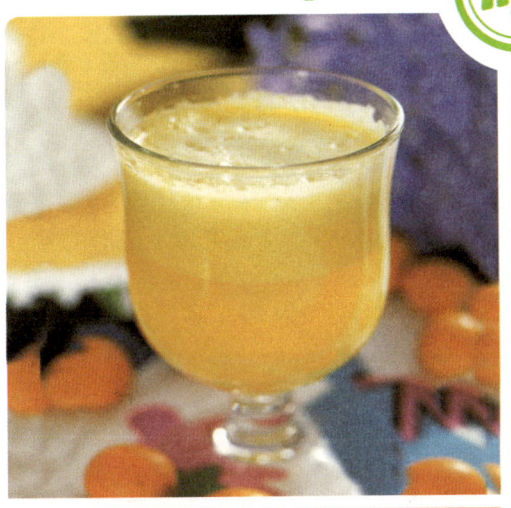

## 降压案例 1　金橘苹果汁

**原料** 金橘250克，苹果1个，白萝卜80克

**调料** 蜂蜜少许

**做法** ①将金橘用清水洗干净备用；苹果用清水洗干净，去皮，切大小适当的块备用；白萝卜用清水洗净，去皮，切成小块备用。

②将准备好的金橘、苹果块、白萝卜块、凉开水一起倒入榨汁机内榨成汁，将榨好的果汁倒入杯中。

③最后加入蜂蜜，搅拌均匀即可。

**专家点评** 金橘的果实含有丰富的维生素C、维生素P、金橘苷等成分，是维护血管健康的重要营养素，能强化微血管弹性，减少毛细血管脆性，维护心血管功能，可作为高血压、血管硬化、心脏疾病之辅助调养食物；苹果富含膳食纤维，可预防便秘；白萝卜降压利尿。本品对高血压、高血脂以及阴虚咳嗽等患者都有一定的食疗作用。

## 降压案例 2　金橘番石榴鲜果汁

**原料** 金橘8个，番石榴半个，苹果50克

**调料** 蜂蜜少许

**做法** ①将番石榴用清水洗净，切块备用；苹果用清水洗净，切块备用；金橘用清水洗净，切开备用；将三者一起放入榨汁机中。

②将冷开水、蜂蜜加入榨汁机中，与切好的番石榴、苹果、金橘一起搅拌成果泥状。

③最后滤出果汁即可。

**专家点评** 番石榴营养丰富，维生素C含量较高，对高血压、高血脂、糖尿病都有食疗作用；金橘和苹果对高血压患者都有较好的食疗效果。因此，本品有保护血管、改善血管功能的作用，适合高血压、动脉硬化、冠心病等心血管疾病患者食用。由于番石榴有收涩止泻的作用，所以大便秘结的高血压患者不宜食用本品。

[高血压  吃 什么？]

# 草莓

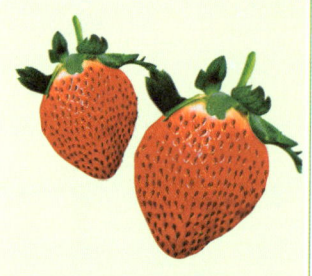

Caomei

【水果、干果类】

[别名] 洋莓果、红莓

【适用量】每日80～100克为宜。

【性味归经】性凉，味甘、酸；归肺、脾经。

【降压关键词】

草莓能预防高血压、动脉硬化、冠心病

◎草莓富含维生素C，对血压具有双向调节的作用，可有效地防止血管破裂、减少毛细血管脆性、减缓血管硬化，预防高血压、动脉硬化等。

## ◎食疗作用

草莓具有生津润肺、养血润燥、健脾、解酒的功效，可用于干咳无痰、烦热干渴、积食腹胀、小便浊痛、醉酒等。而且，草莓中还含有一种胺类物质，对白血病、再生障碍性贫血等血液病也有辅助治疗作用。

## ◎选购保存

挑选草莓的时候应该尽量挑选色泽鲜亮、有光泽、结实、手感较硬者，太大、过于水灵的草莓不宜购买。宜放置冰箱内冷藏保存，不宜保存太久。

## ◎对并发症的益处

草莓中含有丰富的维生素和矿物质，有辅助降低血糖的作用，而且草莓含热量较低，可预防餐后血糖迅速上升，且不会增加胰腺的负担。

### 草莓营养成分表

| 营养素 | 含量（每100克） |
|---|---|
| 碳水化合物 | 27.6克 |
| 脂肪 | 0.2克 |
| 蛋白质 | 4.5克 |
| 纤维素 | 1.1克 |
| 维生素C | 7毫克 |
| 维生素E | 1.07毫克 |
| 镁 | 21毫克 |
| 钙 | 39毫克 |
| 铁 | 1.2毫克 |

### 食用建议

风热咳嗽、咽喉肿痛、声音嘶哑、夏季烦热口干、腹泻如水者及鼻咽癌、肺癌、扁桃体癌、喉癌、坏血病、高血压、动脉硬化、冠心病、脑出血患者可经常食用草莓，但脾胃虚弱、肺寒腹泻者及孕妇不宜常食草莓。

## ◎搭配宜忌

草莓+蜂蜜  可补虚养血
草莓+牛奶 有利于吸收维生素B12

草莓+黄瓜、牛肝  会破坏维生素C

[高血压 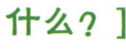 什么？]

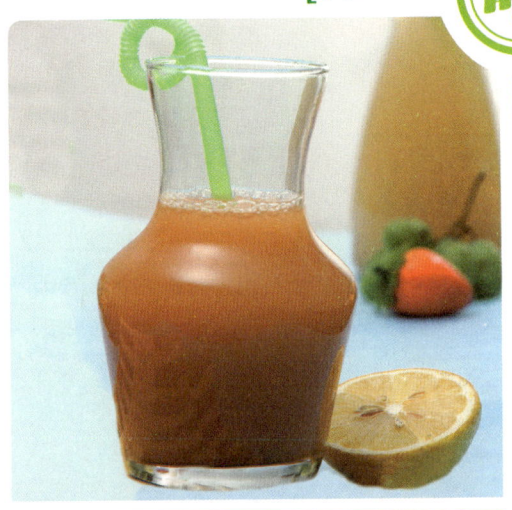

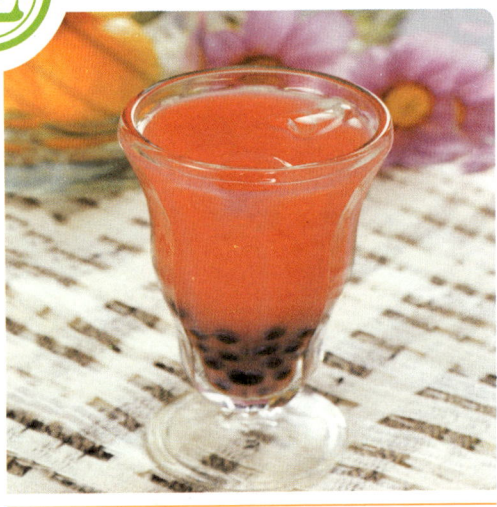

## 降压案例 1 草莓柠檬乳酪汁

**原料** 草莓4个，柠檬半个

**调料** 乳酪200毫升

**做法** ①将草莓洗净，去蒂，放入榨汁机。

②柠檬洗净，切片。

③将乳酪、柠檬片放入榨汁机，与草莓一起搅打均匀即可。

**专家点评** 本品中维生素C含量十分丰富，除了可以预防坏血病外，对动脉硬化、冠心病、心绞痛、脑出血、高血压、高血脂等疾病也有积极的预防作用。草莓中含有的果胶及纤维素，可促进胃肠蠕动，改善便秘。

### 温馨提示

由于草莓是低矮的草茎植物，其容易受到泥土和细菌的污染，所以在食用前一定要清洗干净，在清洗前，可先用淡盐水或者淘米水浸泡5分钟，同时要注意在冲洗草莓时不要摘掉草莓蒂，否则会造成更严重的污染。

## 降压案例 2 草莓珍珠奶茶

**原料** 珍珠2大匙，草莓粉50克，鲜奶30毫升

**调料** 冰水50毫升

**做法** ①杯子洗净，在杯中放入2大匙珍珠垫底。

②将草莓粉倒入杯中，再倒入50毫升冰水。

③放入鲜奶、冰水后拌匀即可。

**专家点评** 本品对高血压、动脉硬化、冠心病有较好的食疗作用，除此之外，还有提高人体免疫力、延缓衰老等功效。

### 温馨提示

草莓表面粗糙，不易洗净，一定要用淡盐水浸泡10分钟后再食用，既可杀菌又较易清洗。另外，太大、过于水灵的草莓不能买，不要买长得奇形怪状的畸形草莓，最好挑选表面光亮、有细小绒毛的草莓。

[高血压 吃 什么？]

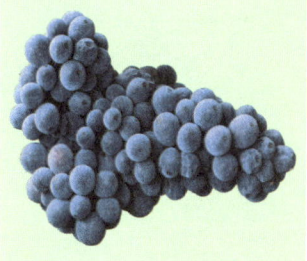

# 葡萄

## Putao

【水果、干果类】

[别 名] 草龙珠、山葫芦、蒲桃

【适用量】每日100克左右为宜。

【性味归经】性平，味甘、酸；归肺、脾、肾经。

【降压关键词】
降低血压，阻止血栓形成

◎葡萄富含钾，能有效降低血压，研究证明葡萄能比阿斯匹林更好地阻止血栓形成，并且能降低人体血清胆固醇水平，降低血小板的凝聚力，对预防高血压引起的心脑血管病有一定作用。

## ◎食疗作用

葡萄具有滋补肝肾、养血益气、强壮筋骨、生津除烦、健脑养神的功效。葡萄中含有较多酒石酸，有助于消化。葡萄中所含天然聚合苯酚，能与细菌及病毒中的蛋白质化合，对于脊髓灰白质病毒有杀灭作用。

## ◎选购保存

购买时可以摘底部一颗尝尝，如果果粒甜美，则整串都很甜。葡萄保留时间很短，购买后最好尽快吃完。剩余的可用保鲜袋密封好，放入冰箱内，这样能保存4~5天。

## ◎对并发症的益处

葡萄中的糖主要是葡萄糖，能很快地被人体吸收，可缓解人体发生的低血糖症状。葡萄中含的类黄酮是一种强力抗氧化剂，可清除体内自由基，抗衰老，可预防血管和脑组织老化。

### 葡萄营养成分表

| 营养素 | 含量（每100克） |
|---|---|
| 碳水化合物 | 10.3克 |
| 脂肪 | 0.2克 |
| 蛋白质 | 0.5克 |
| 纤维素 | 0.4克 |
| 维生素C | 25毫克 |
| 镁 | 8毫克 |
| 钙 | 5毫克 |
| 铁 | 0.4毫克 |
| 钾 | 104毫克 |
| 钠 | 1.3毫克 |

### 食用建议

高血压、冠心病、脂肪肝、癌症、肾炎水肿、神经衰弱、风湿性关节炎患者、过度疲劳、体倦乏力、形体羸瘦、肺虚咳嗽、盗汗者、儿童、孕妇和贫血患者可经常食用葡萄。但糖尿病、便秘患者，阴虚内热、津液不足者，肥胖之人，脾胃虚寒者及孕妇不宜多食葡萄。

## ◎搭配宜忌

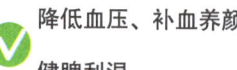

葡萄+枸杞子 ✓ 降低血压、补血养颜
葡萄+薏米 ✓ 健脾利湿

葡萄+开水 ✗ 引起腹胀
葡萄+白萝卜 ✗ 导致甲状腺肿大

[高血压 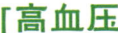 吃 什么？]

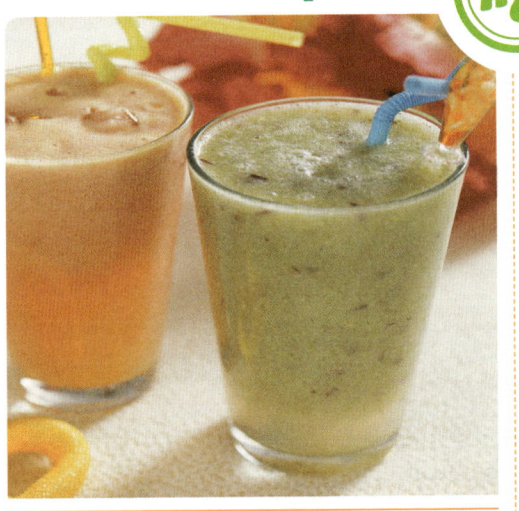

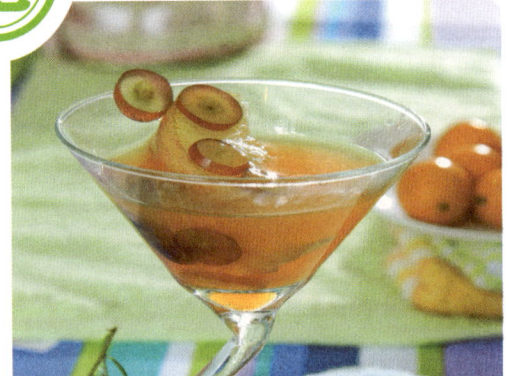

## 降压案例1 葡萄芦笋苹果饮

**原料** 葡萄150克，芦笋100克，苹果1个

**做法** ①葡萄洗净，剥皮；苹果洗净，去皮和果核，切块。
②芦笋洗净，切段。
③将苹果、葡萄、芦笋放入榨汁机，榨汁即可。

**专家点评** 葡萄可滋阴血、补肝肾、降血压、健脑安神，对高血压、贫血以及肝火旺盛引起头晕、失眠的患者有很好的食疗作用；芦笋可降压、利尿，对高血压、高血脂和肥胖症等患者都有益处；苹果可健脾益气、改善胃肠道功能。因此，高血压患者常食本品既可降血压，还能补气血、通便。

**温馨提示**

葡萄虽然富含维生素，但是孕妇不宜多食，因为葡萄属于酸性食品，多食会影响钙质的吸收，同时由于其含糖量较高，多食也会使肚中的羊水增多，对孕妇不利。

## 降压案例2 葡萄苹果汁

**原料** 红葡萄150克，红色去皮的苹果1个

**调料** 碎冰适量

**做法** ①红葡萄洗净，切片；苹果切几片装饰用。
②把剩余苹果切块，与葡萄一起入榨汁机榨汁。
③碎冰倒在成品上，装饰苹果片。

**专家点评** 本品中葡萄与苹果均能降低人体血清胆固醇水平，并且富含能保护心血管的维生素C，有助于预防高血压、动脉硬化等。

**温馨提示**

可用面粉水洗去葡萄上的脏东西，因为面粉水的黏性比较大，把葡萄往面粉水里涮一涮，葡萄上的脏东西就被黏黏的面粉水粘下来带走了，所以葡萄会洗得特别干净。用这个妙招还可以清洗葡萄干、干枣、枸杞等干果。

[高血压  什么？]

# 苹果

## Pingguo

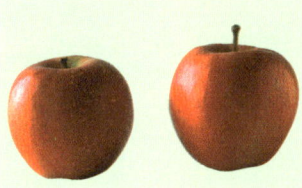

【适用量】每日1个为宜。

【性味归经】性凉，味甘、微酸；归脾、肺经。

【水果、干果类】

[别 名] 滔婆、柰、柰子

【降压关键词】

**富含钾，可降低血压**

◎ 苹果中富含钾，能促进钠从尿液排出，预防水钠潴留的发生。因此，对于进盐过多的高血压患者，多吃苹果可以将体内的钠盐清除，使血压下降。

## ◎ 食疗作用

苹果具有润肺、健胃、生津、止渴、止泻、消食、顺气、醒酒的功能，而且对于癌症有良好的食疗作用。苹果含有大量的纤维素，常吃可以使肠道内胆固醇减少，缩短排便时间，能够减少直肠癌的发生。

## ◎ 选购保存

苹果应挑个头适中、果皮光洁、颜色艳丽的。放在阴凉处可以保持7～10天，如果装入塑料袋放入冰箱可以保存更长时间。

## ◎ 对并发症的益处

苹果含有丰富的铬，能提高糖尿病人对胰岛素的敏感性；苹果中所含的钾，有降低血压、预防心脑血管并发症的作用；苹果酸可以稳定血糖，预防老年性糖尿病。

### 苹果营养成分表

| 营养素 | 含量（每100克） |
|---|---|
| 碳水化合物 | 13.5克 |
| 脂肪 | 0.2克 |
| 蛋白质 | 0.2克 |
| 纤维素 | 1.2克 |
| 维生素C | 4毫克 |
| 维生素E | 2.12毫克 |
| 镁 | 4毫克 |
| 钙 | 4毫克 |
| 铁 | 0.6毫克 |
| 锌 | 0.19毫克 |

### 食用建议

慢性胃炎、消化不良、气滞不通、慢性腹泻、神经性结肠炎、便秘、高血压、高脂血症和肥胖症、癌症、贫血患者和维生素C缺乏者可经常食用苹果，但脾胃虚寒者、糖尿病患者不宜常食苹果。

## ◎ 搭配宜忌

| 苹果+洋葱<br>苹果+银耳 | ✓ | 可降压降脂，保护心脏<br>润肺止咳、降压降脂 |
|---|---|---|
| 苹果+白萝卜<br>苹果+海鲜 |  | 易导致甲状腺肿大<br>易致腹痛、恶心、呕吐 |

[高血压 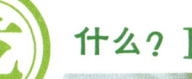 吃 什么？]

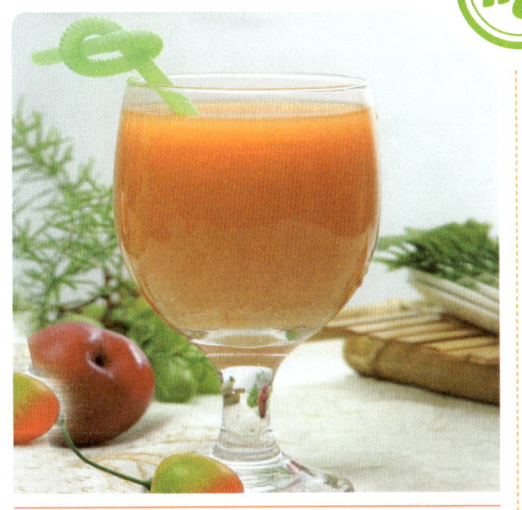

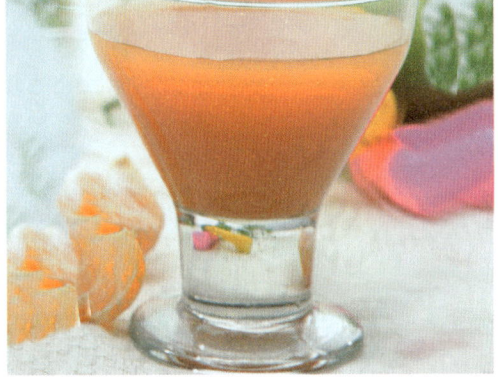

## 降压案例 1　芹菜苹果汁

**原料**　芹菜80克，苹果50克，胡萝卜60克

**调料**　蜂蜜少许

**做法**　① 将芹菜洗净，切成段。

② 将苹果洗净，去皮去核，切成块；胡萝卜洗净，切成块。

③ 将所有的材原料倒入榨汁机内，搅打成汁，加入蜂蜜即可。

**专家点评**　芹菜中含有酸性的降压成分，有明显的降压作用，同时它还含有利尿有效成分，可消除体内的水钠潴留；胡萝卜有效改善微血管循环，降低血脂，增加冠状动脉流量，具有降压、强心、降血糖等作用；苹果也富含钾，可降低血压，预防便秘。因此，本品非常适合高血压患者食用。

**温馨提示**

苹果生吃和煮熟吃有不同的食疗效果，这是因为苹果中含有果胶，果胶在未经加热时有软化大便缓解便秘的作用，而经过加热后的果胶能减少大便内的水分，具有收敛、止泻的功效。

## 降压案例 2　苹果橘子汁

**原料**　橘子1个，苹果1个

**调料**　姜50克

**做法**　① 将橘子去皮、去子。

② 将苹果洗净，留皮去核，切成块；姜洗净，切片。

③ 将所有的材料放入榨汁机内，搅打2分钟即可。

**专家点评**　橘子富含维生素C，能软化血管，预防心脑血管疾病；苹果富含果胶和膳食纤维，可降低血中胆固醇和血压，还能预防便秘。

**温馨提示**

苹果最好早上吃。中医讲人体在上午时是脾胃活动最旺盛的时候，那时候吃水果有利于身体吸收，晚餐后的水果不利于消化，吃得过多，使糖转化为脂肪在体内堆积，所以吃苹果尽量选择在下午前，饭前或饭后半小时。

[高血压 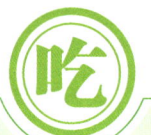 吃 什么？]

# 桃子

Taozi

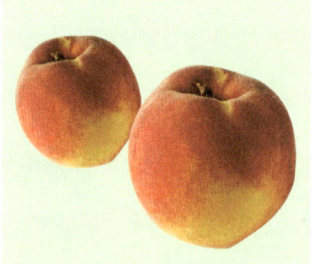

【水果、干果类】

[别 名] 佛桃、水蜜桃

【适用量】每日1个为宜。

【性味归经】性温，味甘、酸；归肝、大肠经。

【降压关键词】

降低血压，辅助治疗高血压

◎桃中含有丰富的钾元素，可以帮助体内排出多余的盐分，有辅助降低血压的作用。桃仁提取物有抗凝血作用，并能使血压下降，可用于高血压病人的辅助治疗。

◎ 食疗作用

桃子具有补心、解渴、充饥、生津之功效，含有较多的有机酸和纤维素，能促进消化液的分泌，增加胃肠蠕动，增加食欲，有助于消化。

◎ 选购保存

好的桃子果体大，形状端正，外皮无伤、无虫蛀斑；果色鲜亮，成熟时果皮多为黄白色，顶端和向阳面现微红，手感不软不硬。保存宜放入冰箱冷藏。

◎ 对并发症的益处

桃的含铁量较高，是缺铁性贫血病人的理想辅助食物；桃中富含膳食纤维，能加速胃肠道的蠕动，能有效预防便秘；桃还富含果胶，能推迟食物的排空，延缓人体对糖分的吸收，从而可控制血糖的升高。

## 桃子营养成分表

| 营养素 | 含量（每100克） |
|---|---|
| 碳水化合物 | 12.2克 |
| 脂肪 | 0.1克 |
| 蛋白质 | 0.9克 |
| 纤维素 | 1.3克 |
| 维生素C | 7毫克 |
| 维生素E | 1.54毫克 |
| 镁 | 7毫克 |
| 钙 | 6毫克 |
| 铁 | 0.8毫克 |
| 锌 | 0.34毫克 |

### 食用建议

桃子尤其适合高血压、肠燥便秘患者，老年体虚、身体瘦弱、面黄肌瘦、心悸气短、阳虚肾亏者食用，但内热生疮、毛囊炎、痈疖和面部痤疮以及糖尿病等患者不宜食用桃子。另外，婴幼儿最好不要喂食桃子，因为桃子中含有大量的大分子物质，婴幼儿肠胃透析能力差，无法消化这些物质，易造成过敏反应。

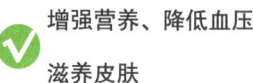

◎ 搭配宜忌

| 桃子+莴笋 桃子+牛奶 | ✓ 增强营养、降低血压 滋养皮肤 |
|---|---|
| 桃子+蟹肉 桃子+白酒 | ✗ 影响蛋白质的吸收 导致头晕、呕吐、心跳加快 |

[高血压 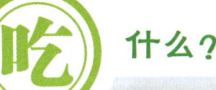 什么？]

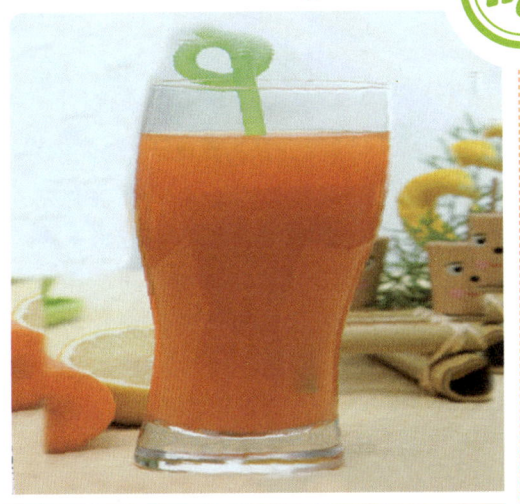

**降压案例 1　桃汁**

**|原料|** 桃子1个，胡萝卜30克，牛奶100毫升，柠檬1/4个

**|调料|** 蜂蜜适量

**|做法|** ①胡萝卜洗净，去皮；桃子洗净去皮去核；将柠檬取汁。

②将胡萝卜、桃子切适当大小的块，与柠檬汁、牛奶一起放入榨汁机内搅打成汁，滤出果肉。

③用蜂蜜调味即可。

**|专家点评|** 本品中桃子含有的钾元素可以帮助体内排出多余的盐分，有辅助降低血压的作用；胡萝卜、牛奶有增强机体免疫力的作用，适合高血压患者食用。

**温馨提示**

　　鲜桃下树后极其不耐储存，应趁鲜食用。食用前还要将桃毛洗净，以免刺入皮肤，引起皮疹；或吸入呼吸道，引起咳嗽、咽喉刺痒等症状。

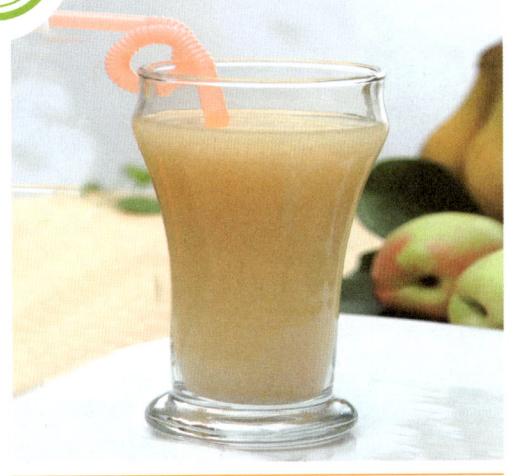

**降压案例 2　桃子杏仁汁**

**|原料|** 桃子半个，杏仁粉末半小勺，豆奶200毫升

**|调料|** 蜂蜜1小勺

**|做法|** ①将桃子洗净后去皮去核，切适当大小的块。

②将切好的桃子、杏仁粉、豆奶放入榨汁机内一起搅打成汁，滤出果肉即可。

③用蜂蜜调味即可。

**|专家点评|** 本品有辅助降血压、分解体内胆固醇的作用，对于高血压、动脉硬化等心血管疾病有一定的预防作用，同时还能润肠通便、止咳润肺、益智补脑。

**温馨提示**

　　桃子的味道鲜美、营养丰富，是人们最为喜欢的鲜果之一。除鲜食外，还可加工成桃脯、桃酱、桃汁、桃干和桃罐头。桃树很多部分还具有药用价值，其根、叶、花、仁可以入药，具有止咳、活血、通便等功能。

[高血压 吃 什么？]

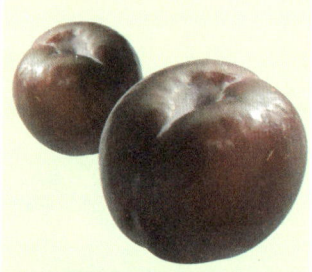

# 李子

Lizi

【水果、干果类】

[别 名] 嘉庆子、李实、嘉应子

【适用量】每日60克左右为宜。

【性味归经】性凉，味甘、酸；归肝、肾经。

【降压关键词】
**降低血压、消除水肿**

◎李子果肉中钾的含量很高，钠含量低，钾可以帮助人体排泄出多余的盐分，起到辅助降低血压的作用，还对高血压性水肿、肾炎的患者有较好的食疗作用。

## ◎食疗作用

李子具有清热生津、泻肝涤热、活血解毒、利水消肿的功效，可用于辅助治疗胃阴不足、口渴咽干、大腹水肿、小便不利等症，还可用于内伤瘀热、肝病腹水等病症。饭后食李，能增加胃酸，帮助消化；在暑热时食李，有生津止渴、去热解暑的功效。

## ◎选购保存

要选择颜色均匀、果粒完整、无虫蛀的果实。成熟的李子果肉软化，酸度降低；成熟度不足的李子，则果肉较爽脆，但酸度较高。可放入冰箱中冷藏一周。

## ◎对并发症的益处

李子中富含维生素$B_{12}$，有促进血红蛋白再生的作用，贫血者适度食用李子对健康大有益处。新鲜李子的果肉中含有多种氨基酸，能辅助治疗肝硬化腹水。

### 李子营养成分表

| 营养素 | 含量（每100克） |
|---|---|
| 碳水化合物 | 8.7克 |
| 脂肪 | 0.2克 |
| 蛋白质 | 0.7克 |
| 纤维素 | 0.9克 |
| 维生素C | 5毫克 |
| 维生素A | 25微克 |
| 镁 | 10毫克 |
| 钙 | 8毫克 |
| 钾 | 144毫克 |
| 钠 | 3.8毫克 |

### 食用建议

高血压患者、发热患者、口渴者、虚劳骨蒸者、肝病腹水患者、消渴欲饮者、贫血者、失音者、慢性肝炎患者、肝硬化者、头皮多屑而痒者可经常食用李子，但脾胃虚弱、胃酸过多、胃及十二指肠溃疡、肠胃消化不良等患者不宜食用李子。

### ◎搭配宜忌

| | | |
|---|---|---|
| 李子+绿茶 | ✓ | 清热利尿、降糖降压 |
| 李子+香蕉 | | 可美容养颜 |
| 李子+鸡肉 | ✗ | 会引起腹泻 |
| 李子+青鱼 | | 会导致消化不良 |

[高血压 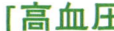 什么？]

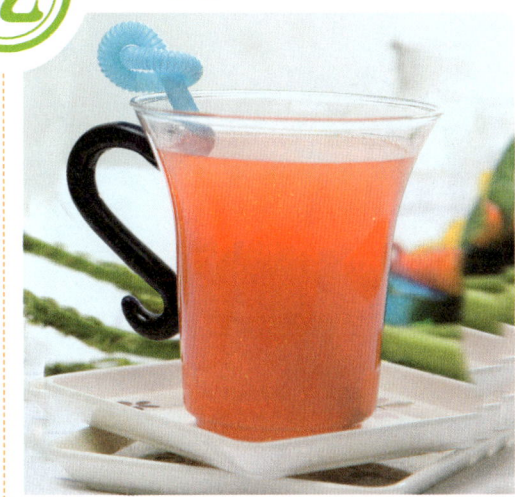

### 降压案例 1　李子牛奶饮

**原料** 李子6个，脱脂牛奶250毫升

**调料** 蜂蜜适量

**做法** ❶将李子洗净，去核取肉。
❷将李子肉、牛奶放入榨汁机中。
❸再加入蜂蜜，搅拌均匀即可。

**专家点评** 李子含有丰富的钙和铁等矿物质，有助于抵抗高钠的有害影响，还有稳定血压的作用；牛奶适合高血压患者饮用，脱脂牛奶中不含脂肪，富含钙、镁等元素，对心脏活动具有重要的调节作用，能很好地保护心血管系统，可减少血液中的胆固醇含量。所以本品非常适合高血压患者食用。

> **温馨提示**
>
> 　　李子宜熟透后食用，未熟透、有苦涩味和入水不沉的李子不能食用，否则对身体有害；也不宜过量食用，否则易引起虚热、损伤脾胃。

### 降压案例 2　李子柠檬汁

**原料** 新鲜李子2个，柠檬1/4个

**做法** ❶李子用清水洗净，削皮，去核，留仁，备用。
❷柠檬洗净，切开，去皮，和李子一起放入榨汁机。
❸再将冷开水倒入榨汁机，盖上杯盖，充分搅匀，滤掉果渣，倒入杯中即可。

**专家点评** 本品维生素C、钙、铁含量十分丰富，能很好地稳定血压以及保护心血管，并且还有增强食欲、帮助消化的作用，对高血压患者非常有利。

> **温馨提示**
>
> 　　李子核仁中含苦杏仁苷，有显著降压作用。吃李子时，最好把核砸开，连果仁一起吃下。多食李子能使人表现出虚热、脑涨等不适之感。李子多食生痰，损坏牙齿，体质虚弱的患者应少食。

[高血压 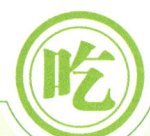 什么？]

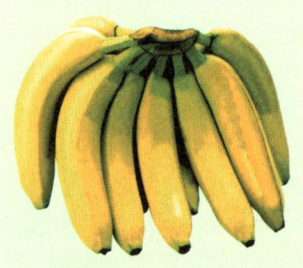

# 香蕉

## Xiangjiao

【水果、干果类】

[别名] 蕉果、甘蕉

【适用量】每日1～2根为宜。

【性味归经】性寒，味甘；归脾、胃、大肠经。

【降压关键词】
**是预防高血压的极佳水果**
◎香蕉中富含的钾能降低机体对钠盐的吸收，故其有降血压的作用。香蕉中还含有血管紧张素转化酶抑制物质，可抑制血压升高。所以，香蕉是预防高血压的极佳水果。

◎ **食疗作用**

香蕉具有清热、通便、解酒、降血压、抗癌的功效。香蕉富含的纤维素可润肠通便，对于便秘、痔疮患者大有益处，所含的维生素C是天然的免疫强化剂，可抵抗各类感染。

◎ **选购保存**

果皮颜色黄黑泛红，稍带黑斑，表皮有皱纹的香蕉风味最佳。香蕉手捏后有软熟感的一定是甜的。香蕉买回来后，最好用绳子串起来，挂在通风处。

◎ **对并发症的益处**

香蕉中富含大量的膳食纤维和维生素C，可促进胃肠蠕动，预防便秘。香蕉还富含钾，有利水减肥、降压的作用，适合高血压伴肥胖症、高血脂的患者食用。

### 香蕉营养成分表

| 营养素 | 含量（每100克） |
|---|---|
| 碳水化合物 | 22克 |
| 脂肪 | 0.2克 |
| 蛋白质 | 1.4克 |
| 纤维素 | 1.2克 |
| 镁 | 43毫克 |
| 钙 | 7毫克 |
| 铁 | 0.4毫克 |
| 锌 | 0.18毫克 |
| 钾 | 256毫克 |
| 钠 | 0.8毫克 |

### 食用建议

口干烦渴者、大便干燥难解者、痔疮患者、肛裂者、大便带血者、癌症病人、上消化道溃疡患者、肺结核患者、顽固性干咳者、高血压患者、冠心病患者、动脉硬化者和中毒性消化不良者可经常食用香蕉，但慢性肠炎患者、虚寒腹泻者、糖尿病患者、胃酸过多者不宜食用。

### ◎搭配宜忌

| 香蕉+西瓜皮 | ✓ | 可辅助治疗高血压 |
| 香蕉+芝麻 | | 补益心脾、养心安神 |
| 香蕉+菠萝 | ✗ | 增加血钾浓度，引起高钾血症 |
| 香蕉+西瓜 | | 引起腹泻 |

[高血压 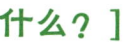 吃 什么？]

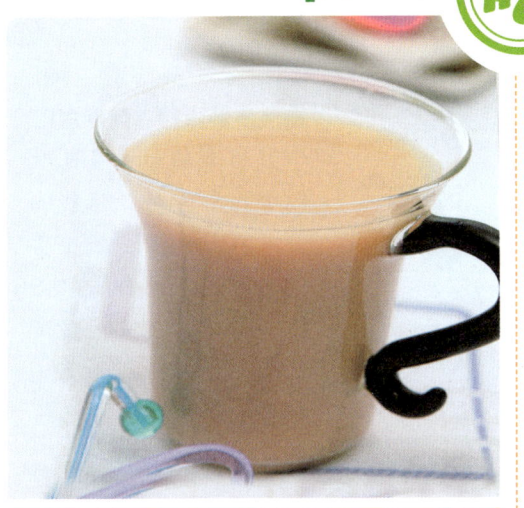

### 降压案例 1 香蕉西红柿汁

**原料** 乳酸菌饮料100毫升，西红柿1个，香蕉1条

**做法** ①将西红柿洗净后切块。
②香蕉去皮。
③将西红柿、香蕉、乳酸菌饮料、冷开水一起放入榨汁机中榨成汁。

**专家点评** 香蕉中富含大量的膳食纤维和维生素C，可促进胃肠蠕动，预防便秘，还富含钾，有利水减肥、降低血压的作用；西红柿中的西红柿红素是一种脂溶性生物类黄酮，具有类似胡萝卜素的强力抗氧化作用，可降低血浆胆固醇浓度，有效降低血压；乳酸菌饮料可增强胃肠蠕动功能，有效预防便秘。

**温馨提示**
未熟透的香蕉不宜食用，因为没有熟透的香蕉含较多鞣酸，对消化道有收敛作用，会抑制胃液分泌和胃肠蠕动，食用后会加重便秘。

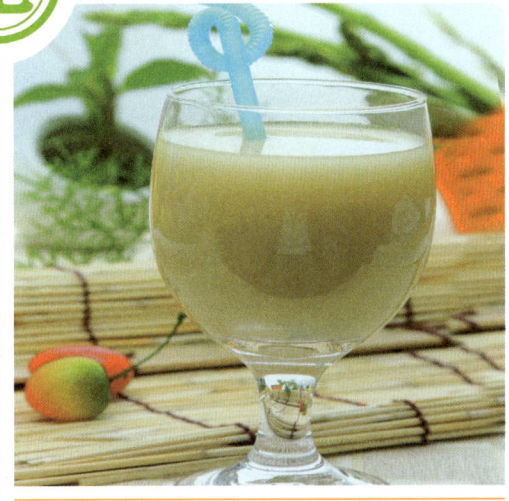

### 降压案例 2 香蕉燕麦牛奶

**原料** 香蕉1根，燕麦80克，牛奶200毫升

**做法** ①将香蕉去皮，切成小段。
②燕麦洗净。
③将香蕉、燕麦、牛奶放入榨汁机内，搅打成汁即可。

**专家点评** 本品中香蕉有抑制血压升高的作用；燕麦有降低心血管和肝脏中的胆固醇、三酰甘油的作用；牛奶可滋阴润燥，补益中气。常食本品有助于预防高血压、高血脂、高胆固醇血症。

**温馨提示**
香蕉皮捣烂加上姜汁能消炎止痛；用香蕉皮搓手足，可预防皲裂、冻疮。每到秋冬两季，许多人会手足干、皲裂，用香蕉皮擦数日后，立竿见影，还可使皮肤润滑，缓解皮肤干燥。也可用来擦脸美容，辅助治疗脚气效果也很好。

[高血压吃什么？]

# 梨子

Lizi

【水果、干果类】

[别名] 沙梨、白梨

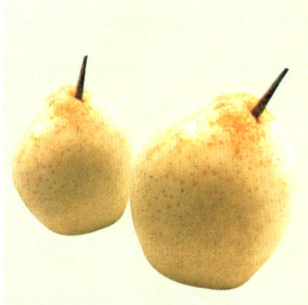

【适用量】 每日1个为宜。

【性味归经】 性寒、味甘；归肺、胃经。

【降压关键词】

**增加血管弹性，降低血压**

◎ 梨所含的维生素$B_1$能增加血管弹性、保护心脏、减轻疲劳，维生素$B_2$及叶酸能增强心肌活力、降低血压。梨能清热镇静，对于肝阳上亢或肝火上炎型高血压患者有较好的食疗作用。

## ◎ 食疗作用

梨有止咳化痰、清热降火、养血生津、润肺去燥、润五脏、镇静安神等功效，对高血压、心脏病、口渴便秘、头昏目眩、失眠多梦患者有良好的食疗作用。

## ◎ 选购保存

选购以果粒完整、无虫害、无压伤、坚实的为佳。置于室内阴凉角落处即可，如需冷藏，可装在纸袋中放入冰箱保存2～3天。

## ◎ 对并发症的益处

梨中的果胶含量很高，有助于消化、通利大便，能预防高血压性便秘，还可降低血脂，有效预防高脂血症。食梨能防止动脉粥样硬化，抑制致癌物质亚硝胺的形成，从而能起到防癌抗癌的作用。

### 梨子营养成分表

| 营养素 | 含量（每100克） |
|---|---|
| 碳水化合物 | 13.3克 |
| 脂肪 | 0.2克 |
| 蛋白质 | 0.4克 |
| 纤维素 | 3.1克 |
| 维生素C | 6毫克 |
| 镁 | 8毫克 |
| 钙 | 9毫克 |
| 铁 | 0.5毫克 |
| 钾 | 92毫克 |
| 钠 | 2.1毫克 |

## ◎ 搭配宜忌

| | | |
|---|---|---|
| 梨+银耳<br>梨+核桃 | ✓ | 润肺止咳、降压降脂<br>清热解毒、润肠通便 |
| 梨+白萝卜<br>梨+鹅肉 | ✗ | 易诱发甲状腺肿大<br>会增加肾的负担 |

## 食用建议

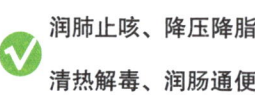

肺热咳嗽、痰稠或无痰、咽喉发痒干痛、音哑、急慢性支气管炎、肺结核、高血压、心脏病、肝炎、肝硬化、习惯性便秘、小儿百日咳、鼻咽癌、喉癌、肺癌患者及演唱人员可常食，饮酒之后或宿醉未解者也可食梨。但脾虚便溏、慢性肠炎、胃寒病、寒痰咳嗽或外感风寒咳嗽、糖尿病患者、产妇和经期中的女性不宜常食。

[高血压 吃 什么？]

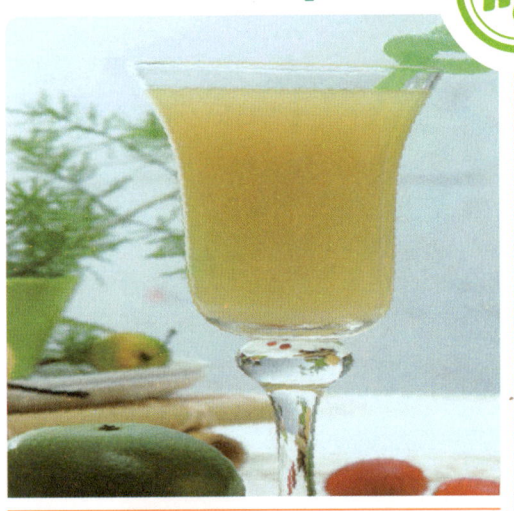

### 降压案例 1　梨汁

**原料** 梨1个，橙子半个，冰水100毫升

**做法** ①将橙子用清水冲洗干净，把外皮去掉，备用。

②梨去掉外皮，把籽去掉，用清水冲洗干净，备用。

③将梨和橙子以适当大小切块，与冰水一起放入榨汁机内搅打成汁，滤出果肉即可。

**专家点评** 本品有保护心脏、降低血压的作用，特别适用于肝阳上亢或肝火上炎型高血压患者，常饮有利于血压恢复正常，还可改善头晕目眩、头痛、烦躁、便秘等症状。

**温馨提示**

梨树全身是宝，梨皮、梨叶、梨花、梨根均可入药，有润肺、消痰、清热、解毒等功效。梨是"百果之宗"，因其鲜嫩多汁、酸甜适口，所以又有"天然矿泉水"之称。

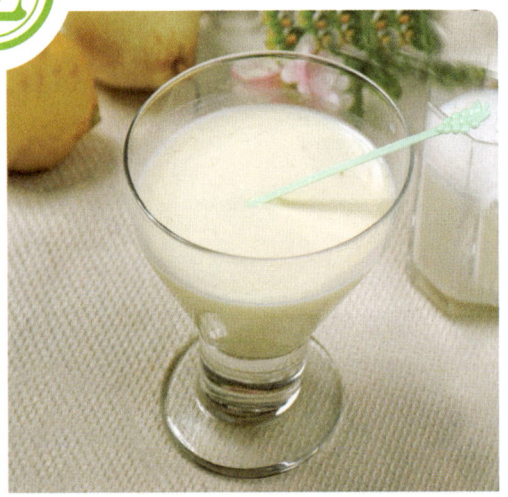

### 降压案例 2　贡梨酸奶

**原料** 贡梨1个，柠檬半个

**调料** 酸奶200毫升

**做法** ①将贡梨用清水冲洗干净，去掉外皮，然后把籽去掉，以适当大小切成块状，备用。

②柠檬用清水洗净，切片备用。

③将洗切好的贡梨和柠檬及酸奶放入搅拌机内搅打成汁即可。

**专家点评** 本品具有增加血管弹性、降低血压的作用，其中贡梨所含维生素$B_1$能保护心脏、减轻疲劳，维生素$B_2$及叶酸能增强心肌活力、降低血压、保持身体健康；柠檬富含维生素C和维生素P，能有效降低血压，增强血管的弹性和韧性；酸牛奶能抑制肠道腐败菌的生长，还含有可抑制体内合成胆固醇还原酶的活性物质，降低胆固醇和血压，所以高血压、高血脂等心血管疾病患者可经常食用本品，能很好地预防并发症的发生。

[高血压 吃 什么？]

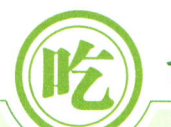

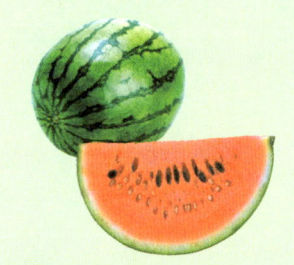

# 西瓜
## Xigua
【水果、干果类】

[别名] 寒瓜、夏瓜

【适用量】每天150～200克为宜。

【性味归经】性寒，味甘；归心、胃、膀胱经。

【降压关键词】
平衡血压，调节心脏功能

◎西瓜营养丰富，但不含胆固醇和脂肪，所以不会影响到血脂的升高。西瓜富含钾以及多种可降低血压的成分，能有效平衡血压、调节心脏功能，有效预防冠心病、动脉硬化等症。

◎ 食疗作用

西瓜具有清热解暑、除烦止渴、降压美容、利水消肿等功效，还富含多种维生素，具有平衡血压、调节心脏功能、预防癌症的作用，可以促进新陈代谢，有软化及扩张血管的功能。常吃西瓜还可以使头发秀丽稠密。

◎ 选购保存

瓜皮表面光滑、花纹清晰，用手指弹瓜可听到"嘭嘭"声的是熟瓜。未切开时低温可保存5天左右，切开后用保鲜膜裹住，放入冰箱，可低温保存3天左右。

◎ 对并发症的益处

西瓜所含的糖能利尿，并能消除肾脏炎症；所含的蛋白酶能把不溶性蛋白质转化为可溶的蛋白质，并增加肾炎病人的营养。此外，西瓜还有减肥降脂的功效，对高血脂和肥胖症也有食疗作用。

### 西瓜营养成分表

| 营养素 | 含量（每100克） |
|---|---|
| 碳水化合物 | 5.8克 |
| 脂肪 | 0.1克 |
| 蛋白质 | 0.6克 |
| 纤维素 | 0.3克 |
| 维生素C | 6毫克 |
| 维生素A | 75微克 |
| 镁 | 8毫克 |
| 钙 | 8毫克 |
| 铁 | 0.3毫克 |
| 锌 | 0.1毫克 |

【食用建议】

慢性肾炎、高血压、黄疸肝炎、胆囊炎、膀胱炎、水肿、发热烦渴或急性病高热不退、口干多汗、口疮等症患者可经常食用西瓜，但脾胃虚寒、寒积腹痛、小便频数、慢性肠炎、胃炎、胃及十二指肠溃疡等属于虚冷体质的人以及糖尿病患者要慎食。

◎ 搭配宜忌

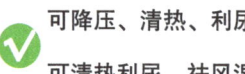

西瓜+冬瓜 ✓ 可降压、清热、利尿
西瓜+鳝鱼 可清热利尿、祛风湿

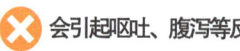

西瓜+海虾、羊肉同食 ✗ 会引起呕吐、腹泻等反应

[高血压 吃 什么？]

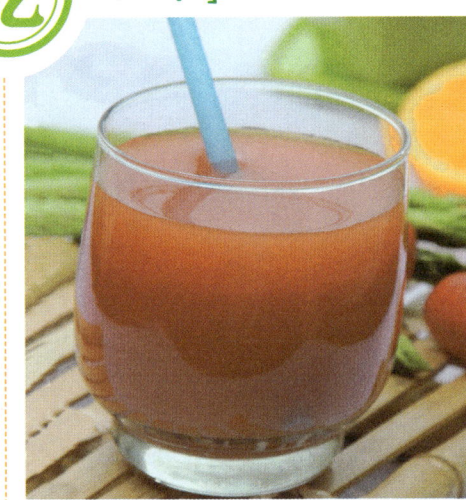

### 降压案例 1 西红柿西瓜柠檬饮

**原料** 西瓜150克，西红柿1个，柠檬1/4个

**做法** ①将西瓜、西红柿分别用清水冲洗干净，去掉外皮，均以适当大小切成块状，备用。
②将西瓜、西红柿、柠檬一起放入榨汁机中搅打成汁。
③最后滤出果肉即可。

**专家点评** 本品清热泻火、利尿降压，常食可有效降低血压，尤其适合内火旺盛、口干咽燥的高血压患者食用。

**温馨提示**

辨别西瓜生熟：一手托西瓜，一手轻轻地拍打，或者用食指和中指进行弹打。成熟的西瓜，敲起来会发出比较沉闷的声音，不成熟的西瓜敲起来声脆。一般规律是"闷声"为熟瓜，"脆声"为生瓜，但有的瓜皮太厚，敲起来听着也闷声，但不一定是熟瓜。

### 降压案例 2 西瓜葡萄柚汁

**原料** 西瓜150克，芹菜适量，葡萄柚1个

**调料** 白糖适量

**做法** ①将西瓜洗净，去皮，去子；葡萄柚去皮；芹菜去叶，洗净；均切成适当大小的块。
②将切好的西瓜、芹菜、葡萄柚放入榨汁机内搅打成汁，滤出果肉。
③用白糖调味即可。

**专家点评** 本品含有钾以及多种降压成分，而且还含有能降低血液中胆固醇的天然果胶，对高血压和心血管疾病患者有一定的食疗效果。

**温馨提示**

西瓜因在汉代从西域引入，故称"西瓜"。西瓜味道甘甜多汁，清爽解渴，是盛夏的佳果，为"瓜中之王"，既能祛暑热烦渴，又有很好的利尿作用，因此有"天然的白虎汤"之称。

[高血压 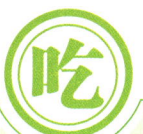 什么？]

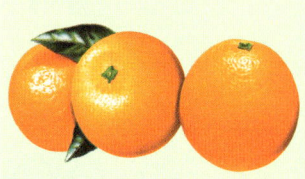

# 橙子

## Chengzi

【水果、干果类】

[别名] 黄果、香橙、金球

【适用量】每日1～2个为宜。

【性味归经】性凉，味甘、酸；归肺、脾、胃经。

【降压关键词】

**降低血压和血脂，保护血管**

◎橙子富含维生素C和胡萝卜素，可以抑制致癌物质的形成，降低胆固醇和血脂，软化和保护血管，促进血液循环。橙子还富含钾，可排除体内多余的钠盐，有效降低血压。

### ◎食疗作用

橙子有化痰、健脾、温胃、助消化、增食欲、增强毛细血管韧性、降低血脂等功效，对高血压患者有补益作用。果皮可作为健胃剂、方向调味剂。经常食用橙子能保持皮肤湿润，强化免疫系统，有效防止流感等病毒的侵入。

### ◎选购保存

好橙子表皮皮孔较多，摸起来比较粗糙。在常温下，置于阴凉干燥处可保存一至两周，置于冰箱可保存更长时间。

### ◎对并发症的益处

研究发现，每天喝3杯橙汁可以降低患心脏病的风险，因为橙汁内含有特定的化学成分——类黄酮和柠檬素，可以促进高密度脂蛋白的增加，并运送低密度脂蛋白到体外，有效预防心脑血管疾病。

### ◎搭配宜忌

| 搭配 | 宜/忌 | 功效 |
|---|---|---|
| 橙子+蜂蜜 | ✓ | 治胃气不和、呕逆少食 |
| 橙子+玉米 | ✓ | 促进维生素的吸收，降低血压 |
| 橙子+黄瓜 | ✗ | 破坏维生素C |
| 橙子+虾 | ✗ | 会产生毒素 |

### 橙子营养成分表

| 营养素 | 含量（每100克） |
|---|---|
| 碳水化合物 | 11.1克 |
| 脂肪 | 0.2克 |
| 蛋白质 | 0.8克 |
| 纤维素 | 0.6克 |
| 维生素C | 33毫克 |
| 镁 | 14毫克 |
| 钙 | 20毫克 |
| 铁 | 0.4毫克 |
| 钾 | 159毫克 |
| 钠 | 1.2毫克 |

### 食用建议

高血压、高血脂等心脑血管疾病患者，流感患者，以及胸膈满闷、恶心欲吐、瘿瘤之人可经常食用橙子，饮酒过多、宿醉未消之人也可食用橙子。但糖尿病患者不宜常食橙子。另外，橙子宜常吃但不宜多吃，过食或食用不当对人体反而有害处，有泌尿系结石的患者尤其不可多吃。

[高血压 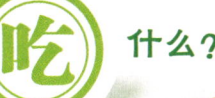 什么？]

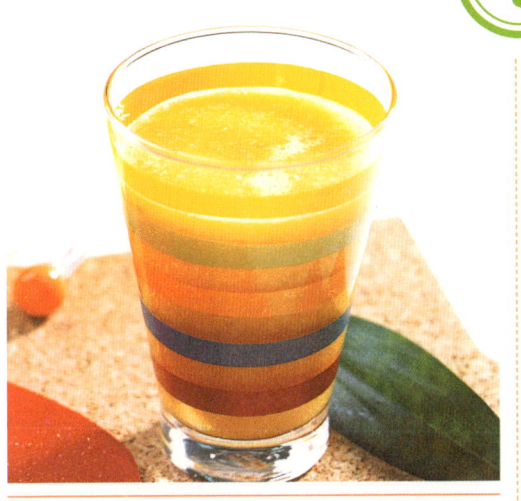

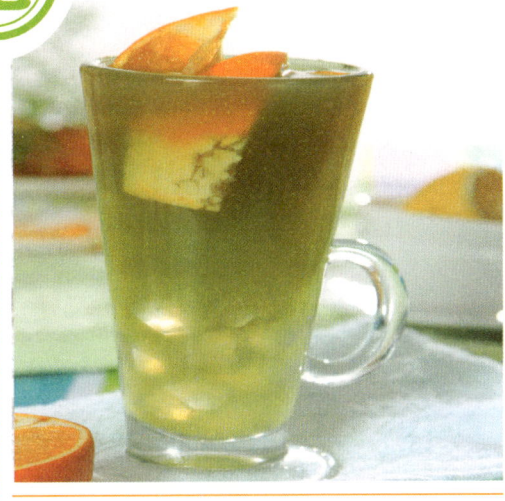

### 降压案例 1　柳橙汁

**原料** 柳橙2个

**做法** ① 柳橙用清水冲洗干净，切成两半，备用。

② 把洗净切好的柳橙放进榨汁机中，用榨汁机挤压出柳橙汁。

③ 把柳橙汁倒入杯中即可。

**专家点评** 本品含有丰富的钙、钾和维生素C，这三种营养素对降低和调节血压很有帮助，其中所含有的橙皮苷对周围血管具有明显的扩张作用，能起到降压效果。

### 降压案例 2　红薯叶苹果柳橙汁

**原料** 红薯叶50克，苹果、柳橙各半个，冷开水300克

**调料** 冰块适量

**做法** ① 将红薯叶洗净；苹果、柳橙去皮去核，切成块。

② 用红薯叶包裹苹果、柳橙，一起放入榨汁机内，然后加入适量的冷开水，搅打成汁，滤出果汁，倒入杯中。

③ 最后加入冰块即可。

**专家点评** 橙子中含量丰富的维生素C和维生素P，能增加机体抵抗力，增加毛细血管的弹性，降低血中胆固醇。高脂血症、高血压、动脉硬化者常食橙子有益。橙子所含纤维素和果胶物质，可促进肠道蠕动，有利于清肠通便，排除体内有害物质。苹果富含钾和膳食纤维，可有效降低血中胆固醇，有效降低血压。红薯叶有显著的降血压效果。所以高血压患者经常食用本品，可改善全身症状。

> **温馨提示**
>
> 过多食用橙子等柑橘类水果会引起中毒，出现手、足乃至全身皮肤变黄，严重者还会出现恶心、呕吐、烦躁、精神不振等症状，也就是老百姓常说的"橘子病"，医学上称为"胡萝卜素血症"。一般不需治疗，只要停吃这类食物即可好转。

[高血压 吃 什么？]

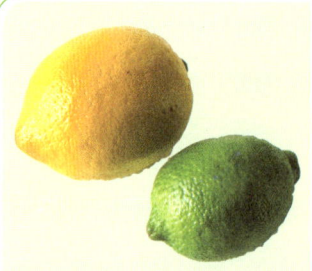

# 柠檬

## Ningmeng

【水果、干果类】

[别名] 益母果、柠果、黎檬

【适用量】每日1～2瓣为宜。

【性味归经】性微温，味甘、酸；归肺、胃经。

【降压关键词】

**降低血压，增强血管的弹性和韧性**

◎柠檬富含维生素C和维生素P，能缓解钙离子促使血液凝固，有效降低血压，增强血管的弹性和韧性，预防和辅助治疗高血压、动脉硬化以及心肌梗死等心血管疾病。

◎ **食疗作用**

柠檬具有生津祛暑、化痰止咳、健脾消食之功效，可用于暑天烦渴、孕妇食少、胎动不安、高血脂等症。柠檬富含维生素C，对于预防癌症和一般感冒都有帮助，还可用于辅助治疗坏血病，柠檬汁外用也是美容洁肤的佳品。

◎ **选购保存**

要选果皮有光泽、新鲜而完整的柠檬。放入冰箱，可长期保存。

◎ **对并发症的益处**

柠檬含糖量很低，且有生津止渴的作用，对高血压合并糖尿病的患者大有益处。此外，柠檬中含有一种成分为圣草枸橼酸苷，可减少脏器功能障碍、白内障等并发症的发病率。

## 柠檬营养成分表

| 营养素 | 含量（每100克） |
| --- | --- |
| 碳水化合物 | 6.2克 |
| 脂肪 | 1.2克 |
| 蛋白质 | 1.1克 |
| 纤维素 | 1.3克 |
| 维生素C | 22毫克 |
| 维生素E | 1.14毫克 |
| 镁 | 37毫克 |
| 钙 | 101毫克 |
| 钾 | 209毫克 |
| 钠 | 1.1毫克 |

### 食用建议

口干烦渴者、消化不良者、维生素C缺乏者及肾结石者、高血压者、心肌梗死等人可经常食用柠檬，但牙痛者、胃及十二指肠溃疡或胃酸过多患者不宜食用柠檬。此外，餐后喝点柠檬水，有益于消化，而且柠檬汁的酸度较强，能快速杀死海产品中的细菌，很适宜与海产品同吃。

◎ **搭配宜忌**

| 柠檬+香菇 | ✓ | 可活血化瘀，降压降脂 |
| 柠檬+马蹄 | | 可生津解渴、利尿通淋 |
| 柠檬+牛奶 | ✗ | 会影响蛋白质的吸收 |
| 柠檬+山楂 | | 会影响肠胃消化功能 |

[高血压 吃 什么？]

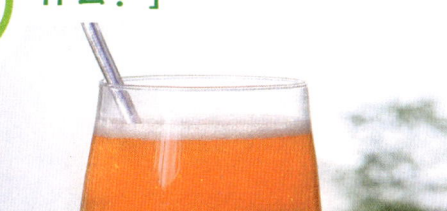

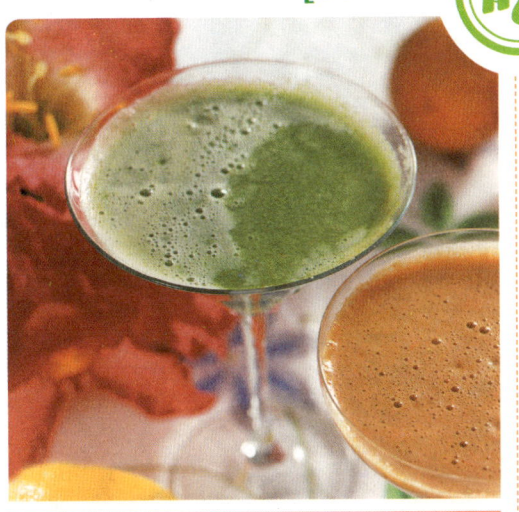

### 降压案例 1　芹菜生菜柠檬汁

|原料| 芹菜80克，生菜40克，柠檬1个

|调料| 蜂蜜少许

|做法| ①将芹菜洗净，切段；柠檬洗净，切小块；生菜洗净，撕成小片。

②将芹菜和生菜用开水焯烫一下。

③将准备好的材料放入榨汁机内榨出汁，加入蜂蜜拌匀即可。

|专家点评| 柠檬富含维生素C和维生素P，能增强血管弹性和韧性，可预防和辅助治疗高血压和心肌梗死症状；生菜和芹菜都具有降低血压、软化血管、预防便秘的作用，非常适合高血压患者食用。

温馨提示

柠檬太酸而不适合鲜食，可以用来配菜、榨汁。柠檬富有香气，能解除肉类、水产的腥膻之气，并能使肉质更加细嫩。

### 降压案例 2　白菜柠檬汁

|原料| 白菜50克，柠檬汁30毫升，柠檬皮少许，橙汁300毫升

|调料| 冰块10克

|做法| ①将白菜叶洗净备用。

②将洗净的白菜叶与柠檬汁、柠檬皮以及橙汁一起放入榨汁机内搅打成汁。

③最后加入冰块拌匀即可。

|专家点评| 本品具有清热泻火、降压、杀菌、润肠、养颜等功效，非常适合高血压、高血脂患者以及便秘、内火旺盛、皮肤粗糙、长雀斑者食用。

温馨提示

柠檬与生俱来的酸性是很好的抗菌解毒剂，食用海鲜烧烤类食物时，旁边都会附上一片柠檬，用柠檬汁洒过之后的海鲜香味四溢，原本肉质的腥味完全不见了，因为柠檬酸可以将含氨的腥味转化掉。

[高血压 吃 什么？]

# 柿子

Shizi

【水果、干果类】

[别 名] 大盖柿、红柿

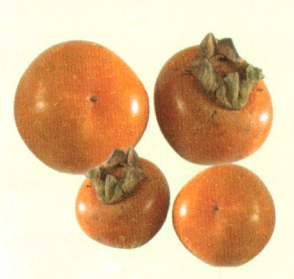

【适用量】 每日1个为宜。

【性味归经】 性寒，味甘、涩；归心、肺、脾经。

## 【降压关键词】

**降低血压，保护血管**

◎ 柿子属高钾低钠食物，常食可降低血压、保护血管。柿子还含有一种叫黄酮苷的成分也可降低血压，并能增加冠状动脉流量，维持正常的心肌功能，有效预防心脑血管疾病。

## ◎食疗作用

柿子还有涩肠、润肺、止血、和胃的功效，可以辅助治疗小儿泄泻、痢疾，有益心脏健康，还有预防心脏血管硬化的功效。柿子中含碘丰富，对预防缺碘引起的地方性甲状腺肿大有帮助。

## ◎选购保存

要选择果皮光滑、没有黑斑、果实完整、颜色红润、手感较软、表皮无裂痕的柿子。柿子不宜长时间保存，建议现买现食，如不能一次食完，可放冰箱冷藏。

## ◎对并发症的益处

柿子含有大量的维生素和碘，能辅助治疗缺碘引起的地方性甲状腺肿大，还能促进血液中乙醇的氧化，减少酒精对机体的伤害，可预防酒精肝和脂肪肝。

### 柿子营养成分表

| 营养素 | 含量（每100克） |
|---|---|
| 碳水化合物 | 18.5克 |
| 脂肪 | 0.1克 |
| 蛋白质 | 0.4克 |
| 纤维素 | 1.4克 |
| 维生素C | 30毫克 |
| 维生素A | 20微克 |
| 镁 | 19毫克 |
| 钙 | 9毫克 |
| 钾 | 151毫克 |
| 钠 | 0.8毫克 |

### 食用建议

高血压患者、痔疮出血者、燥热便秘者、饮酒过量或长期饮酒者可经常食用柿子。但慢性胃炎、消化不良等胃功能低下者，外感风寒咳嗽患者、体弱多病者、产妇、月经期间女性、糖尿病患者不宜食用柿子。另外，柿饼表面的柿霜是柿子的营养精华，千万不要丢弃。

## ◎搭配宜忌

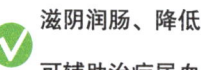

| 柿子+黑木耳 柿子+黑豆 | ✓ | 滋阴润肠、降低血压 可辅助治疗尿血 |
|---|---|---|
| 柿子+白萝卜 柿子+酸菜 | ✗ | 降低营养价值 易导致结石症 |

[高血压 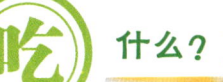 什么？]

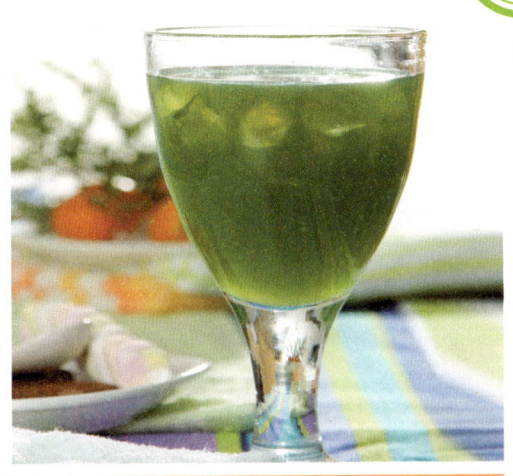

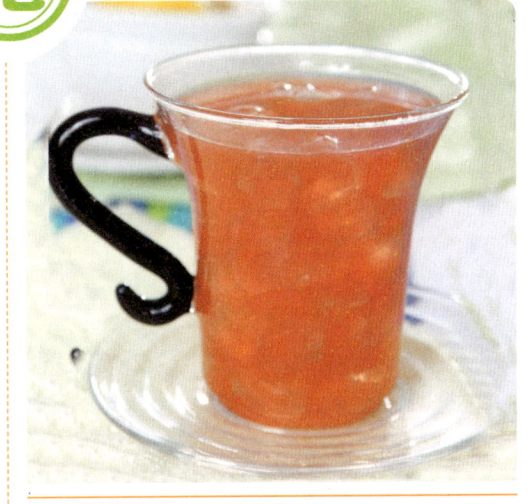

### 降压案例 1　芹菜柿子饮

|原料| 芹菜85克，柿子半个，柠檬1/4个，酸奶半杯

|调料| 冰块少许

|做法| ①将芹菜去叶洗净，柿子去皮，洗后均以适当大小切块；柠檬去皮，备用。

②将芹菜块、柿子块、柠檬放入榨汁机一起搅打成汁。

③最后加入酸奶、冰块即可。

|专家点评| 本品有降低血压、软化血管、增加冠状动脉流量、活血消炎、改善心血管功能的作用，可以有效地预防冠心病、心绞痛等。

#### 温馨提示

催熟柿子的方法有很多，可将柿子与其他成熟水果放在一起，成熟水果释放出的乙烯等气体能促进柿子脱涩。农村一般用石灰水浸泡，这样处理过的柿子脆一些，北方人称为"酥柿子"。

### 降压案例 2　柿子胡萝卜汁

|原料| 甜柿1个，胡萝卜60克，柠檬1个

|调料| 冰块适量

|做法| ①将甜柿、胡萝卜洗净，去皮，切成小块；柠檬洗净，切片。

②将切好的甜柿、胡萝卜、柠檬一起放入榨汁机榨成汁。

③将冰块加入果菜汁中，搅匀即可。

|专家点评| 本品有改善心血管功能、保护血管、增加冠状动脉流量、降低血压的作用。此外，还有增强机体免疫力的作用。

#### 温馨提示

柿子不宜空腹吃，因柿子含有较多的鞣酸及果胶，在空腹情况下它们会在胃酸的作用下形成大小不等的硬块，如果这些硬块不能通过幽门到达小肠，就会滞留在胃中形成胃柿石，容易造成消化道梗阻，出现上腹部剧烈疼痛、呕吐、甚至呕血等症状。

[高血压 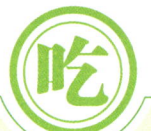 吃 什么？]

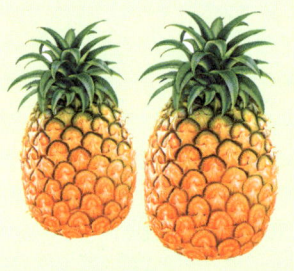

# 菠萝

**Boluo**

【水果、干果类】

[别 名] 凤梨、番梨、露兜子

【适用量】每日100克为宜。

【性味归经】性平，味甘；归脾、胃经。

【降压关键词】

降低血压和胆固醇，保护血管

◎菠萝中富含的钾，能促进体内钠盐的排出，可有效降低血压，对高血压患者有较好的食疗作用。菠萝所含的维生素C也相当丰富，可有效降低胆固醇和血脂，保护血管。

## ◎食疗作用

菠萝具有清暑解渴、消食止泻、补脾胃、固元气、益气血、消食、祛湿等功效。菠萝含有丰富的菠萝酶，能分解蛋白质，帮助消化，尤其是过食肉类及油腻食物之后，吃些菠萝更为适宜。

## ◎选购保存

如果菠萝的果实突顶部充实，果皮变黄，果肉变软，呈橙黄色，说明它已达到九成熟。这样的菠萝果汁多，糖分高，香味浓，风味好。

## ◎对并发症的益处

菠萝含有一种叫"菠萝朊酶"的物质，它能分解蛋白质，溶解阻塞于组织中的纤维蛋白和血凝块，改善局部的血液循环，消除炎症和水肿，对肾炎患者有较好的食疗作用。

### 菠萝营养成分表

| 营养素 | 含量（每100克） |
|---|---|
| 碳水化合物 | 10.8克 |
| 脂肪 | 0.1克 |
| 蛋白质 | 0.5克 |
| 纤维素 | 1.3克 |
| 维生素C | 18毫克 |
| 维生素A | 3微克 |
| 镁 | 8毫克 |
| 钙 | 12毫克 |
| 钾 | 113毫克 |
| 钠 | 0.8毫克 |

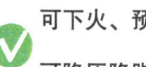

肾炎、高血压、暑热烦渴、支气管炎、消化不良等患者可经常食用菠萝，但溃疡病、肾脏病、凝血功能障碍、发热患者及患有湿疹、疥疮者以及过敏体质者不宜食用。不宜食用未经处理的生菠萝，有些人食后会出现皮肤发痒等症状，建议用盐水泡十分钟左右再食用。

## ◎搭配宜忌

| | |
|---|---|
| 菠萝+淡盐水<br>菠萝+黄瓜 ✓ | 可下火、预防过敏<br>可降压降脂、利尿 |
| 菠萝+白萝卜<br>菠萝+鸡蛋 ✗ | 会破坏维生素C<br>会导致消化不良 |

[高血压 吃 什么？]

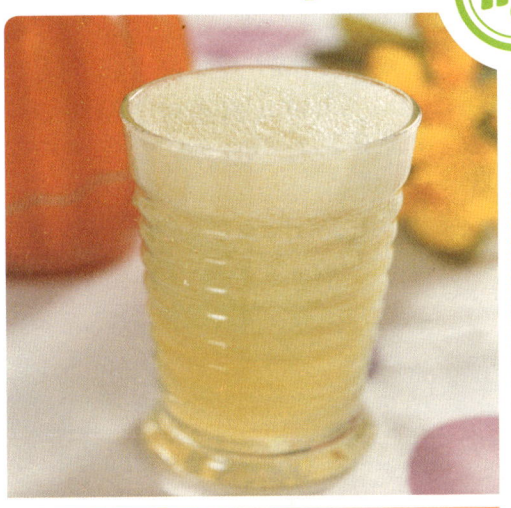

### 降压案例 1　莴笋菠萝汁

**原料** 莴笋200克，菠萝45克

**调料** 蜂蜜2汤匙

**做法** ①将莴笋用清水冲洗干净，切成细丝备用。

②菠萝去皮，洗净，切小块。

③将莴笋、菠萝、蜂蜜倒入果汁机内，加300毫升水搅打成汁即可。

**专家点评** 菠萝和莴笋都富含钾和维生素C，可有效降低胆固醇和血脂，保护血管，对高血压患者有较好的食疗作用。

**温馨提示**

即使是正常人在食用菠萝前，也应该用淡盐水浸泡10分钟以上再吃，因为盐水可以破坏菠萝蛋白酶，大大减少过敏反应的发生。此外，脑手术恢复期的病人不宜食用菠萝，因为一旦发生过敏，将会危及生命。

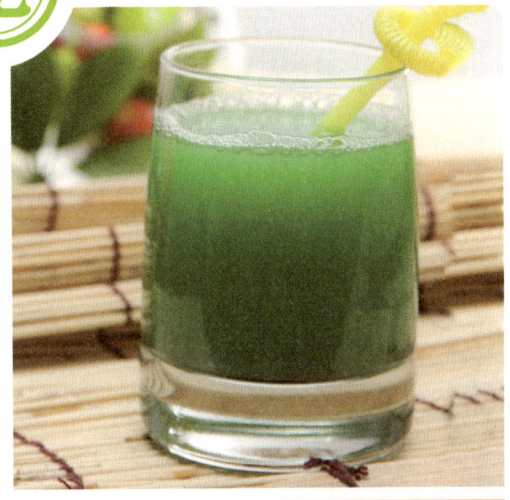

### 降压案例 2　茼蒿包菜菠萝汁

**原料** 茼蒿、包菜、菠萝各100克

**调料** 柠檬汁少许

**做法** ①将茼蒿和包菜洗净，切小块。

②菠萝去皮洗净，切块备用。

③将所有原料放入榨汁机中，搅拌均匀，加入柠檬调匀即可。

**专家点评** 本品可有效降低血压、软化血管，还能利尿、助消化，适合高血压、动脉硬化、小便不利以及消化不良的患者食用。

**温馨提示**

菠萝内含有一种特殊的菠萝蛋白酶，某些过敏体质的人食后10分钟至1小时内会激发机体产生速发型变态反应，出现皮肤及结膜充血潮红、瘙痒、腹部疼痛不适、恶心、呕吐，随后会出现心慌、呼吸困难、血压下降甚至测不到血压、脉搏触不到等休克症状，因此，过敏体质者最好不要吃菠萝。

[高血压 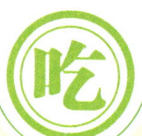 吃 什么？]

# 火龙果

## Huolongguo

【水果、干果类】

[别名] 青龙果、红龙果

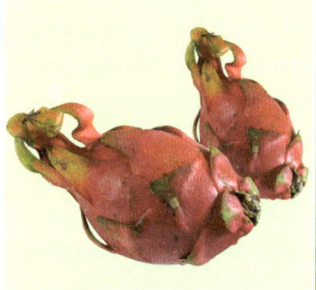

【适用量】每日半个为宜。

【性味归经】性凉、味甘；归胃、大肠经。

【降压关键词】

预防高血压、动脉硬化、冠心病

◎火龙果中富含一种成分名为花青素，能够有效降低血压和血清胆固醇的浓度，增强血管弹性，保护动脉血管内壁，预防高血压引起的动脉硬化和冠心病等病。

## ◎食疗作用

火龙果具有明目、降火的功效，还能预防高血压，且有美容功效。由于火龙果含有的植物性白蛋白是具黏性和胶质性的物质，对重金属中毒有解毒的作用，所以对胃壁有保护作用。火龙果还有抗氧化、抗自由基、抗衰老的作用，能预防脑细胞病变，抑制痴呆症发生。

## ◎选购保存

以外观光滑亮丽、果身饱满、颜色呈鲜紫红者为佳。成熟的火龙果香味比较浓郁，闻起来有果香味道。不宜放入冰箱中，建议现买现食或放阴凉通风处储存。

## ◎对并发症的益处

火龙果富含水溶性膳食纤维，具有减肥、降低胆固醇、预防便秘、预防大肠癌以及降低血糖等功效。

### 火龙果营养成分表

| 营养素 | 含量（每100克） |
| --- | --- |
| 碳水化合物 | 13.91克 |
| 脂肪 | 0.17克 |
| 蛋白质 | 0.62克 |
| 纤维素 | 1.21克 |
| 维生素C | 5.22毫克 |
| 果糖 | 2.83克 |
| 葡萄糖 | 7.83克 |
| 钙 | 6.3毫克 |
| 铁 | 0.55毫克 |
| 锌 | 0.2毫克 |

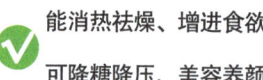

火龙果的营养价值很高，对于很多病症都有良好的食疗作用，一般人皆可食用火龙果，尤其适合便秘、大肠癌、目赤肿痛、高血压、糖尿病、高血脂、老年痴呆症、癌症等患者食用，但虚寒腹泻、慢性肠炎等患者不宜食用。

## ◎搭配宜忌

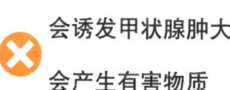

火龙果+虾 ✓ 能消热祛燥、增进食欲
火龙果+枸杞 ✓ 可降糖降压、美容养颜

火龙果+萝卜 ✗ 会诱发甲状腺肿大
火龙果+鲜贝 ✗ 会产生有害物质

[高血压 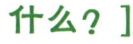 什么？]

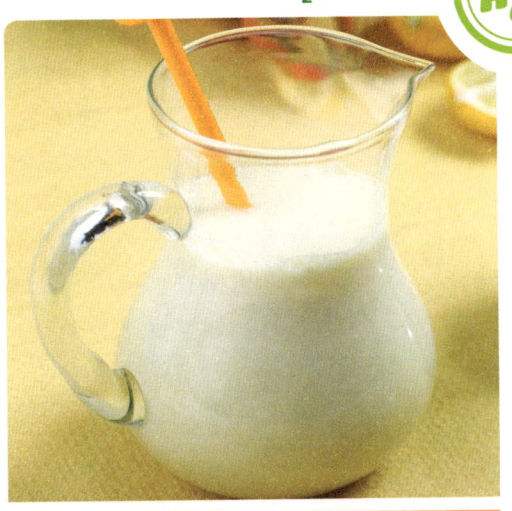

### 降压案例 1　火龙果降压果汁

**原料** 火龙果200克，柠檬半个

**调料** 酸奶200毫升

**做法** ①将火龙果洗净，对半切开后挖出果肉备用。
②柠檬洗净，连皮切成小块。
③将所有材料倒入搅拌机打成果汁。

**专家点评** 本品具有降压降脂、润肠通便、滋阴润燥、美容养颜的功效，适合高血压、高血脂、便秘、皮肤暗沉粗糙等患者食用。

**温馨提示**

消费者普遍存在一个误区，以为红皮红肉的火龙果就是进口的，白肉的就是国产的，这实际上是超市在误导消费者。事实上红皮红肉的火龙果在中国广东也可以出产，水果商人根本就不会舍近求远取货，而超市为了抬高红肉火龙果的价格，就会误导消费者以为红肉火龙果就是外国进口的。

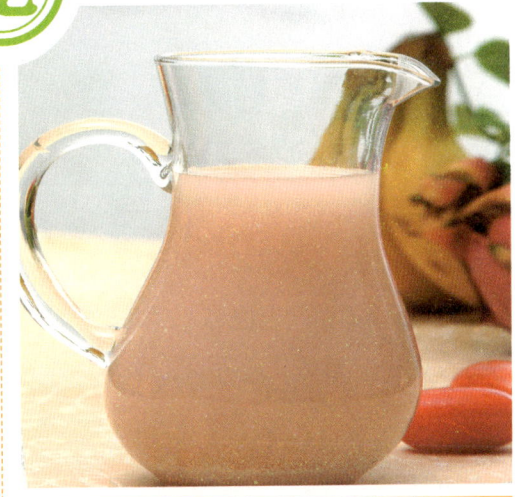

### 降压案例 2　香蕉火龙果汁

**原料** 火龙果半个，香蕉1根

**调料** 优酪乳200毫升

**做法** ①将火龙果去皮，切块（火龙果最好切小一些）。
②将香蕉去皮，切块。
③将准备好的材料放入榨汁机内，加入优酪乳，搅打成汁即可。

**专家点评** 本品可润肠通便，并有效降低血压和血脂，非常适合高血压和高血脂患者食用。

**温馨提示**

心脑血管疾病患者吃火龙果时，尽量不要丢弃内层的粉红色果皮，因为这层果皮含一种强力的抗氧化剂——花青素，它能够保护人体免受自由基伤害，增强血管弹性，保护动脉血管内壁。因花青素对温度敏感，故生食为佳，可以用小刀刮下直接生吃，或切成细条凉拌，榨汁食用也是不错的选择。

[高血压  什么？]

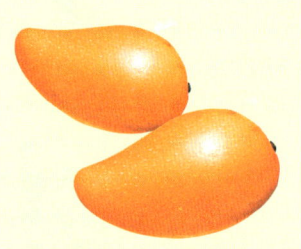

# 芒果

Mangguo

【水果、干果类】

[别名] 檬果、望果、忙果

【适用量】每日80克左右为宜。

【性味归经】性平，味甘；归胃、小肠经。

【降压关键词】
预防高血压、动脉硬化

◎芒果含有丰富的维生素C、矿物质等，除了具有防癌的功效外，同时也具有降低血液中的血脂和胆固醇水平，保护血管，预防高血压和动脉硬化的作用。

## ◎食疗作用

芒果有生津止渴、益胃止呕、利尿止晕的功效。芒果能降低胆固醇，常食有利于预防心血管疾病，有益于视力，还能润泽皮肤。芒果有明显的抗氧化和保护脑神经元的作用，能延缓细胞衰老、提高脑功能。

## ◎选购保存

宜选购个大、成熟、质软、外皮无黑点的芒果，外皮发绿的芒果未成熟，不宜挑选。宜放冰箱冷藏或放干燥阴凉处保存。

## ◎对并发症的益处

芒果含有大量的维生素A，因此具有防癌、抗癌的作用。芒果中含有大量的纤维，可以促进排便、预防便秘，适合高血压伴便秘的患者食用。

### 芒果营养成分表

| 营养素 | 含量（每100克） |
|---|---|
| 碳水化合物 | 8.3克 |
| 脂肪 | 0.2克 |
| 蛋白质 | 0.6克 |
| 纤维素 | 1.3克 |
| 维生素A | 150微克 |
| 维生素C | 23毫克 |
| 镁 | 14毫克 |
| 钾 | 138毫克 |
| 钠 | 2.8毫克 |
| 硒 | 1.44微克 |

### 食用建议

慢性咽喉炎患者、音哑者、眩晕症者、梅尼尔综合征患者、高血压晕眩者及孕妇胸闷作呕可常食用芒果，但皮肤病、肿瘤、糖尿病、肠胃虚弱、消化不良、感冒以及风湿病患者不宜食用芒果。饱饭后不可食用芒果，据现代报道，有因为吃了过量的芒果而引起肾炎的病例，故当注意。

## ◎搭配宜忌

| | |
|---|---|
| 芒果+蜂蜜<br>芒果+西红柿  | 预防晕车、晕船、呕吐<br>降低血压、美容养颜 |
| 芒果+大蒜<br>芒果+竹笋 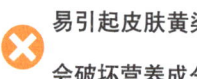 | 易引起皮肤黄染<br>会破坏营养成分 |

[高血压 吃 什么？]

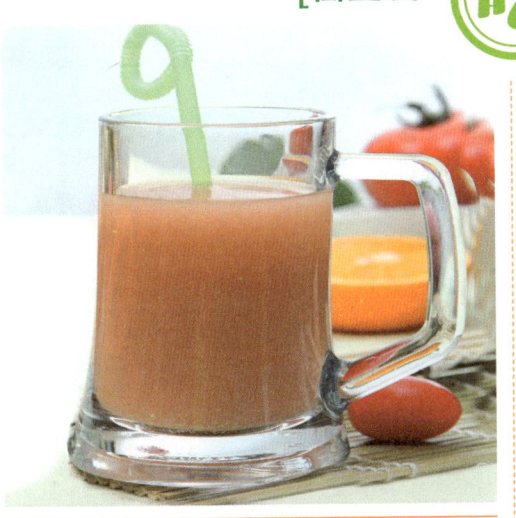
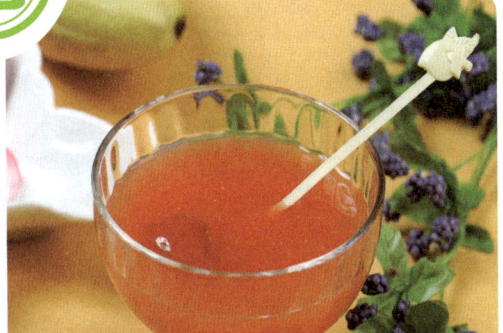

## 降压案例 1 草莓芒果芹菜汁

**原料** 草莓、芹菜各80克，芒果3个

**做法** ①将草莓洗净，去蒂；芒果去皮，剥下果肉；芹菜洗净切小段。
②榨汁机中放入草莓和芹菜榨汁。
③把榨出来的果菜汁和芒果放入搅拌杯中拌匀即可。

**专家点评** 本品富含多种维生素和膳食纤维，可降低血压，保护血管，还能预防便秘。

### 温馨提示

不要挑发绿的芒果，那是没有完全成熟的表现，芒果未熟时，果蒂部位会有白色汁液渗出。对于果皮有少许皱褶的芒果，不要觉得不新鲜而不挑选，恰恰相反，这样的芒果会更甜。放置了一段时间的芒果，其多余水分得到蒸发，糖分留在果肉中，这样的芒果最甜且口感最润滑。

## 降压案例 2 圣女果芒果汁

**原料** 圣女果200克，芒果1个

**调料** 冰糖5克

**做法** ①芒果洗净，去皮，去核，切块。
②圣女果洗净，去蒂，切块。
③将所有材料搅打成汁，加入冰糖即可。

**专家点评** 本品具有生津止渴、降低血压、明目等功效，适合高血压患者食用。

### 温馨提示

巧取芒果果肉的方法：1.先将芒果冲洗干净，竖立着放在砧板上，在紧贴芒果核的地方下刀，切下。另一边也是，刀尽量贴紧芒果核。全部切完后，芒果会分成三部分：两片芒果肉，一片芒果核。2.在芒果果肉上纵向划几刀，下刀不用太重，划到果肉又不破皮为好。再横向几刀，全部划好后，用手把中间轻轻一顶，芒果就会像花一样打开。

[高血压  什么？]

# 山楂

## Shanzha

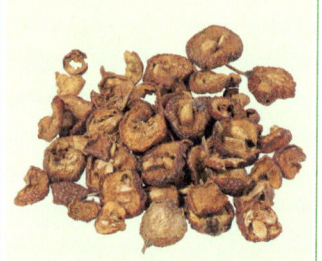

【水果、干果类】

[别 名] 山里红、酸楂

【适用量】每天3～4个。
【性味归经】性微温，味酸、甘；归脾、胃、肝经。

## 【降压关键词】

**显著扩张血管，降低血压**

◎山楂所含的三萜类及黄酮类等成分，具有显著的扩张血管及降压作用，有增强心肌、抗心律不齐、调节血脂及胆固醇含量的功能。

### ◎食疗作用

山楂是消食健胃的好帮手，具有消食化积、行气散瘀的功效。主要用于辅助治疗肉食积滞、胃脘胀满、泻痢腹痛、瘀血经闭、产后瘀阻、心腹刺痛、疝气疼痛、高脂血症等病症。

### ◎选购保存

宜选购外表呈深红色，鲜亮而有光泽，果实丰满、圆鼓并且叶梗新鲜的成熟山楂。山楂较易保存，放在常温处即可。

### ◎对并发症的益处

老年人常食山楂，既可增强食欲、促进消化，还可改善睡眠、降低血清胆固醇、预防动脉粥样硬化，对老年性心脏病也大有好处，而且山楂还有较强的抗癌作用。

### 山楂营养成分表

| 营养素 | 含量（每100克） |
|---|---|
| 碳水化合物 | 25.1克 |
| 脂肪 | 0.6克 |
| 蛋白质 | 0.5克 |
| 纤维素 | 3.1克 |
| 维生素C | 53毫克 |
| 维生素E | 2.12毫克 |
| 镁 | 19毫克 |
| 钙 | 52毫克 |
| 铁 | 0.9毫克 |
| 锌 | 0.28毫克 |

### 食用建议

一般人皆可食用山楂，尤其适合食后腹满饱胀、上腹疼痛者，中老年心脏衰弱、高血压、冠心病、心绞痛、高脂血症、阵发性心动过速及各种癌症患者，女性月经过期不来或产后瘀血腹痛、恶露不尽者食用。但消化性溃疡及胃酸过多者及孕妇不能食用山楂。

### ◎搭配宜忌

|  | | |
|---|---|---|
| 山楂+芹菜 | ✓ | 可健胃消食 |
| 山楂+菊花 | | 可降压降脂，清肝明目 |
| 山楂+海鲜 | ✗ | 会引起便秘、腹痛、恶心等症 |
| 山楂+牛奶 | | 会影响消化功能 |

[高血压 吃 什么？]

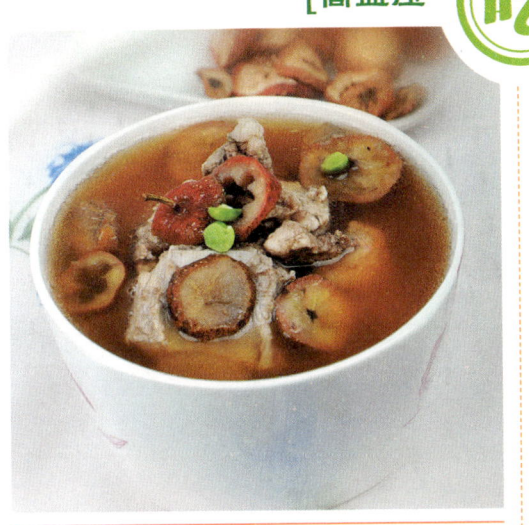

### 降压案例 1　山楂猪排汤

**原料**｜猪脊骨150克，鲜山楂50克，黄精5克

**调料**｜清汤、盐、姜片各适量

**做法**｜①将山楂用清水洗净后去核备用；猪脊骨用清水洗净后斩块备用，汆水洗净备用；黄精洗净。

②净锅上火倒入清汤，调入盐、姜片、黄精烧开30分钟。

③再下入猪脊骨、山楂煲至熟即可。

**专家点评**｜本品具有扩张血管及降压作用，还有增强心肌、抗心律不齐、调节血脂及胆固醇含量的功能，适合高血压、高血脂等患者食用。

> **温馨提示**
>
> 　　山楂不能空腹食，因为山楂含有大量的有机酸、果酸、山楂酸、枸橼酸等成分，空腹食用会使胃酸猛增，对胃黏膜造成不良刺激，使胃发胀满、泛酸，若在空腹时食用会增强饥饿感并加重原有的胃痛。

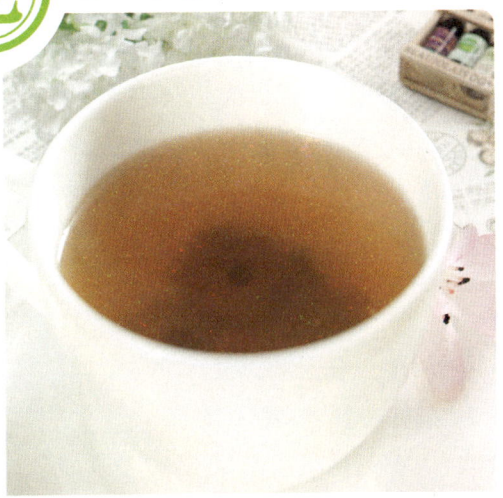

### 降压案例 2　山楂绿茶饮

**原料**｜山楂片25克，绿茶2克

**做法**｜①将山楂片用清水洗净，备用。

②锅洗净，置于火上，将绿茶、山楂片一起放入锅内。

③加水煮沸即可。

**专家点评**｜本品中山楂和绿茶均有降低人体胆固醇水平的作用，山楂还有明显扩张血管和降低血压的作用，常饮本品能有效地预防高血压以及动脉粥样硬化。

> **温馨提示**
>
> 　　应少食生山楂，因为生山楂中所含的鞣酸与胃酸结合容易形成胃石，而且很难消化掉，如果胃石长时间消化不掉就会引起胃溃疡、胃出血甚至胃穿孔。因此，应尽量少吃生山楂，尤其是胃肠功能弱的人更应该谨慎，医生建议，最好将山楂煮熟后再吃。

[高血压 吃 什么？]

# 核桃

## Hetao

【水果、干果类】

[别名] 胡桃、英国胡桃

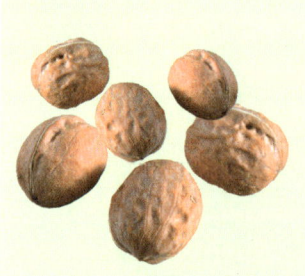

【适用量】每日4颗为宜。

【性味归经】性温，味甘；归肺、肾经。

【降压关键词】

降低胆固醇，稳定血压

◎核桃中的Ω-3能维持血液疏通顺畅，膳食纤维可降低胆固醇，稳定血压，而且核桃中所富含的镁、钾元素是高血压患者不可或缺的营养素，所含的维生素C能降胆固醇、稳定血压。

## ◎食疗作用

核桃具有温补肺肾、定喘润肠的作用，是"滋补肝肾、强健筋骨"之要药，可用于辅助治疗由于肝肾亏虚引起腰腿酸软、筋骨疼痛、牙齿松动、须发早白、虚劳咳嗽、小便频数，还可用于妇女月经和白带过多。

## ◎选购保存

应选个大、外形圆整、干燥、壳薄、色泽白净、表面光洁、壳纹浅而少的核桃。带壳核桃风干后较易保存，核桃仁要用有盖的容器密封装好，放在阴凉、干燥处存放，避免潮湿。

## ◎对并发症的益处

核桃仁含有较多的蛋白质及人体营养必需的不饱和脂肪酸，这些成分皆为大脑组织细胞代谢的重要物质，能滋养脑细胞、增强脑功能、预防老年痴呆症。

### 核桃营养成分表

| 营养素 | 含量（每100克） |
|---|---|
| 碳水化合物 | 19.1克 |
| 脂肪 | 58克 |
| 蛋白质 | 14.9克 |
| 纤维素 | 9.5克 |
| 维生素C | 1毫克 |
| 维生素E | 43.2毫克 |
| 镁 | 131毫克 |
| 钙 | 56毫克 |
| 钾 | 294毫克 |
| 钠 | 6.4毫克 |

## ◎搭配宜忌

| | | |
|---|---|---|
| 核桃+鳝鱼 | ✓ | 可降低血糖、强健筋骨 |
| 核桃+黑芝麻 | ✓ | 可降低补肝益肾、乌发润肤 |
| 核桃+鳖肉 | ✗ | 会导致中毒或身体不适 |
| 核桃+茯苓 | ✗ | 会削弱茯苓的药效 |

### 食用建议

核桃的营养价值较高，对于很多病症都有很好的食疗作用，肾亏腰痛、肺虚久咳、气喘、便秘、健忘怠倦、食欲不振、腰膝酸软、气管炎、神经系统发育不良、神经衰弱、高血压、心脑血管疾病患者可经常食用核桃，但肺脓肿、慢性肠炎患者不宜食用核桃。

[高血压 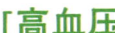 什么？]

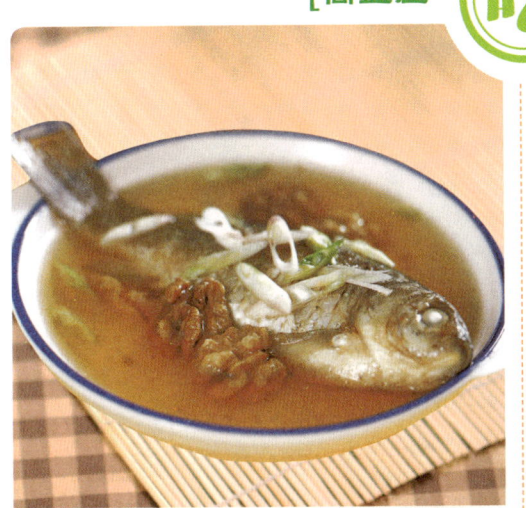

**降压案例 1　核桃烧鲤鱼**

|原料| 鲤鱼1条（重约500克），核桃仁350克

|调料| 生姜片、葱段、酱油、盐、味精各适量

|做法| ①鲤鱼杀好，用清水洗净；煎锅上火，放油烧至七成热，放入鲤鱼煎至金黄色时捞起。

②将核桃仁用清水洗净，同样放入锅内炸约2分钟。

③在另一个锅内加入适量清水，待煮至水沸时放入炸好的鲤鱼和核桃仁小火慢炖，熟后加入生姜片、葱段、酱油、盐、味精调味。

|专家点评| 核桃中所含维生素C能够降低胆固醇、稳定血压。核桃还具有多种不饱和与单一非饱和脂肪酸，对人的心脏有益处；而鲤鱼中所含不饱和脂肪酸，也能很好地降低胆固醇。故本品有助于预防动脉硬化和冠心病。

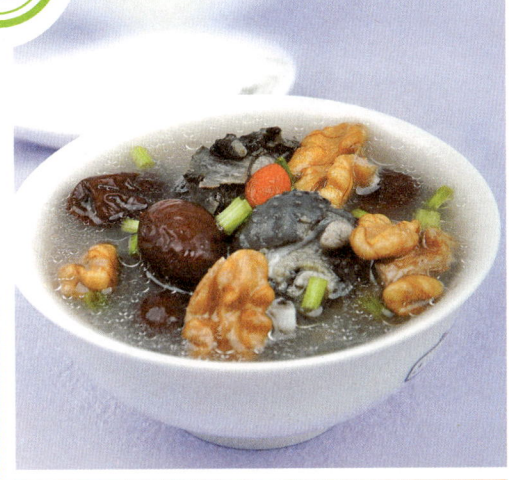

**降压案例 2　红枣核桃乌鸡汤**

|原料| 乌鸡250克，红枣8颗，核桃仁5克

|调料| 盐3克，姜片5克

|做法| ①将乌鸡杀洗净，斩块汆水。

②红枣、核桃仁洗净备用。

③净锅上火倒入水，调入盐、姜片，下入乌鸡、红枣、核桃仁煲至熟即可。

|专家点评| 本品有使血液保持疏通顺畅、降低胆固醇、稳定血压的作用，还能活血补虚、润肠通便，非常适合气血亏虚、失眠多梦的高血压患者食用。

温馨提示

　　核桃在国际市场上与扁桃、腰果、榛子一起，并列称为四大著名"世界坚果"。核桃在国外，人们称其为"大力士食品"、"益智果"、"营养丰富的坚果"；在国内享有"长寿果"、"万岁子"、"养人之宝"的美称。

[高血压 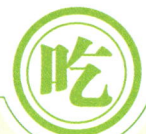 什么？]

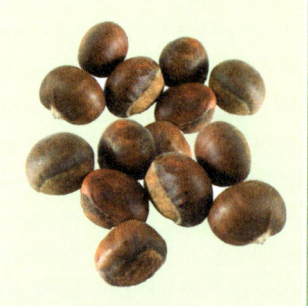

# 板栗
## Banli

【水果、干果类】

[别名] 毛栗、凤栗、栗子

【适用量】每日5个为宜。
【性味归经】性温，味甘、平；归脾、胃、肾经。

【降压关键词】
预防高血压、冠心病、动脉硬化

◎板栗含有丰富的不饱和脂肪酸、多种维生素和钙、磷、铁等多种矿物质，可有效地预防和辅助治疗高血压、冠心病、动脉硬化等心血管疾病。

## ◎ 食疗作用

板栗具有养胃健脾、补肾强腰之功效，还可预防高血压、冠心病、动脉硬化、骨质疏松等疾病，是抗衰老、延年益寿的滋补佳品。常吃板栗，还可以有效辅助治疗日久难愈的小儿口舌生疮和成人口腔溃疡。

## ◎ 选购保存

选购板栗要先看颜色，外壳鲜红，带褐、紫、赭等色，颗粒光泽的板栗品质一般较好。可将板栗和水共入锅，待水烧开后停火捞出，凉水洗去栗子壳，控干水分后装入塑料袋，放在冰箱里冷冻。

## ◎ 对并发症的益处

板栗富含维生素C，能够维持牙齿、骨骼、血管肌肉的正常功能，可以预防和辅助治疗骨质疏松、腰腿酸软、筋骨疼痛、乏力等，还可延缓人体衰老。

## 板栗营养成分表

| 营养素 | 含量（每100克） |
| --- | --- |
| 碳水化合物 | 46克 |
| 脂肪 | 1.5克 |
| 蛋白质 | 4.8克 |
| 纤维素 | 1.2克 |
| 维生素C | 36毫克 |
| 维生素A | 40微克 |
| 胡萝卜素 | 240微克 |
| 钙 | 15毫克 |
| 铁 | 1.7毫克 |
| 磷 | 91毫克 |

## ◎ 搭配宜忌

板栗+大米  可健脾补肾
板栗+鸡肉 可补肾虚、益脾胃

板栗+杏仁 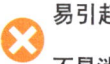 易引起腹胀
板栗+羊肉 不易消化、易引起呕吐

## 食用建议

一般人皆可食用，尤其适合气管炎咳喘、肾虚、尿频、腰酸、腿脚无力患者食用。但便秘者、产妇、幼儿不宜常食。板栗生吃难消化，熟食又容易滞气，一次吃得太多会伤脾胃，每天最多吃10个。

[高血压吃什么？]

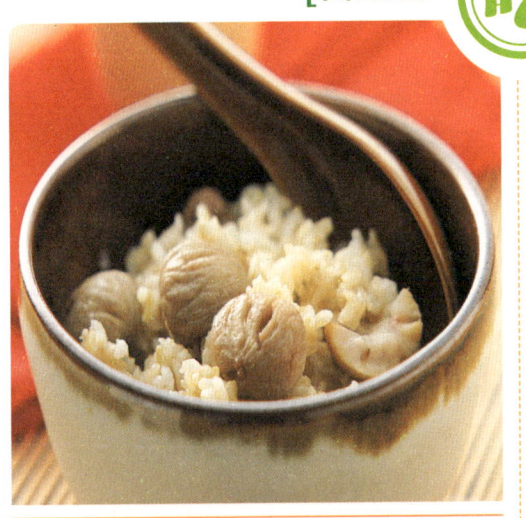

### 降压案例 1　板栗饭

**原料**｜去壳干板栗20克（约6个），胚芽米60克

**调料**｜盐适量

**做法**｜① 胚芽米洗净。
② 板栗洗净泡水，并剥去外层薄膜。
③ 将板栗放入胚芽米中浸泡约30分钟，加入盐，再置入饭锅中煮熟即可。

**专家点评**｜本品含有丰富的不饱和脂肪酸、多种维生素和钙、磷、铁等多种矿物质，可有效地预防和辅助治疗高血压、冠心病、动脉硬化等心血管疾病。

板栗不太容易消化，尤其是熟板栗，更不易消化，如果短时间食用过多就会积食、胃胀气，特别难受。肠胃食积容易往上冒酸气，影响口气清新，所以每次食用不宜过多，尤其是儿童、老年人及胃肠功能较弱者。

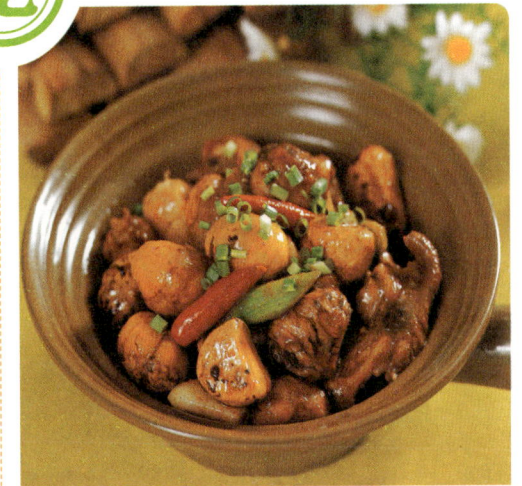

### 降压案例 2　板栗鸡翅煲

**原料**｜板栗250克，鸡翅500克，蒜15克，姜10克，葱20克

**调料**｜白糖8克，盐、味精各3克，料酒、生粉各10克，香油15克，红椒适量

**做法**｜① 板栗去壳，用清水洗净备用；鸡翅用清水洗净，斩件；将准备好的鸡翅加盐和料酒拌匀，腌10分钟备用；蒜去皮，用清水洗净后剁成蓉备用；姜用清水洗净去皮切片备用；葱洗净切成葱花备用。

② 锅洗净，置于火上，注入适量的香油烧热，然后把腌好的鸡翅放入锅内稍炸后捞出沥油。

③ 砂锅注油烧热，放入蒜蓉、姜片、红椒爆香，加入鸡翅，调入料酒、清水，加入板栗肉同煲至熟，用白糖、盐、味精、料酒调味，用生粉勾芡，撒上葱花，淋入香油即可。

**专家点评**｜本品有降低人体胆固醇水平、保护心血管、改善心血管功能的作用。此外，本品也是健脾益气、补益虚损的佳肴。

[高血压  什么？]

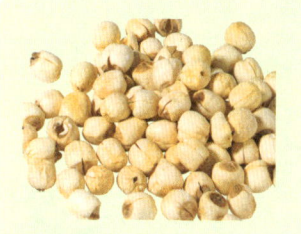

# 莲子

Lianzi

【水果、干果类】

[别 名] 莲肉、白莲子、石莲肉

【适用量】每日20克（干品）为宜。

【性味归经】鲜品性平，味甘、涩；干品性温，味甘、涩；归心、脾、肾经。

【降压关键词】

降低血压、强心、扩张血管

◎莲子所含生物碱能释放组织胺，使外周血管扩张，从而降低血压，高血压患者常服莲子能平肝降压、安神。此外，莲子心所含生物碱具有强心和抗心律不齐的作用。

◎ 食疗作用

莲子有补脾止泻、益肾涩精、养心安神的功用；还有促进凝血，使某些酶活化，维持神经传导性，维持肌肉的伸缩性和心跳的节律等作用，且能帮助机体进行蛋白质、脂肪、糖类代谢，并维持酸碱平衡。

◎ 选购保存

莲子以饱满圆润、粒大洁白、芳香味甜、无霉变虫蛀为佳。应保存在干爽处。若莲子受潮生虫，应立即晒干，热气散尽凉透后再收藏。

◎ 对并发症的益处

莲子含有丰富的莲子碱、莲子糖，有良好的降血糖作用，而且还能缓解糖尿病者多饮、多尿、乏力、身体消瘦的症状，尤其适合Ⅱ型糖尿病患者食用。

## 莲子营养成分表

| 营养素 | 含量（每100克） |
|---|---|
| 碳水化合物 | 67.2克 |
| 脂肪 | 2克 |
| 蛋白质 | 17.2克 |
| 纤维素 | 3克 |
| 维生素C | 5毫克 |
| 维生素E | 2.71毫克 |
| 镁 | 242毫克 |
| 钙 | 97毫克 |
| 钾 | 550毫克 |
| 钠 | 5.1毫克 |

### 食用建议

慢性腹泻者、癌症患者、失眠者、多梦者、遗精者、心悸失眠者以及高血压、糖尿病患者可经常食用莲子，但便秘、消化不良、腹胀者不宜常食莲子。此外，心火旺的高血压患者食用莲子时，不宜去除莲心，因为莲心有好的清热泻火、降压的作用。

### ◎ 搭配宜忌

| 莲子+南瓜 莲子+芡实 | ✓ | 可降脂降压、清热通便 可辅助治疗遗精、小儿遗尿等症 |
|---|---|---|
| 莲子+螃蟹、龟肉 | ✗ | 会引起不良反应 |

[高血压 吃 什么？]

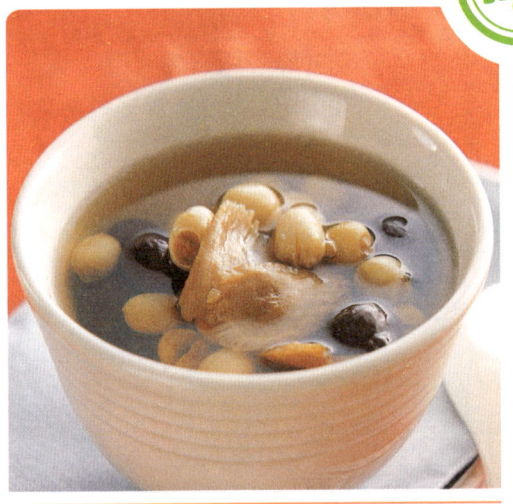

### 降压案例 1　参片莲子汤

|原料| 人参片和红枣各10克，莲子40克

|调料| 冰糖10克

|做法| ①红枣洗净、去子；莲子洗净；人参洗净备用。

②莲子、红枣、人参片放入炖盅，加水盖满材料（约11分钟），移入蒸笼，转中火蒸煮1小时。

③加入冰糖续蒸20分钟，取出即可食用。

|专家点评| 本品能起到扩张血管从而降低血压的作用。人参和莲子还有强心和抗心律不齐的作用，而红枣有降压、补血的功效。因此，高血压患者常服本品既可降低血压，还能补血养心、帮助睡眠。

温馨提示

莲子有很好的滋补作用，常被用作制冰糖莲子汤、银耳莲子汤和八宝粥，经常食用对身体大有益处。

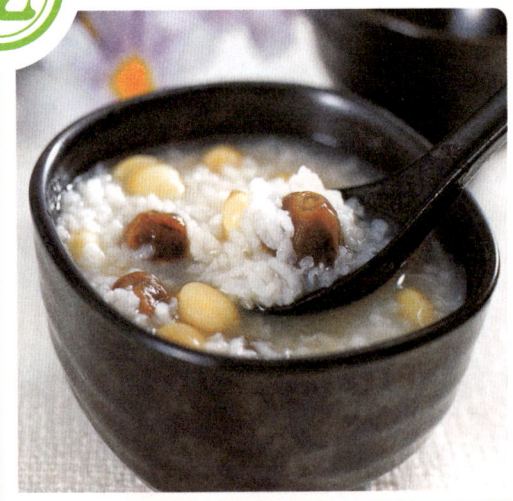

### 降压案例 2　莲子桂圆粥

|原料| 莲子20克，龙眼肉10克，糯米50克

|调料| 白糖适量

|做法| ①取莲子、龙眼肉、糯米分别洗净。

②将莲子、龙眼肉、糯米一同放入锅内，加适量水同煮成粥。

③待粥熟后，调入适量白糖继续煮5分钟即可。

|专家点评| 此粥有降低血压、强心、抗心律不齐、安定心神的作用。此外，龙眼肉还可降血脂，增加冠状动脉血流量，可预防高血压、动脉硬化。

温馨提示

高血压和高血脂患者食用莲子时，不宜去掉莲子心，因为莲子心的降压降脂效果要优于莲子。此外，莲子烹煮之前，要用热水浸泡一阵，否则很难煮熟。火锅内加入莲子，有助于均衡营养。

[高血压 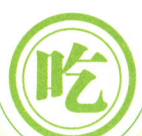 吃 什么？]

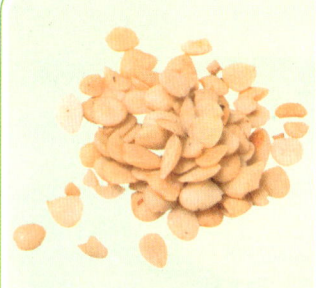

# 杏仁
## Xingren

【水果、干果类】

[别 名] 杏核仁、杏子

【适用量】每日20克为宜。

【性味归经】性微温，味甘、酸；归肺经。

【降压关键词】
**降低心脑血管疾病的发病风险**

◎杏仁含有丰富的黄酮类和多酚类成分，这种成分不但能够降低人体内胆固醇的含量，还能显著降低心脑血管疾病和很多慢性病的发病危险。

## ◎食疗作用

杏仁有生津止渴、润肺定喘的功效，可用于辅助治疗热病伤津、口渴咽干、肺燥喘咳等症。此外，苦杏仁经酶水解后产生氢氰酸，对呼吸中枢有镇静作用，是一味可止咳化痰的中药材。

## ◎选购保存

宜选购壳不分裂、不发霉或染色的杏仁，购买的杏仁颜色要均匀统一，优质新鲜的杏仁气味香甜。杏仁宜放在密封的盒子里保存。

## ◎对并发症的益处

杏仁中所含的苦杏仁苷可保护血管，维持正常血压水平。杏仁富含蛋白质、钙、不饱和脂肪酸和维生素E，有降低血糖和胆固醇的作用，适合高血压合并糖尿病和高血脂的患者食用。

### 杏仁营养成分表

| 营养素 | 含量（每100克） |
|---|---|
| 碳水化合物 | 5.9克 |
| 脂肪 | 45.4克 |
| 蛋白质 | 22.5克 |
| 纤维素 | 8克 |
| 维生素C | 26毫克 |
| 维生素E | 18.53毫克 |
| 镁 | 178毫克 |
| 钙 | 97毫克 |
| 铁 | 2.2毫克 |
| 锌 | 4.3毫克 |

### 食用建议

杏仁的营养价值很高，对于很多病症都有良好的食疗作用，一般人皆可食用，尤其适合伤风感冒、肺虚咳嗽、干咳无痰、便秘患者食用。但是由于杏仁有润肠通便的作用，所以急、慢性肠炎患者不宜食用杏仁，否则将加重其腹泻的病情。

## ◎搭配宜忌

| 杏仁+菊花、桑叶 ✓ | 可疏风散热、平肝降压 |
|---|---|
| 杏仁+小米 | 易引起呕吐、腹泻 |
| 杏仁+板栗 ✗ | 易引起胃胀、胃痛 |

[高血压 吃 什么？]

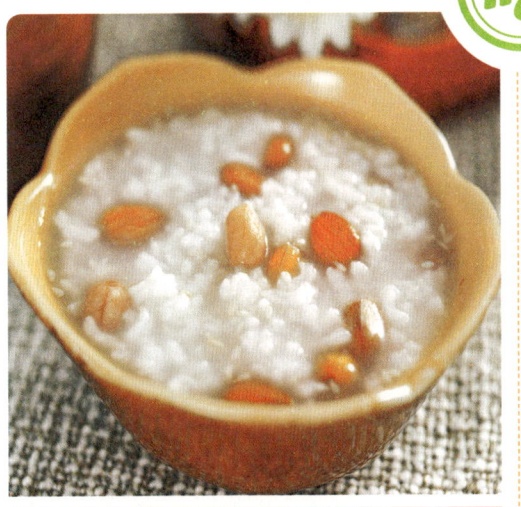

### 降压案例 1　芝麻花生杏仁粥

**原料** 芝麻、花生、南杏仁、粳米各适量

**调料** 白糖各适量

**做法** ① 将芝麻、花生、南杏仁、粳米洗净。

② 将芝麻、花生、南杏仁、粳米一同放入锅中，加适量水。

③ 煮成粥后，加入白糖拌匀即可。

**专家点评** 本品能够降低人体内胆固醇的含量，还能显著降低高血压、心脑血管疾病和很多慢性病的发病危险。

**温馨提示**

杏仁分为甜杏仁及苦杏仁两种。甜杏仁（又名南杏仁）味道微甜、细腻，多用于食用，具有润肺、止咳、滑肠等功效。苦杏仁（又名北杏仁）带苦味，并有一定的毒性，多作药用，具有润肺、平喘的功效，但苦杏仁一次服用不可过多，每次以不高于9克为宜。

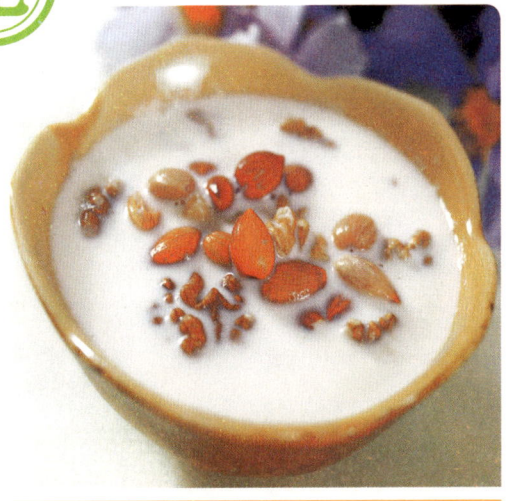

### 降压案例 2　杏仁核桃牛奶饮

**原料** 甜杏仁35克，核桃仁30克，牛奶250克

**调料** 白糖10克

**做法** ① 甜杏仁、核桃仁放入清水中洗净。

② 甜杏仁、核桃仁、牛奶放入炖锅内，加清水后将炖锅置火上烧沸。

③ 再用小火煎煮25分钟，加入白糖即成。

**专家点评** 本品可降低胆固醇、降低血压，同时还有补虚羸弱、润肠通便的作用，适合高血压患者、心脑血管疾病患者常食。

**温馨提示**

苦杏仁含有毒物质氢氰酸（100克苦杏仁分解释放氢氰酸100～250毫克。氢氰酸致死剂量为60毫克。甜杏仁的氢氰酸含量约为苦杏仁的三分之一。），过量服用可致中毒。所以，食用前必须先将杏仁放在水中浸泡多次，并加热煮沸，减少以至消除其中的有毒物质。

[高血压  什么？]

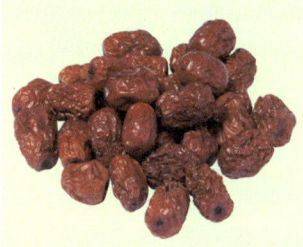

# 红枣

## Hongzao

【水果、干果类】

[别 名] 大枣、大红枣、姜枣

【适用量】每日3~5个为宜。

【性味归经】性温、味甘；归心、脾、肝经。

【降压关键词】

保护血管、降低血压

◎红枣中黄酮类、芦丁含量较高，黄酮可保护血管、降低血压，芦丁可使血管软化，也有降血压的作用，所以红枣也是高血压患者的保健食品。

## ◎食疗作用

红枣具有益气补血、健脾和胃、祛风之功效，可辅助治疗过敏性紫癜、贫血、高血压和肝硬化患者的血清转氨酶增高以及预防输血反应等。红枣中含有抗疲劳作用的物质，能增强人的耐力。红枣还具有减轻毒性物质对肝脏损害的功能。

## ◎选购保存

选购以光滑、油润、肉厚、味甜、无霉蛀者为佳。保存宜用木箱或麻袋装，置于干燥处，要注意防蛀、防霉、防鼠咬。

## ◎对并发症的益处

红枣中富含钙和铁，对预防骨质疏松以及贫血有重要作用，适合高血压伴贫血患者、中老年人以及更年期女性食用。鲜枣中丰富的维生素C能使体内多余的胆固醇转变为胆汁酸，可预防结石的发生。

### 红枣营养成分表

| 营养素 | 含量（每100克） |
|---|---|
| 碳水化合物 | 67.8克 |
| 脂肪 | 0.5克 |
| 蛋白质 | 3.2克 |
| 纤维素 | 6.2克 |
| 维生素C | 14毫克 |
| 镁 | 36毫克 |
| 钙 | 64毫克 |
| 铁 | 2.3毫克 |
| 钾 | 24毫克 |
| 钠 | 6.2毫克 |

## ◎搭配宜忌

| 红枣+黑木耳<br>红枣+白菜 |  | 既补血又降压<br>清热润燥、降低血压 |
|---|---|---|
| 红枣+黄瓜<br>红枣+虾米 | ✗ | 破坏维生素C<br>引起身体不适 |

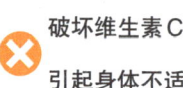

中老年人、女性朋友、高血压患者、慢性肝病患者、过敏性紫癜患者、支气管哮喘患者、过敏性血管炎患者、气血不足者、营养不良者、心慌失眠者、贫血头晕者、肿瘤患者、化疗而致骨髓抑制不良反应者可经常食用红枣，但湿热内盛、糖尿病以及痰湿偏盛、腹部胀满等患者应少食或忌食红枣。

[高血压 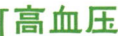 什么？]

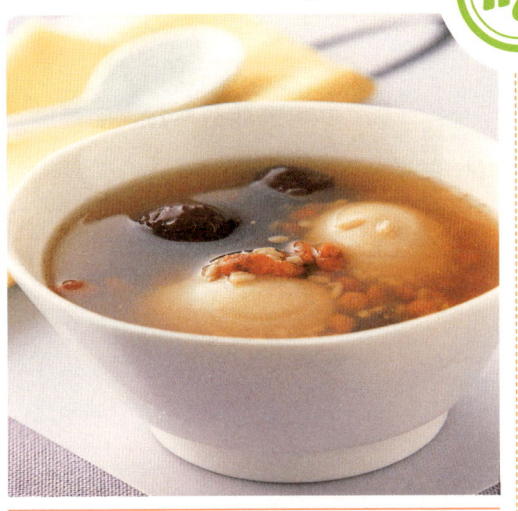

### 降压案例 1　酒酿红枣蛋

|原料| 鸡蛋60克，甜酒酿10克，枸杞5克，红枣4克

|调料| 红砂糖10克

|做法| ① 鸡蛋放入开水中煮熟，剥去外壳；红枣、枸杞洗净。
② 红枣、枸杞放入锅中，加入2碗水煮沸，转小火煮至剩约1碗水。
③ 加入鸡蛋、甜酒酿、红砂糖，稍煮入味即可。

|专家点评| 本品有保护血管、使血管软化、降低血压的作用，可以预防和辅助治疗高血压、动脉硬化等；红枣中黄酮类、芦丁含量较高，有降血压、软化血管的作用；甜酒可活血化瘀，促进血液循环，能预防动脉粥样硬化；枸杞也能平肝降压。

温馨提示

红枣可以经常食用，但不可过量，否则会有损消化功能、造成便秘等症。

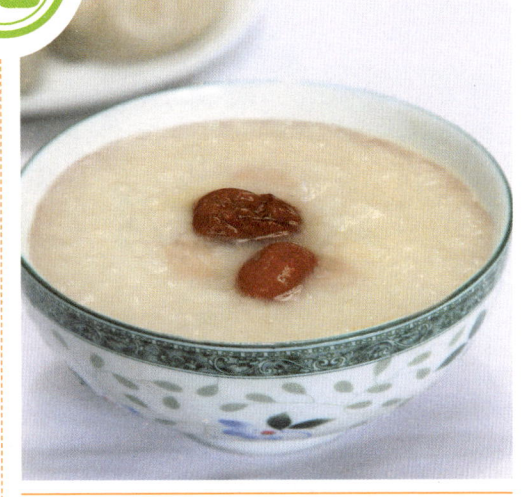

### 降压案例 2　红枣桃仁羹

|原料| 红枣100克，大米200克，桃仁15克

|调料| 白糖10克

|做法| ① 将大米泡发洗净；红枣、桃仁洗净，备用。
② 将大米放进砂锅中，加水煮沸后转小火熬煮至浓稠，再加入红枣、桃仁同煮。
③ 快煮好时再加入白糖，煲煮片刻即可。

|专家点评| 本品中红枣含有可保护血管的黄酮类，还含有使血管软化、降低血压的芦丁；桃仁有增大动脉血流量、降低血管阻力的作用，可有效地预防和辅助治疗高血压、动脉硬化等。

温馨提示

红枣自古以来就被列为"五果"（桃、李、梅、杏、枣）之一。红枣最突出的特点是维生素含量高，有"天然维生素丸"的美誉。在国外的一项临床研究显示：连续吃红枣的病人，健康恢复比单纯吃维生素药剂快3倍以上。

[高血压 吃 什么？]

# 花生

## Huasheng

【水果、干果类】

[别 名] 长生果、落花生

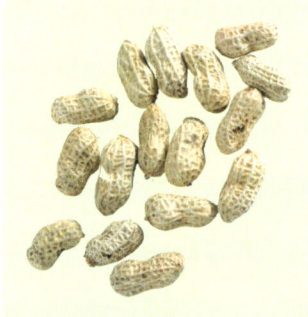

【适用量】每日30克为宜。

【性味归经】性平，味甘；归脾、肺经。

【降压关键词】

可预防高血压、动脉硬化和冠心病。

◎花生中的不饱和脂肪酸有降低胆固醇的作用。花生还含有一种生物活性物质白藜芦醇，可降低血小板聚集，预防和辅助治疗动脉粥样硬化、心脑血管疾病。

## ◎食疗作用

花生可以促进人体的新陈代谢、增强记忆力，可益智、抗衰老、延长寿命。此外，花生还具有止血功效，其外皮含有可对抗纤维蛋白溶解的成分，可改善血小板的质量。而且花生对心脏病、高血压、脑出血、前列腺肥大等病症也有食疗作用。

## ◎选购保存

花生以果荚呈土黄色或白色、色泽分布均匀一致为宜，果仁以颗粒饱满、形态完整、大小均匀、肥厚而有光泽、无杂质的为好。花生应晒干后放在低温、干燥处保存。

## ◎对并发症的益处

花生所含的油脂成分花生四烯酸能增强胰岛素的敏感性，有利于降低血糖。且花生含糖量少，适合Ⅱ型糖尿病患者食用，也能有效降低糖尿病并发症的发病率。

### 花生营养成分表

| 营养素 | 含量（每100克） |
| --- | --- |
| 碳水化合物 | 13克 |
| 脂肪 | 25.4克 |
| 蛋白质 | 12克 |
| 纤维素 | 7.7克 |
| 维生素C | 14毫克 |
| 维生素E | 2.93毫克 |
| 镁 | 110毫克 |
| 钙 | 8毫克 |
| 钾 | 390毫克 |
| 钠 | 3.7毫克 |

### 食用建议

一般人皆可食用花生，尤其适合营养不良、脾胃失调、燥咳、反胃、脚气病、咳嗽痰喘、乳汁缺乏、高血压、咳血、血尿、鼻出血、牙龈出血的患者食用。但胆囊炎、慢性胃炎、慢性肠炎、脾虚便溏患者不宜食用。

### ◎搭配宜忌

| | | |
| --- | --- | --- |
| 花生+红葡萄酒<br>花生+醋 | ✓ | 保护心脏、畅通血管<br>增强食欲、降血压 |
| 花生+螃蟹<br>花生+黄瓜 | ✗ | 导致肠胃不适、腹泻<br>导致腹泻 |

[高血压 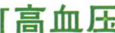 什么？]

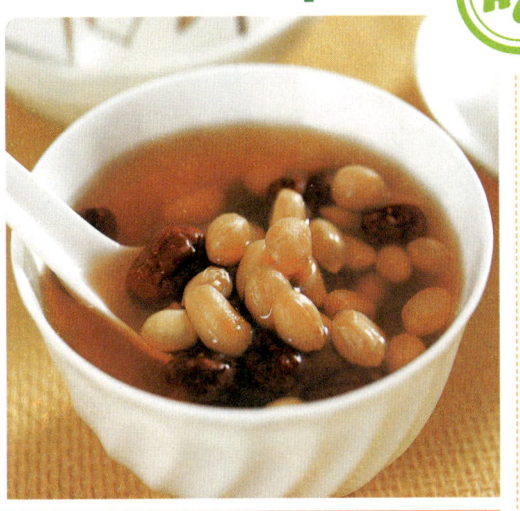

### 降压案例 1　糖钱红枣花生

**原料** 干红枣50克，花生米100克

**调料** 红砂糖50克

**做法** ①花生米用清水洗净后略煮一下放冷，去皮，与泡发的红枣一同放入煮花生米的水中。

②再加适量冷水，用小火煮半小时左右。

③加入红砂糖，待糖溶化后，收汁即可。

**专家点评** 本品有强化血管的作用，花生中所含的白藜芦醇能使血流顺畅，预防动脉硬化，从而有效地降低血压。

**温馨提示**

花生米很容易受潮变霉，产生致癌性很强的黄曲霉菌毒素。黄曲霉菌毒素可引起中毒性肝炎、肝硬化、肝癌。这种毒素耐高温，煎、炒、煮、炸等烹调方法都分解不了它，所以一定要注意不可吃发霉的花生米。

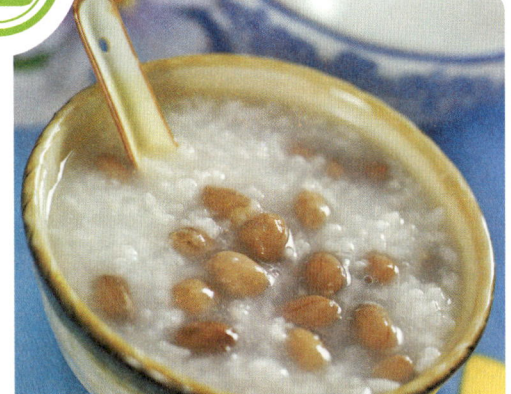

### 降压案例 2　花生粥

**原料** 花生仁50克，米100克

**调料** 糖5克

**做法** ①将花生仁用清水洗净；米洗净后放入清水中泡发。

②锅洗净，置于火上，将花生和米用水混合同煮成粥。

③待粥烂时，加入糖，煮至入味即可。

**专家点评** 本品有改善血管功能、保持血流顺畅的作用，能预防心脏病、脑出血、糖尿病及前列腺肿大等症。

**温馨提示**

在花生的诸多吃法中以炖吃为最佳。这样既避免了招牌营养素的破坏，又具有了不温不火、口感潮润、易于消化的特点，老少皆宜。食用花生时可将花生连红衣一起与红枣配合食用，既可补虚，又能止血，最宜用于身体虚弱的出血病人。

[高血压 吃 什么？]

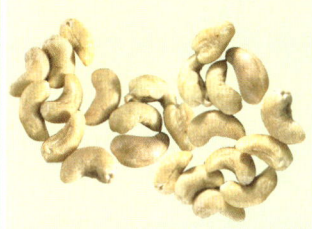

# 腰果
## Yaoguo
【水果、干果类】

[别 名] 肾果、树花生、鸡腰果

【适用量】每日30克左右为宜。

【性味归经】性平，味甘；归脾、胃、肾经。

【降压关键词】
**降低血压、软化血管**

◎腰果中的某些维生素和微量元素成分有很好的降压、软化血管作用，对保护血管、预防高血压及心血管疾病大有益处。

## ◎食疗作用

腰果对食欲不振、心衰、下肢水肿及多种炎症有显著功效，尤其有酒糟鼻的人更应多食。腰果对夜盲症、干眼病及皮肤角化有预防作用，能增强人体抗病能力、预防癌肿，还可以润肠通便、延缓衰老。

## ◎选购保存

挑选外观呈完整月牙形、色泽白、饱满、气味香、油脂丰富、无蛀虫、无斑点者为佳。腰果不宜久存。应存放于密封罐中，放入冰箱冷藏保存，或放在阴凉通风处、避免阳光直射。

## ◎对并发症的益处

腰果富含蛋膳食纤维以及钙、镁、铁，有降低血糖和胆固醇的作用。此外，腰果可保护血管，维持正常血压水平，富含钙，能预防糖尿病性骨质疏松症。

## ◎搭配宜忌

|  | |  |
|---|---|---|
| 腰果+莲子、芡实 | ✓ | 可养心安神、降压降糖 |
| 腰果+虾仁 | ✗ | 导致高钾血症 |
| 腰果+鸡蛋 | ✗ | 会引起腹痛腹泻 |

### 腰果营养成分表

| 营养素 | 含量（每100克） |
|---|---|
| 碳水化合物 | 41.6克 |
| 脂肪 | 36.7克 |
| 蛋白质 | 17.3克 |
| 纤维素 | 3.6克 |
| 维生素C | 3.17毫克 |
| 维生素A | 8微克 |
| 镁 | 153毫克 |
| 钙 | 26毫克 |
| 铁 | 4.8毫克 |
| 锌 | 4.3毫克 |

### 食用建议

一般人皆可食用腰果，尤其适合便秘、风湿性关节炎、高血压、尿结石等患者食用。腰果含油脂丰富，不适合胆功能严重不良者、肠炎腹泻患者、痰多肥胖的人食用。腰果还含有多种过敏原，对于过敏体质的人来说，可能会造成一定的过敏反应。

[高血压 吃 什么？]

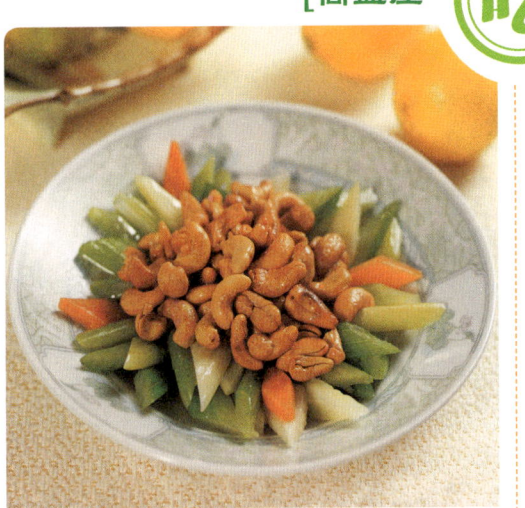

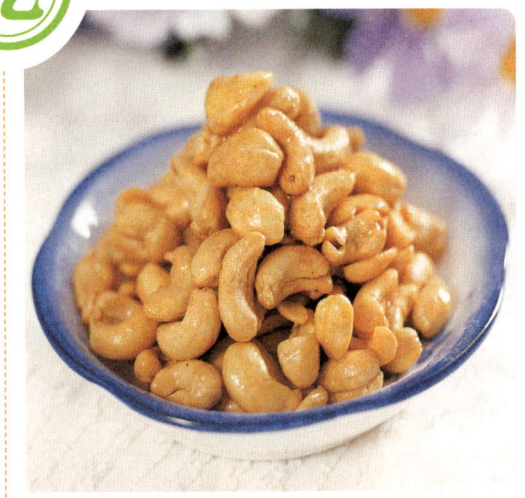

### 降压案例 1　腰果西芹

**原料** 腰果50克，西芹150克，胡萝卜50克

**调料** 盐、味精、水淀粉各适量

**做法** ①西芹去叶，留梗洗净，切成菱形块；胡萝卜少将，切菱形块。

②腰果下油锅炸香，捞出沥干油待用；西芹、胡萝卜下开水锅中汆烫。

③锅置旺火上，下西芹、胡萝卜合炒，加盐、味精调味后用水淀粉勾芡，起锅装盘，撒上腰果即可。

**专家点评** 西芹对高血压、低热不退等有一定的食疗效果；腰果含蛋白质、脂肪、矿物质、碳水化合物、膳食纤维，有补中益气、助消化、降压降脂之功效。

**温馨提示**

腰果仁营养丰富，多用于制腰果巧克力、点心和油炸盐渍食品。此外腰果仁可榨油，腰果仁油为上等食用油。果壳液是一种干性油，可制高级油漆、彩色胶卷有色剂、合成橡胶等。

### 降压案例 2　香脆腰果

**原料** 腰果500克

**调料** 盐5克

**做法** ①将腰果放在凉水中泡几分钟后捞出。

②锅上火，加油烧沸，下入腰果炸至酥脆时，捞出沥油。

③再在腰果内加入盐，拌匀即可。

**专家点评** 腰果中所含的脂肪多为不饱和脂肪酸，其中油酸占总脂肪酸的67.4%，亚油酸占19.8%，有降低血中胆固醇和血压的作用，是高血脂、冠心病患者的食疗佳果。

**温馨提示**

过敏体质的人吃了腰果，常常引起过敏反应，严重的吃一两粒腰果，就会引起过敏性休克，如不及时抢救，会发生不良后果，因此没有吃过腰果的人，不要多吃。可先吃一两粒后停十几分钟，如果不出现嘴内刺痒、流口水、打喷嚏时再吃。

# [高血压 吃 什么？]

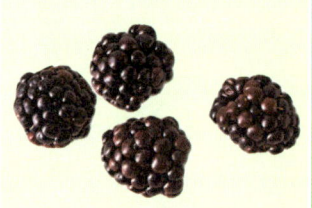

## 桑葚 Sangshen

【水果、干果类】

[别名] 桑粒、桑果

【适用量】每天50克左右为宜。

【性味归经】性寒、味甘；归心、肝、肾经。

【降压关键词】
降低血压、血脂

◎桑葚中富含脂肪酸，能够有效分解脂肪、降低血脂、血压，防止血管硬化。此外，桑葚还富含维生素C，能降低血压、预防心脑血管疾病。

### 桑葚营养成分表

| 营养素 | 含量（每100克） |
|---|---|
| 碳水化合物 | 25.1克 |
| 脂肪 | 0.6克 |
| 蛋白质 | 0.5克 |
| 纤维素 | 3.1克 |
| 维生素C | 53毫克 |
| 维生素E | 2.12毫克 |
| 镁 | 19毫克 |
| 钙 | 52毫克 |
| 铁 | 0.9毫克 |
| 钾 | 32毫克 |

◎食疗作用 桑葚具有补肝益肾、生津润肠、明目乌发等功效。

### ◎搭配宜忌

| 桑葚+枸杞子<br>桑葚+首乌 | 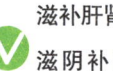 | 滋补肝肾、明目、降压<br>滋阴补肾，辅助治疗须发早白 |
|---|---|---|
| 桑葚+鸭蛋<br>桑葚+螃蟹 |  | 对肠胃不利<br>降低营养价值 |

### 降压案例：桑葚青梅杨桃汁

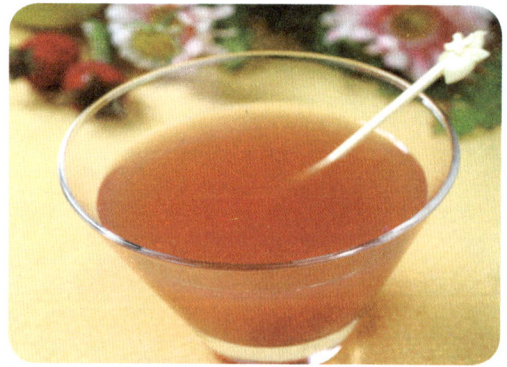

|原料| 桑葚100克，青梅40克，杨桃50克

|调料| 冰块适量

|做法| ①将桑葚洗净；青梅洗净，去皮；杨桃洗净后切块。

②将所有原材料放入果汁机中搅打成汁，加入适量的冰块即可。

|专家点评| 本品具有滋阴血、补肝肾、助消化、降血脂和血压的功效，尤其适合肝肾阴虚型高血压患者食用。

[高血压 吃 什么？]

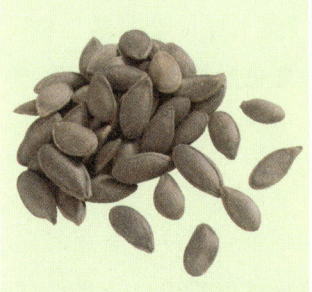

# 南瓜子
## Nanguazi

水果、干果类

[别名] 南瓜仁、金瓜米

【适用量】每次60克为宜。
【性味归经】性平、味甘；归大肠经。

【降压关键词】
降低血压，缓解静止性心绞痛

◎南瓜子含有丰富的泛酸，这种物质有降压的作用，并可以缓解静止性心绞痛，对高血压引起的心绞痛、心肌梗死、动脉硬化等患者有很好的食疗作用。

## 南瓜子营养成分表

| 营养素 | 含量（每100克） |
| --- | --- |
| 碳水化合物 | 4.9克 |
| 脂肪 | 48.1克 |
| 蛋白质 | 33.2克 |
| 纤维素 | 4.9克 |
| 维生素E | 13.25毫克 |
| 镁 | 2毫克 |
| 钙 | 16毫克 |
| 铁 | 1.5毫克 |
| 锌 | 2.57毫克 |
| 钾 | 102毫克 |

◎食疗作用　南瓜子可辅助治疗绦虫、蛔虫、产后手足水肿、百日咳、痔疮。

### ◎搭配宜忌

| 南瓜子+花生 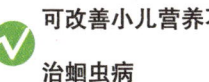 | 可改善小儿营养不良 |
| 南瓜子+蜂蜜 | 治蛔虫病 |
| 南瓜子+咖啡、茶 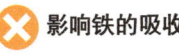 | 影响铁的吸收 |

## 降压案例 凉拌玉米瓜仁

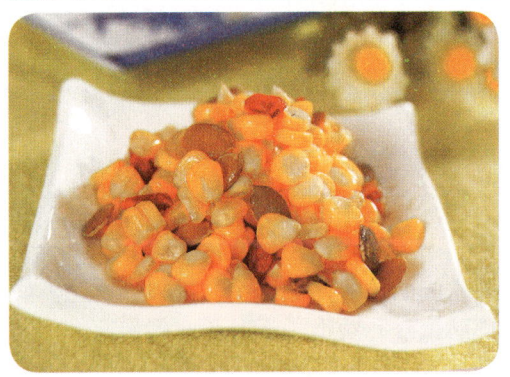

|原料| 玉米100克，南瓜子仁50克，枸杞适量
|调料| 盐5克
|做法| ①将玉米掰成玉米粒后，洗净；把南瓜子仁、玉米粒、少许枸杞一起入沸水中焯熟。
②原料捞出沥水后，加入盐拌匀即可。
|专家点评| 南瓜子具有保肝降压、杀虫消炎的作用，适合高血压、高血脂、肝病、蛔虫症、前列腺炎等病的患者食用，玉米和枸杞都有良好的降压作用。

[高血压 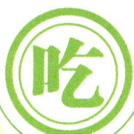 吃 什么？]

# 葵花子

Kuihuazi

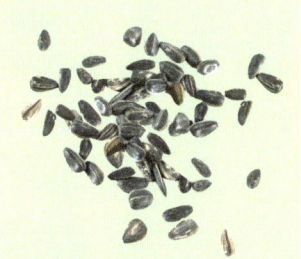

【水果、干果类】

[别 名] 葵瓜子、瓜子

【适用量】每日大约40克为宜。

【性味归经】性平，味甘；归心、大肠经。

【降压关键词】

降低血脂、血压，保护心脏

◎葵花子中所含植物固醇和磷脂，能够抑制人体内胆固醇的合成，防止血浆胆固醇过多，可防止动脉硬化。其含有的丰富的钾元素能保护心脏，预防高血压。

◎ 食疗作用

葵花子具有补虚损、降血脂、抗癌、防止衰老、提高免疫力、预防心血管疾病等作用，还有调节脑细胞代谢、改善其抑制机能的作用，故可用于催眠。常食还可美发，预防便秘。

◎ 选购保存

宜选购片粒阔大、子仁饱满、壳面光洁、干燥、杂质少的葵瓜子。葵花子宜放入密闭的玻璃瓶或塑料盒里保存，注意防潮防虫蛀，葵瓜子不宜长时间保存，因其富含油脂，易变质。

◎ 对并发症的益处

葵花子含有丰富的维生素E以及钙、硒等成分，可有效降低血糖，并有助于预防动脉硬化、冠心病，还能预防老年性骨质疏松症。

## 葵花子营养成分表

| 营养素 | 含量（每100克） |
| --- | --- |
| 碳水化合物 | 16.7克 |
| 脂肪 | 53.4克 |
| 蛋白质 | 19.1克 |
| 纤维素 | 4.5克 |
| 维生素E | 79.1毫克 |
| 镁 | 287毫克 |
| 钙 | 115毫克 |
| 铁 | 2.9毫克 |
| 硒 | 5.78微克 |
| 钾 | 547毫克 |

◎ 搭配宜忌

| 葵瓜子+芹菜 ✓ | 可降低血压、通便润肠 |
| 葵瓜子+老母鸡 | 可补虚益气、养心安神 |
| 葵瓜子+黄瓜 ✗ | 易导致腹泻 |
| 葵瓜子+羊肉 | 易引起腹胀、胸闷 |

食用建议

葵花子的营养价值很高，对于很多病症都有较好的食疗作用，一般人皆可食用葵花子，尤其适合血痢、痈肿、便秘、动脉粥样硬化、高血压、冠心病、脑梗死患者食用。

肝脏病、出血性疾病、急性肠炎、慢性肠炎等患者不宜食用。

[高血压 吃 什么？]

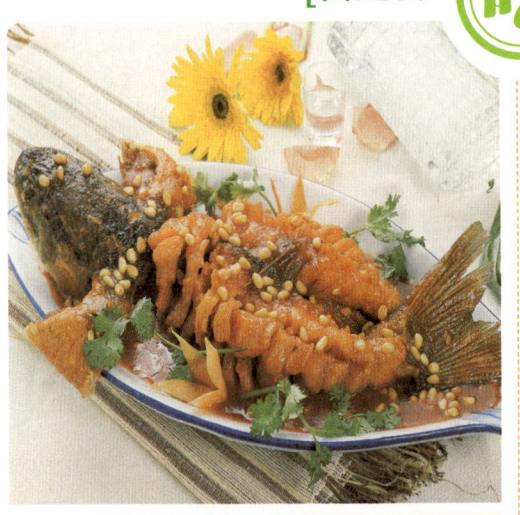
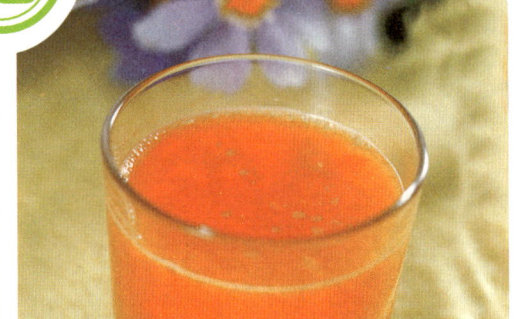

### 降压案例 1　葵花子鱼

**原料**　草鱼1条，葵花子10克，干淀粉500克

**调料**　番茄酱50克，白糖30克，白醋30克，盐少许

**做法**　① 首先将草鱼洗净，然后将鱼头和鱼身斩断，于鱼身的背部开刀，取出鱼脊骨，将鱼肉改成"象眼"形花刀，拍上干淀粉。

② 锅洗净，置于火上，注油烧开，将拌有干淀粉的去骨鱼和鱼头放入锅中炸至金黄色捞出。

③ 番茄酱、白糖、白醋、盐调成番茄汁，和葵花子一同淋于鱼上即可。

**专家点评**　葵花子的脂肪含量可达50%左右，其中主要为不饱和脂肪，而且不含胆固醇。亚油酸含量可达70%，有助于降低人体的血液胆固醇水平，有益于保护心血管健康。而草鱼有良好的平肝降压作用，对降低血压、加速血液循环有很好的食疗效果。

### 降压案例 2　胡萝卜瓜子饮

**原料**　胡萝卜1小段，瓜子仁25克

**调料**　白糖少许

**做法**　① 瓜子仁入锅中炒香，捣碎。

② 胡萝卜洗净，切成小粒状。

③ 胡萝卜粒与捣碎的瓜子仁加水倒入搅拌机中搅打成汁，加入白糖即可。

**专家点评**　胡萝卜中富含的槲皮素、山柰酚能有效改善微血管循环，降低血脂，增加冠状动脉流量，具有降压、强心的作用。葵花子可降低人体的血液胆固醇水平，也有益于心血管健康。因此，高血压及冠心病患者常食本品可改善全身症状。

**温馨提示**

葵花子不宜多吃，吃时最好用手剥皮。因为用牙嗑，容易使舌头、口角糜烂，还会在吐壳时将大量津液吐掉，使味觉迟钝、食欲减少，甚至引起胃痉挛。

[高血压 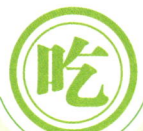 吃 什么？]

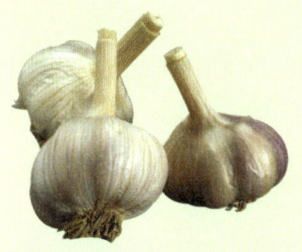

# 大蒜

## Dasuan

【调料及蜜奶类】

[别 名] 葫、葫蒜

【适用量】每日约3～4瓣为宜。

【性味归经】性温，味辛；归脾、胃、肺经。

## 【降压关键词】

**天然的降压药物**

◎ 大蒜可帮助保持体内某种酶的适当数量而避免出现高血压，是天然的降压食物。大蒜还有预防体内瘀血的作用，可用于防止血栓形成，减少心脑血管栓塞。

## ◎食疗作用

大蒜中还含有一种叫做硫化丙烯的辣素，具有杀菌作用，可以在一定程度上预防流感、细菌性痢疾，防止伤口感染，辅助治疗感染性疾病及驱虫。大蒜中所含的大蒜素还具有降血脂及预防冠心病和动脉硬化的作用，并可防止血栓的形成。

## ◎选购保存

以瓣种外皮干净、带光泽、无损伤和烂瓣的大蒜为上品。常温下，将大蒜放网袋中，悬挂在通风处保存。

## ◎对并发症的益处

大蒜中富含蒜素、硫醚化合物以及大蒜辣油，有降低血糖、血脂的功效。大蒜中还含有一种特殊的辛辣刺激成分——谷胱甘肽，能抗氧化、提高肝脏的解毒作用，能有效预防糖尿病和肝病。

### 大蒜营养成分表

| 营养素 | 含量（每100克） |
|---|---|
| 碳水化合物 | 27.6克 |
| 脂肪 | 0.2克 |
| 蛋白质 | 4.5克 |
| 纤维素 | 1.1克 |
| 维生素C | 7毫克 |
| 维生素E | 1.07毫克 |
| 镁 | 21毫克 |
| 钙 | 39毫克 |
| 铁 | 1.2毫克 |
| 锌 | 0.88毫克 |

## 食用建议

无消化道疾病者都可以食用大蒜。大蒜中所含的辣素怕热，遇热后很快分解，其杀菌作用降低。因此，预防感染性疾病应生食大蒜。大蒜还能使胃酸分泌增多，而且辣素有刺激作用，所以有胃肠道疾病特别是有胃溃疡和十二指肠溃疡的人不宜吃大蒜。

## ◎搭配宜忌

| | |
|---|---|
| 大蒜+醋  | 既可降压降糖，又可辅助治疗痢疾、肠炎 |
| 大蒜+黄瓜 | 促进脂肪和胆固醇的代谢 |
| 大蒜+芒果、鲫鱼  | 会导致肠胃不适 |

[高血压 吃 什么？]

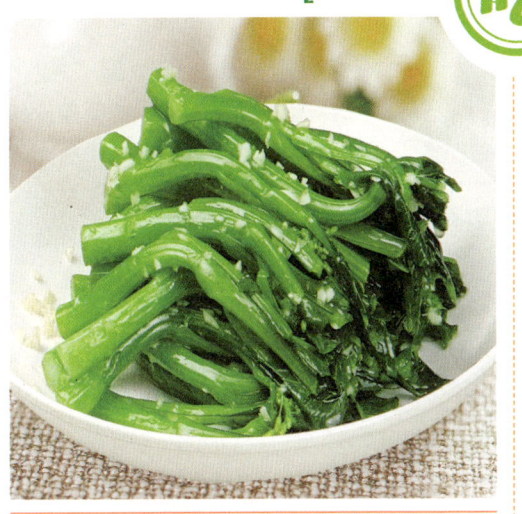

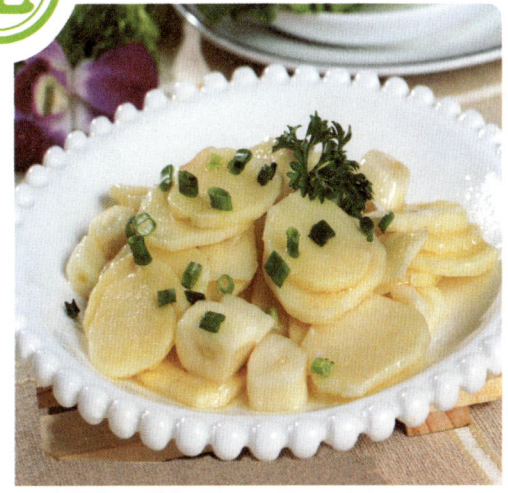

### 降压案例 1  蒜蓉菜心

**原料** 菜心400克，蒜蓉30克

**调料** 香油5克，盐、鸡精各适量

**做法** ①将菜心洗净，入沸水锅中加少许盐焯水至熟。
②炒锅注油烧热，放入蒜蓉烧香。
③加入鸡精、香油、盐，起锅倒在广东菜心上即可。

**专家点评** 本品营养丰富，有降低血压、防止血栓形成、减少脑血管栓塞的作用，能够有效预防冠心病及动脉硬化。

**温馨提示**

大蒜自古就被当做天然杀菌剂，有"天然抗生素"之称。它没有任何副作用，是人体循环及神经系统的天然强健剂。调查结果显示，在每人平均每日吃生蒜20克的地区，人群因心脑血管疾病死亡的发生率明显低于无食用生蒜习惯的地区。

### 降压案例 2  大蒜炒马蹄

**原料** 马蹄200克，大蒜100克

**调料** 盐、味精、葱花各适量

**做法** ①将马蹄洗净，切片，放入沸水中焯一下，沥干水分；大蒜洗净，切碎。
②锅放火上，加油烧热后放入马蹄片急速煸炒。
③再放入大蒜末，加盐、味精炒匀，撒上葱花即可。

**专家点评** 本品有降低血压的作用，大蒜还有预防体内瘀血以及杀菌的作用，可在一定程度上预防流感、细菌性痢疾，防止伤口感染，辅助治疗感染性疾病，且能驱虫。

**温馨提示**

美国国家癌症研究所正在推进一项旨在改善国民饮食习惯、使癌症发病率减少一半的"设计食品计划"，在"有可能预防癌症的重要食品"的金字塔结构图中，大蒜位列顶端，即最有效果。

[高血压 吃 什么？]

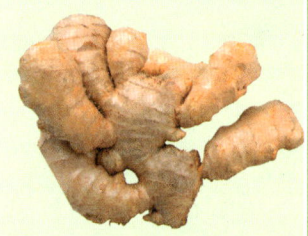

# 生姜

## Shengjiang

【调料及蜜奶类】

[别 名] 姜、姜根、因地辛

【适用量】每日10克左右为宜。

【性味归经】性温、味辛；归肺、脾、胃经。

【降压关键词】
促进血液循环，降低血压

◎生姜的提取物能引起血管运动中枢及交感神经的反射性兴奋，促进血液循环，降低血压，可有效预防高血压及心脑血管疾病的发生。

## ◎食疗作用

生姜有发表、散寒、止呕、开痰的功效，常用于脾胃虚寒、食欲减退、恶心呕吐或痰饮呕吐及胃气不和的呕吐、风寒或寒痰咳嗽、感冒、恶风发热、鼻塞头痛等病症。

## ◎选购保存

应挑选本色淡黄，用手捏肉质坚挺、不酥软，姜芽鲜嫩的生姜，同时还可用鼻子嗅一下，有淡淡的硫黄味的生姜不宜购买。生姜宜放冰箱冷藏保存。

## ◎对并发症的益处

姜富含姜黄素，姜黄素是一种生物活性物质，具有显著的抗肿瘤、抗诱变的作用，而且还能改善糖尿病所伴随的脂质代谢紊乱，可辅助治疗糖尿病性脂肪肝以及酒精性脂肪肝。

## ◎搭配宜忌

| | | |
|---|---|---|
| 生姜+红糖 | ✓ | 可预防感冒 |
| 生姜+醋 | | 可降血脂，血压 |
| 生姜+马肉 | ✗ | 会导致痢疾 |
| 生姜+白酒 | | 易伤肠胃 |

### 生姜营养成分表

| 营养素 | 含量（每100克） |
|---|---|
| 碳水化合物 | 10.3克 |
| 脂肪 | 0.6克 |
| 蛋白质 | 1.3克 |
| 纤维素 | 2.7克 |
| 维生素C | 4毫克 |
| 维生素A | 28微克 |
| 镁 | 44毫克 |
| 钙 | 27毫克 |
| 铁 | 1.4毫克 |
| 钾 | 295毫克 |

### 食用建议

伤风感冒者、寒性痛经者、晕车晕船者、糖尿病患者、呕吐者及阳虚型高血压患者可经常食用生姜，阴虚内热或患痔疮者不宜食用生姜。此外，不要吃腐烂了的生姜，因为腐烂的生姜会产生一种毒性很强的物质，可使肝细胞变性坏死，诱发肝癌、食道癌等。

## [高血压 吃 什么？]

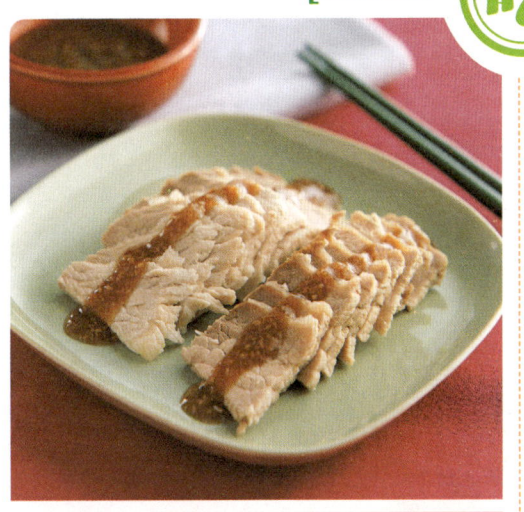

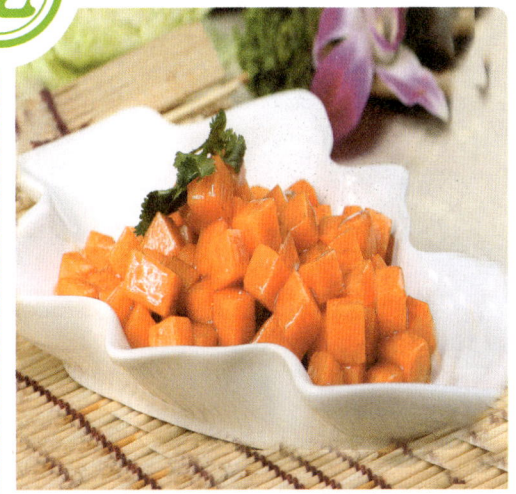

### 降压案例 1　姜泥猪肉

**原料**｜猪后腿瘦肉80克，生姜10克

**调料**｜醋、无盐酱油各5克

**做法**｜① 猪后腿瘦肉洗净，放入滚水煮沸，转小火煮15分钟，再浸泡15分钟，取出，用冰水冲凉备用。

② 生姜洗净去皮，磨成泥状，加入无盐酱油、醋拌匀，即成酱汁。

③ 猪后腿瘦肉切片摆盘，淋上酱汁即可。

**专家点评**｜本品能引起血管运动中枢及交感神经的反射性兴奋，促进血液循环，降低血压及预防心脑血管疾病的发生。

### 降压案例 2　姜丝红薯

**原料**｜红薯500克，姜丝适量

**调料**｜酱油、盐、味精各5克，水淀粉10克

**做法**｜① 红薯去皮，洗净切块。

② 锅中油烧热，将红薯块投入油锅，炸至呈金黄色且外皮脆时捞出沥油。

③ 锅留底油，先放姜丝炝锅，再将红薯倒进锅内，加适量清水，调入酱油、盐、味精，焖至红薯入味，入水淀粉勾芡即可。

**专家点评**｜本品有促进血液循环、降低血压的作用。此外，红薯还含有果胶及淀粉、维生素、纤维素，有改善血管功能、降低胆固醇水平的作用。

**温馨提示**

在炎热的夏天，因为人体唾液、胃液分泌会减少，因而影响食欲，如果饭前吃几片生姜，可刺激唾液、胃液分泌，增进食欲。这就是人们常说的"冬吃萝卜，夏吃姜"，"饭不香，吃生姜"的原因。

**温馨提示**

辨别被硫黄熏过的生姜："硫黄姜"有异味或硫黄味，尝起来姜味不浓。正常的姜较干，颜色发暗，"硫黄姜"较为水嫩，呈浅黄色，用手搓一下，姜皮很容易剥落。

[高血压  什么?]

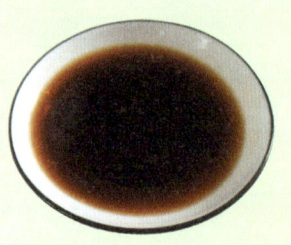

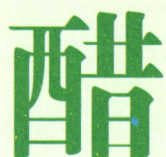

## 醋

Cu

【调料及蜜奶类】

[别名] 苦酒、醋酒、米醋

【适用量】每日15～20毫升。

【性味归经】性温,微酸、苦;归肝、胃经。

【降压关键词】

**降低胆固醇和血压,软化血管**

◎醋可调节血液的酸碱平衡,维持人体内环境的相对稳定。还可软化血管、降低胆固醇和血压,有效预防高血压、动脉硬化以及冠心病等心脑血管疾病。

### ◎食疗作用

醋具有活血散瘀、消食化积、解毒的功效。用醋熏空气可以预防流感、上呼吸道感染。适当饮醋既可杀菌,又可促进胃肠消化功能,还可降低血压、预防动脉硬化。此外,食醋能滋润皮肤、改善皮肤的供血、对抗衰老。

### ◎选购保存

酿造食醋以琥珀色或红棕色、有光泽、体态澄清、浓度适当的为佳。开封的醋应放于低温、避光处保存。

### ◎对并发症的益处

醋含有多种有机酸,能促进糖尿病患者体内的糖类代谢,起到抑制血糖升高的作用。常食醋还可使体内过多的脂肪转变为体能消耗掉,并促进糖和蛋白质的代谢,可预防肥胖症。

### 醋营养成分表

| 营养素 | 含量(每100克) |
|---|---|
| 碳水化合物 | 4.9克 |
| 脂肪 | 0.3克 |
| 烟酸 | 1.4克 |
| 纤维素 | 15.6克 |
| 镁 | 196毫克 |
| 钙 | 325毫克 |
| 铁 | 14.1毫克 |
| 锌 | 4.34毫克 |
| 钾 | 351毫克 |
| 磷 | 96毫克 |

### ◎搭配宜忌

| | | |
|---|---|---|
| 醋+芝麻 | ✓ | 可促进铁、钙吸收,还能降血压 |
| 醋+排骨 | | 有利于钙的吸收 |
| 醋+莲藕 | ✗ | 可开胃消食,促进胃肠蠕动 |
| 醋+酒 | | 会引发胃炎 |

### 食用建议

慢性萎缩性胃炎、胃酸缺乏、流感、流脑、白喉、麻疹、肾结石、输尿管结石、膀胱结石、癌症、高血压、小儿胆道蛔虫症、传染性肝炎、过敏、发风疹等症患者可经常食用醋,醉酒者也可食醋。但脾胃湿甚、胃酸过多、支气管哮喘、严重胃及十二指肠溃疡患者不宜食用醋,否则会加重病情。

[高血压 吃 什么?]

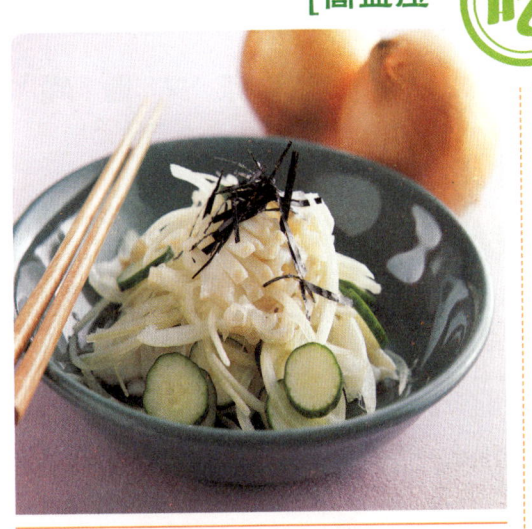

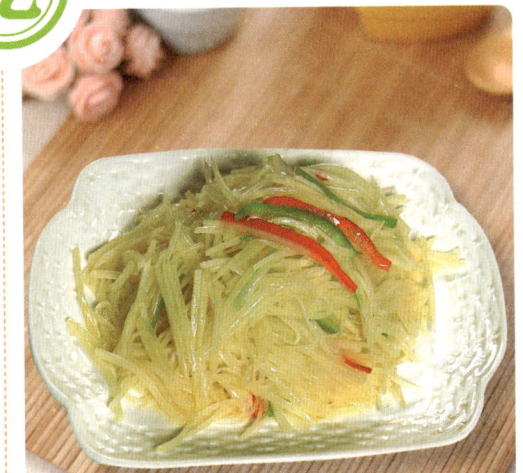

### 降压案例 1　酒醋拌花枝

**|原料|** 花枝60克，小黄瓜20克，紫菜丝0.5克，洋葱丝40克，葱末2克，丁香2支

**|调料|** 白酒及香醋各10克，橄榄油2克

**|做法|** ①花枝用清水洗净、切小片，放入准备好的沸水中氽烫、取出待凉，备用；小黄瓜用清水洗净，切圆片备用；丁香用清水洗净，备用。

②锅洗净，置于火上，将洋葱丝、白酒、丁香一起放入锅内，转小火煮沸、待凉，加入香醋、橄榄油拌匀，调成油醋汁。

③花枝片、小黄瓜片、葱末、油醋汁拌匀，装盘撒上紫菜丝即可食用。

**|专家点评|** 本品有软化血管、降低血液中胆固醇水平的作用，十分适合高血压以及有心脑血管疾病的人食用。

　　烹调用的器具不能用铜制的，因为醋能溶解铜，会引起"铜中毒"。

### 降压案例 2　醋熘土豆丝

**|原料|** 土豆400克，青、红甜椒各50克，白醋10克

**|调料|** 盐、鸡精各适量

**|做法|** ①土豆去皮洗净，切丝；青椒、红椒均去蒂洗净，切丝。

②锅下油烧热，放入土豆丝滑炒片刻，再放入青椒丝、红椒丝一起炒。

③加盐、鸡精、白醋调味，炒熟装盘即可。

**|专家点评|** 本品能起到保持血管弹性、排钠保钾、降低血压、降低血液中胆固醇水平的作用，对高血压、动脉硬化有一定的食疗作用。

**温馨提示**

　　正在服用某些西药者不宜吃醋，因为醋酸能改变人体内局部环境的酸碱度，使某些药物不能发挥作用，磺胺类药物在酸性环境中易在肾脏形成结晶，损害肾小管，因此服此类药物时不宜吃醋。

[高血压 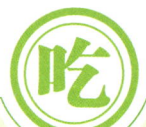 吃什么？]

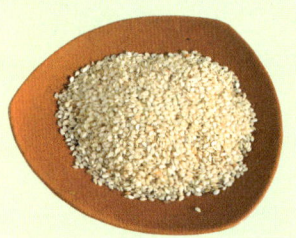

# 芝麻

## Zhima

【调料及蜜奶类】

[别名] 胡麻

【适用量】每日20～30克为宜。

【性味归经】性平，味甘；归肝、肾、肺、脾经。

【降压关键词】

去除附在血管壁上的胆固醇，降低血压

◎ 芝麻可提供人体所需的维生素E、钙质，特别是它的"亚麻仁油酸"成分可去除附在血管壁上的胆固醇，有效降低血压，预防心脑血管疾病的发生。

## ◎食疗作用

芝麻具有润肠、通乳、补肝、益肾、养发、强身体、抗衰老等功效。芝麻对于肝肾不足所致的视物不清、腰酸腿软、耳鸣耳聋、发枯发落、眩晕、眼花、头发早白等症食疗效果显著。

## ◎选购保存

良质芝麻的色泽鲜亮、纯净，外观白色或黑色，大而饱满，皮薄，嘴尖而小。次质芝麻的色泽发暗，外观不饱满或萎缩，嘴尖过长，有虫蛀粒、破损粒。芝麻宜存放在干燥的罐子里，在通风避光处保存。

## ◎对并发症的益处

芝麻富含维生素E，能保护胰腺细胞、降低血糖、增加肝脏及肌肉中的糖原含量，还能预防心脑血管疾病的发生，适合糖尿病及心脑血管病变的患者食用。

### 芝麻营养成分表

| 营养素 | 含量（每100克） |
|---|---|
| 碳水化合物 | 21.7克 |
| 脂肪 | 39.6克 |
| 蛋白质 | 18.4克 |
| 纤维素 | 9.8克 |
| 维生素E | 38.28毫克 |
| 镁 | 202毫克 |
| 钙 | 620毫克 |
| 铁 | 14.1毫克 |
| 锌 | 4.21毫克 |
| 硒 | 4.06微克 |

## 食用建议

高脂血症患者、高血压患者、身体虚弱者、贫血患者、老年哮喘者、肺结核患者、荨麻疹患者、血小板减少性紫癜患者、妇女产后乳汁缺乏、慢性神经炎患者、习惯性便秘者、末梢神经麻痹者、痔疮患者以及出血体虚者可经常食用芝麻。患有慢性肠炎、便溏腹泻的人不宜食用。

## ◎相宜搭配

| 芝麻+桑葚、枸杞 |  | 可补肝肾、降血脂 |
|---|---|---|
| 芝麻+核桃、杏仁 | | 可补脑益智、改善睡眠、润肠通便 |

[高血压 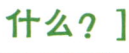 什么？]

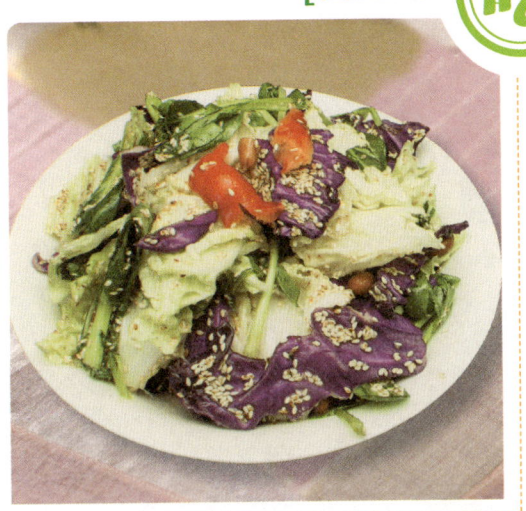

### 降压案例 1　芝麻拌包菜

**原料** 紫包菜、绿包菜、小白菜各150克，花生米50克，甜椒、芝麻各20克

**调料** 盐4克，味精2克，生抽10克，醋15克

**做法** ① 紫包菜、绿包菜分别放入清水中洗净，撕成小块；甜椒洗净，切成块；小白菜洗净备用。

② 将紫包菜、绿包菜、甜椒在开水里稍烫，捞出，沥干水分，装入容器里；油锅烧热，下入花生米炸熟。

③ 将所有材料装盘，下所有调料拌匀，拌好后立即食用，否则会影响口感。

**专家点评** 本品可降低血压、通利肠道，适合高血压、高血脂以及便秘的患者食用。

**温馨提示**

芝麻仁外面有一层稍硬的膜，只有把它碾碎，其中的营养素才能被吸收。所以，整粒的芝麻炒熟后，最好用食品加工机搅碎或用小石磨碾碎了再吃。

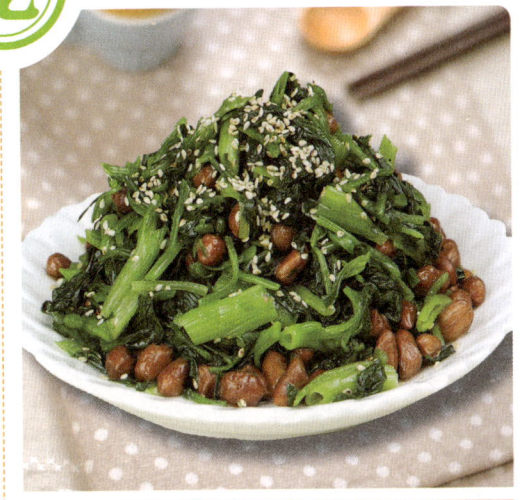

### 降压案例 2　芝麻花生仁拌菠菜

**原料** 菠菜400克，花生仁150克，白芝麻50克

**调料** 醋、香油各15克，盐4克，鸡精2克

**做法** ① 将菠菜洗净，切段，焯水捞出装盘待用。

② 花生仁洗净，入油锅炸熟；白芝麻炒香。

③ 将所有原料放入容器中，再加入香油、醋、盐和鸡精搅拌入味，装盘即可。

**专家点评** 芝麻中的亚油酸有调节胆固醇的作用；菠菜既能降低血中胆固醇还能促进胃肠蠕动，预防便秘，降低血脂；花生富含不饱和脂肪酸，有降低胆固醇、软化血管的作用。

**温馨提示**

芝麻有黑白两种，食用以白芝麻为好，补益药用则以黑芝麻为佳。芝麻既可食用又可作为油料，古代著名医学家陶弘景对它的评价是"八谷之中，唯此为良"。

[高血压 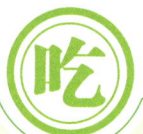 什么？]

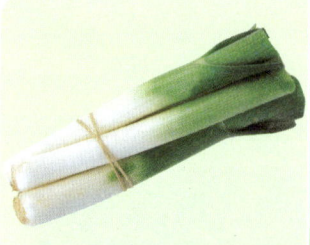

# 葱

Cong

【调料及蜜奶类】

[别名] 芤、鹿胎、菜伯、季葱

【适用量】每日10～20克为宜。

【性味归经】性温、味辛；归肺、胃经。

【降压关键词】
预防血压升高所致的头痛、头晕

◎葱中富含的维生素C有舒张小血管、促进血液循环的作用，有助于预防血压升高所致的头痛、头晕，有使大脑保持灵活和预防老年痴呆的作用。

## ◎食疗作用

葱含有挥发性硫化物，具有特殊辛辣味，是重要的解腥调味品。中医学上葱具有杀菌、通乳、利尿、发汗和安眠的药效，对风寒感冒轻症、痈肿疮毒、痢疾脉微、寒凝腹痛、小便不利等病症有食疗作用。

## ◎选购保存

选购时以葱白鲜嫩、脆的为佳。葱宜放入冰箱冷藏。

## ◎对并发症的益处

经常吃葱的人，即便脂多体胖但胆固醇并不高，而且体质强壮。葱含有微量元素硒，可降低胃液内的亚硝酸盐含量，可预防胃癌及多种癌症。

### 葱营养成分表

| 营养素 | 含量（每100克） |
|---|---|
| 碳水化合物 | 6.5克 |
| 脂肪 | 0.3克 |
| 蛋白质 | 1.7克 |
| 纤维素 | 1.3克 |
| 维生素A | 10微克 |
| 维生素C | 17毫克 |
| 镁 | 19毫克 |
| 钙 | 29毫克 |
| 铁 | 0.7毫克 |
| 钾 | 144毫克 |
| 钠 | 4.8毫克 |

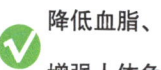

伤风感冒、发热无汗、头痛鼻塞、咳嗽痰多者，腹部受寒引起的腹痛腹泻者，胃寒之食欲不振、胃口不开者，孕妇，头皮多屑而痒者以及高血压、高血脂、冠心病患者可常食葱。但表虚、多汗者以及溃疡病患者不宜食用葱。

## ◎搭配宜忌

| | |
|---|---|
| 葱+蘑菇<br>葱+猪肉 | ✓ 降低血脂、血压<br>增强人体免疫力 |
| 葱+豆腐<br>葱+杨梅 | ✗ 不易被人体吸收<br>降低营养价值 |

[高血压 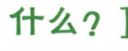 吃 什么？]

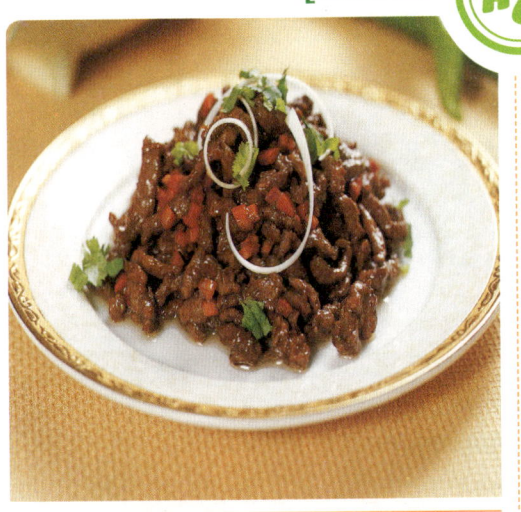

### 降压案例 1　大葱牛肉丝

**原料** 牛肉300克，葱、红椒、姜米、香菜末各少许

**调料** 盐、胡椒粉、柱侯酱、老抽、淀粉各适量

**做法** ①牛肉洗净切丝；葱洗净切丝；红椒洗净切米。

②牛肉调入盐、淀粉腌5分钟，葱丝装盘。

③锅中油烧热，爆香姜米、红椒米、柱侯酱，放入牛肉丝，用中火炒至牛肉快熟时再调入盐、胡椒粉、老抽炒匀，用淀粉勾芡，撒上香菜末，盛在葱丝上即成。

**专家点评** 本品含有丰富的蛋白质，有助于增强人体的免疫功能，同时大葱中含有的维生素C有促进血液循环的作用。

> **温馨提示**
>
> 葱适合与维生素B₁含量较多的食品一起食用，因为可以消除臭味，像猪肉或羊肉等带有腥味的菜肴务必要使用葱来调味。

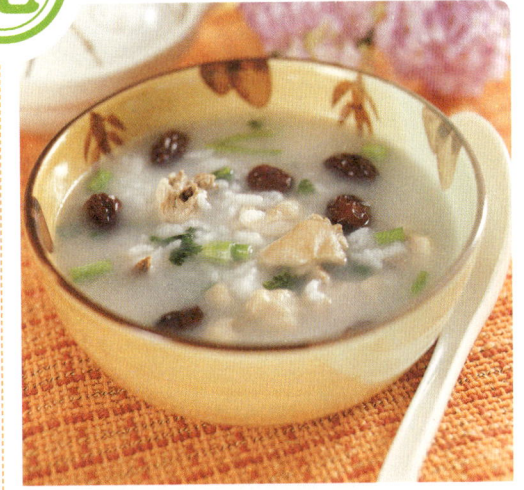

### 降压案例 2　葱白红枣鸡肉粥

**原料** 红枣10枚，葱白、香菜及生姜各10克，鸡肉及粳米各100克

**调料** 盐适量

**做法** ①将粳米、红枣洗净；生姜、葱白洗净，生姜切片，葱白切丝；香菜洗净切段；鸡肉洗净切粒备用。

②将红枣、粳米、生姜片、鸡肉粒四味放入锅中煮半个小时左右。

③粥成，再加入葱白丝、香菜段，加盐调味即可。

**专家点评** 本品有舒张小血管、促进血液循环的作用，有助于防止血压升高所致的头晕，还有使大脑保持灵活和预防老年痴呆的作用。

> **温馨提示**
>
> 每天食用适量葱，对身体有益。葱可生吃，也可凉拌当小菜食用，作为调料，多用于荤、腥、膻以及其他有异味的菜肴、汤羹中。

[高血压 吃 什么？]

# 蜂蜜

## Fengmi

【调料及蜜奶类】

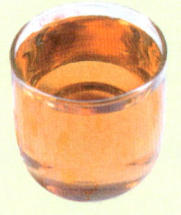

【适用量】每日20毫升为宜。

【性味归经】性平，味甘；归脾、胃、肺、大肠经。

[别名] 白蜜、生蜂蜜、炼蜜

【降压关键词】

**调节血压，扩张冠脉**

◎蜂蜜能改善血液的成分，有扩张冠状动脉和营养心肌的作用，能改善心肌功能，对血压有调节作用，对高血压、心肌炎、动脉硬化等患者大有益处。

## ◎食疗作用

蜂蜜有调补脾胃、缓急止痛、润肺止咳、润肠通便、润肤生肌、解毒等功效。可辅助治疗脘腹虚痛、肺燥咳嗽、肠燥便秘、目赤、口疮、溃疡不敛、风疹瘙痒、水火烫伤、手足皲裂等症。

## ◎选购保存

选购蜂蜜时应以含水分少，有油性、稠和凝脂，味甜而纯正，无异臭及杂质的为佳。放铁桶内或罐内盖紧，放于阴凉干燥处，宜在30℃保存，注意防高温。

## ◎对并发症的益处

蜂蜜对肝脏有保护作用，能促使肝细胞再生，对脂肪肝的形成有一定的抑制作用。蜂蜜还能抗氧化，蜂蜜中含有数量惊人的抗氧化剂，他能清除体内的垃圾——氧自由基，达到抗癌、防衰老的作用。

### 蜂蜜营养成分表

| 营养素 | 含量（每100克） |
|---|---|
| 碳水化合物 | 75.6克 |
| 脂肪 | 1.9克 |
| 蛋白质 | 0.4克 |
| 维生素C | 3毫克 |
| 镁 | 2毫克 |
| 钙 | 4毫克 |
| 铁 | 1毫克 |
| 钾 | 28毫克 |
| 钠 | 0.3毫克 |
| 硒 | 0.15微克 |

## ◎食用建议

蜂蜜的营养价值很高，对于很多病症都有很好的食疗作用，一般人皆可食用蜂蜜，尤其适合营养不良、气血不足、食欲不振、年老体虚、肺燥咳嗽、高血压、便秘的患者食用，但糖尿病及过敏体质者不宜食用。

## ◎搭配宜忌

| | |
|---|---|
| 蜂蜜+西红柿 | 养血滋阴、利水降压 ✓ |
| 蜂蜜+黄瓜 | 清热解毒、降压降脂 |
| 蜂蜜+大蒜 | 会刺激肠胃，引起腹泻 ✗ |
| 蜂蜜+沸水 | 会破坏营养物质 |

[高血压 吃 什么？]

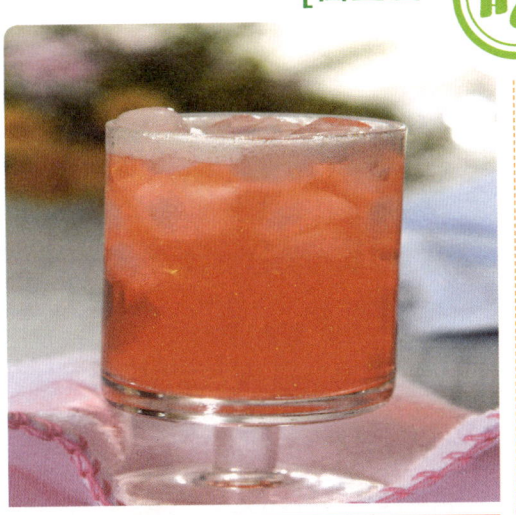

### 降压案例 1　蜂蜜红茶

**原料** 蜂蜜15毫升，红茶250毫升

**调料** 冰块适量

**做法** ①将冰块放入杯内大约三分之二满。
②红茶放凉，倒入杯内。
③加入蜂蜜，最后将盖子盖上，摇匀即可饮用。

**专家点评** 蜂蜜有改善血液成分、促进心脑和血管的功能、降低血液中胆固醇水平的作用，适合高血压、心血管病人食用；红茶可以帮助胃肠道消化，促进食欲，并有效降低血压、预防心肌梗死、强壮心肌。

> **温馨提示**
> 
> 蜂蜜不能用沸水冲饮。蜂蜜含有丰富的酶、维生素和矿物质，若用沸水冲饮，不仅不能保持其天然的色、香、味，还会不同程度地破坏它的营养成分，因而最好用不超过35℃的温水冲饮蜂蜜。

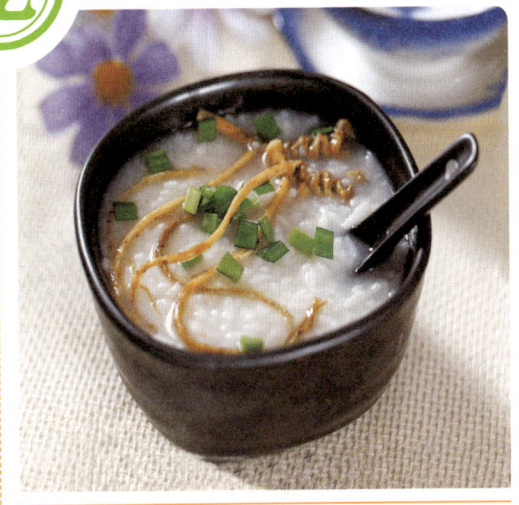

### 降压案例 2　人参蜂蜜粥

**原料** 人参3克，蜂蜜50克，韭菜5克，粳米100克

**调料** 生姜2片，葱花适量

**做法** ①将人参洗净，置清水中浸泡1夜；韭菜洗净切末。
②将泡好的人参连同泡参水与洗净的粳米一起放入砂锅中，小火煨粥。
③待粥将熟时放入蜂蜜、生姜片、韭菜末调匀，再煮片刻，最后撒上葱花即可。

**专家点评** 本品有改善心脑血管功能、舒张血管、降低血压、降低胆固醇水平的作用，对高血压、心脑血管疾病有一定的食疗作用。

> **温馨提示**
> 
> 有些人认为蜂蜜一结晶就是假蜂蜜或掺假的，这是不正确的。真正的蜂蜜结晶呈鱼子或油脂状，细腻，色白，手捻无砂粒感，结晶物入口易化。掺糖蜂蜜结晶呈粒状、手捻有砂粒感觉，不易捻碎，入口有吃糖的感觉。

[高血压 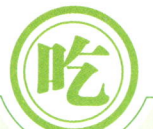 吃 什么？]

# 橄榄油

**Ganlanyou**

【调料及蜜奶类】

[别 名] 洋橄榄油

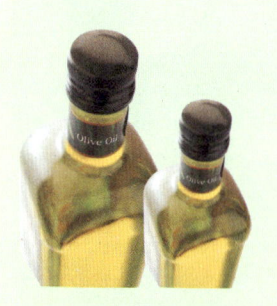

【适用量】一日30毫升。

【性味归经】性平，味甘；归肝、肾、肺、脾经。

## 【降压关键词】

**多方面保护心血管系统**

◎橄榄油可通过降低高半胱氨酸防止炎症发生，减少对动脉壁的损伤；还可通过增加体内氧化氮的含量松弛动脉，降低血压；所含有的角鲨烯，可以降低血清胆固醇含量。

### 橄榄油营养成分表

| 营养素 | 含量（每100克） |
|---|---|
| 碳水化合物 | – |
| 脂肪 | 69.9克 |
| 蛋白质 | – |
| 纤维素 | – |
| 维生素C | – |
| 维生素E | – |
| 镁 | – |
| 钙 | – |
| 铁 | 0.4毫克 |
| 锌 | – |

◎**食疗作用** 橄榄油具有美容养颜、润肠通便、保肝利胆等功效。

### ◎相宜搭配

| 橄榄油+芹菜、萝卜 | 可降低血压、保护血管 |
|---|---|
| 橄榄油+大白菜、洋葱 | 可降低胆固醇、还能润肠通便 |

## 降压案例 牛肉烧饼

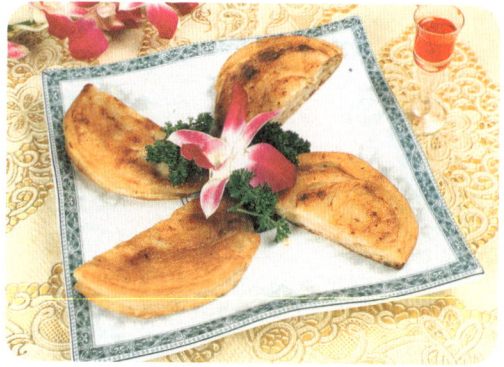

|原料| 牛肉50克，面粉200克

|调料| 橄榄油6克，盐适量

|做法| ❶将牛肉洗净，切末，加入适量盐、橄榄油拌匀入味，待用。

❷将面粉加适量清水搅拌均匀揉成面团，再揪成面剂，用擀面杖擀成面饼，铺上牛肉末，对折包起来。

❸在面饼表面再刷一层橄榄油，下入煎锅中煎至两面金黄色即可。

|专家点评| 本品有降血脂、润肠通便、补中益气的功效，适合动脉硬化、高血压、冠心病、脑出血等患者食用。

[高血压  什么？]

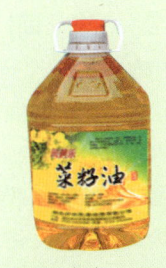
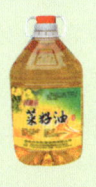

# 菜籽油

Caiziyou

【调料及蜜奶类】

[别 名] 菜籽油、菜油

【适用量】每天30毫升。

【性味归经】性温，味甘、辛；归心、肝、大肠经。

【降压关键词】
降低血压、血脂，软化血管

◎菜籽油几乎不含胆固醇，其所含的亚油酸等不饱和脂肪酸和维生素E等营养成分能很好地被机体吸收，具有降低血压、降低血脂、软化血管、延缓衰老的功效。

## 菜籽油营养成分表

| 营养素 | 含量（每100克） |
|---|---|
| 碳水化合物 | - |
| 脂肪 | 99.9克 |
| 维生素E | 60.89毫克 |
| 镁 | 3毫克 |
| 钙 | 9毫克 |
| 铁 | 3.7毫克 |
| 锌 | 0.54毫克 |
| 锰 | 0.11毫克 |
| 钾 | 2毫克 |
| 磷 | 9毫克 |

◎食疗作用 菜籽油具有补虚、润肠之功效，有助于血管、神经、大脑的发育。

◎相宜搭配

菜籽油+白菜、芹菜、山药　可降压降糖、润肠通便

菜籽油+柿子　可治疗冻疮

### 降压案例：清炒莴笋丝

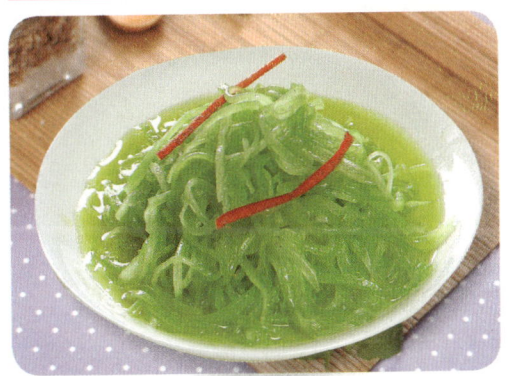

|原料| 莴笋400克

|调料| 盐、鸡精各适量，菜籽油6克

|做法| ①将莴笋去皮，洗净，切成细丝。

②炒锅注入菜籽油烧热，放入莴笋丝翻炒3分钟（莴笋炒的时间不宜太长，且在炒的过程中尽量少放盐，这样才好吃），最后调入盐、鸡精调味，起锅装盘即可。

|专家点评| 菜籽油中富含不饱和脂肪酸和维生素E，能够降低血压、软化血管；莴笋富含维生素C和钾，能降压利尿，非常适合高血压患者食用。

# [高血压  什么？]

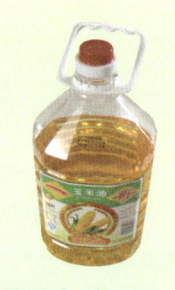

## 玉米油

Yumiyou

【调料及蜜奶类】

[别 名] 粟米油、玉米胚芽油

【适用量】每日20～30毫升。

【性味归经】性温、味甘；归心、大肠经。

【降压关键词】
降胆固醇、降血压

◎玉米油中富含亚油酸，它在人体内可与胆固醇相结合，具有降低胆固醇、降血压、软化血管、预防和改善动脉硬化等作用，而玉米油中的谷固醇也有降低胆固醇的功效。

### 玉米油营养成分表

| 营养素 | 含量（每100克） |
|---|---|
| 碳水化合物 | 0.5克 |
| 脂肪 | 99.2克 |
| 蛋白质 | - |
| 维生素E | 50.9毫克 |
| 镁 | 3毫克 |
| 钙 | 1毫克 |
| 铁 | 1.4毫克 |
| 钾 | 2毫克 |
| 磷 | 18毫克 |
| 钠 | 1.4毫克 |

◎**食疗作用** 玉米油可预防高血压、动脉硬化、心脏病、血栓性静脉炎等病症。

### ◎相宜搭配

| | |
|---|---|
| 玉米油+芹菜 | 降低血压、软化血管 |
| 玉米油+鹅蛋 | 可治眩晕症 |
| 玉米油+香菇 | 可保护血管、润肠通便 |
| 玉米油+南瓜 | 可降低血糖、血压 |

## 降压案例：枸杞拌青豆

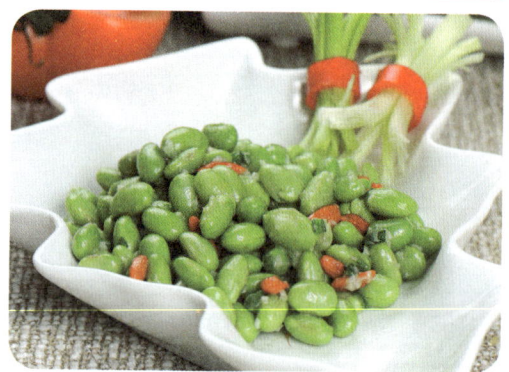

|原料| 青豆350克，枸杞15克

|调料| 玉米油10克，盐3克，蒜泥10克，酱油、醋、香葱各5克

|做法| ❶将青豆、枸杞分别用清水洗净，一起放进锅中，加盐煮熟，盛出装盘。

❷锅中倒入玉米油，放入蒜泥、酱油、醋炒香，出锅浇在青豆、枸杞上，再撒上香葱末即成。

|专家点评| 青豆高钾低钠，富含镁、钙等微量元素，具有良好的降压、预防心脑血管疾病的发生；枸杞可清肝明目，降低血压；玉米油所含的亚油酸高达60%，可以降低胆固醇和高血压。

[高血压 吃 什么？]

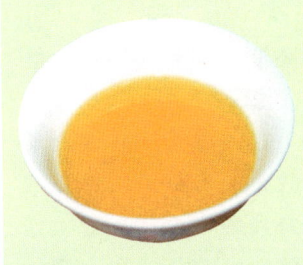

# 茶油
## Chayou
调料及蜜奶类

[别 名] 油茶子油、山茶油

【适用量】一日30毫升。

【性味归经】性温，味甘、辛；归心、大肠经。

【降压关键词】
**改善心脑血管疾病**
◎茶油中富含茶多酚和山茶苷，能有效降低血压、胆固醇和抑制三酰甘油的升高，改善心脑血管疾病，非常适合高血脂、高血压以及冠心病等患者食用。

## 茶油营养成分表

| 营养素 | 含量（每100克） |
|---|---|
| 碳水化合物 | - |
| 脂肪 | 99.9克 |
| 维生素E | 27.9毫克 |
| 镁 | 2毫克 |
| 钙 | 5毫克 |
| 铁 | 1.1毫克 |
| 锌 | 0.34毫克 |
| 锰 | 1.17毫克 |
| 铜 | 0.03毫克 |
| 磷 | 8毫克 |

◎**食疗作用** 茶油有补虚、润肠之功效。可以降低胆固醇、抗癌、抗缺氧和抗疲劳。

### ◎搭配宜忌

| 茶油+鲫鱼<br>茶油+鸡蛋 | ✓ | 可降压、降糖、降脂<br>可止咳润燥 |
|---|---|---|
| 茶油+猪腰<br>茶油+牛奶 | ✗ | 可补肝肾、强腰膝<br>易引起腹泻 |

## 降压案例：青椒炒西葫芦

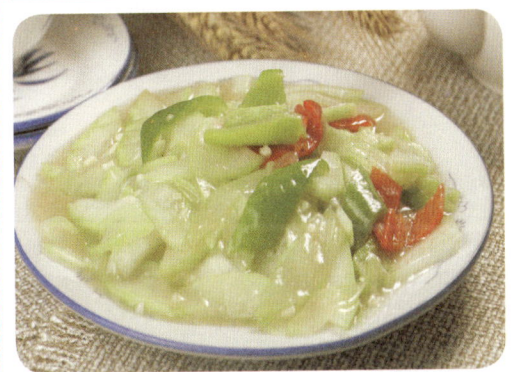

|原料| 西葫芦300克，青椒、红椒各适量

|调料| 盐、味精各适量，茶油6克，蒜末10克

|做法| ①将西葫芦去外皮，洗净，切成片。青椒、红椒洗净，去蒂去子，切成片。

②净锅放入茶油烧热，加入蒜末爆香，再下入青椒和红椒、西葫芦翻炒片刻，加入盐、味精炒至入味即可。

|专家点评| 西葫芦具有利尿消肿，降低血糖、血脂、血压的功效；青椒富含维生素E，有很强的抗氧化作用，可软化血管，预防动脉硬化；茶油富含茶多酚和山茶苷，能有效降低血压和胆固醇。

[高血压  吃什么？]

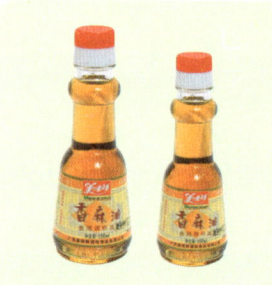

# 香油

Xiangyou

调料及蜜奶类

[别 名] 芝麻油、麻油

【适用量】一日20~30毫升。

【性味归经】性平，味甘；归肝、肾、大肠经。

【降压关键词】
降低血压和胆固醇，软化血管

◎香油富含不饱和脂肪酸，能有效降低血压和胆固醇、软化血管、预防动脉粥样硬化。高血压患者常食香油，还能预防高脂血症以及脑血管病变等并发症。

## ◎食疗作用

香油具有补虚、润肠通便、润嗓利咽、促进消化、增强食欲等功效，对牙周炎、口臭、扁桃体炎、牙龈出血有较好的食疗作用。香油中还含有丰富的维生素E,能够促进细胞分裂，抗衰老。

## ◎选购保存

纯香油呈淡红色或红中带黄，如掺入其他油，颜色就不同。质量好的香油透明度好，无浑浊、无沉淀、无悬浮物。可将新鲜的香油装入1个小口瓶内，按500克香油放1克盐的比例放入盐，盖紧瓶盖不断摇动，待盐化后，放在暗处避光保存。

## ◎对并发症的益处

香油富含维生素E，能改善血液循环、促进新陈代谢、预防机体衰老，常食还能预防高血脂、糖尿病以及脑卒中等。

### 香油营养成分表

| 营养素 | 含量（每100克） |
|---|---|
| 碳水化合物 | 0.2克 |
| 脂肪 | 99.7克 |
| 维生素E | 68.53毫克 |
| 镁 | 3毫克 |
| 钙 | 9毫克 |
| 铁 | 2.2毫克 |
| 锌 | 0.17毫克 |
| 锰 | 0.76毫克 |
| 铜 | 0.05毫克 |
| 磷 | 4毫克 |

### 食用建议

一般人皆可食用香油，尤其适合血管硬化者、高血压患者、冠心病患者、高脂血症患者、糖尿病患者、大便干燥难解者、蛔虫性肠梗阻者食用。但患有菌痢、急性胃肠炎、腹泻等病症者应忌食。

## ◎相宜搭配

| 香油+冬瓜、白萝卜 | 可将糖降压、抗衰减肥 |
| 香油+羊肝 |  可润肺止咳 |
| 香油+白酒 | 对白癜风有一定的疗效 |

[高血压 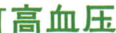 什么？]

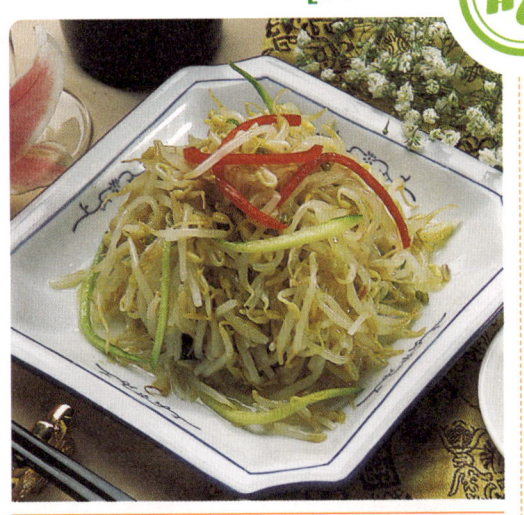

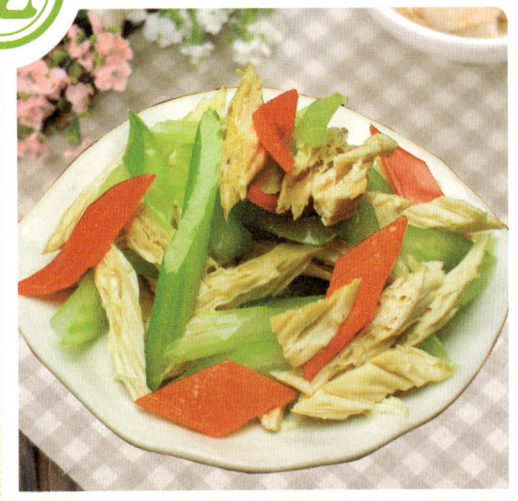

## 降压案例 1　凉拌绿豆芽

**原料**　绿豆芽200克，黄瓜少许，红椒少许

**调料**　盐3克，味精1克，醋6克，生抽5克，香油10克

**做法**　① 绿豆芽洗净；黄瓜洗净，切丝；红椒洗净切丝，用沸水焯一下待用。

② 锅内注水烧沸，放入绿豆芽焯熟后，捞起控干并装入盘中，再放入黄瓜丝、红椒丝。

③ 加入盐、味精、醋、生抽、香油拌匀即可。

**专家点评**　香油能有效降低血压和胆固醇、软化血管、预防动脉粥样硬化；绿豆芽具有很强的利尿降压功效；黄瓜是低热量、低脂肪、高钾低钠食物，高血压、高血脂、肥胖症的患者常食大有益处。

### 温馨提示

吃鱼时，若鱼骨卡住食管，可喝一点香油，鱼骨可滑过食管黏膜，并易排出体外。

## 降压案例 2　西芹拌腐竹

**原料**　西芹200克，腐竹100克，胡萝卜50克

**调料**　盐3克，鸡精1克，香油20克

**做法**　① 将西芹洗净，切成菱形块；腐竹用温水浸泡，切块；胡萝卜洗净，切成菱形片。

② 将所有原材料放入沸水锅中余水至熟，捞起沥干，装盘。

③ 放入香油、鸡精和盐，搅拌均匀即可食用。

**专家点评**　西芹和胡萝卜都是高钾食物，具有很好的降压利尿效果；腐竹富含优质大豆蛋白，能补脑益智、营养血管；香油也有很好的降压、保护血管的作用。

### 温馨提示

用香油烹炸食品或调制凉拌菜肴，可去腥膻而生奇香，若配制中药，则有清热解毒、凉血止痛之功效。

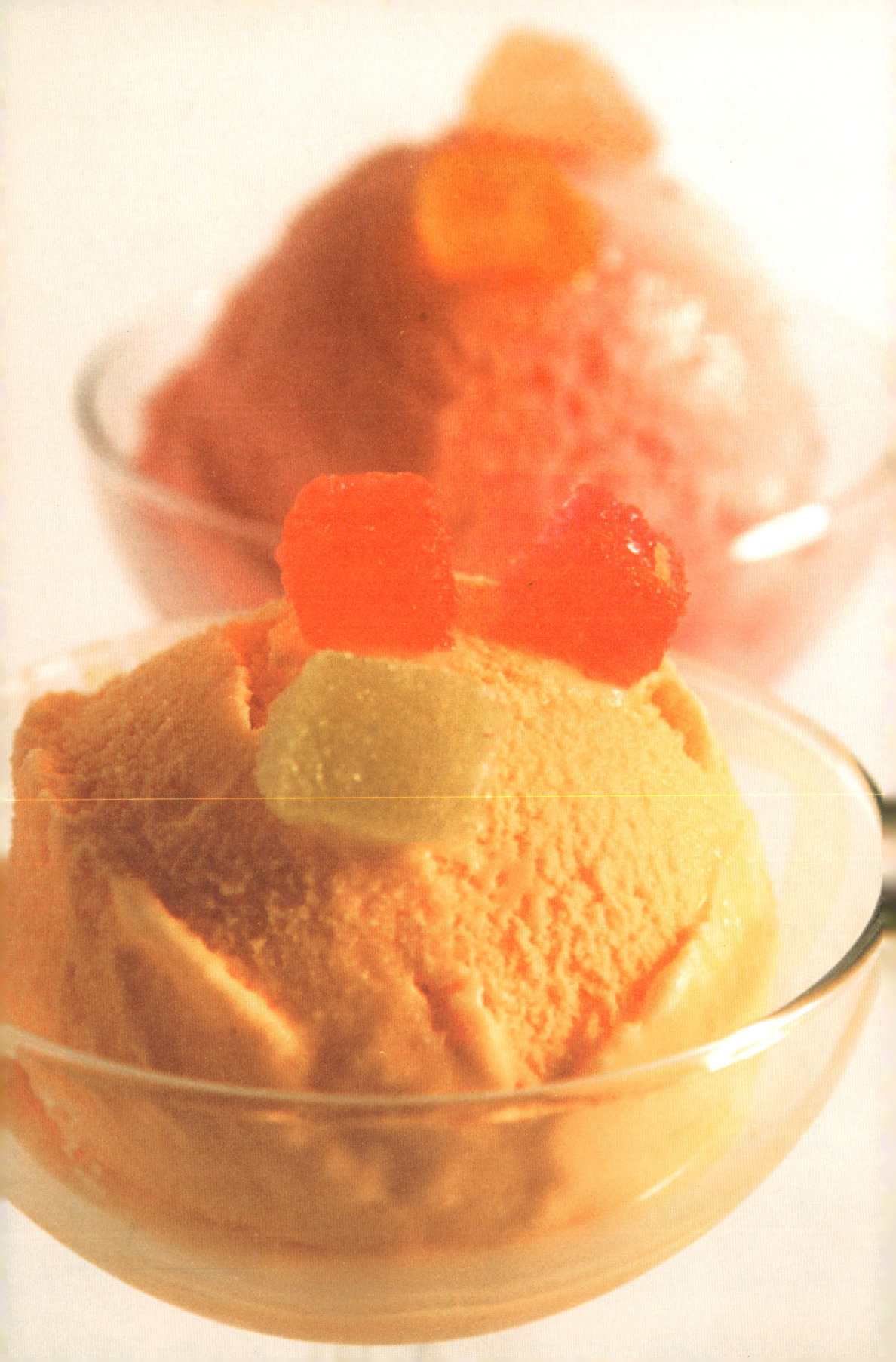

# 降压第三关 谨记72种高血压忌吃的食物

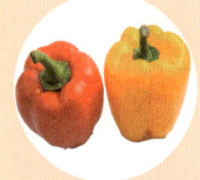 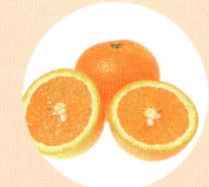 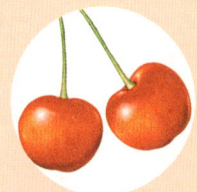

　　高血压患者在饮食生活中应避免酗酒，少吃或不吃含盐量过高的食物，含胆固醇量高、容易引起肥胖的食物也应该尽量不吃。为什么这些食物成了高血压患者的禁忌呢？让我们先读懂以下关键词。

　　（1）钠：钠是人体中的一种重要的无机元素，正常人每天只需0.5~2克盐就可以维持生理活动的需要了，世界卫生组织也指出，每日每人摄入6克盐是安全的，但是，根据膳食调查显示，我国每人每日的食盐摄入量为12~20克，远远地超过了需要量的标准。所以限盐是高血压防治工作中的重中之重。

　　（2）热量：过高的热量堆积，最直接的后果就是引起肥胖，而肥胖会使血压上升。肥胖者的肾上腺皮质功能亢进及一定程度的水钠潴留，又进一步增加了血液循环量，使血压升高加剧。

　　（3）饱和脂肪酸：饱和脂肪酸是指含有饱和键的脂肪酸，它可使体内的胆固醇合成增加，两者还可结合沉积于血管壁，引发动脉硬化等心脑血管疾病。

　　本章所列出的72种忌吃食物均说明了其不能吃的特殊原因，并将此72种食物所含的营养物质含量在同一类食物中作比较，确定每一种元素的正常含量范围，若某种元素的含量超出同类食物的正常含量范围，且对高血压患者或各种并发症病情不利，即被视为超标，超标含量表中的正常范围为相对概念，实际含量均超出正常值范围，此数值为相对数值，仅供读者作参考用。

[高血压 禁 什么？]

## 肥猪肉 【Fei Zhu Rou】

| 含量表（每100克） | | |
|---|---|---|
| 营养素 | 正常范围 | 实际含量 |
| 热量(千卡) | 140~240 | 807 |
| 脂肪(克) | ≤10 | 88.6 |

**小提示**
体胖、舌苔厚腻者，冠心病、高血脂等患者也不宜食用。

**» 不宜吃肥猪肉的原因：**

1.肥猪肉中的脂肪含量很高，可达88.6%，所以其热量也很高，不利于体重的控制，容易诱发肥胖，不利于高血压病情。

2.肥肉中含有大量的饱和脂肪酸，它可以与胆固醇结合沉淀于血管壁，诱发动脉硬化等心脑血管并发症。

## 猪蹄 【Zhu Ti】

| 含量表（每100克） | | |
|---|---|---|
| 营养素 | 正常范围 | 实际含量 |
| 热量(千卡) | 140~240 | 260 |
| 脂肪(克) | ≤10 | 18.8 |
| 胆固醇(毫克) | ≤129 | 192 |
| – | – | – |
| – | – | – |

**» 不宜吃猪蹄的原因：**

1.猪蹄的热量较高，每100克猪蹄可产生260千卡的热量，且含有较多的脂肪和胆固醇，高血压患者多食容易引起肥胖，甚至引发心脑血管并发症。

2.猪蹄中含量丰富的胶原蛋白性质较稳定，不易被消化，胃肠功能较弱的高血压患者要慎食。

## 猪肝 【Zhu Gan】

| 含量表（每100克） | | |
|---|---|---|
| 营养素 | 正常范围 | 实际含量 |
| 胆固醇(毫克) | ≤129 | 288 |
| 铁(毫克) | 2.4~4 | 22.6 |

**小提示**
肥胖症、冠心病及高血脂患者也不宜食用。

**» 不宜吃猪肝的原因：**

1.猪肝的热量较高，多食不利于高血压患者体重的控制。

2.猪肝中胆固醇含量较高，多食可导致胆固醇在动脉壁上沉积，使管腔狭窄，导致血压升高，甚至导致冠心病等。

3.多食猪肝还会使体内储存有较多的血红元素铁，从而加重机体损伤，加重高血压病情。

[高血压 禁 什么？]

# 猪大肠

【Zhu Da Chang】

### 含量表（每100克）

| 营养素 | 正常范围 | 实际含量 |
|---|---|---|
| 脂肪(克) | ≤10 | 18.7 |
| 胆固醇(毫克) | ≤129 | 137 |

**小提示**

感冒期间忌食；因其性寒，凡脾虚便溏者亦忌食。

**不宜吃猪大肠的原因：**

1. 猪大肠的脂肪含量都较高，高血压患者食用后容易导致脂肪堆积，引起肥胖，不利于体重的控制。
2. 猪大肠中的胆固醇含量较高，过多摄入可使血管管腔狭窄，导致血压升高，不利于血压的控制，并且还有可能导致冠心病。
3. 猪大肠性寒，高血压患者的脾胃功能较弱，不宜过多食用。

# 猪肾

【Zhu Shen】

### 含量表（每100克）

| 营养素 | 正常范围 | 实际含量 |
|---|---|---|
| 胆固醇(毫克) | ≤129 | 354 |

**小提示**

高血压、高血脂患者均忌食猪腰，猪腰忌与茶树菇同食，会影响营养吸收。

**不宜吃猪肾的原因：**

1. 胆固醇在动脉壁的堆积，会导致血管管腔狭窄，血流受阻使血压升高，增大心脏的负荷，还可能引发冠心病。
2. 猪肾性寒，高血压患者多为中老年人，肠胃功能相对较弱，如进食过多，容易引起腹泻等症状。

# 猪脑

【Zhu Nao】

### 含量表（每100克）

| 营养素 | 正常范围 | 实际含量 |
|---|---|---|
| 热量(千卡) | ≤129 | 2571 |

**小提示**

高胆固醇者、冠心病患者、高血压患者、动脉硬化所致的头晕头痛者、性功能障碍者均忌吃猪脑。

**不宜吃猪脑的原因：**

1. 猪脑中的胆固醇含量极高，患有高胆固醇血症、冠心病以及高血压的人均不宜多吃，否则可能引起病情加重。
2. 猪脑性寒，脾胃功能较弱的高血压患者如食用过多，容易引起腹泻等。

[高血压 禁 什么？]

# 猪肚

【Zhu Du】

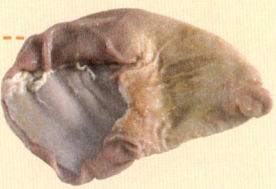

### 含量表（每100克）

| 营养素 | 正常范围 | 实际含量 |
|---|---|---|
| 胆固醇(毫克) | ≤129 | 165 |

**小提示**
湿热痰滞内蕴者及感冒者均忌食猪肚。

**« 不宜吃猪肚的原因：**

1. 猪肚和其它内脏器官一样，含有的胆固醇量很高，每100克含有胆固醇165毫克，高血压患者食用后容易引发动脉硬化。
2. 猪肚有补虚损、健脾胃的功效，适用于气血虚损、身体瘦弱者，但是对于身体强壮的高血压患者不适宜。

# 猪血

【Zhu Xue】

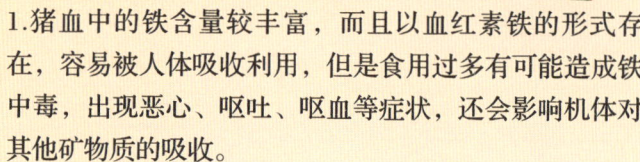

### 含量表（每100克）

| 营养素 | 正常范围 | 实际含量 |
|---|---|---|
| 铁(毫克) | 2.4~4 | 8.7 |

**小提示**
胃下垂、痢疾、腹泻患者，及高胆固醇血症、肝病、冠心病患者均忌食猪血。

**« 不宜吃猪血的原因：**

1. 猪血中的铁含量较丰富，而且以血红素铁的形式存在，容易被人体吸收利用，但是食用过多有可能造成铁中毒，出现恶心、呕吐、呕血等症状，还会影响机体对其他矿物质的吸收。
2. 猪血中含有较多的猪机体本身的新陈代谢的废物，如激素、药物、尿素等，人食用过多会给人体带来较大的负担。

# 牛髓

【Niu Sui】

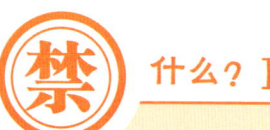

### 含量表（每100克）

| 营养素 | 正常范围 | 实际含量 |
|---|---|---|
| 脂肪(克) | ≤10 | 95.8 |

**小提示**
关节炎、泻痢、疟疾、痈疮患者可食用牛骨髓。

**« 不宜吃牛髓的原因：**

1. 牛髓中的脂肪含量极高，可达95.8%，多食牛髓会使进入体内脂肪过多，脂肪沉积在体内，容易引起肥胖，也会引发中风、心血管疾病以及动脉粥样硬化等疾病，加重高血压的病情，还可能诱发高脂血症。
2. 中医认为，牛髓为滋腻之品，容易助湿生痰，痰湿逆阻型的高血压患者不宜食用。

[ 高血压 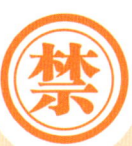 什么？ ]

# 牛肝 【 Niu Gan 】

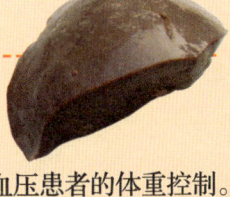

### 不宜吃牛肝的原因：

1. 牛肝的热量较高，多食不利于高血压患者的体重控制。
2. 牛肝的胆固醇含量很高，多食可使血液中的胆固醇和三酰甘油水平升高，胆固醇堆积在血管壁致使管腔狭窄，使血压升高。
3. 牛肝的烹调方法多用油炸或扒烤，如此制作出来的牛肝含有的热量更高，不适合高血压患者、糖尿病患者等食用。

| 含量表（每100克） | | |
|---|---|---|
| 营养素 | 正常范围 | 实际含量 |
| 胆固醇(毫克) | ≤129 | 297 |

**小提示**
动脉粥样硬化、心脑血管疾病、痛风等患者均应忌食牛肝。

# 羊髓 【 Yang Sui 】

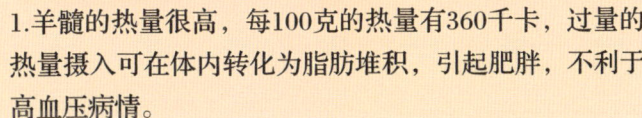

### 不宜吃羊髓的原因：

1. 羊髓的热量很高，每100克的热量有360千卡，过量的热量摄入可在体内转化为脂肪堆积，引起肥胖，不利于高血压病情。
2. 羊髓性温，多食会助热上火，高血压患者多属肝阳上亢体质，多食羊髓可能会加重病情。

| 含量表（每100克） | | |
|---|---|---|
| 营养素 | 正常范围 | 实际含量 |
| 热量(千卡) | 140~240 | 360 |

**小提示**
羊骨适合虚劳羸瘦，腰膝无力，筋骨挛痛，白浊，淋痛，久泻，久痢者食用，宿有热者不可食。

# 羊肉 【 Yang Rou 】

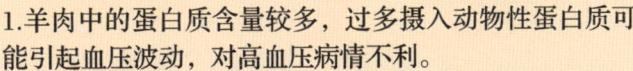

### 不宜吃羊肉的原因：

1. 羊肉中的蛋白质含量较多，过多摄入动物性蛋白质可能引起血压波动，对高血压病情不利。
2. 羊肉是助元阳、补精血、疗肺虚、益劳损之佳品，是一种优良的温补强壮剂，但是高血压患者多属肝阳上亢体质，多食会助阳伤阴，加重高血压病情。
3. 羊肉本身的嘌呤含量虽然不高，但是人们常常喜欢在打火锅的时候吃羊肉，这样会摄入更多的嘌呤，对于并发有高尿酸血症的患者不利。

| 含量表（每100克） | | |
|---|---|---|
| 营养素 | 正常范围 | 实际含量 |
| 蛋白质(克) | 16 | 20.5 |

**小提示**
感冒发热、肝病、急性肠炎和其他感染病者均应忌食羊肉。

[高血压 禁 什么？]

# 狗肉

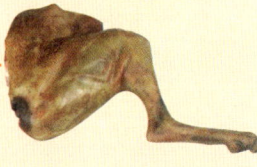

【 Gou Rou 】

### 含量表（每100克）

| 营养素 | 正常范围 | 实际含量 |
|---|---|---|
| 蛋白质(克) | ≤16 | 16.8 |

**小提示**

咳嗽、感冒、发热、腹泻和阴虚火旺者均忌食狗肉。

### 不宜吃狗肉的原因：

1.狗肉中蛋白质含量较高，高血压患者应限制动物性蛋白质的摄入，故不宜多食狗肉。
2.中医认为狗肉热性大、滋补强，高血压患者食用后会使血压升高，甚至导致脑血管破裂出血，所以患有高血压病、脑血管病、心脏病、中风后遗症的患者均不宜使用狗肉。
3.狗肉火锅中含有的嘌呤很高，合并有高尿酸血症的高血压患者食用后容易引起痛风发作。

# 鹿肉

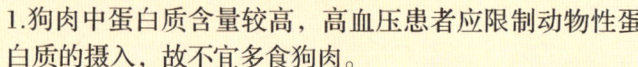

【 Lu Rou 】

### 含量表（每100克）

| 营养素 | 正常范围 | 实际含量 |
|---|---|---|
| 蛋白质(克) | ≤16 | 19.7 |

**小提示**

发热者、阳气旺者、火毒盛者及阴虚火旺者均忌食鹿肉。

### 不宜吃鹿肉的原因：

1.鹿肉中的蛋白质含量较高，且为动物性蛋白，多食可引起血压波动，高血压患者应慎食。
2.中国传统医学认为，鹿肉属于纯阳之物，补益肾气之功为所有肉类之首，但是高血压多属于阳盛体质，不宜多食，否则可助热上火，加重病情。
3.鹿肉属于"红肉"，含有的饱和脂肪酸较多，可与胆固醇结合沉积在动脉血管壁，使管腔狭窄，引起血压升高，甚至引发动脉硬化。

# 鹅肉

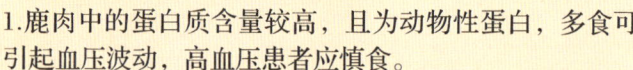

【 E Rou 】

### 含量表（每100克）

| 营养素 | 正常范围 | 实际含量 |
|---|---|---|
| 热量(千卡) | ≤140 | 251 |
| 脂肪(克) | ≤10 | 19.9 |

**小提示**

皮肤过敏、肠胃虚弱、皮肤疮毒等患者不宜食用。

### 不宜吃鹅肉的原因：

1.鹅肉的热量较高，过量的热量摄入可在体内转为为脂肪堆积，引起肥胖，甚至引起其他心脑血管并发症，不利于高血压病情。
2.鹅肉中含有较多的脂肪，高血压患者食用后，脂肪可与胆固醇结合沉积在血管壁，容易引发动脉硬化、中风等并发症。

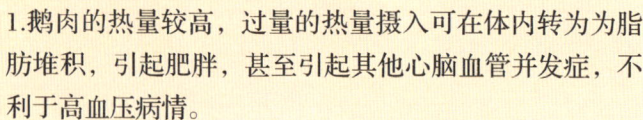

[高血压 禁 什么？]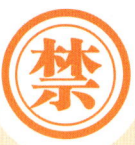

# 麻雀肉

【Ma Que Rou】

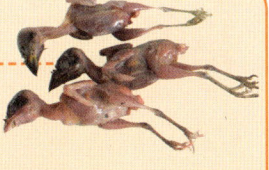

## 含量表（每100克）

| 营养素 | 正常范围 | 实际含量 |
|---|---|---|
| 热量（千卡） | ≤140 | 173.65 |

**小提示**

阴虚火旺、血热崩漏、高血压患者及孕妇忌食麻雀肉。

### 不宜吃麻雀肉的原因：

1. 麻雀的加工方法多为油炸、爆炒或者五香，前两者制作出来的麻雀肉热量很高、后者制作出来的麻雀肉含盐量很高，高血压患者均不宜食用。
2. 中医认为，麻雀肉性温助热，凡阳热亢盛或阴虚火旺者不宜食用，而高血压患者多属于肝阳上亢体质，食用后可加重病情。

# 土鸡肉

【Tu Ji Rou】

## 含量表（每100克）

| 营养素 | 正常范围 | 实际含量 |
|---|---|---|
| 热量（千卡） | ≤140 | 167 |
| 蛋白质（克） | ≤16 | 19.3 |

**小提示**

内火偏旺、痰湿偏重、感冒发烧、胆囊炎、高血脂、严重皮肤病等患者亦不宜食用。

### 不宜吃鸡肉的原因：

1. 鸡肉的热量较高，高血压患者多食容易引起肥胖，不利于体重的控制。
2. 鸡汤里含有大量的饱和脂肪酸，高血压患者饮用后可使血压升高，还有可能引起动脉硬化等。
3. 鸡肉的蛋白质含量较高，高血压患者过多摄入动物性蛋白可引起血压波动，故不宜多食。
4. 高血压多由于肝阳上亢所致，而中医认为，鸡肉性温，多食容易生热动风，因此不宜过食。

# 鸡胗

【Ji Zhen】

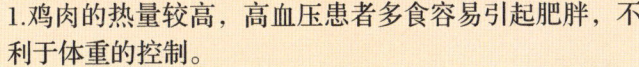

## 含量表（每100克）

| 营养素 | 正常范围 | 实际含量 |
|---|---|---|
| 热量（千卡） | ≤140 | 118 |
| 蛋白质（克） | ≤16 | 19.2 |
| 胆固醇（毫克） | ≤129 | 174 |
| — | — | — |
| — | — | — |

### 不宜吃鸡胗的原因：

1. 鸡胗的热量较高，多食不利于高血压患者的体重控制。
2. 鸡胗的蛋白质含量较高，且属于动物性蛋白质，高血压患者应限制摄入。
3. 鸡胗有消食导滞的作用，但是其属于动物内脏，胆固醇含量很高，高血压患者长期食用可能引发动脉硬化等。

[高血压 禁 什么?]

# 鸭肠

【Ya Chang】

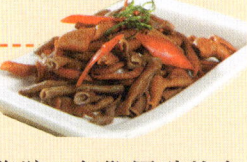

### 含量表（每100克）

| 营养素 | 正常范围 | 实际含量 |
|---|---|---|
| 胆固醇(毫克) | ≤129 | 187 |

**小提示**

鲜鸭肠保存时可先将其煮熟，取出冷水过凉，再擦净表面水分，用保鲜袋包好冷藏。

**» 不宜吃鸭肠的原因：**

1. 高血压患者宜选择低热量、低脂肪、低胆固醇的食物，而鸭肠的胆固醇含量较高，每100克中含胆固醇187毫克，高血压患者不宜食用。
2. 鸭肠属于高嘌呤食物，并发有高尿酸血症的高血压患者食用后容易引起痛风发作。

# 咸鸭蛋

【Xian Ya Dan】

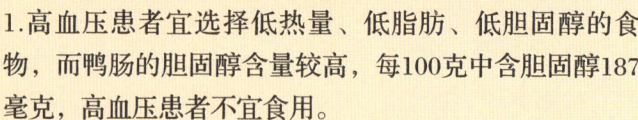

### 含量表（每100克）

| 营养素 | 正常范围 | 实际含量 |
|---|---|---|
| 热量(千卡) | ≤140 | 190 |
| 胆固醇(毫克) | ≤129 | 647 |
| 钠(毫克) | ≤200 | 2706.1 |
| - | - | - |
| - | - | - |

**» 不宜吃咸鸭蛋的原因：**

1. 咸鸭蛋的热量较高，多食不利于高血压患者体重的控制。
2. 咸鸭蛋中的胆固醇含量极高，过多的胆固醇沉积于血管内皮，可形成脂斑，进而使动脉管腔狭窄，使血压升高，甚至引发冠心病。
3. 咸鸭蛋中的钠含量极高，过量的钠的摄入可发生水、钠的潴留，增加血容量，从而使血压升高，增加心脏负荷，甚至引发心脏病。

# 鸭蛋

【Ya Dan】

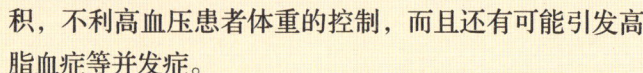

### 含量表（每100克）

| 营养素 | 正常范围 | 实际含量 |
|---|---|---|
| 热量(千卡) | ≤140 | 180 |
| 胆固醇(毫克) | ≤129 | 565 |

**小提示**

寒湿下痢、脾阳不足、食后气滞痞闷以及患有癌症、高血脂等患者亦不宜食用。

**» 不宜吃鸭蛋的原因：**

1. 鸭蛋的热量较高，过量的热量摄入可在体内转化为脂肪堆积，不利高血压患者体重的控制，而且还有可能引发高脂血症等并发症。
2. 鸭蛋中胆固醇含量很高，如摄入过多容易引起高胆固醇血症，进而引发冠状动脉粥样硬化。

[高血压 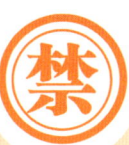 禁 什么？]

# 松花蛋 【Song Hua Dan】

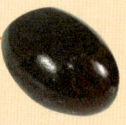

### 含量表（每100克）

| 营养素 | 正常范围 | 实际含量 |
|---|---|---|
| 热量(千卡) | ≤140 | 171 |
| 胆固醇(毫克) | ≤129 | 608 |
| 钠(毫克) | ≤200 | 542.7 |
| — | — | — |
| — | — | — |

《 **不宜吃松花蛋的原因：**

1.松花蛋的热量较高，高血压患者不宜多食，否则容易引起肥胖。

2.松花蛋中的胆固醇含量很高，低密度胆固醇在血管内皮的堆积可使管腔狭窄，使血压升高，甚至引发冠心病。

3.松花蛋在加工制作过程中加入了大量的盐腌渍，摄入过多对心血管不利，容易使血压升高，加重高血压病情。

# 熏肉 【Xun Rou】

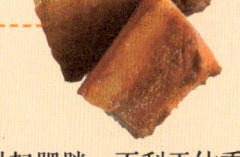

### 含量表（每100克）

| 营养素 | 正常范围 | 实际含量 |
|---|---|---|
| 热量(千卡) | ≤140 | 518.21 |
| 脂肪(克) | ≤10 | 49.88 |

**小提示**

凡湿热火炽者忌食；一般人也不宜多吃。

《 **不宜吃熏肉的原因：**

1.熏肉的热量很高，食用后可引起肥胖，不利于体重的控制，高血压患者不宜吃。

2.熏肉的脂肪含量很高，大量的脂肪摄入可能引发中风、心血管疾病、动脉粥样硬化等并发症，肥胖的高血压患者尤其要注意。

3.熏肉在制作过程中加入了很多盐腌渍，大量摄入可引起血压升高，且熏肉在制作过程中可能产生致癌的亚硝酸盐，对高血压病情不利。

# 腊肠 【La Chang】

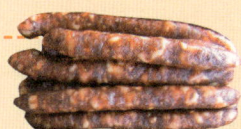

### 含量表（每100克）

| 营养素 | 正常范围 | 实际含量 |
|---|---|---|
| 热量(千卡) | ≤140 | 584 |
| 脂肪(克) | ≤10 | 48.3 |
| 蛋白质(克) | ≤16 | 22 |
| 钠(毫克) | ≤200 | 1420 |
| — | — | — |

《 **不宜吃腊肠的原因：**

1.腊肠中肥肉比例高达50%以上，热量极高，脂肪含量也很高，食用后不利于体重的控制，高血压患者尤其是合并有肥胖者不宜吃。

2.腊肠的蛋白质含量较高，且为动物性蛋白质，高血压患者不宜多食。

3.腊肠中的钠含量很高，高血压患者食用后，可发生水、钠在体内的潴留，从而使血容量增加，使血压升高，对高血压病情不利。

[高血压 禁 什么？]

## 火腿 【Huo Tui】

| 含量表（每100克） | | |
|---|---|---|
| 营养素 | 正常范围 | 实际含量 |
| 热量(千卡) | ≤140 | 330 |
| 脂肪(克) | ≤10 | 27.4 |
| 钠(毫克) | ≤200 | 1086.7 |
| - | - | - |
| - | - | - |

**不宜吃火腿的原因：**

1. 火腿的热量很高，不利于体重的控制，高血压患者尤其是合并有肥胖症的患者应忌吃。
2. 火腿的脂肪含量很高，多食可引起肥胖，甚至引发高脂血症、动脉粥样硬化、中风等心脑血管并发症。
3. 火腿中钠的含量极高，食用后可使血压升高，不利于高血压的病情。

## 烤鸭 【Kao Ya】

| 含量表（每100克） | | |
|---|---|---|
| 营养素 | 正常范围 | 实际含量 |
| 热量(千卡) | ≤140 | 436 |
| 脂肪(克) | ≤10 | 38.4 |

**小提示**
肥胖、动脉硬化者、慢性肠炎者应少食；感冒患者不宜食用。

**不宜吃烤鸭的原因：**

1. 烤鸭中的热量和脂肪含量均很高，高血压患者大量食用容易引起肥胖，不利于体重控制，不利于高血压病情的控制。
2. 有部分烤鸭的不规范的制作过程中可能产生可致癌的亚硝酸盐物质，对高血压患者的病情不利。

## 扒鸡 【Pa Ji】

| 含量表（每100克） | | |
|---|---|---|
| 营养素 | 正常范围 | 实际含量 |
| 热量(千卡) | ≤140 | 217 |
| 蛋白质(克) | ≤16 | 29.6 |
| 胆固醇(毫克) | ≤129 | 211 |
| 钠(毫克) | ≤200 | 1000.7 |
| - | - | - |

**不宜吃扒鸡的原因：**

1. 扒鸡的热量很高，高血压患者食用后不利于体重的控制。
2. 扒鸡的蛋白质含量较高，且属于动物性蛋白质，高血压患者多食可能引起血压波动，不利于病情。
3. 扒鸡的胆固醇含量很高，高血压患者多食易引起冠心病。
4. 扒鸡中的含钠量极高，渗透压的改变使钠、水潴留，从而使血容量增加、回心血量增加，使血压升高，甚至可引发心脏病。

[高血压 禁 什么？]

# 鱼子 【Yu Zi】

### 含量表（每100克）

| 营养素 | 正常范围 | 实际含量 |
|---|---|---|
| 热量(千卡) | 78~148 | 201 |
| 胆固醇(毫克) | ≤130 | 460 |

**小提示**
老人少吃鱼子，胆固醇高的人群不宜食用。

### 不宜吃鱼子的原因：

1.鱼子的热量较高，多食不利于高血压患者体重的控制。
2.鱼子胆固醇含量很高，低密度胆固醇在血管内皮的堆积可导致管腔变窄，从而使血压升高，甚至引起冠心病。
3.鱼子虽然很小，但是很难煮透，食用后也很难消化，肠胃功能不好的高血压患者要忌吃。

# 蟹黄 【Xie Huang】

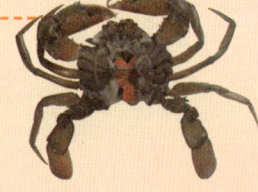

### 含量表（每100克）

| 营养素 | 正常范围 | 实际含量 |
|---|---|---|
| 胆固醇(毫克) | ≤130 | 267 |

**小提示**
由于蟹黄含有较高含量的油脂和胆固醇，冠心病、高血压、动脉硬化，应少吃或不吃蟹黄。

### 不宜吃蟹黄的原因：

蟹黄中含胆固醇的量非常高，可使血压升高，过量的胆固醇堆积在血管内皮下，还可形成脂斑，甚至引发冠状动脉粥样硬化等等，对于高血压患者十分不利，所以高血压患者和高胆固醇患者均应慎食。

# 墨鱼(干) 【Mo Yu】

### 含量表（每100克）

| 营养素 | 正常范围 | 实际含量 |
|---|---|---|
| 热量(千卡) | 78~148 | 287 |
| 蛋白质(克) | 16~30 | 65.3 |
| 胆固醇(毫克) | ≤130 | 316 |
| 钠(毫克) | ≤1000 | 1744 |

### 不宜吃墨鱼干的原因：

1.墨鱼干的热量较高，多食不利于高血压患者的体重控制。
2.墨鱼干的蛋白质含量很高，高血压患者尤其是合并有肾功能减退的患者要慎食。
3.墨鱼干中含有较多的胆固醇，高血压、高血脂、高胆固醇血症、动脉硬化等心血管病及肝病患者应慎食。
4.墨鱼干中的钠含量极高，容易发生水、钠潴留，从而使人体发生水肿、血压升高等。

[高血压 禁 什么？]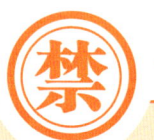

# 鲱鱼

【Fei Yu】

### 含量表（每100克）

| 营养素 | 正常范围 | 实际含量 |
|---|---|---|
| 热量（千卡） | 78~148 | 221.32 |
| 脂肪（克） | 3~5.1 | 17 |

**小提示**

痛风、肝硬化、长梗塞病人不宜食用。

### 不宜吃鲱鱼的原因：

1.鲱鱼的热量较高，高血压患者不宜多食，否则容易引起肥胖。

2.鲱鱼富含油脂，非常适合腌制，所以市售的鲱鱼多经过腌制加工，在腌制过程中由于加入了盐、酱料等，使成品的含钠量很高，高血压患者食用后可使血压升高。

# 雪里蕻

【Xue Li Hong】

### 含量表（每100克）

| 营养素 | 正常范围 | 实际含量 |
|---|---|---|
| 钠（毫克） | ≤200 | 3304.2 |

**小提示**

小儿消化功能不全者忌食雪里蕻，另外雪里蕻不能与醋同食，否则会降低营养价值。

### 不宜吃雪里蕻的原因：

1.雪里蕻常常被腌制成咸菜，含盐量极高，腌制的雪里蕻中含钠量可达3.3%以上，高血压患者多食容易引起水肿、血压升高。

2.高血压患者多属肝阳上亢体质，而雪里蕻性温，高血压患者久食之，可积温成热，加重高血压病情。

# 咸菜

【Xian Cai】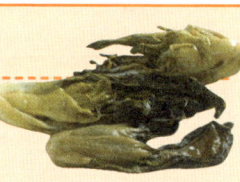

### 含量表（每100克）

| 营养素 | 正常范围 | 实际含量 |
|---|---|---|
| 钠（毫克） | ≤200 | 7250.7 |

**小提示**

咸菜不能与草鱼、青鱼、甲鱼同食，易生成有毒物质。

### 不宜吃咸菜的原因：

1.咸菜的原料可为芥菜、白菜或萝卜，用盐等调味料腌渍而成，此处列举的是以腌芥菜的营养成分表，可见其钠含量高达7.2%以上，高血压患者食用后，容易引起血压升高，不利于血管健康。

2.咸菜在腌渍过程中可能产生可致癌的亚硝酸盐，对高血压患者不利。

[高血压 禁 什么？]

# 青椒

**【Qing Jiao】**

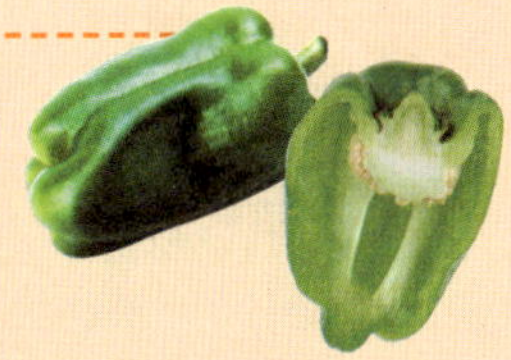

| 忌吃关键词 | |
|---|---|
| 味辛 | 性热 |
| 刺激性 | |

**小提示**

眼疾、食管炎、胃肠炎、胃溃疡、痔疮、火热病症、阴虚火旺、肺结核等病症患者均不宜食用青椒。

### 不宜吃青椒的原因：

1. 青椒味辛、性热，肝阳上亢、阴虚阳亢型高血压患者食用后会加重病情，故高血压患者应慎食。
2. 青椒中具有一定的刺激性，其含有的辣椒素可使心动加速、心跳加快、循环血液量剧增，从而使血压升高，不利于高血压病情的控制。

# 荔枝

**【Li Zhi】**

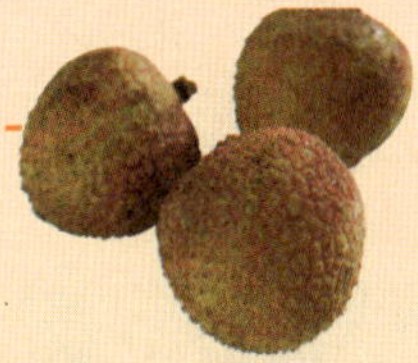

| 忌吃关键词 | |
|---|---|
| 性温 | 积温成热 |
| 上火 | |

**小提示**

出血病患者、女性妊娠及糖尿病患者均忌食荔枝。

### 不宜吃荔枝的原因：

荔枝性温，有上火症状、阴虚火旺的人皆不宜吃，中医认为，高血压初期的患者多由于肝火过旺不降导致肝阳上亢，肝火旺盛属症结所在，对于此类病人，治疗多以清肝泻火、平肝潜阳为主，而多食荔枝可积温成热，可加重高血压患者头目胀痛、面红目赤、急躁易怒、失眠多梦等症状。

# 柚子

**【You Zi】**

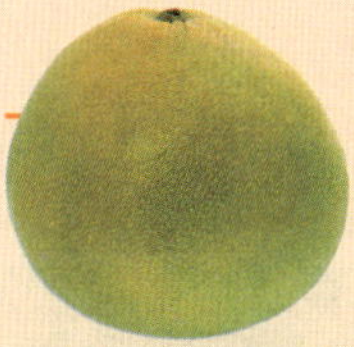

| 忌吃关键词 | |
|---|---|
| 活性物质 | 抑制酶作用 |
| 干扰代谢 | |

**小提示**

气虚体弱、腹部寒冷、常患腹泻者、高血脂患者及患肝功能疾病的人也忌吃柚子。

### 不宜吃柚子的原因：

柚子中含有一种活性物质，对人体肠道的一种酶有抑制作用，从而干扰药物的正常代谢，令血液中的药物浓度升高，高血压患者需长期服用降压药，如同时食用柚子，则相当于服用了过量的降压药，引起血压的大幅度的波动，不利于高血压的病情，甚至还可诱发心绞痛、心肌梗死或中风。

[高血压 禁 什么？]

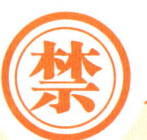

## 葡萄柚 【Pu Tao You】

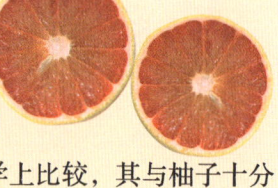

| 忌吃关键词 | |
|---|---|
| 增加血药浓度 | 抑制酶作用 |
| 活性物质 | |

**小提示**
葡萄柚忌与黄瓜、南瓜同食，会破坏维生素C。

### 不宜吃葡萄柚的原因：

葡萄柚又称西柚，从植物分类学上比较，其与柚子十分相似，所以它和柚子一样含有可影响高血压药物代谢的活性物质，通过抑制肠道的酶从而增加降压药的血药浓度，从而使血压大幅度下降，不利于血压的控制，所以，对于需长期服用降压药的高血压患者来说，应忌吃葡萄柚，如要吃，应注意食用的量，同时要监测血压。

## 榴莲 【Liu Lian】

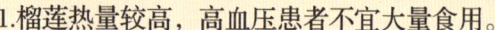

| 含量表（每100克） | | |
|---|---|---|
| 营养素 | 正常范围 | 实际含量 |
| 热量(千卡) | ≤100 | 147 |
| 脂肪(克) | ≤1 | 3.3 |

**小提示**
糖尿病患者、有痔疮的人、肾病及心脏病患者、实热体质的人不宜食用。

### 不宜吃榴莲的原因：

1. 榴莲热量较高，高血压患者不宜大量食用。
2. 榴莲属于高脂水果，含有大量的饱和脂肪酸，高血压患者多吃会使血液中的总胆固醇含量升高，导致血管栓塞、血压升高，甚至可导致冠心病、中风。
3. 中国传统医学认为，榴莲性热而滞，初期高血压患者多为肝阳上亢，不宜过多食用，否则可引发和加重头目胀痛、口苦咽干、大便秘结等症状。

## 椰子 【Ye Zi】

| 含量表（每100克） | | |
|---|---|---|
| 营养素 | 正常范围 | 实际含量 |
| 热量(千卡) | ≤100 | 231 |
| 脂肪(克) | ≤1 | 12.1 |

**小提示**
支气管炎患者，体内热盛者，妇女生理期不宜食用椰子。

### 不宜吃椰子的原因：

1. 椰子是热量最高的几种水果之一，高血压患者若过多食用，多余的热量会在体内转化为脂肪堆积，容易导致肥胖，不利于体重的控制，同时也容易堵塞血管，升高血压。
2. 椰子中本身的脂肪含量很高，多食对于高血压病情不利。
3. 椰子性温，初期高血压患者大多数为肝阳上亢，不宜食用，否则可加重其头痛、口干、便秘等症状。

## [高血压 禁 什么？]

## 杨梅 【Yang Mei】

### 含量表（每100克）

| 营养素 | 正常范围 | 实际含量 |
|---|---|---|
| 热量(千卡) | ≤100 | 28 |

**小提示**

阴虚、血热、火旺、有牙齿疾患和糖尿病患者、溃疡病患者均忌食杨梅。

**不宜吃杨梅的原因：**

1. 中医认为，高血压初期患者多为肝阳上亢，食用助热上火的食物会加重病情，而杨梅性温，多食可积温成热，故高血压患者应忌吃。
2. 杨梅含有一定的脂肪，而且其他营养成分如维生素C、纤维素、胡萝卜素等在水果中都算低的，高血压患者多食无益。

## 樱桃 【Ying Tao】

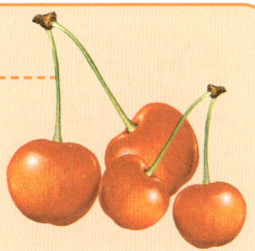

### 含量表（每100克）

| 营养素 | 正常范围 | 实际含量 |
|---|---|---|
| 热量(千卡) | ≤100 | 46 |
| 碳水化合物(克) | ≤10 | 10.2 |

**小提示**

樱桃性热，热性病及虚热咳嗽者忌食，有溃疡症状者，上火者慎食，糖尿病患者忌食。

**不宜吃樱桃的原因：**

1. 樱桃性温热，高血压患者、糖尿病患者以及其它热性病及虚热咳嗽者均应忌食。
2. 樱桃的含糖量很高，每100克樱桃中含碳水化合物10.20克，高血压患者不宜过多食用，合并有糖尿病的高血压患者应忌食。

## 苏打饼干 【Su Da Bing Gan】

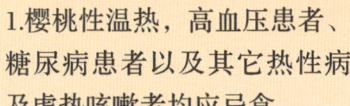

### 含量表（每100克）

| 营养素 | 正常范围 | 实际含量 |
|---|---|---|
| 热量(千卡) | ≤300 | 408 |
| 碳水化合物(克) | ≤30 | 76.2 |
| 脂肪(克) | ≤3 | 7.7 |
| 钠(毫克) | ≤200 | 312.2 |
| — | — | — |

1. 苏打饼干含有较高的钠，可升高血压、加重水肿，所以高血压患者、心衰和水肿的病人均不应食用。
2. 苏打饼干中的含糖量和脂肪含量都很高，热量极高，高血压患者食用后不利于体重控制。
3. 苏打饼干中可能含有潜在致癌物质——丙烯酰胺。

[高血压 禁 什么？]

## 薯片【Shu Pian】

### 含量表（每100克）

| 营养素 | 正常范围 | 实际含量 |
|---|---|---|
| 热量(千卡) | ≤300 | 548 |
| 碳水化合物(克) | ≤30 | 49.2 |
| 脂肪(克) | ≤3 | 37.6 |
| - | - | - |
| - | - | - |

**不宜吃薯片的原因：**

1. 薯片属于高热量的食物，食用后容易使人发胖，不利于高血压病情控制。
2. 薯片的脂肪含量很高，高血压患者过多食用可使血中胆固醇与脂肪含量升高，从而产生高血脂。
3. 薯片中含有致癌物丙烯酰胺，过量食用使丙烯酰胺大量堆积，加大了高血压患者患癌症的风险。
4. 薯片的口味靠盐等调制，食用后可使血压升高，还可能引发其他心血管疾病。

## 食盐【Shi Yan】

### 含量表（每100克）

| 营养素 | 正常范围 | 实际含量 |
|---|---|---|
| 钠(毫克) | 1000-1500 | 39311 |

**小提示**

咳嗽消渴者、水肿病人、肾脏病患者以及心血管疾病患者均应少吃食盐。

研究表明，食盐过多会引起高血压、心脏病、水肿等，所以，高血压患者要控制盐的摄入量，而水肿患者应忌吃盐。世界卫生组织(WHO)2007年每人每日食盐推荐摄入量为最高5克。高血压患者每日食盐量不应超过3克，糖尿病高血压患者不超过2克。

## 冬菜【Dong Cai】

### 含量表（每100克）

| 营养素 | 正常范围 | 实际含量 |
|---|---|---|
| 钠(毫克) | ≤200 | 7228.6 |

**小提示**

虽然冬菜用作汤料或炒食风味鲜美，但由于含过多食盐，心脑血管患者均应忌食。

冬菜是一种半干态非发酵性的咸菜，含有多种维生素，有开胃健脑的作用，但是由于其在制作过程中使用了盐等调味料腌渍，所以在成品冬菜中含钠量极高，有部分甚至可高达7.2%以上，高血压患者如多食，可导致水、钠潴留，引起血容量增加、血压升高，严重影响高血压的病情。

[高血压 禁 什么？]

## 牛油【Niu You】

| 含量表（每100克） | | |
|---|---|---|
| 营养素 | 正常范围 | 实际含量 |
| 热量(千卡) | ≤300 | 835 |
| 脂肪(克) | ≤10 | 92 |
| 胆固醇(毫克) | ≤129 | 153 |
| - | - | - |
| - | - | - |

**不宜吃牛油的原因：**

1. 牛油中含有大量的脂肪，热量极高，每100克中的脂肪含量为92克，可产生835千卡的热量，高血压患者过多食用容易引发肥胖，不利于体重的控制。
2. 牛油中含有大量的胆固醇和饱和脂肪酸，两者可结合沉积在血管内皮，形成脂斑，引发冠心病。

## 猪油【Zhu You】

| 含量表（每100克） | | |
|---|---|---|
| 营养素 | 正常范围 | 实际含量 |
| 热量(千卡) | ≤300 | 827 |
| 脂肪(克) | ≤10 | 88.7 |
| 胆固醇(毫克) | ≤129 | 110 |
| - | - | - |
| - | - | - |

**不宜吃猪油的原因：**

1. 猪肉的热量极高，容易使人发胖，不利于高血压患者体重的控制，肥胖型的高血压患者尤其要注意。
2. 猪肉中的饱和脂肪酸和胆固醇的含量均很高，高血压患者食用后，增加了患动脉硬化等心脑血管并发症的风险。

## 黄油【Huang You】

| 含量表（每100克） | | |
|---|---|---|
| 营养素 | 正常范围 | 实际含量 |
| 热量(千卡) | ≤300 | 888 |
| 脂肪(克) | ≤10 | 98 |
| 胆固醇(毫克) | ≤129 | 296 |
| - | - | - |
| - | - | - |

**不宜吃黄油的原因：**

1. 黄油的主要成分是脂肪，每100克中的脂肪含量为98克，所以其热量极高，高血压患者尤其是肥胖型的高血压患者不宜食用。
2. 黄油中饱和脂肪酸和胆固醇的含量很高，容易引发动脉硬化等并发症，高血压患者不宜食用。

[高血压 禁 什么？]

# 巧克力 【Qiao Ke Li】

### 不宜吃巧克力的原因：

巧克力是高糖高油高热量，典型的增肥食物，医学界将超重和肥胖确认为高血压发病的重要原因之一，虽然并非所有肥胖者都有高血压，但总体上来说，体重越重，平均血压也越高，而且肥胖也和高血压一样，是引发心脑血管病的一个危险因素。所以，控制体重已经成为高血压患者降低血压的一个重要途径。所以，高血压患者不宜食用巧克力。

#### 含量表（每100克）

| 营养素 | 正常范围 | 实际含量 |
|---|---|---|
| 热量(千卡) | ≤300 | 586 |
| 碳水化合物(克) | ≤30 | 53.4 |
| 脂肪(克) | ≤10 | 40.1 |
| - | - | - |
| - | - | - |

# 红椒 【La Jiao】

### 不宜吃红椒的原因：

1.红椒的热量较高，高血压患者多食不利于体重的控制。
2.中医认为，高血压患者多肝火偏旺，或阴虚有火，内热素盛，而胡椒辛热、性燥，辛走气，热助火，高血压患者食用后容易加重病情。
3.一次性进食大量辛辣刺激性的食物，可引起血压升高、心跳加快，甚至还可出现急性心梗等严重的后果。

#### 含量表（每100克）

| 营养素 | 正常范围 | 实际含量 |
|---|---|---|
| 热量(千卡) | ≤100 | 212 |

**小提示**
溃疡、食道炎、咳喘、咽喉肿痛、痔疮患者均应忌食辣椒。

# 花椒 【Hua Jiao】

### 不宜吃花椒的原因：

1.花椒的碳水化合物含量和热量较高，高血压患者多食不利于体重的控制。
2.花椒的脂肪含量不低，高血压患者不宜多食。
3.花椒可促进唾液分泌，增加食欲，使人过多摄入过多的食物，而且其本身的热量也较高，不利于体重的控制。
4.花椒性热，味辛，高血压初期患者多属肝阳上亢体质，过多食用可加重病情。

#### 含量表（每100克）

| 营养素 | 正常范围 | 实际含量 |
|---|---|---|
| 热量(千卡) | ≤100 | 258 |
| 碳水化合物(克) | ≤10 | 66.5 |
| 脂肪(克) | ≤1 | 8.9 |
| - | - | - |
| - | - | - |

[高血压 禁 什么？]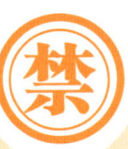

# 芥末

【Jie Mo】

## 含量表（每100克）

| 营养素 | 正常范围 | 实际含量 |
| --- | --- | --- |
| 热量(千卡) | ≤300 | 476 |
| 碳水化合物(克) | ≤30 | 35.3 |
| 脂肪(克) | ≤3 | 29.9 |
| – | – | – |
| – | – | – |

### 不宜吃芥末的原因：

1. 芥末的热量和碳水化合物含量很高，而且它还可以刺激胃液和唾液的分泌，增进食欲，让人不自觉地进食更多的食物，从而容易引发肥胖。
2. 芥末具有催泪性的强烈刺激性辣味，食用后可使人心跳加快、血压升高，高血压患者须谨慎。

# 酱油

【Jiang You】

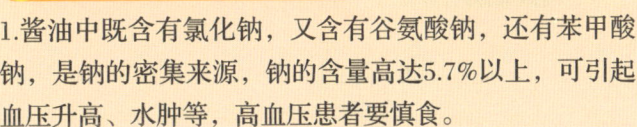

## 含量表（每100克）

| 营养素 | 正常范围 | 实际含量 |
| --- | --- | --- |
| 钠(毫克) | 1000-1500 | 5757 |
| 碳水化合物(克) | ≤10 | 10.1 |

**小提示**
在服用优降宁、闷可乐等治疗心血管疾病及胃肠道疾病时，不可与酱油同食，否则会引起恶心、呕吐等副作用。

### 不宜吃酱油的原因：

1. 酱油中既含有氯化钠，又含有谷氨酸钠，还有苯甲酸钠，是钠的密集来源，钠的含量高达5.7%以上，可引起血压升高、水肿等，高血压患者要慎食。
2. 酱油中含有来自于大豆的嘌呤，而且很多产品为增鲜还特意加了核苷酸，并发有高尿酸血症的高血压患者不宜食用，否则可引发痛风。

# 八角

【Ba Jiao】

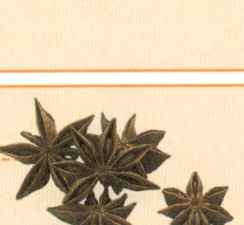

## 含量表（每100克）

| 营养素 | 正常范围 | 实际含量 |
| --- | --- | --- |
| 热量(千卡) | ≤100 | 195 |
| 碳水化合物(克) | ≤10 | 75.4 |

**小提示**
阴虚火旺的眼疾病患者和干燥综合症、热盛者等少食或不食。

### 不宜吃八角的原因：

1. 八角的碳水化合物含量和热量均很高，高血压患者摄入过多可在体内转化为脂肪堆积，引起肥胖，甚至引起动脉粥样硬化、中风等并发症。
2. 八角属于热性作料，肝阳上亢型高血压患者食用后容易出现头目胀痛、面红目赤、大便秘结等症状，不利于高血压病情。

[高血压 禁 什么？]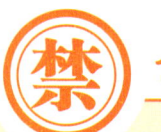

# 咖喱粉

【Ga Li Fen】

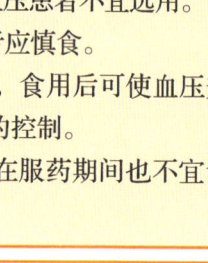

### 含量表（每100克）

| 营养素 | 正常范围 | 实际含量 |
|---|---|---|
| 碳水化合物(克) | ≤30 | 63.3 |
| 脂肪(克) | ≤3 | 12.2 |

**小提示**

胃炎、溃疡病患者少食，患病服药期间不宜食用。

### » 不宜吃咖喱粉的原因：

1.咖喱的碳水化合物含量较高，且能促进唾液和胃液的分泌，增加胃肠蠕动，增进食欲，高血压患者不宜选用。
2.咖喱的脂肪含量不低，高血压患者应慎食。
3.咖喱粉是具有辛辣刺激性的调料，食用后可使血压升高、心跳加快，不利于高血压病情的控制。
4.高血压患者需长期服用降压药，在服药期间也不宜食用咖喱。

# 咖啡

【Ka Fei】

### 含量表（每100克）

| 营养素 | 正常范围 | 实际含量 |
|---|---|---|
| 热量(千卡) | ≤300 | 345.2 |
| 碳水化合物(克) | ≤30 | 46.7 |
| 脂肪(克) | ≤3 | 16 |
| - | - | - |

### » 不宜喝咖啡的原因：

1.咖啡的热量和碳水化合物含量均较高，脂肪含量也不低，高血压患者多食不利于体重的控制。
2.咖啡中含有咖啡因，一般而言，单是咖啡因就能使血压上升0.67~1.99千帕，尤其是在情绪紧张时，压力加上咖啡因的作用会让血压成倍地升高。而且根据一项调查研究显示，喝一杯咖啡之后，血压升高的时间可长达12小时，所以高血压患者应远离咖啡。

# 豆瓣酱

【Dou Ban Jiang】

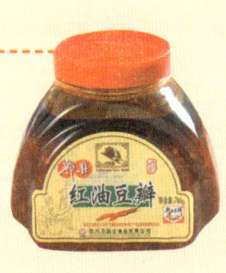

### 含量表（每100克）

| 营养素 | 正常范围 | 实际含量 |
|---|---|---|
| 钠(毫克) | 1000-1500 | 6012 |

**小提示**

豆瓣酱用来烹制食物虽然很美味，但肾病患者均应少食豆瓣酱。

### » 不宜吃豆瓣酱的原因：

1.豆瓣酱有促进肠蠕动、增进食欲的作用，不适于需控制体重的高血压患者。
2.豆瓣酱中钠含量极高，每100克中含有钠约6克，大量的钠的摄入可发生水、钠的潴留，使血容量增加，血压升高，心脏负荷增大。

[高血压 禁 什么?]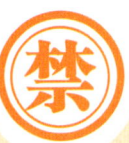

# 浓茶 【Nong Cha】

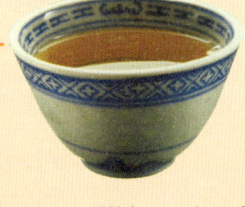

**忌吃关键词**

| 生成鞣酸蛋白 | 鞣酸 |
|---|---|
| 咖啡因 | |

**小提示**

喝浓茶容易造成缺铁性贫血,所以贫血患者忌喝浓茶,失眠患者同样忌喝。

**不宜喝浓茶的原因:**

1. 浓茶中含有浓度较高的咖啡因,可使人心跳加快,从而升高血压,增加心脏和肾脏的负担,不利于高血压病情。
2. 浓茶中含有的大量的鞣酸和食物中的蛋白质结合生成不容易消化吸收的鞣酸蛋白,从而导致便秘发生。

# 白酒 【Bai Jiu】

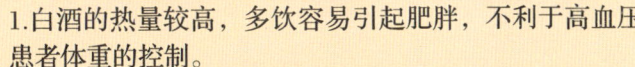

**含量表(每100克)**

| 营养素 | 正常范围 | 实际含量 |
|---|---|---|
| 热量(千卡) | ≤100 | 298 |

**小提示**

高血压病、痛风、血管硬化、冠心病、心动过速、癌症、肝炎、肝硬变、糖尿病、食管炎、溃疡等病症者忌食白酒。

**不宜饮白酒的原因:**

1. 白酒的热量较高,多饮容易引起肥胖,不利于高血压患者体重的控制。
2. 白酒中的酒精成分会影响肝脏内的内源性胆固醇的合成,使血浆中的胆固醇以及三酰甘油的浓度升高,容易造成动脉硬化。
3. 白酒引起的胆固醇和三酰甘油水平升高还可以引起心肌脂肪的沉积,使心脏扩大,从而引起高血压和冠心病。

# 胡椒 【Hu Jiao】

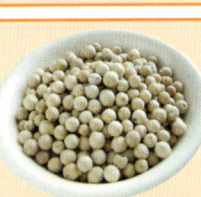

**含量表(每100克)**

| 营养素 | 正常范围 | 实际含量 |
|---|---|---|
| 热量(千卡) | ≤100 | 357 |
| 碳水化合物(克) | ≤10 | 76.9 |

**小提示**

胡椒辛热、性燥,肝火偏旺或阴虚体热等发热性疾病患者不宜食用。

**不宜吃胡椒的原因:**

1. 胡椒的热量和碳水化合物的含量均较高,而且其有醒脾开胃的功效,可增进食欲,使人摄入过多的热量,不适于高血压患者尤其是合并有肥胖症的高血压患者。
2. 胡椒性热,高血压初期患者多为肝阳上亢,食用后可出现头目胀痛、口苦咽干、大便秘结、小便黄赤等症状。

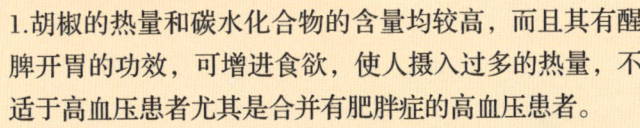

[高血压 禁 什么？]

## 比萨 【Bi Sa】

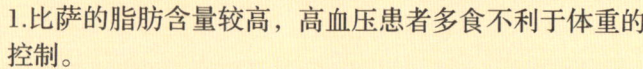

**含量表（每100克）**

| 营养素 | 正常范围 | 实际含量 |
|---|---|---|
| 脂肪(克) | ≤3 | 6.8 |

**小提示**

比萨是用番茄酱、奶酪和其他配料烤制而成的，脂肪、胆固醇含量高，所以孕妇和老年人均不宜食用。

### 不宜吃比萨的原因：

1. 比萨的脂肪含量较高，高血压患者多食不利于体重的控制。
2. 比萨的原料多有黄油、乳酪等，这些物质都含有大量的饱和脂肪酸和胆固醇，高血压患者长期食用可引发动脉硬化等并发症。
3. 比萨在制作过程中常常需要加入较多的盐和其它调味料，所以成品比萨中往往含有较多的钠，长期食用可引起血压升高、水肿。

## 方便面 【Fang Bian Mian】

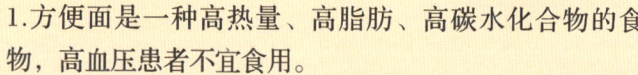

**含量表（每100克）**

| 营养素 | 正常范围 | 实际含量 |
|---|---|---|
| 热量(千卡) | ≤100 | 472 |
| 碳水化合物(克) | ≤30 | 61.6 |
| 脂肪(克) | ≤3 | 21.1 |
| 钠(毫克) | ≤200 | 1144 |
| - | - | - |

### 不宜吃方便面的原因：

1. 方便面是一种高热量、高脂肪、高碳水化合物的食物，高血压患者不宜食用。
2. 方便面在制作过程中大量使用棕榈油，其含有的饱和脂肪酸可加速动脉硬化的形成。
3. 方便面中含钠量极高，食用后可升高血压，高血压患者应忌食。

## 桂皮 【Gui Pi】

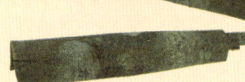

**含量表（每100克）**

| 营养素 | 正常范围 | 实际含量 |
|---|---|---|
| 热量(千卡) | ≤100 | 199 |
| 碳水化合物(克) | ≤10 | 71.5 |

**小提示**

受潮发霉的桂皮不可食用。用量不宜太多，香味过重反而会影响菜肴本身的味道。

### 不宜吃桂皮的原因：

1. 桂皮的热量和碳水化合物含量均较高，高血压患者多食不利于体重的控制。
2. 高血压初期患者多为肝阳上亢，不宜食用热燥性食物，而肉桂辛、甘，大热，所以应忌吃。
3. 肉桂本身有小毒，如用量过大，可发生头晕、眼花、眼胀、眼涩、咳嗽、尿少、干渴、脉数大等毒性反应。

[高血压 禁 什么?]

# 茴香

【Hui Xiang】

### 忌吃关键词

| 性温 | 辛辣 |
|---|---|
| 刺激 |  |

**小提示**

结核病、糖尿病、干燥综合征、更年期综合征等阴虚内热者均忌食茴香。

**» 不宜吃茴香的原因:**

1. 茴香性温,而高血压初期患者多为肝阳上亢体质,多食可助热上火,加重高血压的病情,不利于高血压患者的病情恢复。
2. 茴香为辛辣刺激的调味料,食用后可使心跳加快、血压升高,不利于高血压病情。

# 冰激凌

【Bing Ji Ling】

### 含量表(每100克)

| 营养素 | 正常范围 | 实际含量 |
|---|---|---|
| 热量(千卡) | ≤100 | 127 |
| 碳水化合物(克) | ≤10 | 17.3 |
| 脂肪(克) | ≤1 | 5.3 |
| - | - | - |
| - | - | - |

**» 不宜吃冰激凌的原因:**

1. 冰激凌的热量、碳水化合物含量和脂肪含量均较高,高血压患者多食不利于体重的控制。
2. 冰激凌等冷饮进入胃肠后会突然刺激胃,使血管收缩,血压升高,加重病情,并容易引发脑溢血。
3. 冰激凌含有反式脂肪酸会降低高密度脂蛋白胆固醇,同时升高低密度脂蛋白胆固醇,增加患冠心病的风险。

# 榨菜

【Zha Cai】

### 含量表(每100克)

| 营养素 | 正常范围 | 实际含量 |
|---|---|---|
| 钠(毫克) | 1000-1500 | 4252.6 |

**小提示**

孕妇、呼吸道疾病、糖尿病患者、慢性腹泻者均忌食。

**» 不宜吃榨菜的原因:**

1. 榨菜有开胃消食、增进食欲的作用,但是对于需控制体重的高血压患者来说并不适合。
2. 榨菜中含钠量极高,每100克中的含钠量可高达4252.6毫克,高血压患者过多食用可使血压升高,加重心脏负担,甚至引发心力衰竭。

[高血压 禁 什么？]

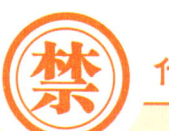

# 鱼露

【Yu Lu】

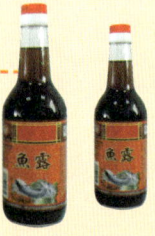

| 含量表（每100克） | | |
|---|---|---|
| 营养素 | 正常范围 | 实际含量 |
| 钠(毫克) | 1000~1500 | 9350 |

**小提示**

痛风、心脏疾病、肾脏病、急慢性肝炎患者均不宜食用鱼露。

## 不宜吃鱼露的原因：

1.鱼露的含钠量极高，每100克鱼露中含有9.35克的钠，高血压患者食用后可引起血容量增加，血压升高，加重心脏负担，甚至引发心力衰竭。

2.实验研究证明，鱼露中含有致癌物亚硝胺类物质，高血压患者应慎食。

# 萝卜干

【Luo Bo Gan】

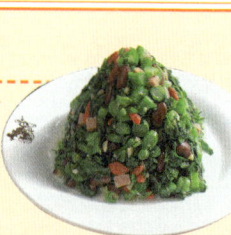

| 含量表（每100克） | | |
|---|---|---|
| 营养素 | 正常范围 | 实际含量 |
| 钠(毫克) | 1000~1500 | 4203 |

**小提示**

萝卜干含有一定数量的糖分，所以糖尿病患者应少食或者忌食。

## 不宜吃萝卜干的原因：

萝卜干是常见的咸菜的一种，属于腌制品，在腌制的过程中加入了大量盐分，所以萝卜干的钠含量极高，每100克中的含钠量可达4203毫克。流行病学研究的数据表明，钠的摄取量与高血压的罹患率呈正比关系，过多的钠盐在体内堆积，可使血管紧张素Ⅰ向血管紧张素Ⅱ转化，使血管收缩，从而使血压升高。

# 八宝菜

【Ba Bao Cai】

| 含量表（每100克） | | |
|---|---|---|
| 营养素 | 正常范围 | 实际含量 |
| 钠(毫克) | 1000~1500 | 2843.2 |

**小提示**

老年人、肾病患者均应少食八宝菜。

## 不宜吃八宝菜的原因：

1.八宝菜为甜酱渍菜，具有增进食欲的作用，高血压患者食用后不利于热量的控制，容易引起体重增加。

2.八宝菜的含钠量很高，每100克中的含纳量为2843.2毫克，高血压患者不可多食，否则可引起水肿、血压升高甚至心衰。

[高血压 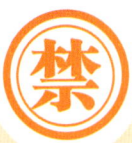 禁 什么？]

# 人参 【Ren Shen】

| 忌吃关键词 | |
|---|---|
| 滋补药 | 肝火旺 |
| 血压升高 | 头痛 |

**小提示**
实症、热症而正气不虚者忌服人参。

## 不宜用人参的的原因：

人参是很常用的中药，常用于体虚乏力者滋补，而实症、热症者忌用，而高血压初期患者多正是由于肝火过旺不降导致肝阳上亢，肝火旺盛属症结所在，为实症、热症，故高血压患者不宜食用人参，否则可加重高血压患者血压升高、头痛等病情，不利于高血压患者病情的恢复。

# 甘草 【Gan Cao】

| 忌吃关键词 | |
|---|---|
| 甘草甜素 | 甘草次酸 |
| 减少尿量 | |

**小提示**
湿热中满、呕吐、水肿者均忌服甘草。

## 不宜用甘草的原因：

甘草主要含甘草甜素，可水解成甘草次酸，甘草次酸的化学结构和作用类似于肾上腺皮质激素，有减少尿量的排出，使机体的水钠潴留情况加重，升高血压的作用，所以高血压患者须慎用，如需使用甘草制剂，在这期间需注意监测血压，如出现浮肿、乏力、头晕等现象，应及时到医院诊治。

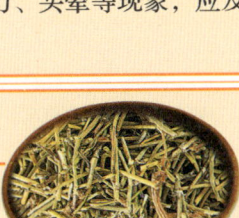

# 麻黄 【Ma Huang】

| 忌吃关键词 | |
|---|---|
| 麻黄碱 | 收缩血管 |
| 收缩心肌力 | |

**小提示**
凡素体虚弱而自汗、盗汗、气喘者，均忌服麻黄。

## 不宜用麻黄的原因：

麻黄中含有麻黄碱，麻黄碱对心脏有强大的兴奋作用，它能够收缩血管、使心肌收缩力增强，心输出量增加吗，从而使血压升高，其作用缓进而持久，可达数小时，如治疗量较大，麻黄碱嘿可兴奋大脑皮质和皮质下中枢，出现精神兴奋、失眠、不安、震颤等症状，引起血压波动，不利于高血压的病情。

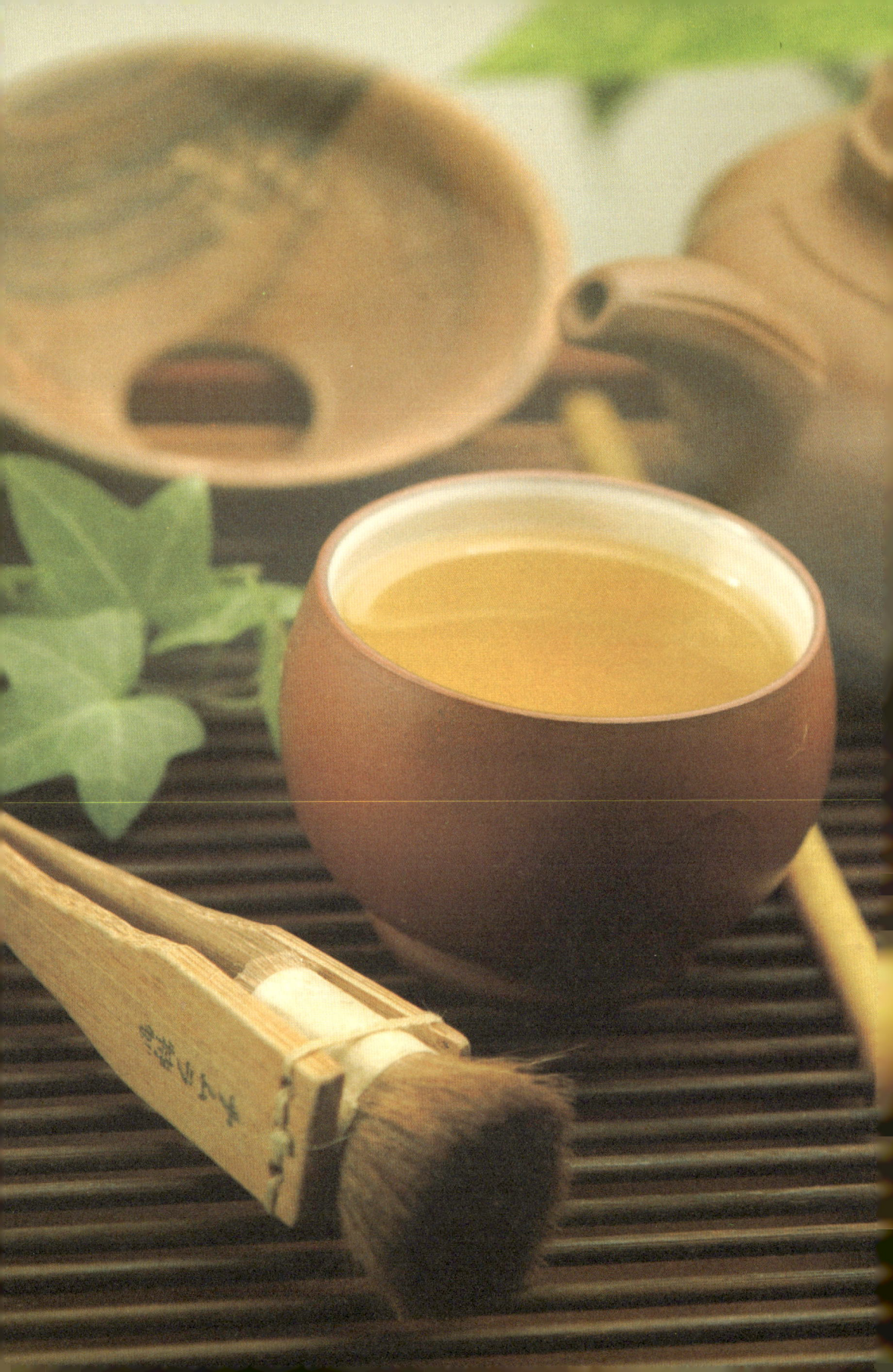

# 降压第四关 熟悉高血压的中医食疗方

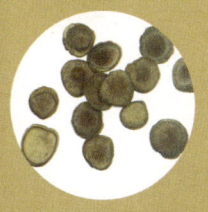 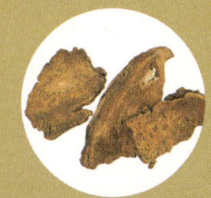 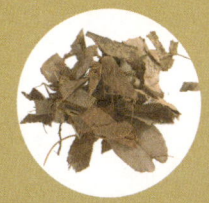

中医学将高血压称为风眩，归属于中医的头痛、中风、眩晕等范畴，是由于饮食不当、情志失调、久病过劳、先天禀赋不足等导致阴阳失衡，脏腑气血失调，清窍失其濡养，就会产生头晕头痛、手足麻木、面红目赤、记忆力下降、项背强直等不良症状。

其常见发病机制为肝阳上亢、痰湿中阻、肝肾阴虚、阴阳两虚、瘀血内停等。中医治疗高血压的方法分为两种：治本有补益肝肾、阴阳二补；治标有平肝潜阳、去瘀化湿、活血化瘀、宁心安神等。一般将高血压分为肝阳上亢型、痰湿中阻型、肝肾阴虚型、阴阳两虚型、血脉瘀阻型，此外还有冲任失调、气阴两虚、心肾不交等症型。

中医在高血压的治疗体系上逐渐成熟，一些传统的治疗方法对于高血压也有很好的疗效。如针灸（体针）降压法，通过针灸调节神经系统，改善心肌代谢，扩张小动脉，使血压下降，治疗高血压常用的穴位有三阴交、内关、阳陵泉、肾俞、阳辅、太冲、曲池、合谷、足三里、肝俞、脾俞、行间、绝骨、涌泉等。又如穴位敷药降压法，在穴位上敷中药属于中医外治法的范畴，通过调节机体的状态，达到降压的目的。

中华医学传承了几千年，博大精深，与西医珠联璧合，守护着人类的健康。中医讲究辨证施治和整体观念，而不是单纯的头痛医头、脚痛医脚，关键在于找到疾病的症结所在，从而辨证施治，从整体上、根本上治疗和调理疾病。本章主要介绍与高血压有关的中医知识，以及高血压的一些食疗方法。

# 中医对高血压的认识

◎中国的传统医学对高血压有着独特的认识,在疾病的治疗上,它从整体、根本出发,从疾病的症结出发,遵循辨证施治的原则,在近年来也取得了很好的成就。

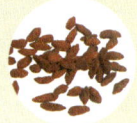
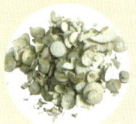
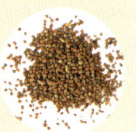

## 1 高血压的中医诊断方法

高血压属于一种沉默性疾病,高血压早期一般无特殊症状,患者不量血压很难知道已患上高血压病,当患者自觉身体不适,出现一系列症状时,可能都已患高血压十几年了。因此,定期检查血压是现代人必做的预防措施。除了量血压,中医还可通过"望、闻、问、切"的方法来诊断是否患有高血压。

"望"是中医最基础的诊断方法,首先看患者的面相,若是有两颊红润,眼睛泛红丝,额头青筋粗壮、暴露甚至跳动等症状,甚至在耳背后有两条小血管明显暴露(医学上称为静脉曲张)。然后要看舌象,高血压患者一般舌色偏红,少苔或舌苔黄腻。若有以上种种症状者,则很有可能是高血压患者。

"闻"包括闻气味、听声音两个方面。高血压患者一般是不会有什么特殊气味的。但是在声音方面,高血压患者或声音洪亮、声如洪钟,或气喘吁吁、气若游丝,若再加上患者又符合望诊中的几项症状,患高血压病的可能性就很高了。

"问"包括询问病人身体症状、家族史等。由于高血压遗传的概率较高,所以在询问患者时要问其父母及兄弟姐妹是否有高血压、心脏病、脑卒中等病史。如果家人有这些病史,就要特别注意自己的身体状况了。高血压初期并无什么明显的症状,但是到了中后期,身体才会慢慢出现不适的症状,如心悸、失眠、健忘、烦躁易怒、头部有闷重感如被布蒙住或有带铁盔的感觉,伴有头晕目眩等症状。通过问诊,中医对病情的轻重也越来越清晰了。

"切"即为"把脉",是中医诊断中不可缺少的诊断方式,由于患者对不舒适症状的描述都出于自己的主观感受,可能

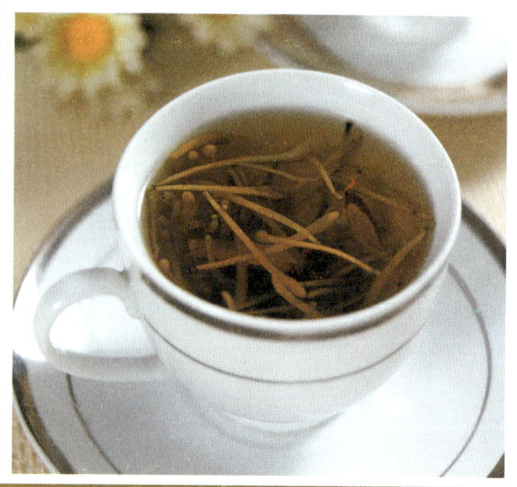

对病情的描述不够清晰、精确，所以中医还要通过脉象来做进一步的诊断，高血压患者脉象较为复杂，但多以弦脉、沉脉为典型脉象，有些还夹杂滑脉等脉象。弦脉是指按之如琴弦紧绷，直而长的脉象；沉脉是指脉象较里，需重按才能感应到，轻按几乎摸不到的脉象。

## 2 高血压的中医治疗方法

### 破解病因，辨证施治

中医是以阴阳五行为基础，通过"望闻问切"四诊方法来收集病人的资料，辨证分析，制定治疗原则和方法。中医将患者的症状分为八大类型（八纲），即阴、阳、表、里、寒、热、虚、实，以此进一步分析并辨别疾病的病因、性质、部位、轻重、缓急，然后实施治疗方法。

"阴阳"是八纲的代表，用来区别疾病的类型和属性。一般地说，凡是运动的、外向的、上升的、温热的、明亮的都属于阳，而相对静止的、内守的、寒凉的、晦暗的都属于阴。

"表里"是用来判断疾病的部位与病情的轻重，如若外感暑热邪气而导致血压升高，暑热祛除了，血压就恢复正常了，此为表证。若造成高血压的原因是日积月累而形成的，则为里证。

"寒热"主要是用来辨别疾病的性质，显现疾病时是亢进还是衰退状态。比如高血压患者口干咽燥、怕热易出汗、喜冷饮、大便干燥秘结，这些表现属于热证；若表现为畏寒怕风、四肢冰凉、不欲饮水或喜热饮、大便溏稀，多属寒证。

"虚实"是判断人体正气的强弱，如贫血引起高血压属于虚证，若是内热炽盛、燥屎便结而造成排便不畅引起的高血压乃属实证。

### 以疏导代替压制，从整体论治

中医治疗高血压的基本原则是以疏导代替压制，不会仅局限在高血压引起的严重并发症，而是在控制、降低血压的同时，还要从整体出发，找到病因，调节并改善患者的整体状况，更重视所用的治疗方法能否让患者恢复到原来的健康状况。因此，中医认为通过药物迅速将血压降下来的治疗方法并不可行，这样治标不治本。

中医根据高血压的不同证型，采用"因势利导"的方法辨证施治并兼顾整体状况，顺着血压发展的趋势加以引导，通过长期治疗调养，从根本上有效控制血压，改善因高血压引起的全身不适症状。

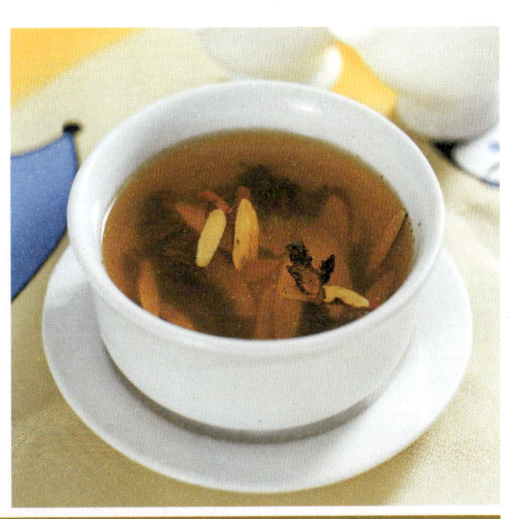

# 3 推荐中成药

**心脑净**

【药物组成】莲子、珍珠母、黄芩、牛黄、朱砂、槐花、钩藤、龙胆草、淡竹叶、威灵仙等。

【功效主治】降低血压、镇静安神、清心醒脑、舒筋通络。可用于高血压病，预防脑出血、卒中等病症。

**脑立清**

【药物组成】牛膝、磁石、赭石、半夏、冰片、薄荷脑、珍珠、猪胆粉等。

【功效主治】平肝潜阳、降压安神。用于肝阳上亢、气血上逆的头部胀痛、眩晕欲倒的高血压病。

**山菊降压片**

【药物组成】山楂、泽泻、菊花、小蓟、夏枯草、决明子等。

【功效主治】清热泻火、平肝潜阳。用于阴虚阳亢型高血压患者。

**牛黄降压丸**

【药物组成】人工牛黄、羚羊角、水牛角、冰片、决明子、薄荷、川芎、白芍等。

【功效主治】清心化痰、平肝潜阳。用于肝阳上亢兼风痰上扰所致的头晕目眩、头痛失眠、烦躁不安，或伴喉间有痰鸣音等症的高血压患者。

**稳压胶囊**

【药物组成】石决明、地龙、决明子、冬虫夏草等。

【功效主治】滋阴潜阳。用于阴虚阳亢型的高血压患者。

**龙胆泻肝丸**

【药物组成】龙胆草、栀子、黄芩（酒炒）、木通、泽泻、车前子、柴胡、当归、生地、生甘草。

【功效主治】清肝火、泻湿热，适用于年龄较轻，病程较短，见头痛、头胀、头热、小便短赤、舌红苔黄等肝经湿热的高血压病。

**当归龙荟丸**

【药物组成】当归（酒炒）、龙胆（酒炒）、芦荟、青黛、栀子、黄连（酒炒）、黄芩（酒炒）、黄柏（盐炒）、大黄（酒炒）、木香、麝香。

【功效主治】清肝、泻火、通便。适用于肝胆火旺，心烦不宁，头晕目眩，耳鸣耳聋，胁肋疼痛，脘腹胀痛，大便秘结等肝阳上亢型高血压。

**杞菊地黄丸**

【药物组成】枸杞、菊花、熟地黄、山萸肉、山药、泽泻、茯苓、牡丹皮。

【功效主治】清肝泻火、滋补肝肾，能抑制临床肾阴虚型高血压患者外周血淋巴细胞厂肾上腺素受体数增多，使其恢复正常水平，适用于肝肾阴虚夹肝火旺盛型高血压症。症状：眩晕耳鸣，两眼干涩，视物昏花、五心烦热、口干咽燥等。

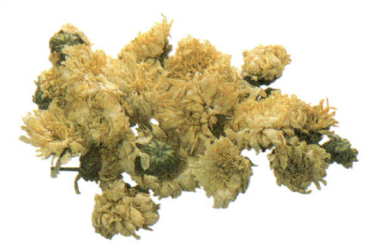

# 4 高血压常见按摩疗法

**穴位按摩疗法**

**印堂**：本穴位于两眉连线的中点。主治头痛、眩晕、失眠、小儿惊风、高血压、神经衰弱等。

**太阳**：位于眉梢与外眼角之间向后约一横指的凹陷处。主治头痛、感冒、口眼歪斜、高血压、目疾等。

**风池**：位于枕骨下两侧凹陷中（如图）。主治头痛眩晕、高血压、失眠、中风癫痫、热病。

**百会**：位于头顶正中央，两耳尖连线的中点处。主治高血压、中风、休克、失眠、脱肛等。

**曲池**：屈肘，肘横纹外端凹陷处。主治咳嗽、哮喘、高血压、风疹、便秘、关节疼痛等。

**足三里**：外膝眼（髌骨前外侧凹陷处）直下3寸（四横指宽）。主治高血压、胃痛、便秘、中风、体虚等。

**太冲**：位于脚背大脚趾与第二脚趾间隙后方的凹陷处。主治高血压、头痛眩晕、胁肋痛、肝病、月经不调、精神分裂症等。

**涌泉**：位于足底，第二、三趾缝与足跟连线的前1/3和后2/3的交点上。主治高血压、小儿惊风、中暑、失眠、肾脏病、昏厥、尿频、糖尿病等。

**按摩步骤：**

①揉按印堂、太阳、风池各1~2分钟。

②推揉头两侧的少阳经脉，反复数次，约2分钟；点按百会穴，约1分钟。

③推揉百会穴和足三里穴，各2~3分钟。

④搓擦涌泉穴数分钟，至足底透热为止。

⑤若治疗中血压持续不降者，自我点揉曲池、太冲穴，可缓解症状。

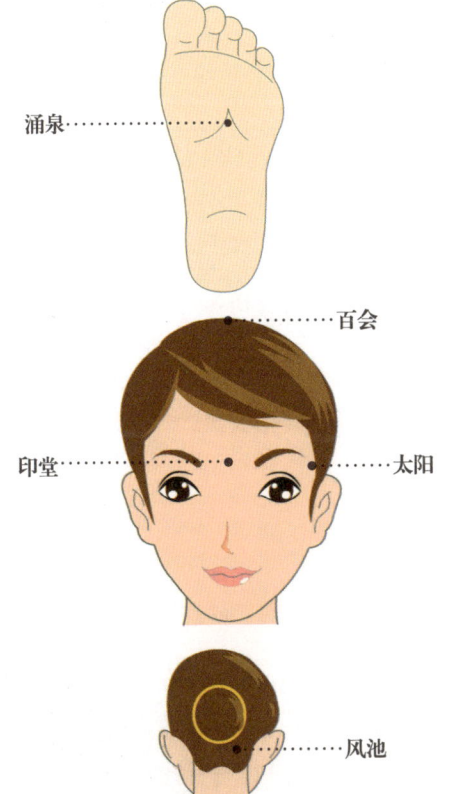

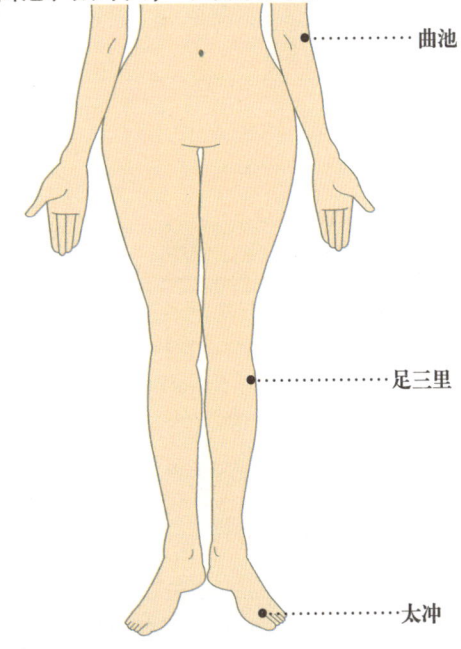

[高血压 吃 什么？]

## 常用降压中药材本草详解

### 莲子心

【性味归经】性寒，味苦；入心、肝、肺、肾经。

#### 使用宜忌

高血压、心烦发热、眩晕头痛的患者可经常食用莲子心。脾胃虚寒者忌服莲子心。

#### 降压作用

莲子心中含生物碱，能扩张外周血管，降低血压。

#### 功效主治

除了有很好的降压作用之外，莲子心还具有清热泻火、止烦渴、涩肾精、凉血止血等功效，可治疗心衰、休克、阳痿、心烦、口渴、吐血、遗精、目赤、肿痛、便秘等病症。

#### 降压指南

将一个雪梨（去心）与2克莲子心入锅，文火煎沸20分钟即可。本品可清热润肺、生津止渴、消暑除烦，适合糖尿病、高血压患者，肺热咳嗽者，心火旺盛所致的心烦失眠、烦躁易怒者食用。

### 车前子

【性味归经】性寒，味甘；入肾、膀胱、肝、肺经。

#### 使用宜忌

高血压、水肿尿路感染、痢疾、目赤肿痛者均可食用车前子。凡内伤劳倦、阳气下陷、肾虚精滑及内无湿热者宜慎用车前子。

#### 降压作用

车前子酒精提取物有类似胆碱作用，可降低血压。车前子油能使人体胆固醇含量迅速下降，可预防因高血压引起的心脑血管疾病。

#### 功效主治

车前子除了有很好的降压作用外，还具有利水、清热、明目、祛痰的功效，可治疗小便不通、尿道滴白、带下黄稠臭秽、尿血、尿道结石、水肿暑湿泻痢、咳嗽多痰、湿热痹痛、目赤肿痛、结膜炎等症。用于目赤肿痛或眼目昏花，如上火所致的目赤肿痛者，可与菊花、决明子等同用。

#### 降压指南

❶ 将20克车前子煎煮药汁，去渣，随后放入30克芝麻、80克粳米一同煮成粥，分两次食用。本品具有利水消肿、养肝明目、降压、通便的功效。

❷ 将10克车前子、5朵菊花冲茶饮用，具有利尿通淋、清肝明目、降压降脂的功效，适合高血脂、高血压等患者。

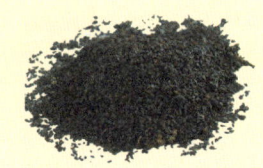

[高血压 吃 什么？]

# 天麻

【性味归经】性平,味甘;归肝、脾、肾、胆、心经。

## 使用宜忌

天麻甘平而燥,偏于治疗风寒夹有痰湿型高血压引起的头痛眩晕。此外,小儿惊风、癫痫、中风等患者均适合食用天麻。使用御风草根时,忌使用天麻,若二者同用,会引起肠结之患。

### 降压作用

天麻有很好的降压及防治高血压症的作用,它还可增加外周及冠状动脉血流量,对心脏也有保护作用,还可预防由高血压引起的动脉硬化、冠心病以及中风等并发症。

### 功效主治

天麻还具有熄风定惊、镇静安神的作用,可治疗头晕目眩、头风头痛、肢体麻木、半身不遂、小儿惊风、癫痫等病症。此外,天麻还具有良好的镇痛效果,可治疗胆绞痛、三叉神经痛、血管神经性头痛、脑血管病头痛、中毒性多发性神经炎等症。

### 降压指南

将1个鲢鱼头洗净,80克西兰花洗净,切成小朵,天麻、蒺藜、枸杞、田七(各10克)分别洗净,先将天麻、蒺藜、田七煎25分钟,再放入鱼头、西兰花煮至将熟时,放入枸杞,至鱼头熟透时加盐调味即可。常食本品可防治高血压、动脉硬化,还可预防肝阳上亢型头晕头痛中风偏瘫等症。

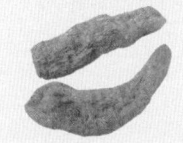

# 钩藤

【性味归经】性凉,味甘;归心、肝经。

## 使用宜忌

钩藤煎煮时宜后放入,因为研究证明,钩藤煮沸20分钟以上,其降压作用会降低。钩藤易耗人体正气,因此气虚、血虚等患者忌单服此药,可配其他补虚药同用。

### 降压作用

钩藤煎剂具有很好的降压作用,但要注意煎煮的时间,时间过久或不够都会影响降压效果(最好煎15分钟)。钩及茎枝(即单钩、双钩及与其相邻之较细茎枝)的降压效果较好;老枝(无钩,直径为0.5~2厘米)的降压效果较差。

### 功效主治

钩藤还具有清热平肝、熄风定惊的功效,可用于治疗小儿惊风、癫痫、头晕、目眩等症。此外,钩藤还具有解痉挛、镇头痛的作用,研究还发现钩藤对引起呼吸道感染的病毒有较好的抑制作用。

### 降压指南

将30克白术洗净,加700毫升水,用文火煎半小时,再加20克钩藤,煎煮10分钟,去渣取汁,分两次服用,本品可健脾化湿、熄风止痉、降压降糖,可防治高血压引起的中风偏瘫症,症见患者血压高、四肢突然麻木、活动障碍,或半身不遂、口眼歪斜等。

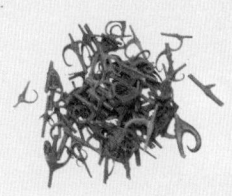

[高血压  吃 什么？]

# 决明子

【性味归经】性凉，味甘、苦；归肝、肾、大肠经。

## 使用宜忌

肝火旺盛、目赤肿痛、大便干结、青光眼、夜盲症、高血压等患者可经常服用决明子。脾虚、泄泻及低血压的患者忌用决明子。

### 降压作用

决明子的水浸液、醇水浸液、醇浸液等皆有降压作用，降压较明显，且持续时间较长，决明子用来降压，剂量宜5～10克。

### 功效主治

除了有很好的降压作用之外，决明子还具有清热明目、润肠通便、利水消肿的功效，可用于目赤涩痛、头痛眩晕、目暗不明、青光眼、夜盲症、大便秘结、肝炎、肝硬化腹水等症。另外，决明子的醇提取物对葡萄球菌、白喉杆菌及伤寒、副伤寒、大肠杆菌等均有抑制作用。

### 降压指南

❶ 将8克决明子与2克莲子心用沸水冲泡，当茶饮用，一日一杯，能清热泻火、降压通便，适合肝火旺盛、大便干燥的高血压患者饮用。

❷ 将8克决明子、200克苦瓜与200克猪肝煮汤食用，可泻火解毒、清肝明目、降血压，适合目赤肿痛、头晕头痛、烦躁易怒的高血压患者。

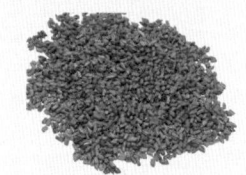

# 夏枯草

【性味归经】性寒，味苦、辛；归肝、胆经。

## 使用宜忌

平时人们可以选择适量的夏枯草泡茶饮用，可以起到清热、除烦、明目、降压的作用。方法是选用夏枯草10克，冲入沸水，加盖焖10分钟左右即可，脾胃虚弱者忌用夏枯草。

### 降压作用

夏枯草的水浸出液、乙醇-水浸出液和30%乙醇浸出液及煎剂都有降低血压的作用。此外，夏枯草的茎、叶、穗及全草也均有降压作用。

### 功效主治

夏枯草还具有清肝明目、祛风散结的功效，常用于治疗瘰疬、瘿瘤、乳痈、乳癌、目赤肿痛、头目眩晕、口眼歪斜、筋骨疼痛、肺结核、急性黄疸型传染性肝炎、血崩、带下等病症。此外，夏枯草煎剂对痢疾杆菌、伤寒杆菌、霍乱弧菌、大肠杆菌、变形杆菌、绿脓杆菌等都有抑制作用。

### 降压指南

❶ 将夏枯草、菊花（各10克），红枣（3颗）洗净，加水煎煮15分钟。饭后或睡前温服，可清肝明目、降低血压、安神助眠，适合肝火旺盛的高血压患者食用。

❷ 莲心10克，夏枯草30克，煎水分两次饮，可清心肝之火，降低血糖、血压。

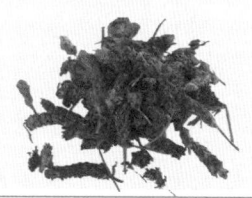

[高血压 吃 什么？]

# 丹参

**【性味归经】** 性微温，味苦；归心、肝经。

## 使用宜忌

心绞痛、月经不调、痛经、闭经、血崩带下、血瘀腹痛、骨节疼痛、惊悸不眠等病均可食用丹参。出血不停的人不宜服用，否则会加重出血；服用后有不良反应者，应减少用量。

### 降压作用

丹参具有明显的扩张外周血管及降压的作用，可清除血管自由基，改善心肌缺血以及抑制血脂上升，从而可有效预防动脉粥样硬化、冠心病、脑卒中等病症的发生。

### 功效主治

丹参还有活血祛瘀、安神宁心、排脓、止痛的功效。可治疗心绞痛、月经不调、痛经、闭经、血崩带下、瘀血腹痛、骨节疼痛、惊悸不眠、恶疮肿毒等病症。此外，丹参还对葡萄球菌、大肠杆菌、变形杆菌有强力的抑制作用，对肝硬化、肝癌有防治作用。

### 降压指南

❶ 将10克丹参与8克田七煎汁，去渣饮用，可活血化瘀、凉血止血，可增加冠脉流量，有效防治高血压性心血管疾病。

❷ 将15克丹参与300克乌鸡、5克灵芝煮汤食用，可补血活血、益气补虚，可改善高血压患者体虚症状，同时还能预防动脉硬化、心绞痛、心肌梗死等并发症。

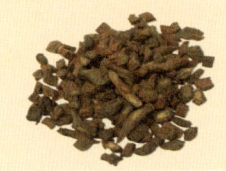

# 玉米须

**【性味归经】** 性平，味甘；归膀胱、肝、胆经。

## 使用宜忌

一般人均可食用玉米须，尤其适合慢性肾炎、糖尿病、肾病综合征、尿道炎、膀胱炎、尿路结石、肝炎、黄疸、水肿等患者。玉米须不做药物用时，切勿食入胃内，应熬汤将渣滤出，喝汤即可。

### 降压作用

玉米须是降血压的良药，玉米须静脉注射煎剂有显著的降压作用，在低浓度时对末梢血管有扩张作用，可预防高血压病引起的动脉粥样硬化、脑出血等症。

### 功效主治

玉米须还具有利尿、清热、解毒、平肝、利胆的功效，可治疗肾炎水肿、黄疸肝炎、胆囊炎、胆结石、吐血衄血、鼻渊、乳痈。此外，玉米须还具有降低血糖的作用，可有效防治糖尿病。玉米须作为止血药兼利尿药常应用于膀胱及尿路结石。

### 降压指南

❶ 将10克玉米须加水煎汤代茶饮，一天可多次饮用，有良好的降低血压作用，还能有效降低血糖，可用于防治糖尿病及高血压病。

❷ 将10克玉米须与300克鲜蚌肉、200克芹菜煲汤食用，可滋阴利尿，降压降糖，常食可改善头痛头晕、五心烦热、失眠多梦等症。

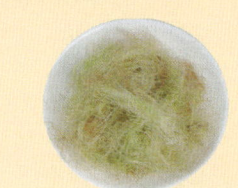

~ 277 ~

[高血压 吃 什么？]

# 杜仲

【性味归经】性温,味甘、微辛;归肝、肾经。

## 使用宜忌

杜仲可治疗腰脊酸疼、足膝痿弱、小便余沥、筋骨无力、妊娠漏血、胎动不安、高血压病等。但阴虚火旺者忌用杜仲。

### 降压作用

杜仲是预防高血压的良药,具有降血压、促进血液循环、增强肝脏细胞活性、恢复肝脏功能、促进新陈代谢、增强机体免疫力等作用,适用于肾虚型高血压患者使用。

### 功效主治

除了有很好的降压作用之外,杜仲还具有补肝肾、强筋骨、安胎气等功效,可用于治疗腰脊酸疼、足膝痿弱、小便余沥、阴下湿痒、筋骨无力、妊娠漏血、胎动不安等病症。

### 降压指南

❶ 将25克炒杜仲、15克桑寄生与300克老鸭炖汤食用,可补肝肾、强腰膝、降血压,适合肾虚型高血压患者食用。

❷ 将20克杜仲、15克枸杞与300克牛肉炖汤食用,可补肝肾、强筋骨、益气力、降血压、抗疲劳,适用于治疗肾虚腰痛、筋骨无力、高血压等症。

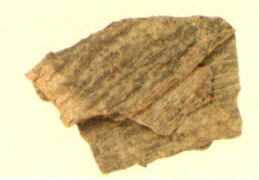

# 地龙

【性味归经】性寒,味咸;归肝、脾、膀胱经。

## 使用宜忌

高血压、脑卒中、癫痫、哮喘、风湿性关节炎等患者宜经常服用地龙。地龙经过酒洗后,镇痉熄风的药效有所增强,适合高血压、中风偏瘫、风湿病等患者服用。脾虚便溏者忌用地龙。

### 降压作用

地龙有良好的降压作用,地龙与天麻配伍,对肝阳上亢型高血压病疗效较好;配川芎可舒张血管、畅通脑络、通达气血,对由高血压引起的早期脑梗死、多发性脑梗死,以及脑梗死后遗症等有较好疗效。

### 功效主治

地龙还具有清热、镇痉、利尿、解毒的功效。主治热病惊狂、小儿惊风、咳喘、头痛目赤、咽喉肿痛、小便不通、风湿关节疼痛、半身不遂等症。外用于丹毒等症。此外,地龙还有平喘、抗炎、抗过敏、抗惊厥之作用。

### 降压指南

将30克干地龙,黄芪、红花、赤芍（各20克）,川芎、当归（各15克）入锅浓煎取汁,用400克玉米面、100克小麦面混匀并以药汁调和成面团,分制为20个小饼,再将15克桃仁去皮,略炒均匀布饼上,入蒸笼即可。每日两次,每次食用1～2个,可益气活血、降压。

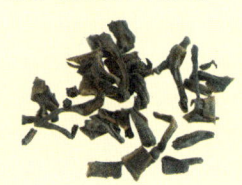

[高血压吃什么？]

# 桑枝

【性味归经】性平,味苦;归肝、肺经。

## 使用宜忌

桑枝治慢性骨髓炎,宜与桃树枝、柳树枝、槐树枝、没药、乳香等药配伍同用;治风湿痹痛,宜与防己、威灵仙、羌活、独活等药同用;治紫癜风,宜与益母草同用,熬膏调服。

### 降压作用

桑枝具有良好的降压功效。治疗高血压病,宜与桑叶、茺蔚子等药煎水服用,降压效果更佳。

### 功效主治

桑枝除了有很好的降压作用外,还具有清热祛湿、祛风通络、利关节、止痹痛、行水气的功效,用于风湿热痹、四肢关节疼痛、脚气、水肿、肌体风痒疼痛等病症,还可单独重用该药(以老桑枝为宜)治疗关节红肿热痛等属热痹的关节病变。

### 降压指南

❶ 将30克桑枝、50克绿豆、250克鸭肉一起清炖至肉烂,饮汤食肉,有清热通络、益气补虚、降血压等功效,适合体虚的高血压患者食用。

❷ 将15克桑枝、10克大青叶加水煎汁,当茶饮用,可降低血压、清肝明目、滋阴清热等,适合阴虚肝火旺的高血压患者食用。

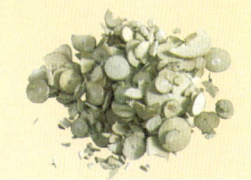

# 葛根

【性味归经】性凉,味甘、辛;归脾、胃经。

## 使用宜忌

葛根粉富含天然雌性激素,具有嫩化皮肤、丰胸的作用,尤其适合女性朋友食用。葛根性凉,多食易引起呕吐,胃寒者应当慎用。葛根还有发汗的作用,所以夏日表虚汗多者不宜服用。

### 降压作用

葛根中的黄酮能增加脑及冠状血管血流量,对高血压动脉硬化病人能改善脑循环,具有降压作用,且其作用温和,可用于高血压引起的头痛、头晕、耳鸣、肢体麻木等症状,还可预防冠心病、动脉硬化、中风等病症。

### 功效主治

除了有很好的降压作用之外,葛根还具有升阳解肌、透疹止泻、除烦止渴的功效,常用于治疗伤寒、发热头痛、项强、口干咽燥、泄泻、痢疾、癍疹不透、心绞痛、耳聋等病症。

### 降压指南

❶ 将葛根与山楂、猪肉炖汤食用,可滋阴生津、消食化积、降低血压,适合高血压、冠心病等患者食用,同时还能增强患者免疫力。

❷ 取两勺葛根粉用开水冲泡,边冲边搅拌成糊稠状,一日食用一碗,可生津止渴,常食能有效降低血压、血糖。

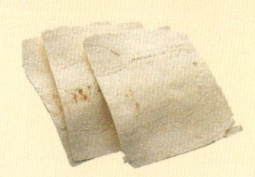

[高血压吃什么?]

# 大黄

【性味归经】性寒,味苦;归胃、大肠、肝、脾经。

## 使用宜忌

大黄生用泻下作用较强;熟用则泻下作用较缓而长于泻火解毒、清利湿热;酒制可活血,且善清上焦血分之热;炒炭常用于凉血止血。表证未解、气血虚弱、脾胃虚寒、无实热瘀结者及孕妇产前、产后均应慎用或忌服。

### 降压作用

大黄可通过利尿、改善血液流变性等间接产生降压作用。另外,大黄有泻下作用,使排便通畅则血液在体内所受阻力小,从而使血压下降。

### 功效主治

除了有很好的降压作用之外,大黄还具有消积滞、清湿热、泻火、凉血、祛瘀、解毒的功效,可用于治疗实热便秘、热结胸痞、湿热泻痢、黄疸、淋病、水肿腹满、小便不利、目赤、咽喉肿痛、口舌生疮、胃热呕吐、咯血吐血、产后瘀滞腹痛、跌打损伤、热毒痈疡、丹毒、烫伤等症。

### 降压指南

❶ 将5克大黄、10克山楂、10克黄芪加水煎汁,取汁与泡好的150克绿豆放入电锅煮烂,加适量蜂蜜食,可解毒、通便、降压。

❷ 将3克大黄煎水,去渣留汁,待冷却后加适量蜂蜜拌匀即可饮用,具有降压、通便的功效,适合便秘或排便不畅,引起血压升高的患者。

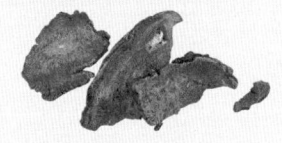

# 莱菔子

【性味归经】性平,味辛、甘;归肺、脾、胃经。

## 使用宜忌

莱菔子特别适合饮食停滞、脘腹胀痛、大便秘结、积滞泻痢、痰壅喘咳的患者服用。但因莱菔子辛散耗气,故气虚及无食积、无痰滞者慎用。不宜与人参同用。

### 降压作用

莱菔子提取液有缓和而持续的降压作用,且效果稳定,无明显毒副作用。

### 功效主治

除了有很好的降压作用之外,莱菔子还具有消食除胀、降气化痰的功效,可用于饮食停滞、脘腹胀痛、大便秘结、积滞泻痢、痰壅喘咳等症状。此外,莱菔子还有抗菌、镇咳、平喘、改善排尿功能及降低胆固醇,防止动脉硬化等作用,用于体外,能中和破伤风毒素与白喉毒素。

### 降压指南

❶ 将20克莱菔子、15克枸杞、2克绿茶一起加水煮沸,取汁分两次服用,一日一剂,可清热化痰、消食化积、降压降脂。

❷ 将10克莱菔子、5克山楂分别洗净,放入锅中,加水600毫升,煮沸即可。分两次服用,一日一剂,常饮可降低血压、血脂,祛痰,消食。

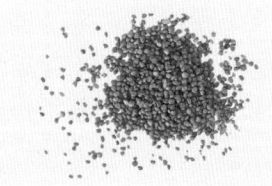

[高血压吃什么？]

# 黄芪

【性味归经】性微温，味甘、微苦；归脾、肺经。

## 使用宜忌

久服黄芪嫌太热时，宜酌加知母、玄参来清解。高血压、糖尿病、体虚自汗、内脏下垂、带下过多等患者可经常服用黄芪。面部感染、消化不良、上腹胀满和有实证、热证等情况的患者忌用黄芪。

### 降压作用

黄芪可使血管阻力指数下降，能有效降血压。

### 功效主治

黄芪除了有很好的降压作用之外，亦为最佳补中益气之药，具有补气固表、利尿脱毒、排脓敛疮、生肌的功效。常用于慢性衰弱，尤其表现有中气虚弱的病人，也用于中气下陷所致的脱肛、子宫脱垂、内脏下垂、崩漏带下、表虚自汗及消渴等病症。能增强免疫力、促进机体代谢、改善心脏功能。

### 降压指南

❶ 将黄芪与红枣、玄参煎汁饮用，有良好的降低血压的效果，而且黄芪补气健脾，尤其适合气血虚弱的高血压患者。
❷ 黄芪可与银耳煮水食用，可益气滋阴、降压降糖，适合气阴两虚型的高血压及糖尿病患者食用，本品也可作为白细胞减少症患者的食疗方。

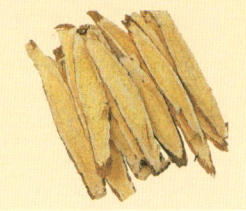

# 枸杞

【性味归经】性平，味甘；归肝、肾经。

## 使用宜忌

枸杞煮汤时宜后放，以免枸杞煮得太稀烂，影响汤色美观。一般人皆可食用枸杞，尤其适合眼睛干涩、肝肾阴亏、腰膝酸软、消渴、遗精、高血压、虚劳者食用。外邪实热、脾虚有湿及泄泻者忌服。

### 降压作用

枸杞有降低血压、降低胆固醇和防止动脉硬化形成的作用，并能保护肝脏，改善肝功能，适合肝阳上亢、肝肾阴虚、阴虚阳亢的高血压及心脑血管疾病的患者食用。

### 功效主治

枸杞具有滋肾、润肺、补肝、明目的功效。可用来治疗肝肾阴亏、腰膝酸软、头晕目眩、目昏多泪、虚劳咳嗽、消渴（糖尿病）、遗精等症。枸杞还能提高人体的免疫力，延缓人体衰老，多用于老年性疾病和虚损性疾病。

### 降压指南

枸杞常与菊花配伍泡茶喝，可滋阴清热、清肝明目、降糖降压，对糖尿病和高血压患者大有益处。此外，枸杞与兔肉同食，可补虚滋阴、降糖降脂，可改善头晕耳鸣、口干多饮等症状。

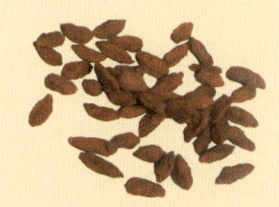

[高血压 吃 什么？]

# 吴茱萸

【性味归经】性温，味辛、苦；归肝、脾、胃、肾经。

## 使用宜忌

呕逆吞酸、头痛、脏寒吐泻、脘腹胀痛、行经腹痛、五更泄泻、疝气等症患者可食。

阴虚火旺者忌服吴茱萸；孕妇也要慎用吴茱萸。

### 降压作用

吴茱萸的降压作用是通过多种活性成分、多种机制产生的，与扩张外周血管有关；吴茱萸所含的去氢吴茱萸碱为降压成分之一，有扩张血管的作用，在降压的同时，也能减慢心率，而且降低舒张压的作用强于收缩压。

### 功效主治

吴茱萸还具有温中止痛、理气燥湿的功效，用于治疗呕逆吞酸、厥阴头痛、脏寒吐泻、脘腹胀痛、经行腹痛、五更泄泻、高血压症、脚气、疝气、口疮溃疡、齿痛、湿疹、黄水疮等症。

### 降压指南

将200克猪肚洗净，焯烫后切成长条，10克生姜洗净，拍烂，10克吴茱萸、25克薏仁分别洗净，将以上材料放入炖盅，加水，隔水炖2小时，调味即可，分两次食用，可益气补虚、温中散寒、降低血压，适合阳虚型高血压患者，症见畏寒怕冷、四肢冰凉、小便清长等。

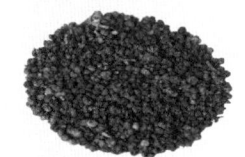

# 淫羊藿

【性味归经】性温，味辛、甘；归肝、肾经。

## 使用宜忌

淫羊藿适宜阳痿不举、筋骨挛急、小便淋漓、半身不遂、腰膝无力、风湿痹痛等者服用。但由于其性较炽烈，能伤阴助火，所以凡阴虚火盛、五心烦热、有梦遗、性欲亢进者忌用；阴虚火旺者慎用。

### 降压作用

淫羊藿可使血压下降，主要是通过扩张周围血管来降低血压的。淫羊藿还对人体心血管及内分泌系统有良好的保健作用，对防止衰老也有一定效果。

### 功效主治

淫羊藿还具有补肾壮阳、祛风除湿、益气强心等功效，多用于治疗男子不育、阳痿不举、早泄遗精、女子不孕、小便淋漓、筋骨挛急、半身不遂、腰膝无力、风湿痹痛等。此外，淫羊藿还有抗病毒的作用，能促进精液分泌，可使精液变浓、精量增加。

### 降压指南

❶ 将15克淫羊藿煎汤取汁，与治净焯烫后的300克海参入锅煲汤食用。可治肾虚阳痿、遗精早泄、腰膝酸软、高血压等症。

❷ 将15克淫羊藿煎汤取汁，与焯烫后的300克猪尾骨、洗净切段的200克胡萝卜一起入锅煲汤食用，可补肾健脾、益气强精，降低血压。

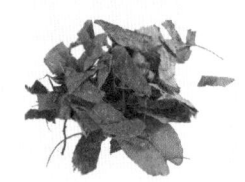

[高血压 吃 什么?]

## 牡丹皮

【性味归经】性凉,味辛、苦;归心、肝、肾经。

### 使用宜忌

血热出血、颊赤口干、骨蒸劳热、盗汗自汗、月经量少、闭经、痈疮、跌打损伤等患者可食。

血虚有寒、孕妇及月经过多者需慎服牡丹皮。

### 降压作用

牡丹皮水煎剂有降血压的作用,此外,还有活血通经的作用,可有效防治高血压病和动脉硬化而有肝郁积热症状者,包括眼底动脉硬化、血管痉挛、眼底出血等症。

### 功效主治

牡丹皮还具有清热凉血、活血消瘀的作用,主治热入血分、惊痫、吐衄、便血、骨蒸劳热、闭经、痈疮、跌打损伤等症,临床主要用于治疗肝郁火旺而致的发热、盗汗或自汗、头痛目涩、颊赤口干、月经不调等病症。此外,牡丹皮还有较强的抗菌作用。

### 降压指南

将80克大米、10克干山楂洗净备用;将20克丹皮洗净,加800毫升水熬汁,滤渣取汁,将大米、山楂放入锅中,加水适量,再倒入丹参汁一起烹煮至米开花,撒上葱花即可。分两次食用。本品活血化瘀、健脾消食、降低血压,适合高血压及冠心病的患者食用。

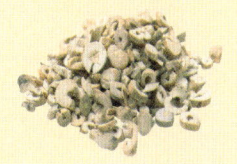

## 田七

【性味归经】性温,味甘、微苦;归肝、胃经。

### 使用宜忌

各种出血者以及高血压、糖尿病、造血功能异常、肿瘤等患者宜常服用田七。孕妇忌服田七,否则易导致流产。气血亏虚所致的痛经、月经失调、腹痛喜按者忌用田七。

### 降压作用

田七能明显扩张血管,降低冠脉阻力,增加冠脉流量,加强和改善冠脉微循环,增加营养性心肌血流量。同时,还能够降低动脉压,略减心率,使心脏工作量减少,从而明显减少心肌的耗氧量,可用于治疗心肌缺血、心绞痛及休克。

### 功效主治

除了有很好的降压作用之外,田七还具有止血、散瘀、消肿、镇痛的功效,主要用于治疗吐血、咯血、衄血、便血、血痢崩漏、产后血晕、恶露不下、跌打瘀血、外伤出血、痈肿疼痛等病症。

### 降压指南

❶ 将3克三七粉用温开水送服,早晚一次,可治疗和控制血压,同时也可防治高血压并发症如冠心病、动脉硬化、中风等。
❷ 将田七、玉竹与乌鸡搭配煲汤饮用,有良好的降压和扩张冠脉的作用,同时还能补虚活血,增强患者体质,有效预防动脉硬化、脑梗死等并发症。

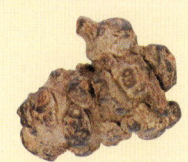

[高血压 吃 什么？]

# 酸枣仁

【性味归经】性平，味甘；归心、脾、肝、胆经。

## 使用宜忌

酸枣仁有安神、滋养强壮作用，一般炒用。临床中，凡表现为虚热、精神恍惚或烦躁疲乏者宜生用，或半生半炒；而胆虚不宁，兼有脾胃虚弱、消化不良、烦渴、虚汗者宜炒用。凡有实邪郁火及患有滑泄症者要慎服。

### 降压作用

酸枣仁可引起血压持续下降，有显著的降压作用，还可显著扩张微血管管径。酸枣仁液可使心率减慢，心收缩力加强，防治心肌炎和心肌缺血，有强心作用。

### 功效主治

除了有很好的降压作用之外，酸枣仁还具有养肝利胆、宁心安神、敛阴止汗的功效，可用来治疗虚烦不眠、惊悸怔忡、烦渴、虚汗等症。此外，酸枣仁还具有镇静、抑制躁狂的作用，以及镇痛、抗惊厥、降温的作用，对烧伤也有一定的辅助治疗作用。

### 降压指南

❶ 将200克猪肝、150克菠菜、10克酸枣仁加水煮熟食用，有健脑镇静、滋补心肝、降低血压的功效，适合失眠多梦的高血压患者食用。

❷ 将500克甲鱼、10克酸枣仁、100克香菇加水煮熟食用，具有滋阴补虚、养心安神、降低血压的功效。

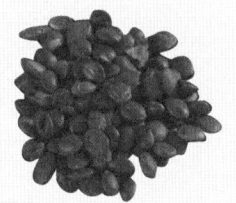

# 鹿茸

【性味归经】性温，味甘、咸；归肾、肝经。

## 使用宜忌

肾阳虚型病患者宜常服用鹿茸，能明显改善症状。阴虚阳亢、血分有热、胃火炽盛、肺有痰热及外感热病者均应忌服鹿茸。

### 降压作用

鹿茸可刺激细胞核的RNA聚合酶的活性，这种机制可使血压降低。鹿茸可使心脏收缩振幅减小，心律减慢，外周血管扩张，可防治因高血压引起的冠心病、动脉粥样硬化、脑卒中等病症。

### 功效主治

鹿茸还有补肾壮阳、益精生血、强筋壮骨的功效，主治肾阳不足、精血亏虚所致的畏寒肢冷、阳痿早泄、宫冷不孕、尿频遗尿、腰膝酸软、筋骨无力。此外，鹿茸对青春期的性机能障碍及壮老年期的前列腺萎缩等症有较好的疗效。

### 降压指南

❶ 将300克牛肉、2克鹿茸粉、5颗红枣一起煲至牛肉熟透食用，有补肾壮阳、强身健体、补血降压的功效，适合阳痿、遗精、精冷不育以及高血压等患者食用。

❷ 将200克乳鸽与15克黄芪、10克杞子、2克鹿茸粉一同隔水炖熟食用，有补心健脾、补肾固精、降低血压的功效。

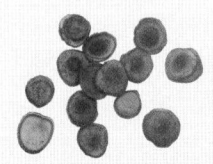

[高血压吃什么？]

# 黄芩

【性味归经】寒,苦;归肺、胆、脾、大肠、小肠经。

## 使用宜忌

燥热烦渴、肺热咳嗽、湿热泻痢、黄疸、目赤肿痛、血热胎动不安、痈肿疔疮、燥热便秘者宜常用。脾寒泄泻、中寒腹痛、血虚腹痛、脾虚泄泻、肾虚溏泻、脾虚水肿、血枯经闭、肺受寒邪喘咳等患者均要慎用。

### 降压作用

黄芩酊剂、浸剂、煎剂、醇或水提取物均有降压作用,可直接扩张外周血管,抑制血管运动中枢。

### 功效主治

黄芩还具有泻实火、除湿热、止血、安胎的功效,可治燥热烦渴、肺热咳嗽、湿热泻痢、黄疸、热淋、吐衄、崩漏、目赤肿痛、胎动不安、痈肿疔疮、燥热便秘等症。此外,黄芩有较广的抗菌谱,对痢疾杆菌、白喉杆菌、绿脓杆菌、葡萄球菌、链球菌、肺炎双球菌以及脑膜炎球菌等均有抑制作用。

### 降压指南

❶ 10克黄芩加水蒸5分钟,冷却饮用,一日一剂,分两次服用,可清热燥湿、泻火解毒、降低血糖,改善高血压患者伴口干咽燥、头痛、目赤肿痛、便秘等热证。

❷ 将8克黄芩、100克鱼肉、150克冬瓜一起加水煮熟食用,可泻火排毒、生津利尿、降压降脂,适合肝胃火盛型高血压患者。

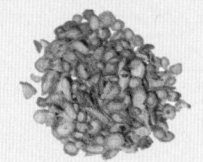

# 山豆根

【性味归经】性寒,味苦,有毒;归肺、胃经。

## 使用宜忌

山豆根最好在医生的指导下服用,且不宜大剂量使用,过量会导致中毒。另外,山豆根煎煮的时间不宜太长,煎煮时间延长,则毒性会显著增加。脾胃虚寒之人不宜服用。

### 降压作用

山豆根所含的山豆根总碱有降压作用,该作用与其扩血管作用有关;其所含的氧化苦参碱及槐果碱有快速降压效果,其降压作用与神经节阻断有关。

### 功效主治

除了有很好的降压作用之外,山豆根还具有清火解毒、消肿止痛的功效,可用于咽喉牙龈肿痛、肺热咳嗽、烦渴、黄疸、热结便秘等症,还可广泛用于癌症的治疗,如食道癌、宫颈癌、膀胱癌、鼻咽癌等。

### 降压指南

将20克山豆根煎汤,去渣,再将20克葛根粉先用少量凉开水搅拌均匀,与10克枸杞和山豆根汁一起倒入锅中,小火煮至沸腾成糊状即可关火,分两次服用,一日一剂,可清热生津、滋阴止渴、降低血压。适合高血压及糖尿病等患者食用。

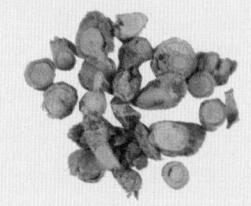

[高血压 吃 什么？]

# 地骨皮

【性味归经】性寒，味甘；归肺、肝、肾经。

## 使用宜忌

若用于治疗一般的虚热和劳热，宜配鳖甲、知母等。用于肺热喘咳，间有午后发热、舌红苔黄、肺热咳嗽，宜配桑白皮、甘草等，尤其适用于儿童。外感风寒所引起的发热不宜用地骨皮，脾胃虚寒、便溏者忌服地骨皮。

### 降压作用

地骨皮的浸剂、酊剂及煎剂通过静脉注射，可直接扩张血管，有中等程度的降压作用并伴有心率减慢和呼吸加快，浸剂的作用优于煎剂，反复给药可产生程度不等的快速耐受现象。

### 功效主治

除了有很好的降压作用之外，地骨皮还具有清热凉血、泻肺清热的功效，常用于治疗虚劳、潮热、盗汗、肺热咳喘、吐血、衄血、血淋、消渴、痈肿、恶疮等病症。此外，地骨皮有降血糖、降血脂和抑制病原微生物的作用。

### 降压指南

将10克地骨皮、5克山楂、5克神曲加水煎汁，加热浓缩成稠液与爆炒后的500克猪肝、葱丝、豆豉、盐、糖、黄酒，收汁即可，一次食用五分之一，可凉血除虚热、养肝健脾、消食、降压，适合骨蒸劳热、阴虚盗汗、食多腹胀、心烦失眠的高血压患者食用。

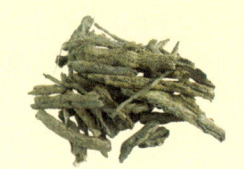

# 马兜铃

【性味归经】性微寒，味苦；归肺、大肠经。

## 使用宜忌

马兜铃适用于较早期的高血压患者，其含有的马兜铃酸有较强肾毒性，所以不可长期或大量连续服用，应在医师指导下安全使用。长期服用马兜铃易致泌尿道上皮细胞癌、膀胱癌。因此，尽量不要使用含马兜铃的内服药。

### 降压作用

马兜铃具有温和而持久的降压作用，适用于较早期的高血压病。马兜铃浸膏、马兜铃醇浸煎剂、马兜铃煎剂都可用于高血压病的治疗，都有不同程度的降低血压的作用。

### 功效主治

除了有很好的降压作用之外，马兜铃还具有清肺降气、止咳平喘、清肠消痔的功效。常用于肺热喘咳、痰中带血、肠热痔血、痔疮肿痛等症。此外，马兜铃有抑制肿瘤、扩张支气管及抗菌的作用，对支气管痉挛、皮肤真菌均有不同程度的抑制作用。

### 降压指南

❶ 将8克丹参与10克马兜铃一起加水煎汁饮用，可活血化瘀、凉血止血，可增加冠脉流量，有效防治因肝经火盛引起的血热型出血症，如高血压性脑出血、蛛网膜下腔出血等。

❷ 10克马兜铃与8克决明子一起加水煎汁饮用，可清热泻火、润肠通便，有效防治因内火旺盛引起便秘的高血压。

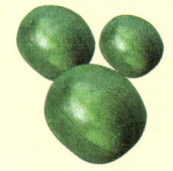

[高血压 吃 什么？]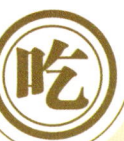

# 防己

【性味归经】性寒，味苦；归膀胱、肺经。

## 使用宜忌

风寒湿痹、四肢挛急、湿疹疮毒、足胫肿痛、麻木及高血压患者宜常服用防己。但本品大苦、大寒易伤胃气，胃纳不佳及阴虚体弱者应慎服。

### 降压作用

防己对心肌有保护作用，能扩张冠状血管，增加冠脉流量，有显著降压作用，还能对抗心律失常；防己所含木兰花碱能显著降低血压，舒张压下降尤为明显。

### 功效主治

除了有很好的降压作用之外，防己还具有利水消肿、祛风止痛的作用。常用于水肿脚气、小便不利、湿疹疮毒、风湿痹痛等病症。此外，防己还有抗菌、抗阿米巴原虫、抗肿瘤、抗炎、抗过敏的作用。

### 降压指南

❶ 将10克防己与100克绿豆一起煲煮至绿豆开花熟烂，分两次食用，可清热祛湿、利尿通淋，还可降低血压、血脂。

❷ 将15克防己与10克黄芪加800毫升水煎煮至400毫升，分两次饮用，可降低血压、益气健脾、利水消肿，适合高血压、脾虚水肿、高血脂和肥胖症的患者。

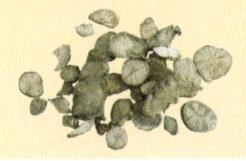

# 川芎

【性味归经】性温，味辛；归肝、胆、心包经。

## 使用宜忌

川芎用量宜小，分量过大易引起呕吐、眩晕等不适症状。阴虚火旺、月经过多、出血性疾病、心肺胃火盛但肾气虚弱的人均不宜服用。

### 降压作用

川芎含有易挥发的油状生物碱、酚酸类化合物、川芎内脂，能扩张冠状动脉，降低心肌耗氧量，降低外周血管阻力，从而降低血压，预防血栓形成，可用于治疗脑血管疾病。

### 功效主治

川芎除了有降压作用外，还具有行气开郁、祛风燥湿、活血止痛的功效，为活血行气的止痛良药，可用来治疗风冷头痛眩晕、寒痹痉挛、难产、产后瘀阻腹痛、痈疽疮疡、月经不调、闭经、痛经、腹痛、胸胁刺痛等病症。

### 降压指南

❶ 将10克丹参、5克川芎加水煎煮15分钟当茶饮用，一日一杯，可降血压、血糖、血脂，预防心脑血管疾病。

❷ 8克田七、10克川芎放入装有800毫升水的锅中煎煮10分钟，再放15克枸杞加盖焖5分钟，滤渣取汁饮用，一日一杯，常喝可降压，有效预防冠心病、动脉硬化、脑出血等症。

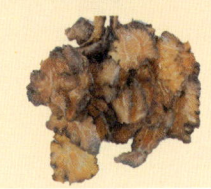

[高血压 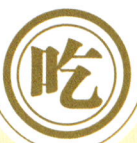 吃 什么？]

# 芹菜籽

【性味归经】性凉，味甘、辛；归肺、胃经。

## 使用宜忌

由于纯正的芹菜籽粉味微苦，因此可以和牛奶、豆浆等一起冲服，也可以拌粥，放糖或加蜂蜜食用，口感更佳。高血压患者可取适量芹菜籽粉于杯中，热水冲泡，即可饮用，每日数杯，经常服用，可有效降低血压。

### 降压作用

芹菜籽对于治疗高血压有特殊功效，适用于高血压、高血脂患者，长期服用能使血压平稳。芹菜籽中所含降压、降脂成分是芹菜的50倍，短期服用即可起到降血压、降血脂的作用。

### 功效主治

除了有很好的降压作用之外，芹菜籽还有散气、消肿、利尿、清火、镇静、解暑等功效，主要用于治疗关节炎、类风湿关节炎、痛风、气滞性子宫炎、腹水等疾病。芹菜籽对风温症、高尿酸症等都有改善作用。

### 降压指南

❶ 将10克芹菜籽、10克枸杞、2克绿茶加水用小火煮沸，分两次服用，一日一剂，可清热泻火、利水消肿、平肝降压，适合高血压合并高血脂的患者食用。

❷ 将10克牛蒡、10克芹菜籽加水煮沸，分两次服用，一日一剂，常饮可清热疏风、利尿消肿，还可降低血压。

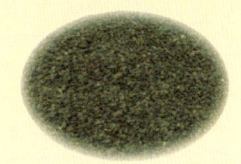

# 青葙子

【性味归经】性微寒，味苦；归肝经。

## 使用宜忌

肝火旺盛、目赤肿痛、结膜炎、皮肤瘙痒、疮癣等患者可经常服用青葙子。但由于该品清热力强，且有扩散瞳孔的作用，因此肝肾虚及青光眼患者忌用。

### 降压作用

青葙子可有效降低血压，尤其适合肝火旺盛、肝阳上亢型高血压患者，还可改善目赤肿痛、头痛头晕等症状。

### 功效主治

除了有很好的降压作用之外，青葙子还具有清肝火、祛风热、明目退翳的功效。主治肝热目赤肿痛、眼生翳膜、视物昏花、阳亢眩晕、皮肤风热痛痒、疥癞、疮癣等症状。

### 降压指南

❶ 取青葙子30克，水煎2次，滤液混合，每日分3次服用，适合肝火旺盛型高血压患者长期服用，降压效果明显。

❷ 取青葙子、桑叶、天麻各10克，水煎2次，滤液混合，每日分2次服用，可清肝明目、平肝潜阳，适于肝阳上亢型高血压患者，可有效改善头痛眩晕、面红目赤等症。

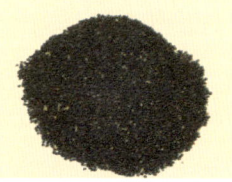

[高血压 吃 什么？]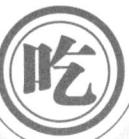

# 菊花

【性味归经】性微寒，味甘、苦；归肺、肝经。

## 使用宜忌

可将菊花、槐花一起用开水冲泡，代茶饮用，对高血压有辅助治疗作用。另外，疏散风热宜用黄菊花，平肝、清肝、降压、明目宜用白菊花。气虚胃寒、食少泄泻的患者忌用菊花。

### 降压作用

菊花能增加血流量和营养性血流量，还有加强心肌收缩和增加耗氧量的作用，对高血压以及高血压引起的心肌梗死、冠脉粥样硬化或供血不足等并发症有较好的防治作用。

### 功效主治

除了有降压作用外，菊花还具有疏风、清热、明目、解毒的功效。常用于治疗风热感冒、头痛、眩晕、目赤、心胸烦热、疔疮、肿毒等病症。此外，菊花还具有提高胆固醇代谢，预防高血脂疾病以及解热、消炎、利尿、抗菌、抗病毒、抗肿瘤等作用。

### 降压指南

❶ 将菊花配伍刺蒺藜、钩藤煎水饮用，可平肝潜阳、降压降糖，可用于治疗高血压引起的肝阳上亢之头痛眩晕等症。

❷ 将菊花8朵、决明子10克、绿茶3克加水共煎两次，兑匀，分两次服，一日一剂，可清热利尿、降压降糖、减肥消肿，适合高血压、糖尿病、高血脂、肥胖症等患者食用。

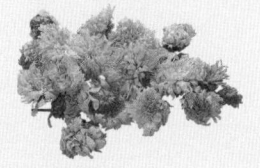

# 山药

【性味归经】性平，味甘；归肺、脾、肾经。

## 使用宜忌

山药生用的滋阴作用较好，尤其适合脾虚、肺阴不足、肾阴不足者；而炒山药性偏微温，适合健脾止泻，肾虚者可常食。服用山药时，不可与碱性药物（如胃乳片）同用，烹煮的时间也不宜过久。患有感冒、发烧者不宜食用山药。

### 降压作用

山药所含的黏液质、淀粉酶等营养成分有益气补脾、降压补肾的作用，适合气虚型的高血压患者食用。患高血压病日久会耗伤人体正气，所以山药尤其适合中后期高血压患者食用。

### 功效主治

除了有很好的降压作用外，山药还具有补脾养胃、生津益肺、补肾涩精、止泻化痰的功效，可用于脾虚食少、久泻不止、肺虚喘咳、肾虚遗精、带下、尿频、虚热消渴等症。此外，山药还有降血糖、耐缺氧、增强人体的免疫力、延缓衰老等作用。

### 降压指南

❶ 山药可与太子参、天麻、鸭肉煲汤同食，可益气健脾、平肝降压，适合肝阳上亢引起的头晕目眩、头痛的高血压患者食用，可改善因血压过高引起的失眠、烦躁易怒等症。

❷ 将新鲜山药捣碎，加水适量，与芝麻粉捣成糊，蒸熟即可食用，可滋阴益气、润肠通便、降低血压，非常适合高血压患者食用。

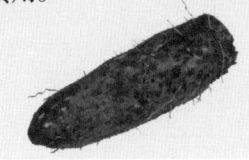

[高血压 吃 什么？]

# 推荐降压中药花草茶饮

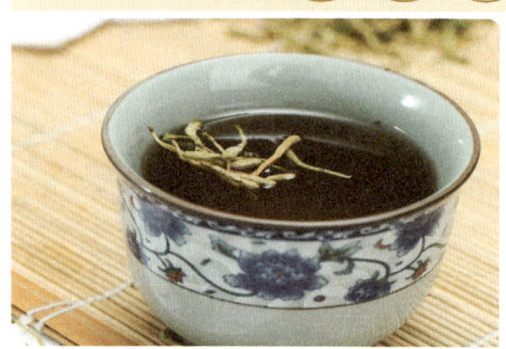
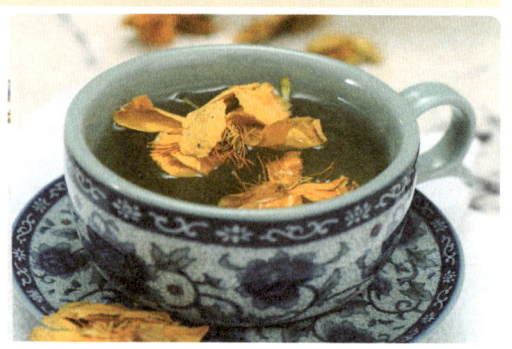

## 降压案例 1　金银花绿茶

**原料**｜金银花5克，绿茶3克

**做法**｜① 将金银花、绿茶均洗净。
② 放进茶壶中，倒入300毫升开水。
③ 浸泡5~10分钟后即可饮用。

**药茶功效**｜本品具有清热解毒、增强免疫力、降压降糖的功效，可用于热毒疔疮、痤疮、高血压、糖尿病，还可预防流感等病。

**小贴士**｜高档绿茶通常指的是名优绿茶，原料细嫩或肥嫩，含芽率高，外观色泽嫩绿或翠绿。金银花绿茶饮品的香气以嫩香为主，兼有花香或清香，汤色嫩绿清澈，滋味鲜爽，回味有余甘。

### 本草药典→绿茶

绿茶又名苦茗，性凉，味甘、苦，归心、肺、胃经。常饮绿茶可消脂降压、清热解毒、利尿排毒、坚固牙齿、提神醒脑、强心抗癌、减肥健美，可增强肾脏和肝脏的功能，防止恶性贫血和胆固醇增高，对肝炎、肾炎、白血病、高血压等具有辅助疗效。

## 降压案例 2　金莲花清热茶

**原料**｜金莲花5克

**调料**｜冰糖适量

**做法**｜① 将金莲花洗净备用。
② 将金莲花放入装有适量开水的杯中，冲泡5分钟。
③ 加入适量冰糖调味即可。

**药茶功效**｜本品具有清热解毒、清肝降压的功效，可用于肝火旺盛或肝阳上亢所引起的高血压症以及结膜炎、扁桃体炎等症。

**小贴士**｜不宜选购有霉点的金莲花饮用。金莲花有一定的毒性，药用之前请先咨询医生。

### 本草药典→金莲花

金莲花又名旱荷、旱莲花、寒荷、陆地莲、旱地莲、金梅草、金疙瘩等，其性凉，味苦，归肺、肝经，具有清热解毒的作用。可用于急、慢性扁桃体炎，急性中耳炎，急性鼓膜炎，急性结膜炎，急性淋巴管炎等症。

[高血压 吃 什么？]

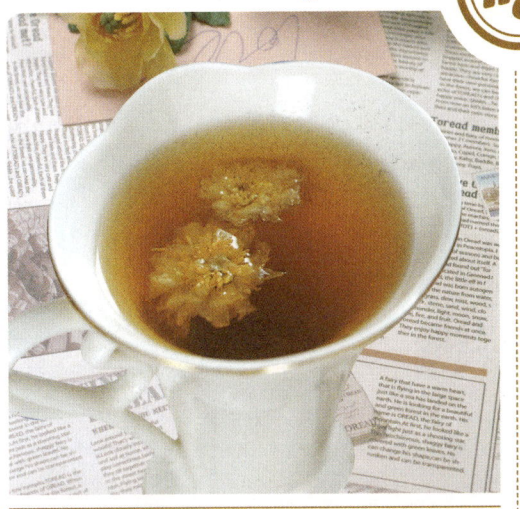
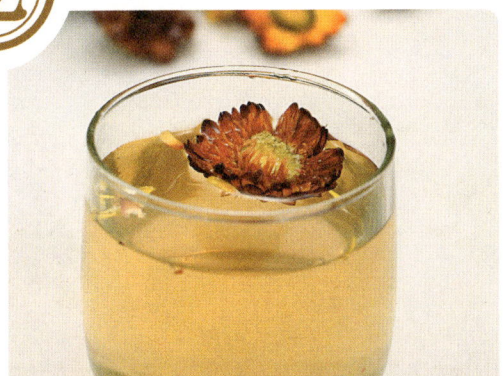

### 降压案例 3　菊花山楂茶

|原料| 菊花10克，生山楂20克

|调料| 冰糖适量

|做法| ①将菊花、生山楂洗净。

②将菊花、生山楂放入砂锅内，水煎10分钟。

③滤出茶水，调入冰糖即可。

|药茶功效| 本品具有清肝明目、开胃消食、降压降脂的功效，对高血压、高血脂、食少腹胀、目赤肿痛等症有食疗作用。

|小贴士| 泡茶时，山楂不要过量，否则会冲淡茶的花香。此外，冰糖在临床上还可用来补充体液、供给能量、补充血糖、强心利尿等，常用于各种急性中毒，以促进毒物排泄，还可用于低血糖、营养不良、心力衰竭、脑水肿、肺水肿等病症的辅助治疗。

#### 本草药典→冰糖

冰糖性平，味甘，归肺、脾经；具有润肺止咳、清痰去火、养阴生津的作用，可用来辅助治疗肺燥咳嗽、干咳无痰或咳痰带血、口疮、风火牙痛。老人含化冰糖还可以缓解口干舌燥。冰糖也经常作为泡制药酒、炖煮补品的辅料。

### 降压案例 4　菊花蜜茶

|原料| 七彩菊3克

|调料| 蜂蜜适量

|做法| ①将干燥的七彩菊洗干净。

②放入开水中浸泡约5分钟。

③加入蜂蜜即可饮用。

|药茶功效| 本品具有清肝明目、清热润肺、排毒瘦身、降压降脂等功效。可用于治疗肝火旺盛所致的高血压、目赤肿痛、肺热咳嗽、便秘等症。

|小贴士| 此药茶加蜂蜜时茶的温度不能过高，否则会破坏蜂蜜本身的营养成分。

#### 本草药典→七彩菊

七彩菊又名洋菊花、变色菊，产于西藏高山之中，其性凉，味苦，归肝、肺经；具有散风清热、平肝明目、理气解郁、和血散瘀的功效；可治肝胃气痛、咯血吐血、月经不调、痈疾、乳痈、肿毒等症；还具有护肤养颜、清心润肺、调经活血等功效。

[高血压 吃 什么？]

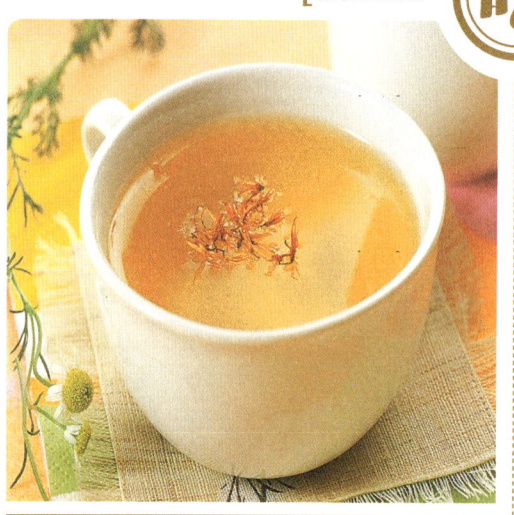

## 降压案例5 洋甘菊红花茶

|原料| 新鲜洋甘菊10朵，干燥红花1小撮，干燥菩提1小匙，干燥紫罗兰1小匙

|做法| ①洋甘菊用热水冲一遍；干燥红花、菩提及紫罗兰用热水浸泡30秒再冲净。

②将洋甘菊、红花、菩提、紫罗兰放入壶中，注入500~600毫升热开水。

③浸泡约3分钟后即可饮用。

|药茶功效| 本品可行气活血、疏肝泻火、增强免疫、降压美容，可用于辅助治疗高血压、冠心病、目赤肿痛、烦躁易怒等症。

|小贴士| 紫罗兰花神秘而优雅，颜色鲜艳，花瓣薄，多褶且透光，所以即使用冷开水冲泡，精华一样可以释放出。

### 本草药典→紫罗兰

紫罗兰又名草桂花、四桃克、草紫罗兰等，具有清热解毒、美白祛斑、滋润皮肤、增强皮肤光泽、防紫外线照射的作用；紫罗兰对支气管炎也有调理之效，它还可以润喉以及解决因蛀牙引起的口腔异味。

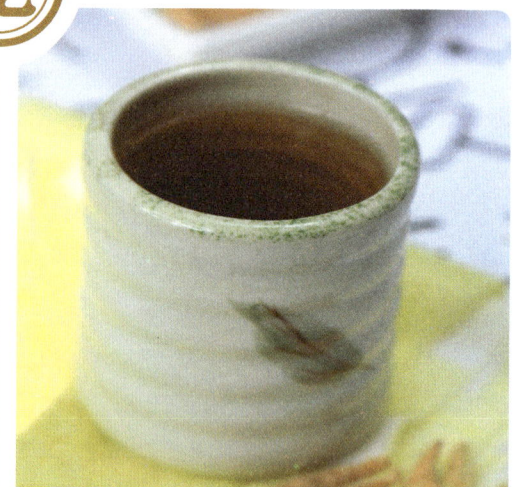

## 降压案例6 薄荷甘草茶

|原料| 鲜薄荷叶10片，太子参5克，甘草、绿茶各3克

|调料| 白糖适量

|做法| ①将薄荷叶、太子参、甘草、绿茶均洗净，放入杯中。

②用沸水冲泡，加盖焖10分钟，然后滤去其渣。

③加适量白糖，调匀饮服。

|药茶功效| 本品具有清热解毒、利咽消肿、降低血脂和血压的功效，对咽喉肿痛、高血脂、高血压等病症辅助治疗的功效。

|小贴士| 选购甘草时以外皮细紧、色红棕、质坚实、断面黄白色、粉性足、味甜者为佳。

### 本草药典→甘草

甘草又名美草、蜜甘、灵通、粉草、甜草，其性平，味甘。甘草是善于调和诸药的补气良药，具有补脾益气、清热解毒、祛痰止咳、缓急止痛等功效，常用于治疗脾胃虚弱、倦怠乏力、心悸气短、咳嗽痰多、四肢挛急疼痛、痈肿疮毒等症。

[高血压 吃 什么？]

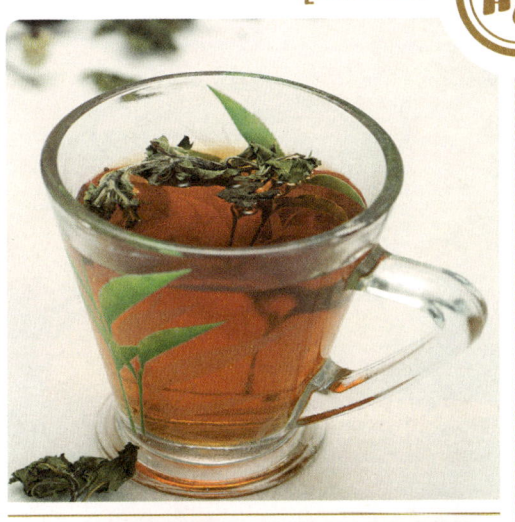

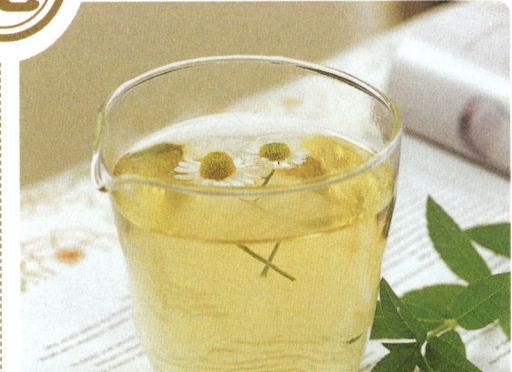

## 降压案例 7  薄荷茶

**原料** 薄荷3克，茶叶10克

**调料** 冰糖适量

**做法** ①将薄荷、茶叶均洗净后放入杯内。
②以热开水冲泡，加盖焖数分钟。
③再将冰糖放入调匀即可。

**药茶功效** 本品具有解毒利咽、疏风散热、降压降脂的功效，可用于治疗风热感冒引起的发热、咽喉肿痛等症以及高血压、高血脂等病症。

**小贴士** 选购薄荷时以身干、无根、叶多、色绿、气味浓者为佳，置于阴凉干燥处，密闭保存，温度在28℃以下。薄荷在西方国家被广泛应用于精油制作中，是常用的提神醒脑香草。

### 本草药典→薄荷

薄荷又名人丹草、龙脑薄荷、蕃荷菜、南薄荷；其性凉，味辛，是用于治疗风热感冒的清凉药，具有疏风散热、辟秽解毒的功效，常用于治疗外感风热头痛、目赤、咽喉肿痛、食滞气胀、口疮、牙痛、疮疥红疹。

## 降压案例 8  薄荷甘菊茶

**原料** 新鲜薄荷叶8片，新鲜洋甘菊5朵，新鲜柠檬马鞭草2枝

**做法** ①将新鲜薄荷叶、洋甘菊、柠檬马鞭草均洗净，用热开水冲一遍，再放入壶中，冲入500毫升热开水。
②浸泡约3分钟后即可饮用。

**药茶功效** 本品具有清肝解毒、清热利咽、活血散瘀、利水消肿等功效，对肝火旺盛或肝阳上亢型并伴有血瘀的高血压、动脉粥样硬化、冠心病等症有辅助治疗作用。

**小贴士** 饭后和睡前可常喝柠檬马鞭草茶，因为它具有促进消化、减轻反胃及肠胃胀气、镇静松弛神经的作用；但孕妇不宜服用，否则易导致胎儿流产。

### 本草药典→柠檬马鞭草

柠檬马鞭草又名野荆芥、龙芽草、凤颈草、蜻蜓草、退血草、燕尾草等，其性凉，味苦，归肝、脾经，具有清热解毒、活血散瘀、利水消肿的作用，常用于症瘕积聚、闭经、痛经、疟疾、喉痹、痈肿、水肿、热淋等症。

[高血压 吃 什么？]

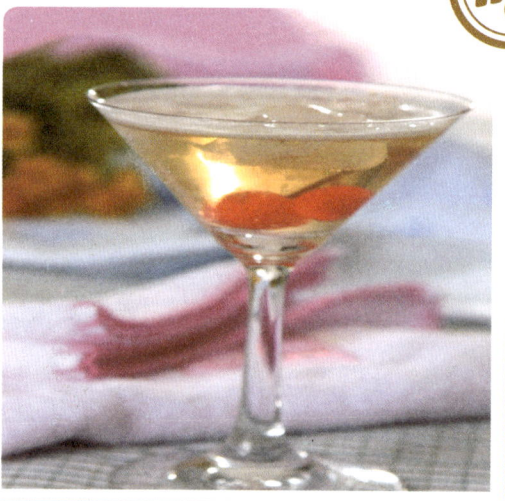

### 降压案例 9　薄荷绿茶

**|原料|** 绿茶250毫升，薄荷汁15毫升

**|调料|** 冰糖、冰块各适量

**|做法|** ①将适量冰块放入雪克杯内，大约2/3满为宜。

②将冲泡好的绿茶放凉，然后也一起倒入雪克杯内。

③最后往杯内加入冰糖、薄荷汁，摇匀后即可饮用。

**|药茶功效|** 本品具有疏风散热、清凉利咽、降压降脂等功效，可用于咽喉肿痛、高血压、肠热便结等症。

**|小贴士|** 脑血管性痴呆和多发性脑梗死性痴呆，多与长期高血压得不到控制、动脉硬化等因素密切相关，主要危险因素有高血压、糖尿病、吸烟、酗酒以及血脂等代谢异常。早晨6~9点是心肌梗死、脑梗死最容易发生的危险时刻，到中午12点以后危险性逐步减少，所以要经常自测早晨起床后的血压，以防发生心肌梗死、脑卒中或高血压脑病等。

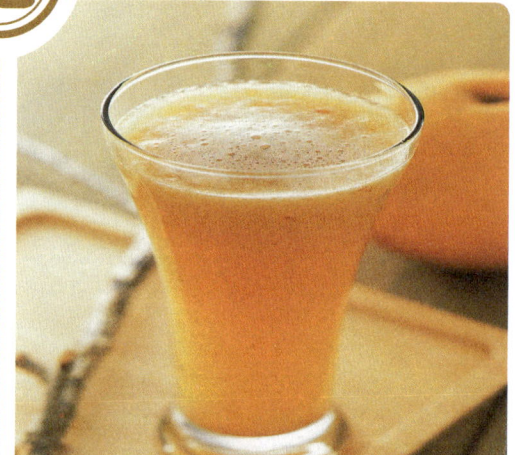

### 降压案例 10　莲花蜜茶

**|原料|** 莲花3朵

**|调料|** 蜂蜜适量

**|做法|** ①将莲花先用开水冲洗一遍，再放入杯中。

②冲入500毫升热开水浸泡10分钟。

③饮用时加入蜂蜜拌匀即可。

**|药茶功效|** 本品具有清热解暑、提神健脑、清心去火、降压瘦身的功效，可用于暑热烦渴、高血压、肥胖症等。

**|小贴士|** 莲的全身皆是宝，藕和莲子能食用，莲子、根茎、藕节、莲叶、莲花及种子的胚芽等都可入药。

#### 本草药典→莲花

莲花又名水芙蓉、玉环、六月春、六月花神、藕花、灵草、青莲等，其性平，味苦、甘，归心、肝经，具有清心解暑、散瘀止血、消风祛湿的功效，主治暑热烦渴、小儿惊痫、妇人血逆昏迷、跌伤呕血、月经不调、崩漏、湿疮疥癣等症。

[高血压 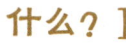 吃 什么？]

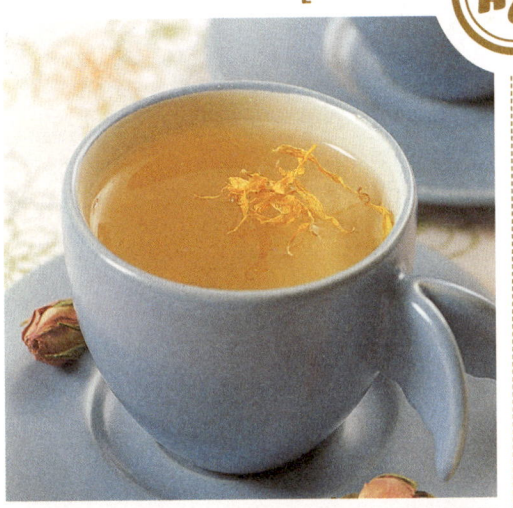
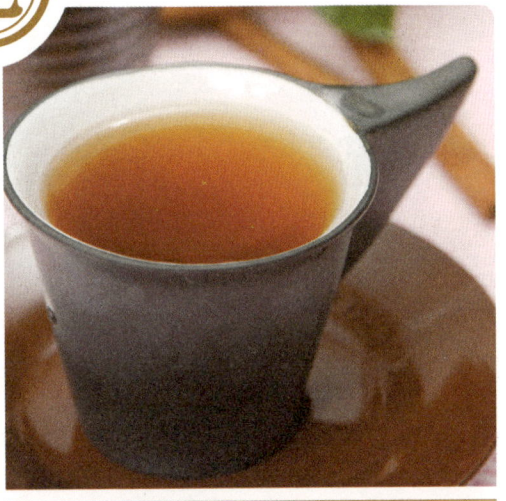

### 降压案例 11 莲花心金盏茶

|原料| 新鲜薄荷2枝，莲花心1朵，金盏花、紫罗兰各1小匙，粉红玫瑰花3朵

|做法| ① 将新鲜薄荷洗净，用热开水冲一遍；将莲花心、金盏花、紫罗兰、粉红玫瑰花先用热开水浸泡30秒再沥干。
② 将所有材料放入壶中，冲入500毫升热开水。
③ 浸泡约3分钟后即可饮用。

|药茶功效| 本品具有清热泻火、解毒利咽、疏肝解郁、降压降脂、美容养颜的功效，可用于咽喉肿痛、心烦易怒、高血压、高血脂等症。

|小贴士| 金盏花茶是以一大匙干燥金盏花瓣冲泡而成的，感冒时饮用金盏花茶，有助于退烧，而且清凉降火气。

#### 本草药典→金盏花

金盏花性凉，味甘，归胃经，具有消炎抗菌、清热降火、敛疮生肌的作用，可用于治疗痤疮、粉刺、痘印。金盏花还具有镇痉挛、促进消化的功效，对消化系统溃疡的患者极为适合。

### 降压案例 12 莲子茶

|原料| 莲子10克，茶叶2克
|调料| 白糖适量
|做法| ① 将莲子洗净，加水煮烂关火。
② 然后倒入杯中加入茶叶加盖焖几分钟。
③ 加白糖搅拌均匀后即可饮用。

|药茶功效| 本品可清心降火、降低血压、养心安神、涩精止遗，可防治心火旺所致的口舌生疮、高血压、心烦失眠、遗精滑泄等症。

|小贴士| 选购莲子应以黄白色、肥厚、颗粒大且饱满者为佳，干品置干燥处保存，防潮、防蛀。莲子中所含的棉籽糖，是老少皆宜的滋补品，对于久病、产后或老年体虚者，更是常用营养佳品。

#### 本草药典→莲子

莲子性平，味甘、涩，归脾、肾、心经。其所含非结晶形生物碱N-9有降压作用，具有固精止带、补脾止泻、益肾养心的功效，常可用于治疗遗精、滑精、带下清稀、腰膝酸软、食欲不振、脾虚泄泻、虚烦、心悸、失眠等症。

[高血压 吃 什么？]

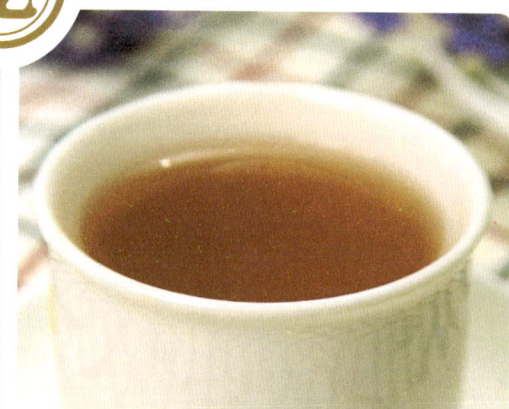

## 降压案例 13 芦荟红茶

**原料** 芦荟1段，红茶5克，菊花少许

**调料** 蜂蜜适量

**做法** ①芦荟去皮取内层白肉；菊花洗净。
②将芦荟和菊花放入水中用小火慢煮。
③水沸后加入红茶和蜂蜜即可。

**药茶功效** 本品可清热解毒、润肤杀虫、降糖降压，可用于防治高血压、糖尿病、目赤疼痛、皮肤干燥粗糙、癣疮等症。

**小贴士** 高档红茶的茶芽含量高，条形细紧或肥壮紧实，色泽乌黑有油光，茶条上金色毫毛较多；香气甜香浓郁，滋味甜醇鲜爽，汤色红艳，碗壁与茶汤接触处有一圈金黄色的光圈，俗称"金圈"。

### 本草药典→红茶

红茶性凉，味甘，归心、肺、胃经，具有提神益智、消除疲劳、消除水肿、抗菌止泻、增强免疫力等功效。红茶有助于胃肠消化，可有效防治心肌梗死，降血糖及血压，预防蛀牙与食物中毒等。

## 降压案例 14 芦荟清心美颜茶

**原料** 芦荟100克，荷叶5克

**调料** 蜂蜜少许

**做法** ①芦荟去皮取内层白肉；荷叶洗净。
②在锅内放入荷叶和芦荟肉，加100毫升水煮沸后倒入杯中。
③加蜂蜜调味即可。

**药茶功效** 本品具有清热解毒、利水祛湿、降压降脂、清心安神的功效，对痔疮、癣疥、目赤肿痛、高血压、高血糖、冠心病等症有辅助治疗作用。

**小贴士** 首次食用芦荟时应当先做皮试，如果没有异常现象，方能食用。因为有些人的体质对芦荟有过敏现象，如出现红肿、刺痛、腹痛等，严重者腹部还会有灼热感。

### 本草药典→芦荟

芦荟又名卢会、讷会、奴会，其性寒，味苦，是一种兼有美容效果的润肠药品，具有清热、通便、杀虫的功效，常用于治疗热结便秘、闭经、小儿惊痫、痔热虫积、癣疮、萎缩性鼻炎、瘰疬等病症。但月经来潮、妊娠、腹痛、痔疮、便血和脾胃虚弱者忌用芦荟。

[高血压 吃 什么?]

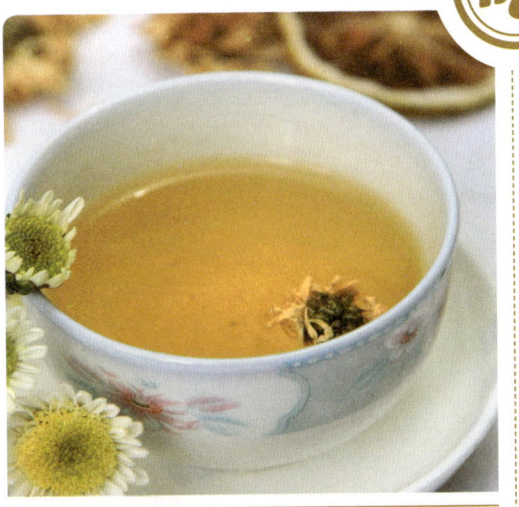

### 降压案例 15 绿豆菊花茶

**原料** 绿豆沙30克，菊花、柠檬汁各10克

**调料** 蜂蜜少许

**做法** ①将菊花用清水洗净，放入净锅中，加水煮沸。
②将柠檬汁和绿豆沙一起注入煮好的菊花水中搅拌。
③放入少量蜂蜜拌匀即可饮用。

**药茶功效** 本品中菊花具有清热散风、平肝明目的功效，绿豆沙具有清热解暑、利尿除湿的功效，柠檬汁具有增强免疫、延缓衰老、防治心脑血管疾病的功效，所以本品有清热泻火、排毒瘦身、降压利尿、美白养颜等功效，可用于痤疮、目赤肿痛、小便涩痛黄赤等症。

**小贴士** 膳食中钙不足也可导致血压升高，因此应及早注意饮食中钙的供应和吸收，补充充足的钙质，这对高血压病有良好的防治作用。含钙量较高的食物有骨头汤、鱼类等，烹调这类食物时可放少量醋，以利于钙质的析出，能更好地被人体吸收。

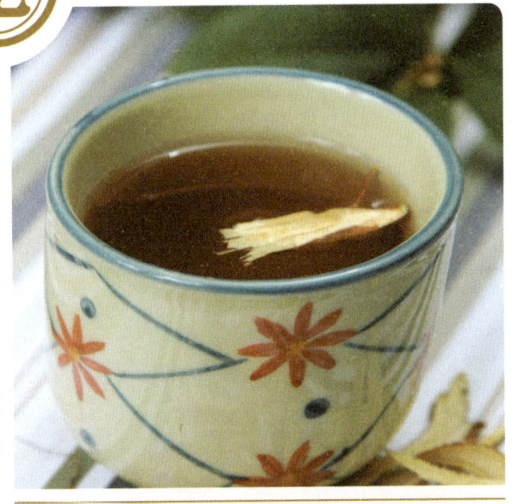

### 降压案例 16 草本瘦身茶

**原料** 玫瑰花、决明子、山楂、陈皮、甘草、薄荷叶各适量

**调料** 白糖适量

**做法** ①玫瑰花、决明子、山楂、陈皮、甘草、薄荷叶洗净，加水煮10余分钟，滤渣。
②加适量白糖即可。

**药茶功效** 本品具有清肝明目、行气解郁、消食化积、降压降脂的功效，对食后腹胀、烦躁易怒、目赤肿痛、咽喉肿痛、便秘、高血压、肥胖等症有食疗作用。

**小贴士** 气虚、阴虚燥咳者及吐血症患者需慎服此茶。陈皮也常被单用来泡茶，但不宜长时间饮用，以免损伤元气。

**本草药典→陈皮**

陈皮又名为川橘，其性温，味苦辛，归脾、胃、肺经，具有理气健脾、调中、燥湿、化痰的功效，主要用于治疗脾胃气滞之脘腹胀满或疼痛、消化不良及湿浊阻中之胸闷腹胀、纳呆便溏、痰湿壅肺之咳嗽气喘等病症。

[高血压 吃 什么？]

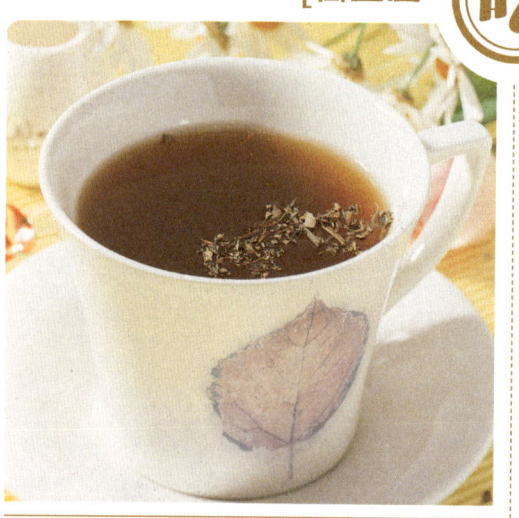

### 降压案例 17  番石榴蕊叶茶

**|原料|** 番石榴的嫩叶10克

**|做法|** ①将番石榴的嫩叶晒干，取约3克。②洗净后，放入保温杯中用600毫升沸水冲泡。③泡约20分钟后，滤渣即可饮用。

**|药茶功效|** 本品具有涩肠止泻、降糖降压、瘦身减肥的功效，可用于治疗急慢性肠炎、痢疾、高血压、糖尿病、肥胖症等。

**|小贴士|** 儿童及有便秘习惯或有内热的人不宜饮用此茶。肝火旺盛的人应慎防便秘，因为番石榴具有收敛止泻的作用。

#### 本草药典→番石榴

番石榴又名为鸡屎果、芭乐、番桃、拔子等，其性平，味甘、涩，归大肠经，具有收敛止泻、消炎止血、降糖降压的作用，可用于急性及慢性肠炎、痢疾、小儿消化不良、高血压、糖尿病、肥胖症等，外用可治跌打损伤、外伤出血、臁疮久不愈合等。

### 降压案例 18  番石榴消食茶

**|原料|** 番石榴4片，绿茶2克

**|调料|** 冰糖适量

**|做法|** ①将番石榴、绿茶分别用清水洗净，备用。②取水和番石榴同煮，水开后转用小火续熬8分钟去渣，取汁备用。③绿茶放进杯内，加入适量的沸水冲泡，将冲泡好的绿茶水与步骤2中所制得的药汁调匀即可。

**|药茶功效|** 本品中的番石榴可消炎止血、收敛止泻，绿茶可清热降火、生津止渴，故本品具有清热解毒、涩肠止泻、消食化积、降压降脂的功效，适合胃肠胀气、腹泻、高血压、高血脂的患者食用。

**|小贴士|** 含咖啡因的饮料对于高血压病人是有很大害处的，它能使收缩压升高，并使脑卒中、猝死、心力衰竭等并发症的危险性升高。有研究证实，高血压患者饮用咖啡后血压可升高11/5毫米汞柱（约1.5/0.7千帕），并持续3个小时左右，所以高血压病人不宜喝咖啡。

[高血压 吃 什么？]

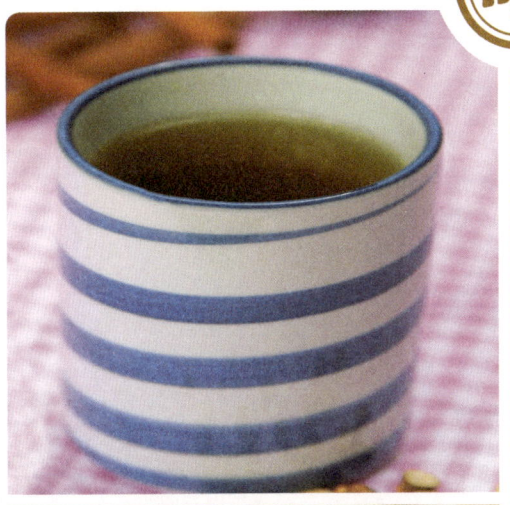

### 降压案例 19　甘草茶

|原料| 甘草10克，茶叶5克

|做法| ①将甘草与茶叶分别用清水冲洗干净，备用。

②将洗净的甘草与茶叶一起放入洗净的锅中，注入适量的清水，以中火煮沸，续煮10分钟左右。

③滤去渣即可饮用。

|药茶功效| 本品具有解毒利尿、增强免疫力、降低血压的功效，可用于辅助治疗鱼蟹中毒、高血压等症，此外，本品还有防癌抗癌、降低血脂与抗动脉粥样硬化的作用，适合癌症患者以及高血脂患者等饮用。

|小贴士| 高血压患者可以适量喝茶，因为茶叶中含茶碱、咖啡因，它对心血管疾病有一定的兴奋作用。茶叶中所含的维生素$B_3$能维持血管的正常通透性，有保护血管的作用。茶碱还有一定的扩张血管和利尿作用，有轻度的降压作用，而且茶叶中还含有多种微量元素，对人体有不少好处。

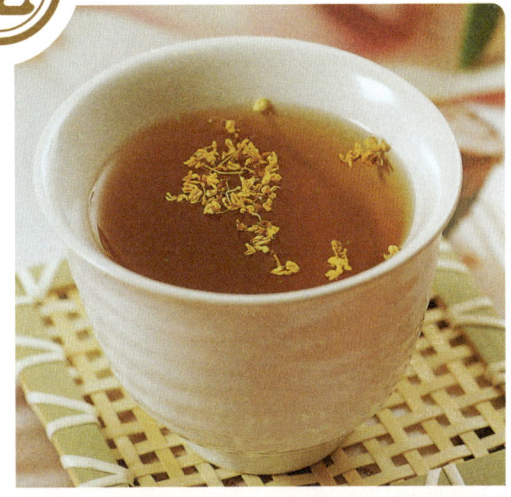

### 降压案例 20　桂花普洱茶

|原料| 干燥桂花2小匙，普洱茶叶1小匙

|做法| ①将干燥桂花及普洱茶叶先用热开水浸泡30秒，冲净。

②将冲净的桂花和普洱茶叶放入壶中，冲入500毫升热开水。

③浸泡约3分钟后即可饮用。

|药茶功效| 本品具有提神健脑、降压降脂、美容养颜的功效，可用于高血压、高血脂、神疲困倦等症。

|小贴士| 茶叶的浸泡时间不宜过长，否则泡出的茶会很涩。

**本草药典→普洱茶**

普洱茶是以云南省一定区域内的云南大叶种晒青毛茶为原料，经过后发酵加工而成的散茶和紧压茶，具有减肥排毒、降压降脂、抗动脉硬化、防癌抗癌、养胃护齿、杀菌治痢、美容养颜、利尿醒酒等多种功效。

[高血压 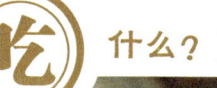 什么？]

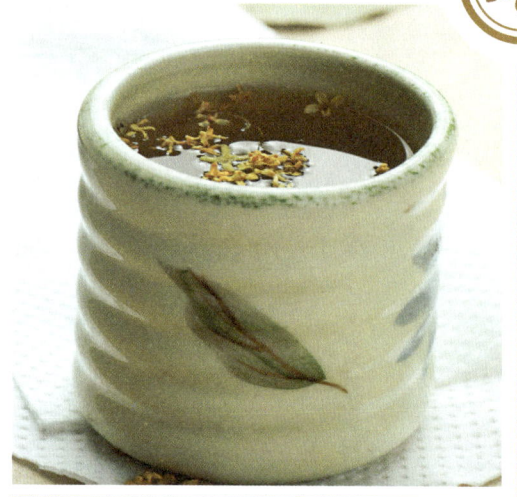

### 降压案例 21　桂花减压茶

**原料** 桂花10克，甘草少许

**调料** 蜂蜜适量

**做法** ①将桂花和甘草分别用清水洗净放入杯中。

②冲入热开水加盖焖数分钟。

③调入蜂蜜即可饮用。

**药茶功效** 本品具有疏肝解郁、降低血压、健胃消食的功效，可用于心情烦闷、高血压、食后腹胀等症。

**小贴士** 桂花的香气的对于情绪的调节有很大的作用，所以，在浸泡桂花的时候，可尽量将浸泡的时间放长一点，这样可使桂花香气更入味。

#### 本草药典→桂花

桂花又名九里香、木樨花、岩桂等，其性温，味辛，归肝、胃、肺经，具有温中散寒、活血益气、行气消食、暖胃止痛、降低血压等功效，桂花的香气还具有平衡情绪、缓和身心压力、消除烦闷、提升情欲等功效。

### 降压案例 22　荷叶甘草茶

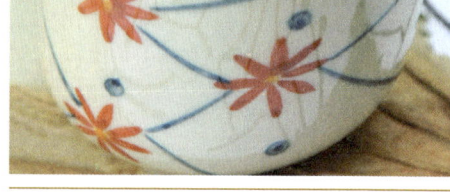

**原料** 鲜荷叶50克，甘草5克

**调料** 白糖少许

**做法** ①将鲜荷叶、甘草分别用清水洗净，切碎备用。

②将二者放入水中煮10余分钟，滤去渣。

③加适量白糖即可饮用。

**药茶功效** 本品具有消暑解渴、降压降脂、清心安神的功效，可辅助治疗心烦失眠、暑热口干舌燥、高血压、高血脂、肥胖症等。

**小贴士** 高血压是一种与气候变化密切相关的疾病。高血压病人若是受遗传因素的影响，其交感神经反应性会比正常人明显升高，具体表现在平时情绪易激动，对环境改变不适应，当天气变冷时，会出现心脏收缩力增强，周围血管收缩，因此会导致收缩压及舒张压都上升。而夏季天气炎热，血管扩张，又因夏季出汗较多，水分丢失多，血容量就会减少，血压也会下降。

[高血压 吃 什么？]

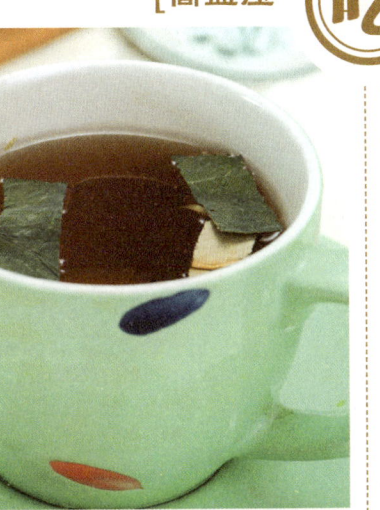
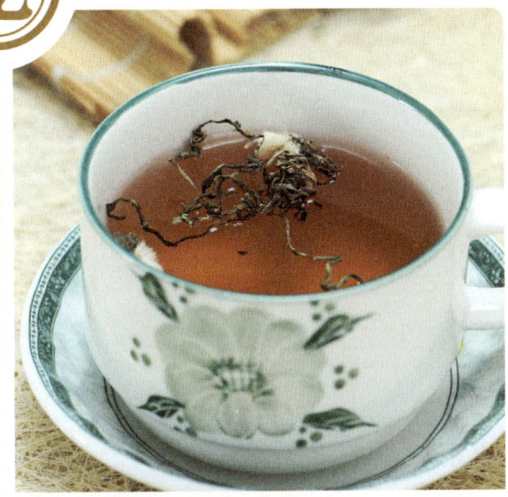

### 降压案例23 荷叶瘦身茶

|原料| 干荷叶5克

|做法| ①将干荷叶用清水冲洗干净，放入洗净的锅中。

②加水煮沸后关火，加盖焖泡10~15分钟。

③滤出渣后即可饮用。

|药茶功效| 本品具有降血脂、降血压、清热解暑、凉血散瘀的功效，适用于高血脂、高血压、肥胖、暑热烦渴、泻痢便血等症。

|小贴士| 选购荷叶时应以叶大、完整、色绿、无斑点者为佳，置通风干燥处保存，防蛀。荷叶泡茶前宜先用温水浸泡一下。

#### 本草药典→荷叶

荷叶又名蕸，其性平，味苦涩，微咸，归心、肝、脾经，具有消暑利湿、健脾升阳、散瘀止血的功效。主治暑热烦渴、头痛眩晕、水肿、食少腹胀、泻痢、白带、脱肛、吐血、衄血、咯血、便血、崩漏、产后恶露不净、损伤瘀血等症。

### 降压案例24 蒲公英清凉茶

|原料| 鲜蒲公英50克

|做法| ①将蒲公英洗净，放入锅中备用。

②加水煮沸后，转小火再煮约1小时。

③趁热去除渣，静置待凉后即可饮用。

|药茶功效| 本品具有清热解毒、排脓散结、降低血压的功效，可用于肺热咳吐腥臭脓痰、急性乳腺炎、尿路感染、高血压等症。

|小贴士| 选购蒲公英以叶多、色灰绿、根完整、无杂质者为佳，置通风干燥处保存，防潮、防蛀。幼嫩的蒲公英还可凉拌和生食，是一种极好的蔬菜，根茎去皮抽心亦可腌食，蒲公英还可炒食、做汤、炝拌，风味独特。

#### 本草药典→蒲公英

蒲公英又名凫公英、蒲公草、狗乳草、奶汁草，其性寒，味苦、甘，具有清热解毒、利尿散结的功效，可用于治疗急性乳腺炎、瘰疬、疔毒疮肿、急性结膜炎、感冒发热、急性扁桃体炎、急性支气管炎、胃炎、肝炎、胆囊炎、尿路感染等症。

[高血压 吃 什么？]

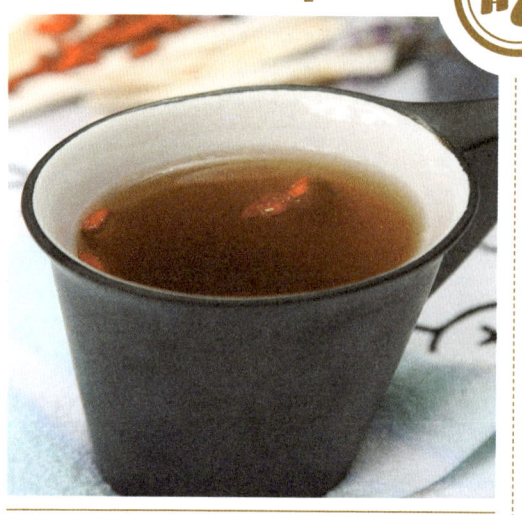

### 降压案例 25 天花粉枸杞茶

|原料| 枸杞10克，淮山、天花粉各9克

|做法| ① 枸杞洗净；淮山、天花粉研碎，连同枸杞一起放入陶瓷器皿中。

② 加水用小火煎煮10分钟左右。

③ 待茶稍凉后即可饮用。

|药茶功效| 本品可清热化痰、生津止渴、健脾养肝、降糖降压，适用于肺燥干咳、咯血、暑热烦渴、高血压、糖尿病等症。

|小贴士| 天花粉用于静注或肌注给药时，易引起发热、心率加快、头痛、胸闷等副作用，宜密切观察，并先做皮试。天花粉与天冬、麦门冬相比较，三者虽都可清肺润燥，但由胃热而引起的肺热，用天花粉较好；因心热而引起的肺火，用麦门冬较好；因肾阴虚而引起的肺燥，用天冬较好。

**本草药典→天花粉**

天花粉又名栝楼根、楼根、瑞雪、天瓜粉、花粉、屎瓜根，其性凉，味甘、苦、酸，具有生津止渴、降火润燥、排脓消肿的功效，可用于治疗热病口渴、消渴、黄疸、肺燥咯血、痈肿等症。

### 降压案例 26 白菊花枸杞茶

|原料| 枸杞10克，白菊花5克

|调料| 蜂蜜适量

|做法| ① 将白菊花、枸杞分别用清水冲洗干净，备用。

② 锅洗净，置于火上，将白菊花和枸杞一起放入锅中，注入适量的清水，以旺火烧沸，5分钟后取茶液一次，再加水煎熬一次，取汁。

③ 将两次所制得的茶液合并搅匀，放置待稍冷却（最好待冷却至35℃以下），加蜂蜜搅匀即可饮用。

|药茶功效| 本品具有清肝明目、滋阴降火、提神健脑、降压降脂的功效，可用于眼睛干涩、肿痛、高血压、高血脂等症。

|小贴士| 高血压患者要戒烟。吸烟已被公认为是直接影响心血管疾病的独立危险因素，由于吸烟会使维生素$B_1$和维生素$B_{12}$水平及叶酸水平下降，而这几种物质都是参与体内对血管有好作用的物质，高血压病人若吸烟，会进一步损伤心血管。

[高血压 吃 什么?]

## 降压案例27 车前草凤尾茶

|原料| 干车前草、干凤尾草各5克

|做法| ①将干车前草和凤尾草洗净后放入杯中。

②用热开水冲泡后加盖焖3~5分钟。

③稍微凉却后即可饮用。

|药茶功效| 本品具有清热解毒、利尿通淋、降压降脂的功效，可用于治疗小便涩痛、目赤肿痛、高血压、高血脂等症，适合高血压合并高血脂的患者食用。

|小贴士| 车前草宜置通风干燥处保存，防潮、防蛀。适合湿热内郁之水肿，泌尿系感染时出现的尿频、尿急、尿痛，暑热泄泻、菌痢，肝热所致的目赤肿痛、怕光流泪、视物昏花等患者服用。

### 本草药典→车前草

车前草又名车轮菜、猪肚菜、灰盆草、车轱辘菜，其性寒，味甘，归肺、肝、肾、膀胱经，能清热利尿、清肝明目、祛痰止咳、渗湿止泻。

## 降压案例28 芙蓉荷叶消食茶

|原料| 荷叶5克，芙蓉花、绿茶各3克

|调料| 蜂蜜适量

|做法| ①将荷叶、芙蓉花、绿茶均洗净，放入砂锅内，加适量水。

②置旺火上烧沸，5分钟后取茶液一次，再加水煎熬一次，取汁。

③将两次茶液合并，稍冷却，加蜂蜜搅匀即可饮用。

|药茶功效| 本品具有排毒瘦身、消暑解渴、降压降脂的功效，可用于暑热烦渴、肥胖、高血压、高血脂等症。

|小贴士| 要选用干燥的荷叶、芙蓉花和茶叶，潮湿的材料则有可能已变质。

### 本草药典→芙蓉花

芙蓉花又叫拒霜花、片掌花、四面花、转观花、醉酒芙蓉等，其性凉，味辛、微苦，归肺、心、肝经，具有清热解毒、凉血止血、消肿排脓的功效，可用于肺热咳嗽、吐血、目赤肿痛、崩漏、腹泻、腹痛、痈肿、疮疖、毒蛇咬伤、水火烫伤、跌打损伤等症。

[高血压 吃 什么？]

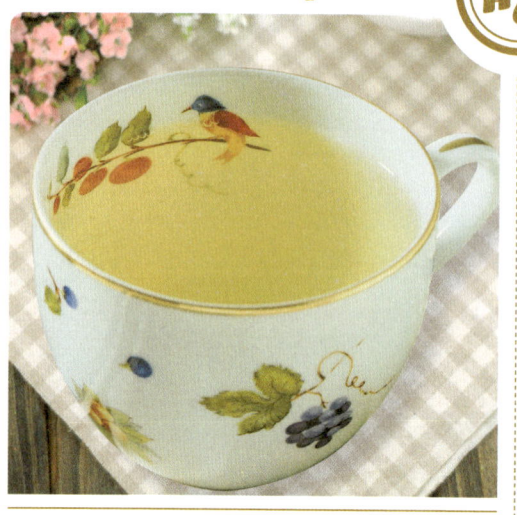

### 降压案例29 玉竹西洋参茶

**原料** 玉竹20克，西洋参3片

**调料** 蜂蜜适量

**做法** ①先将玉竹和西洋参洗净。
②用600毫升沸水冲泡30分钟，滤去渣。
③待温凉后加入蜂蜜，拌匀即可。

**药茶功效** 本品具有益气滋阴、生津止渴、降低血压的功效，可用于肺阴虚所致的咳嗽、肝肾阴虚所致的消渴、津亏肠燥型便秘以及高血压等症。

**小贴士** 选购玉竹时应以条长、肉肥、黄白色、光泽柔润者为佳。玉竹可分为生用和制用两种，制玉竹是净玉竹经蒸焖至软，取出晒至半干、切片、干燥后制成的。

**本草药典→玉竹**

玉竹又名委萎、女萎、葳蕤、王马、节地、虫蝉、乌萎、山姜、芦莉花、连竹、西竹等，其性平，味甘，是一种可比拟人参的补阴圣品，具有养阴润燥、除烦止渴的功效，可用于治疗热病阴伤、咳嗽烦渴、虚劳发热、小便频数等症。

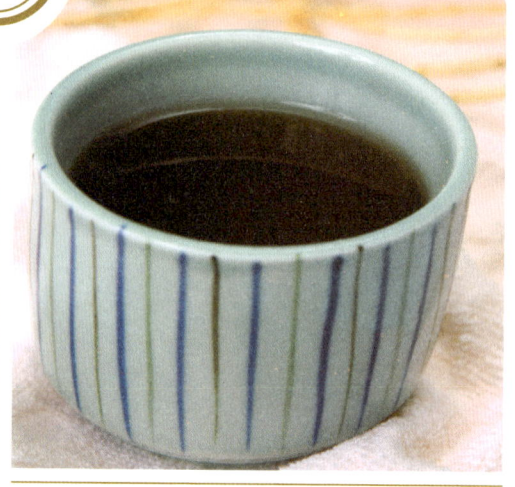

### 降压案例30 马蹄茅根茶

**原料** 鲜马蹄、鲜茅根各100克

**调料** 白糖少许

**做法** ①鲜马蹄、鲜茅根洗净切碎。
②将鲜马蹄、鲜茅根放入沸水中煮20分钟左右，去渣。
③加适量白糖即可饮用。

**药茶功效** 本品具有清热凉血、利尿通淋、降压降脂的功效，可辅助治疗小便不利、赤涩疼痛、水肿、血热出血、高血压、高血脂等症。

**小贴士** 选购茅根时应以粗肥、色白、无须根、味甜者为佳，并置于通风干燥处保存。脾胃虚寒者不宜服用此茶。

**本草药典→茅根**

茅根又名白茅根、茹根、地菅、地筋、兼杜、白花茅根、丝毛草根，其性寒，味甘，是一种理血止血的消暑药，具有凉血、止血、清热、利尿的功效。茅根可用于治疗热病烦渴、吐血、衄血、肺热喘急、淋病、小便不利、水肿、黄疸等病症。但脾胃虚寒、溲多不渴者忌服茅根。

[高血压 吃 什么？]

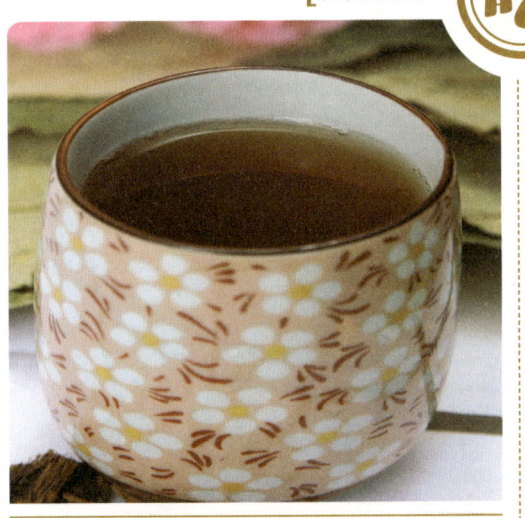

### 降压案例 31 柴胡祛脂茶

**原料** 柴胡、绿茶各6克

**调料** 蜂蜜适量

**做法** ①将柴胡、绿茶放入砂锅，加水。

②置旺火上烧沸，5分钟后取茶液一次，再加水煎熬一次，取汁。

③将两次茶液合并待冷却，加蜂蜜搅匀。

**药茶功效** 本品具有疏散风热、排毒瘦身、降压降脂、疏肝解郁等功效，可用于风热感冒、流感、抑郁烦闷、高血压等症。

**小贴士** 凡阴虚所致的咳嗽、潮热不宜用柴胡；由于肝火上逆（如高血压病）所致的头胀、耳鸣、眩晕，柴胡用量不宜过大；肺结核病人一般慎用柴胡，但当兼有外感表证，需和解表里时，则可用。

#### 本草药典→柴胡

柴胡又名地熏、山菜、茹草、柴草，其性微寒，味苦，为疏肝、解郁、去火之良药，具有和解表里、疏肝、升阳的功效，可用于治疗寒热往来、胸满胁痛、口苦耳聋、头痛目眩、疟疾、月经不调、子宫下垂等病症。

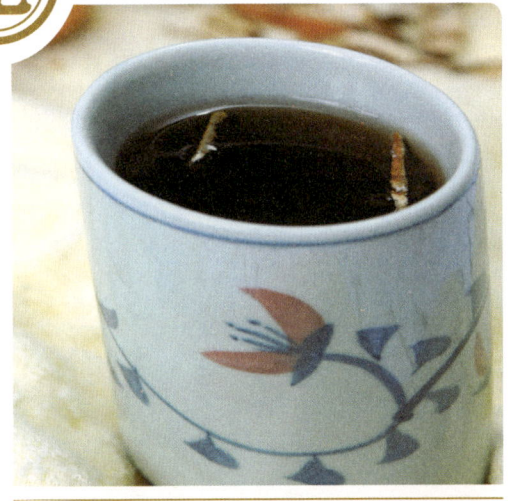

### 降压案例 32 陈皮姜茶

**原料** 陈皮6克，生姜2片，甘草3克

**做法** ①将陈皮、生姜、甘草分别用清水洗净，放进杯内。

②用开水冲泡焖盖10分钟。

③去渣即可饮用。

**药茶功效** 本品具有开胃消食、行气化痰、温中止呕、降低血压等功效。可用于胃脘胀满、咳嗽痰多、恶心呕吐、高血压等症。

**小贴士** 陈皮气味芳香，在日常生活中，也常被用来作为泡茶的材料，但不宜长时间饮用大量的陈皮茶饮，以免损伤元气。

#### 本草药典→生姜

生姜又名姜根、因地辛、炎凉小子，其性温，味辛，归肺、胃、脾经，为发汗解表的常用药，具有发表、散寒、止呕、开痰的功效，可以用于感冒风寒、呕吐、痰饮、喘咳、胀满、泄泻等着，可解半夏、天南星及鱼蟹、鸟兽肉毒。

[高血压 吃 什么？]

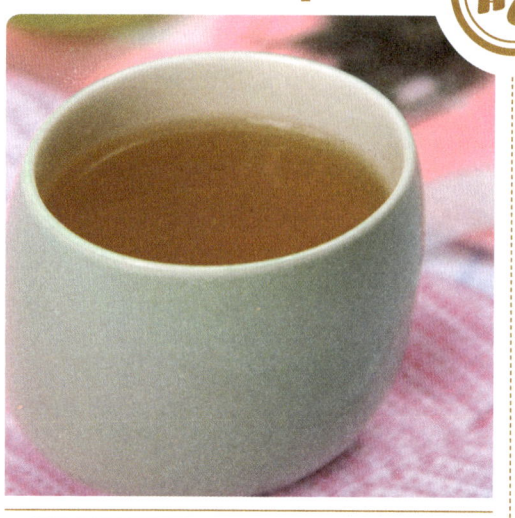

### 降压案例 33 蜂蜜绿茶

|原料| 绿茶5克

|调料| 蜂蜜适量

|做法| ❶将绿茶用清水冲洗干净，放进洗净的杯子中备用。

❷往杯子中注入适量的沸水冲泡，加盖焖5分钟。

❸待水稍凉至35℃左右，加入蜂蜜调匀即可饮用。

|药茶功效| 本品具有清热润肠、提神健脑、降压降脂的功效，可用于便秘、神疲困倦、高血压、高血脂等症。由于绿茶能在短时间内迅速降低人体血糖，所以血糖低的患者应慎用。

|小贴士| 药物引起的高血压称为医源性高血压，如长期使用生理盐水或含钠盐制剂，服用非类固醇消炎镇痛药，如消炎痛、布洛芬等；口服避孕药、肾上腺皮质激素以及酒精等；终末肾病服用促红素或肾移植后服环孢素等均会引起血压升高。

### 降压案例 34 茯苓清菊消肿茶

|原料| 菊花5克，茯苓7克，绿茶2克

|做法| ❶将茯苓磨粉备用；菊花、绿茶分别用清水洗净备用。

❷茯苓粉、菊花、绿茶一起放入杯中，加入300毫升开水冲泡，加盖焖5分钟。

❸稍凉后即可饮用。

|药茶功效| 本品具有健脾渗湿、利水消肿、降压瘦身、增强免疫力的功效，可用于湿热泄泻、水肿、高血压、肥胖症等。

|小贴士| 选购茯苓时以体重坚实、外皮呈褐色而略带光泽、皱纹深、断面白色细腻者为佳，置于通风干燥处保存，防潮。

**本草药典→茯苓**

茯苓又名茯菟、茯灵、伏菟、松薯、松苓，其性平，味甘、淡，有渗湿利水、益脾和胃、宁心安神的功效，可用于治疗小便不利、水肿胀满、痰饮咳逆、泄泻、遗精、淋浊、惊悸、健忘等症，但虚寒精滑或气虚下陷者忌服。

[高血压 吃 什么？]

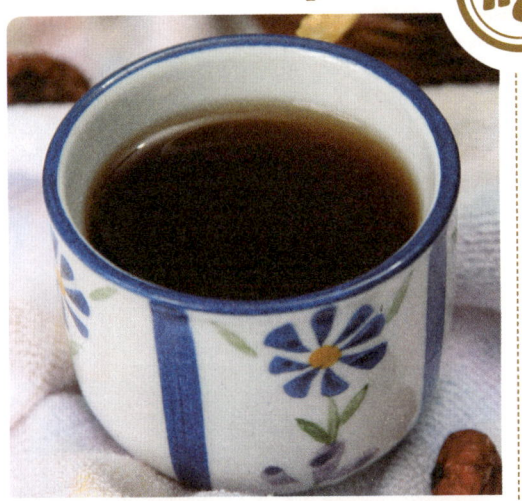

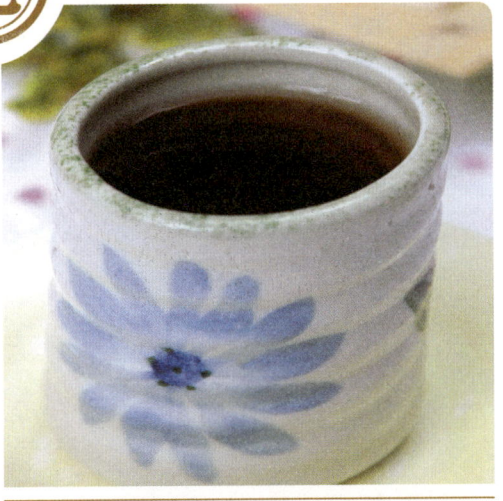

## 降压案例 35　红枣党参茶

**原料** 红枣5枚，党参10克，茶叶3克

**做法** ①将党参、红枣、茶叶均洗净。
②先将党参、红枣同煮15分钟，然后再放入茶叶即可关火。

**药茶功效** 本品具有益气养血、健脾补肺、增强免疫的功效，可用于气血亏虚所致的高血压、糖尿病、虚喘咳嗽等症。

**小贴士** 各种党参中以野生台参为最优。西党以根条肥大、粗实、皮紧、横纹多、味甜者为佳；东党以根条肥大、外皮黄色、皮紧肉实、皱纹多者为佳；潞党以独支不分叉、色白、肥壮粗长者为佳。

### 本草药典→党参

党参又名黄参、狮头参、中灵草、东党参、汶元参，其性平，味甘，具有补中益气、健脾益肺的功效，可用于治疗脾肺虚弱、气短心悸、食少便溏、虚喘咳嗽、内热消渴等。党参不宜与藜芦同用；气滞和火盛者慎用，有实邪者忌服。

## 降压案例 36　黄芪普洱茶

**原料** 黄芪6克，普洱3克

**做法** ①先将黄芪、普洱分别用清水冲洗干净，备用。
②锅洗净，置于火上，将洗净的黄芪放入锅中，加入适量清水煮约15分钟。
③最后放入普洱一起煮，约5分钟后关火，取汁饮用。

**药茶功效** 本品具有健脾益气、降低血压的功效，可用于脾胃气虚型少气懒言、食欲不振、内脏下垂以及高血压等病症。阴虚、湿热、热毒炽盛者不宜饮用本品，因为黄芪味甘、微温，阴虚患者服用后会助热伤阴，湿热、热毒炽盛者服用后容易滞邪，加重病情。

**小贴士** 高血压会促进动脉硬化和形成微型动脉瘤。血压升高时，小动脉长期加压，使动脉内膜增厚，玻璃样变性，纤维化增生，从而形成动脉硬化，在长期高血压的作用下，会形成微型动脉瘤，当血压骤然上升时，脆弱的微型动脉瘤会破裂导致脑出血的发生。

[高血压 吃 什么？]

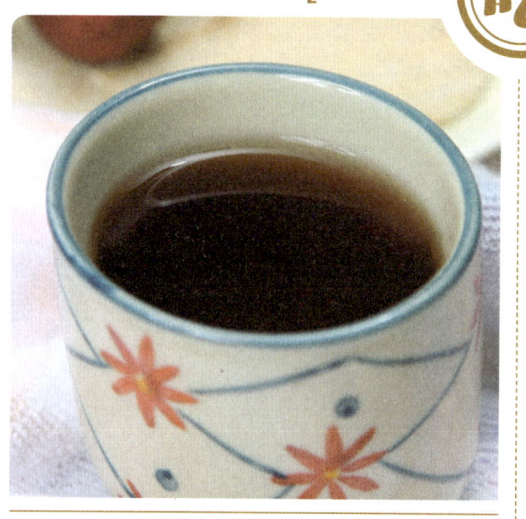

## 降压案例 37 黄芪红茶

**原料** 黄芪15克，红茶3克

**做法** ①黄芪、红茶分别用清水冲洗干净，备用。

②先将黄芪放入锅中，加入适量清水煮约15分钟。

③再放入红茶后一起煮约5分钟，稍凉后即可饮用。

**药茶功效** 本品中的黄芪具有补气固表、利水消肿、托毒排脓的功效，红茶清热解毒、利尿消炎的功效，所以本品具有健脾益气、开胃消食、降压降脂的功效，可用于食欲不振、食少腹胀、高血压、高血脂等症，是高血压、高血脂患者很好的冬日饮品。

**小贴士** 心脏的血液通过颈动脉和椎动脉两条大动脉供应大脑，而这两条大动脉又分支成很多小动脉。对于高血压患者来说，这些较为细小的动脉很容易被过高的血压冲破，从而造成脑出血，使患者突发出血性脑卒中。

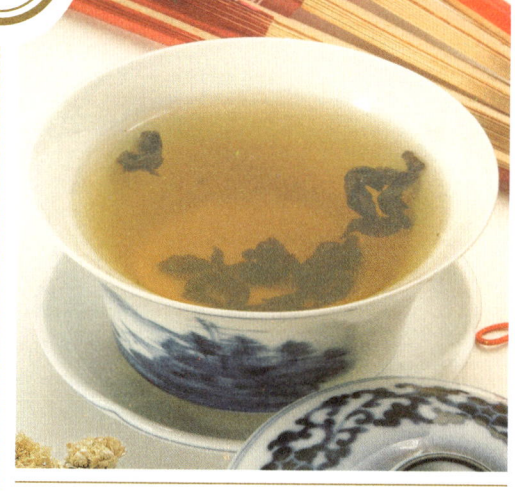

## 降压案例 38 杭菊龙井茶

**原料** 杭菊花5克，龙井茶叶、松萝各3克

**做法** ①将松萝洗净切碎；杭菊花、龙井茶叶均洗净。

②将杭菊花、龙井茶叶、松萝一同放入陶瓷茶杯中。

③用沸水冲泡15分钟即可。

**药茶功效** 本品具有清肝泻火、降低血压的功效，可用于肝火旺盛所致的目赤肿痛、迎风流泪以及高血压等症。

**小贴士** 泡龙井茶时先将85～90℃的沸水倒入洗净的茶杯里，然后投入龙井茶叶，稍后便可观赏到茶叶在水中缓慢舒展、游动的姿态。

**本草药典→龙井茶**

龙井茶是中国著名绿茶，产于浙江杭州西湖一带，已有一千二百余年的历史，有"色绿、香郁、味甘、形美"的特点，具有降压降脂、强心解痉、利尿减肥、消炎杀菌的功效，可有效防治高血压、高血脂、冠心病、水肿等症。

[高血压 吃 什么？]

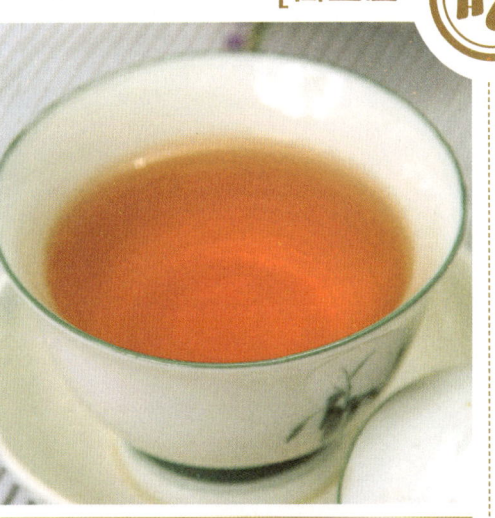
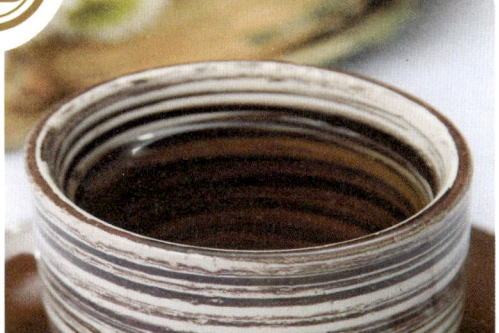

## 降压案例 39　决明子苦丁茶

**原料** 决明子5克，苦丁茶2克
**调料** 蜂蜜适量
**做法** ①决明子、苦丁茶洗净。
②先将决明子放入锅中，加入适量清水煮约15分钟。
③再放入苦丁茶一起煮约5分钟，稍凉后即可饮用。
**药茶功效** 本品具有清热泻火、明目通便、降低血压的功效，可用于肝火旺盛所致的目赤肿痛、肠热便结、高血压等症。
**小贴士** 此茶性寒，故风寒感冒、虚寒体质、慢性胃肠炎患者，以及经期女性和产妇均不适宜饮用。

### 本草药典→苦丁茶

苦丁茶又名角刺茶，其性大寒，味甘、苦，具有散风热、清头目、除烦渴、降血脂、增加冠状动脉血流量、改善心肌供血、抗动脉粥样硬化等作用，对心脑血管疾病患者的头晕、头痛、胸闷、乏力、失眠等症状均有较好的防治作用。苦丁茶还可用于治疗头痛、齿痛、目赤、热病烦渴、痢疾等症。

## 降压案例 40　两山柳枝茶

**原料** 山楂、淮山各10克，鲜柳枝（带叶）20克
**做法** ①将山楂、淮山洗净；鲜柳枝洗净，切碎，与山楂、淮山一同放入砂锅内。
②用水煎2次，去渣，取汁后混匀，代茶饮用。（可回冲2~3次，但不可隔夜）
**药茶功效** 本品具有补气健脾、消食除胀、温经通脉、降低血压等功效，可用于食后腹胀、脾胃气虚、血瘀、筋骨疼痛、高血压等症。
**小贴士** 选购柳枝应以幼嫩、棕红色、气香者为佳，置于阴凉干燥处保存。由于柳枝含有挥发油成分，故煎煮时间不宜过长。

### 本草药典→柳枝

柳枝性温，味辛、甘，为温经止痛的发汗良药，具有发汗解肌、温经通脉的功效，可用于治疗风寒表证、肩背肢节酸疼、胸痹痰饮、闭经等病症。有口渴、唇燥、咽喉肿痛等热证者不宜服用；孕妇忌服，月经过多时也不宜服用。

[高血压 吃 什么？]

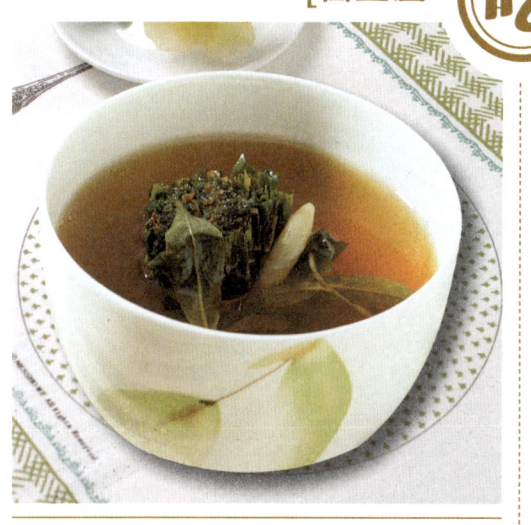

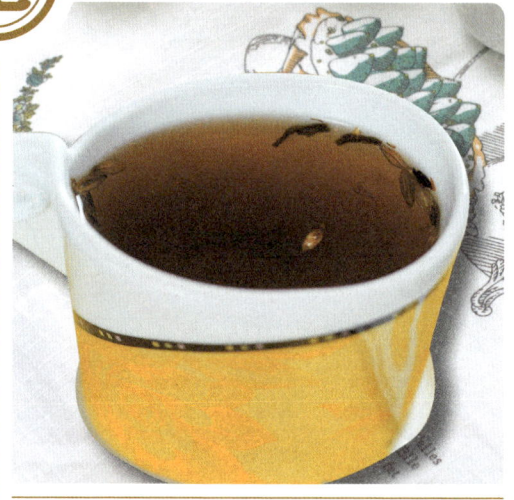

### 降压案例 41 麦门冬竹叶茶

**|原料|** 麦门冬15克，淡竹叶2卷，绿茶3克

**|做法|** ①麦门冬、淡竹叶、绿茶均洗净。
②先将麦门冬放入锅中，加入适量清水煮约15分钟。
③再放入淡竹叶、绿茶一起煮约5分钟，稍凉后即可饮用。

**|药茶功效|** 本品具有滋阴润肺、生津止渴、降压降糖的功效，可用于肺虚咳嗽、暑热烦渴、高血压、糖尿病等症。

**|小贴士|** 选购麦门冬应以身干、体肥大、色黄白、半透明、质柔、有香气者为佳，因其易被虫蛀，可用硫黄熏后，密封储存。麦门冬配凉药宜生用，配补药宜酒制。

#### 本草药典→麦门冬

麦门冬又名寸冬、川麦冬、浙麦冬、麦冬，其性微寒，味甘、微苦，具有养阴生津、润肺清心的功效，可用于治疗肺燥干咳、虚劳咳嗽、津伤口渴、心烦失眠、内热消渴、肠燥便秘等症。脾胃虚寒泄泻、胃有痰饮湿浊者均忌服。

### 降压案例 42 麦芽山楂饮

**|原料|** 炒麦芽10克，炒山楂3克

**|调料|** 红糖适量

**|做法|** ①取炒麦芽、炒山楂放入锅中，加1碗水。
②煎煮15分钟后加入红糖，过滤，取汁饮用即可。

**|药茶功效|** 本品具有消食健胃、行气活血、降压瘦身的功效，适宜于食积腹胀、胸胁疼痛、高血压、肥胖症等患者食用。

**|小贴士|** 生麦芽的醒胃作用较好，食欲不振者可用之，小孩尤为适合。炒麦芽性较温和，食物吸收不良、大便稀烂者用之较好；退乳也宜用炒麦芽。

#### 本草药典→麦芽

麦芽又名大麦蘖、麦蘖、大麦毛、大麦芽，性微温，味甘，为疏肝醒脾、回乳常用药，具有消食、和中、下气的功效。麦芽可用于治疗食积不消、脘腹胀满、食欲不振、呕吐泄泻、乳胀不消等症。炒麦芽服用过多时会影响乳汁分泌，哺乳期的妇女应慎用。

[高血压 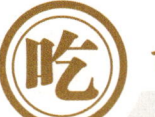 什么？]

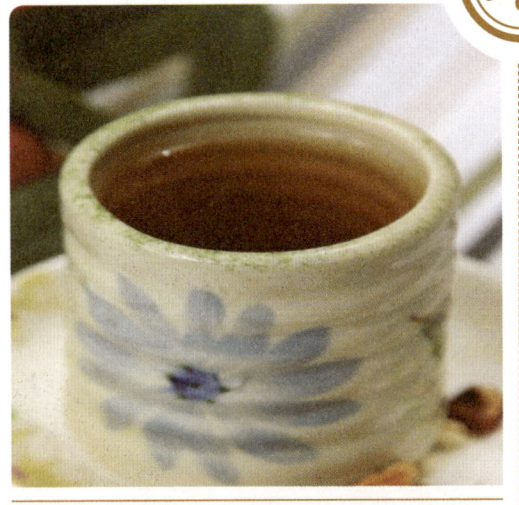

### 降压案例 43　山楂薏米茶

|原料| 薏米10克，山楂、鲜荷叶各5克

|做法| ①先将薏米用清水洗净，然后放入温水中浸泡2～3小时，待其泡软后，捞出沥干水分备用；将山楂、鲜荷叶分别用清水洗净备用。

②锅洗净，置于火上，将薏米、山楂、鲜荷叶一起放入锅内，注入适量的清水，以中火煮开。

③冷却后即可服用。

|药茶功效| 本品中的薏米具有健脾渗湿、清热利水的功效，山楂具有开胃消食、活血化瘀、防治心血管疾病的功效，鲜荷叶具有降血脂、降血压的功效，故本品具有健脾祛湿、消食化积、美白护肤、降压瘦身的功效，适用于脾虚湿盛型泄泻、消化不良、食积腹胀、肥胖症、高血压等症。

|小贴士| 高血压可以损伤动脉内皮而引起动脉粥样硬化，加速动脉粥样硬化进程。血压越高，动脉硬化程度越重，危险性就越高。

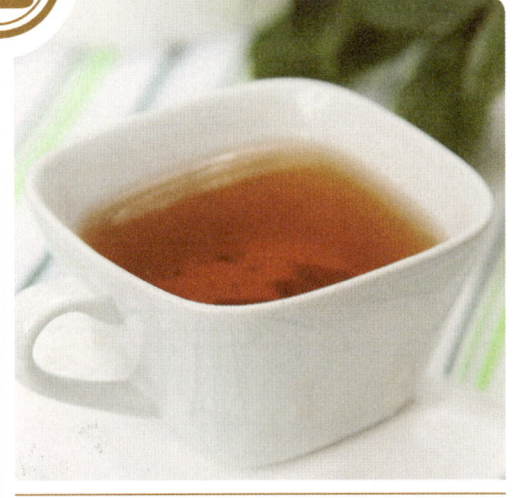

### 降压案例 44　牛蒡子清热祛脂茶

|原料| 牛蒡子10克，枸杞5克，绿茶汁20毫升

|调料| 冰糖适量

|做法| ①枸杞、牛蒡子均洗净后一起放入锅中。

②加500毫升水用小火煮至沸腾。

③倒入杯中后，再加入冰糖、绿茶汁搅匀即可饮用。

|药茶功效| 本品具有清热利咽、滋阴明目、降低血糖、瘦身减脂等功效，可用于风热型咳嗽、咽喉肿痛、高血压、肥胖症等。

|小贴士| 选购牛蒡子时以粒大、饱满、色青白、有明显花纹者为佳。大便溏泻者不宜使用牛蒡子，另外痘症、虚寒、气血虚弱者也要忌服牛蒡子。

**本草药典→牛蒡子**

牛蒡子又名为大力子、黑风子、毛锥，其性平，味辛，归肺、胃经，具有疏散风热、宣肺透疹、消肿解毒的功效，可治风热咳嗽、咽喉肿痛、斑疹不透、风疹作痒、痈肿疮毒等症。

[高血压 吃 什么？]

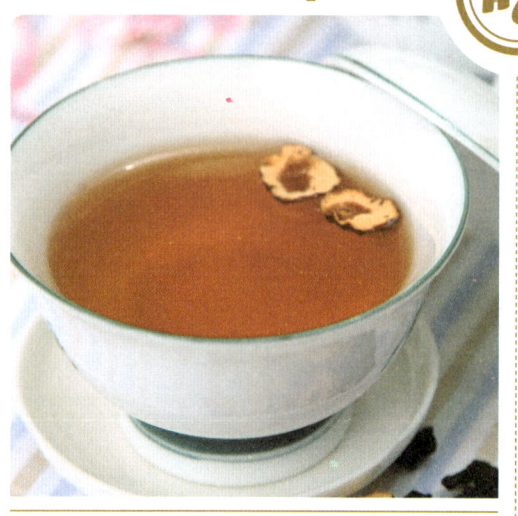

### 降压案例 45 山楂五味子茶

**原料** 山楂、五味子各10克

**调料** 白糖少许

**做法** ①山楂、五味子洗净后一起放入锅中。
②加500毫升水用小火煮至沸腾。
③倒入杯中后，再加入白糖搅匀即可饮用。

**药茶功效** 本品具有滋阴敛肺、生津止汗、涩精止遗、消食化积、降压降糖的功效，可用于肺虚咳嗽、自汗盗汗、遗精滑泄、食积腹胀、高血压、糖尿病等症。

**小贴士** 选购材料时，以新鲜的山楂和干燥的五味子为好。

#### 本草药典→五味子

五味子又名玄及、会及、五梅子，其性温，味酸，具有敛肺、滋肾、生津、收汗、涩精等功效，可用于治疗肺虚喘咳、自汗盗汗、劳伤羸瘦、梦遗滑精、久泻久痢。外有表邪、内有实热，或咳嗽初起、痧疹初发者忌服。

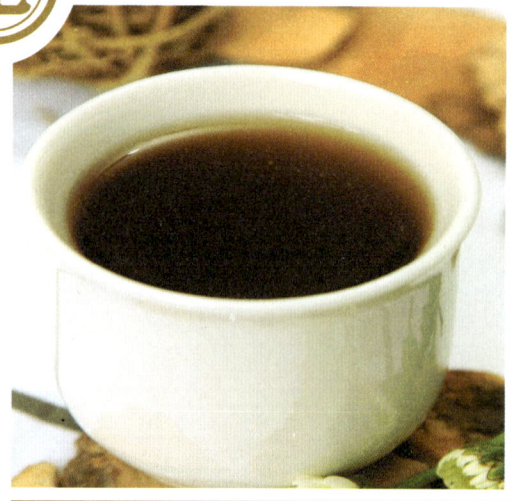

### 降压案例 46 乌龙茯苓溶脂茶

**原料** 乌龙茶5克，茯苓3克，普洱茶、莱菔子各2克

**做法** ①将乌龙茶、茯苓、普洱茶、莱菔子均洗净后一起放入锅中。
②加500毫升水用小火煮至沸腾。
③滤渣后倒入杯中后即可饮用。

**药茶功效** 本品具有祛湿化痰、排毒瘦身、降压降脂的功效，可用于痰湿中阻型高血压症、咳嗽、咳痰、水肿、肥胖等症。

**小贴士** 乌龙茶并不是越新鲜越好，喝法不当易伤肠胃。这是由于新茶中含有较多的未经氧化的多酚类、醛类及醇类等物质，这些物质对于胃肠功能较差尤其是本身就有慢性胃肠道炎症的病人来说，会刺激胃肠黏膜，诱发胃病。因此新茶不宜多喝，存放不足半个月的新茶更不要喝。此外，新茶中还含有较多的咖啡因、活性生物碱以及多种芳香物质，这些物质可使人的中枢神经系统兴奋，对于神经衰弱、心脑血管病者病情不利，应适量饮用，而且不宜在睡前或空腹时饮用。

[高血压 吃 什么？]

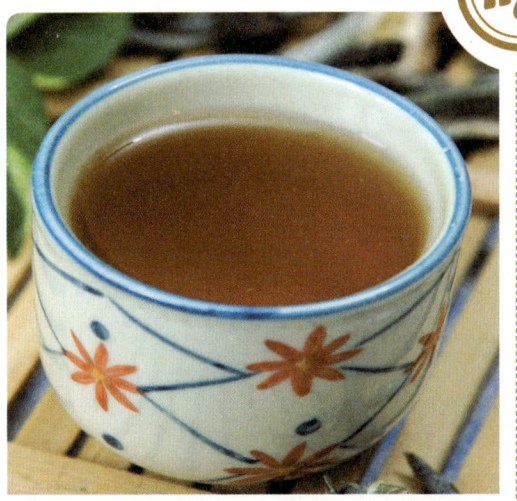

## 降压案例 47 乌龙山楂茶

**原料** 乌龙茶3克，槐角8克，何首乌、冬瓜皮各5克，山楂肉10克

**做法** ①将槐角、何首乌、冬瓜皮、山楂肉洗净煎水。
②去渣，冲泡乌龙茶即可。

**药茶功效** 本品具有滋阴补肾、健脾消食、利尿通淋、降压降糖的功效，可用于肝肾阴虚、食积腹胀、小便不通、水肿、高血压、糖尿病等症。

**小贴士** 大便溏泄及有湿痰者不宜食用何首乌单品，且何首乌忌与葱、蒜、白萝卜同食。

### 本草药典→何首乌

何首乌又名地精、首乌、陈知白、马肝石、小独根，其性微温，味苦、甘、涩，归肝、肾经，是抗衰护发的滋补佳品，有补肝益肾、养血祛风的功效，治肝肾阴亏、发须早白、血虚头晕、腰膝软弱、筋骨酸痛、遗精、崩带、久疟久痢、慢性肝炎、痈肿、瘰疬等症。

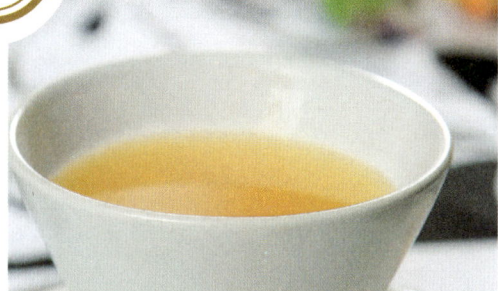

## 降压案例 48 养阴百合茶

**原料** 干百合10~20克

**调料** 冰糖少许

**做法** ①将干百合洗净，放入杯中备用。
②倒入热水冲泡，加入冰糖。
③焖泡3~5分钟，完全泡开即可饮用。

**药茶功效** 本品具有滋阴润肺、美白护肤、降压降糖的功效，用于肺虚干咳、高血压、高血脂、皮肤干燥等症。

**小贴士** 选购百合应以瓣匀肉厚、色黄白、质坚、筋少者为佳，置通风干燥处保存，防虫蛀。百合吃法很多，可蒸可炒，还可做羹汤、煮粥，也可制成蜜饯等。

### 本草药典→百合

百合又名白百合、蒜脑薯、玉手炉、倒仙，其性平，味甘、微苦，具有润肺止咳、清心安神的功效，可用于治疗肺热久嗽、热病后余热未清、虚烦惊悸、神志恍惚等症。凡风寒咳嗽、脾虚便溏者不宜用百合。

[高血压 吃 什么？]

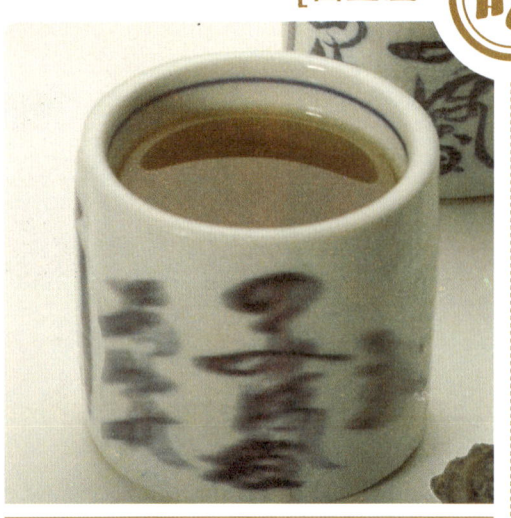

## 降压案例 49　田七瘦身茶

**原料** 田七3颗

**做法** ①将田七敲碎后放入锅中。
②加500毫升水用中火煮约15分钟至沸即可。

**药茶功效** 本品具有活血化瘀、消肿止血、增强免疫力、降压护心的功效，可用于外伤出血、瘀血、高血压、心绞痛、动脉粥样硬化等症。

**小贴士** 选购田七应以个大坚实、体重皮细、断面棕黑色、无裂痕者为佳，置阴凉干燥处保存，防蛀。田七分春田七和冬田七，以春田七的品质为佳。田七可与多种药材配合，治疗各种病症。如与花蕊石、血余炭等止血药配伍，可治出血不止，而见吐血、衄血、二便下血者；与赤芍、红花、枳壳等活血行气化瘀药配伍，可治跌扑损伤，青紫肿胀，疼痛不止者；田七兼能补虚，可同肉类一起炖服，对人体有强壮作用；田七还有抗癌作用，与常蚕体、土茯苓等合用，有利于增强抗癌疗效。

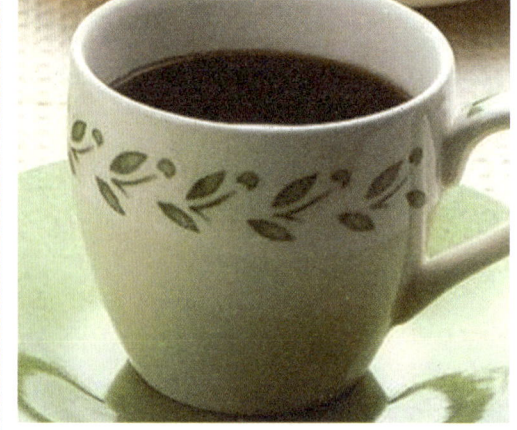

## 降压案例 50　丹参减肥茶

**原料** 丹参、赤芍各3克，陈皮、何首乌各2克

**做法** ①将丹参、陈皮、赤芍、何首乌洗净，用消毒纱布包起来。
②再把做好的药包放入装有500毫升开水的茶杯内。
③盖好茶杯，约5分钟后即可饮用。

**药茶功效** 本品具有凉血止血、行气化瘀、排毒瘦身、降压降脂的功效，可用于瘀血阻滞型高血压、血热、血瘀型月经不调等症。

**小贴士** 选购赤芍时宜选表面棕褐色、粗糙、有纵沟及皱纹、微香的。

### 本草药典→赤芍

赤芍又名山芍药、草芍药，其性微寒，味苦，归肝、脾经，是活血化瘀的妇科良药，具有清热凉血、散瘀止痛的功效，常用于温毒发斑、吐血衄血、目赤肿痛、肝郁胁痛、闭经痛经、症瘕腹痛、跌扑损伤、疮疡等病症的治疗。

# 高血压 中医分型 及对症药膳

## 肝阳上亢型
### Ganyang Shangkang Xing

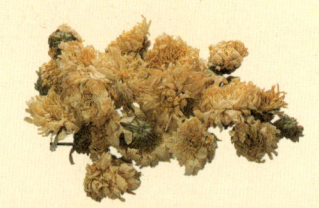

### 对症药材

- 01 柴胡
- 02 玉米须
- 03 薄荷
- 04 荷叶
- 05 龙胆草
- 06 川楝子
- 07 黄芩
- 08 钩藤
- 09 牡蛎
- 10 菊花
- 11 决明子
- 12 莲心

### 对症食材

- 01 豆腐
- 02 苦瓜
- 03 鸭肉
- 04 兔肉
- 05 莲子
- 06 冬瓜
- 07 芹菜
- 08 西瓜
- 09 火龙果
- 10 丝瓜
- 11 海带

**症状分析** 中医认为高血压的发病与"肝"有着密切的关系，认为其病源来自于"肝"，因为肝是人体贮藏和调节血液的器官，而且肝气还统帅全身筋脉肌腱的屈伸并调节着血液和人的情绪。在临床上，高血压患者多有肝阳、肝气易上亢的特点，肝阳上亢也是高血压最常见的证型，尤其是高血压初期患者，此证型占多数。患者多肝火过旺不降导致肝阳上亢，肝火旺盛属症结所在。

肝阳上亢型患者的症状表现为：患者头目胀痛、面红目赤、急躁易怒、失眠多梦，或伴胸胁胀痛、口苦咽干、大便秘结、小便黄赤、舌红少津、舌苔干黄等。肝阳上亢属于"实热证"。

**治疗原则** 对于这类由肝火过旺所造成的肝阳上亢状况，治疗多以清肝泻火、平肝潜阳为主。可用到的中药方剂有：龙胆泻肝汤、大柴胡汤、天麻钩藤饮，前两剂中药侧重于肝火旺盛证（病情较轻者），天麻钩藤饮侧重于肝阳上亢证（病情较重者）。

### 饮食禁忌

**食物**
忌辛辣刺激性食物，如辣椒、茴香、咖啡等；忌燥热性食物，如狗肉、羊肉、荔枝、榴莲、花椒等；忌烟、酒。

**药物**
忌附子、肉桂、干姜等热性药材。

[高血压 吃 什么？]

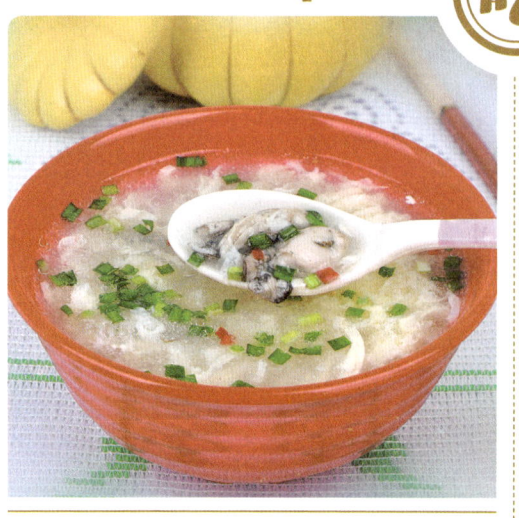

## 降压药膳 1　牡蛎豆腐羹

|原料| 牡蛎肉150克，豆腐100克，鸡蛋1个，韭菜50克

|调料| 花生油20克，盐少许，葱段、香油各2克，高汤适量

|做法| ①牡蛎肉洗净泥沙；豆腐洗净，切成细丝；韭菜洗净，切末；鸡蛋打入碗中备用。

②净锅上火倒入花生油，将葱炝香，倒入高汤，下入牡蛎肉、豆腐丝，调入盐煲至入味。

③再下入韭菜末、鸡蛋，淋入香油即可。

|功效| 本品具有滋阴潜阳、清肝泻火、补虚损的功效，可用于肝火旺盛及肝阳上亢所致的高血压症。

温馨提示

选购牡蛎时宜选择外形完整结实，表面无沙和碎壳，肉质饱满呈金黄色，光滑肥壮，干性足的优质牡蛎。本品一般人都可食用，尤其适合老年人食用。但脾胃虚寒者不宜常食此汤羹。

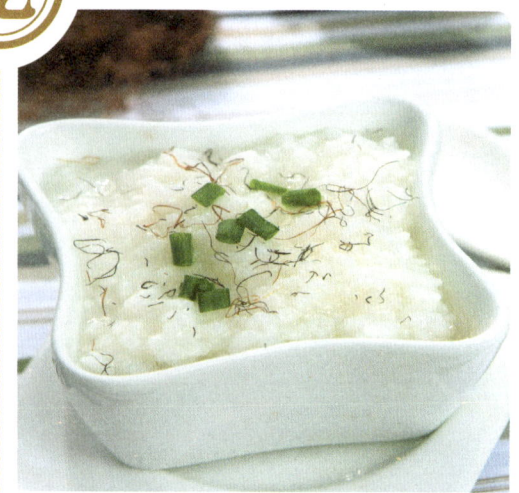

## 降压药膳 2　玉米须荷叶粥

|原料| 玉米须、荷叶各10克，决明子20克，大米100克

|调料| 盐1克，葱5克

|做法| ①大米洗净置冷水中泡发半小时，捞出沥干；玉米须洗净，稍浸泡后，捞出沥干；决明子、荷叶洗净；葱洗净，切圈。

②锅置火上，先下入决明子、荷叶和玉米须，加适量水煎汁，去渣留汁。

③再放入大米煮至米粒开花、浓稠，调入盐拌匀，撒上葱即可。

|功效| 此粥可清热利水、润肠通便、降压降糖，适用于肝火旺盛或肝阳上亢所致的高血压病以及尿路感染、糖尿病、便秘等。

温馨提示

玉米须以干燥、无杂质、红棕色者为佳。玉米须具有利尿、降压、利胆、止血、降糖等功效，可用于水肿、高血压、慢性胆囊炎及糖尿病患者的辅助治疗，特别对各种病因引起的水肿效果较佳。

[高血压 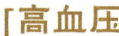 什么？]

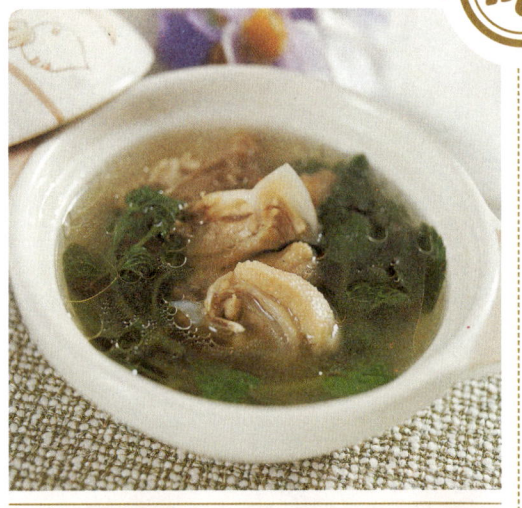

### 降压药膳 3　薄荷水鸭汤

**原料**　水鸭400克，鲜薄荷30克，钩藤10克

**调料**　生姜、盐、味精、胡椒粉、鸡精各适量

**做法**　① 水鸭收拾干净，斩成小块；鲜薄荷洗净，摘取嫩叶；钩藤洗净；生姜洗净，切片。

② 锅中加水烧沸，下鸭块汆去血水，捞出；钩藤煎水去渣。

③ 净锅加油烧热，下入生姜片、鸭块炒干水分，加入钩藤药汤，倒入煲中煲约30分钟，再下入薄荷叶、盐、味精、胡椒粉、鸡精，调匀即可。

**功效**　本品具有清热解毒、利咽润喉、滋阴潜阳、降压降糖、补虚益气等功效。可用于肝火旺盛、肝阳上亢所致的咽喉肿痛、高血压、糖尿病等症。

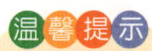

　　炒水鸭时，一定要先将水鸭炒干水分。一般人都可食用此汤，尤其适合老年人食用，但体质偏寒者不宜常食。

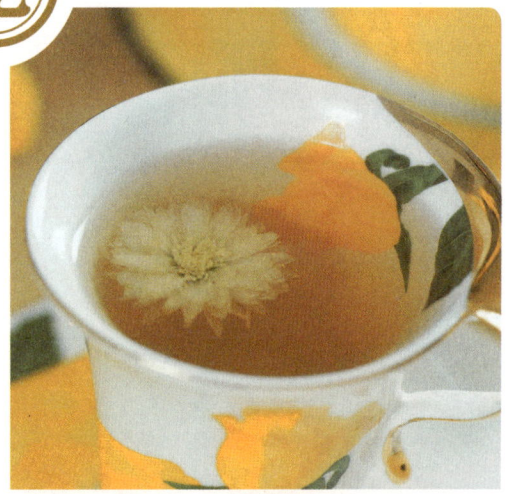

### 降压药膳 4　菊花决明饮

**原料**　菊花10克，决明子15克

**做法**　① 将决明子用清水洗净，打碎备用；菊花洗净备用。

② 锅洗净，置于火上，将菊花和决明子一同放入锅中，注入适量的清水，以中火煎煮，煎取药汁。

③ 过滤，取汁饮用即可。

**功效**　本品中的菊花具有散风清热、平肝明目的功效，决明子有清肝明目、利水通便的功效，两者合用，可清肝明目、清热排毒、润肠通便、降压降脂，适用于肝火旺盛所致的目赤肿痛、便秘、高血压、高血脂、肥胖症等。

　　一般人都可服用本品，但脾胃虚寒、泄泻者不宜服用。科学研究表明，压力能够使人的精神紧张，血压升高，特别是高血压患者血压升高更明显。因此，高血压患者应经常放松心情。

# 阴虚阳亢型

Yinxu Yangkang Xing

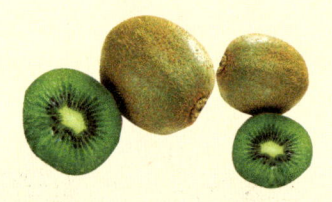

## 对症药材

01 生地
02 龟板
03 知母
04 葛根
05 玉竹
06 酸枣仁
07 黄连
08 枸杞
09 菊花
10 女贞子
11 石决明
12 麦门冬

## 对症食材

01 蜂蜜
02 甲鱼
03 牡蛎
04 冬瓜
05 黄瓜
06 梨
07 猕猴桃
08 百合
09 银耳
10 莲子
11
12

**症状分析** 患者火气大，但是给人虚浮的感觉，这是阴虚阳亢证型的病人在临床上较明显的表现，并有头晕耳鸣、眼花干涩、头重脚轻、腰膝酸软、五心烦热、心悸失眠、潮热盗汗、舌质红或暗红、舌苔薄白或薄黄、脉象沉细。阴虚阳亢型病人有明显的头痛头晕伴头重脚轻的症状，而肝阳上亢型病人头痛多为胀痛，这也是两个证型区别最明显的症状。

**治疗原则** 对于阴虚阳亢型高血压患者，治疗应以滋阴潜阳为主要原则，以滋阴培本为主，降火清源为辅，滋阴就是增补津液、水分，潜阳即降火、泄热，可用到的中药有杞菊地黄丸、大补阴丸，能有效减轻头晕耳鸣、五心烦热、眼花干涩等症状。

对症方药：生地、熟地各25克，沙参、麦冬、当归、枸杞各15克，石斛、芦根各12克，龟板、鳖甲各10克，川楝子、炙甘草各6克。水煎服，每日一剂，每剂煎两遍，将两次煎的药汁对匀，分两次服用。本品具有滋阴生津、清热养血、疏肝理气、降低血压，对阴虚阳亢型高血压患者有较好的食疗作用。若伴有头晕、头痛、目眩者，加天麻20克，钩藤、地龙各10克；若夜间盗汗较严重者，加浮小麦、五味子各12克；若伴失眠、心悸较严重者，加酸枣仁、茯神各10克。

## 饮食禁忌

**食物**
忌辛辣刺激性食物，如辣椒、茴香、咖啡等；忌燥热性食物，如狗肉、羊肉、荔枝、榴莲、花椒等；忌烟、酒。

**药物**
忌附子、肉桂、干姜、木香等燥热伤阴的药材。

[高血压 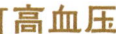 什么？]

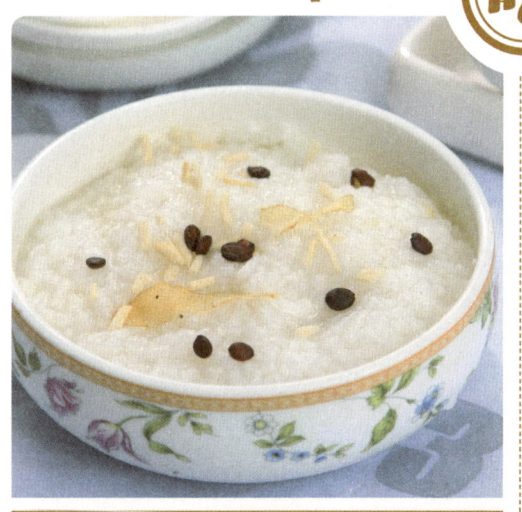

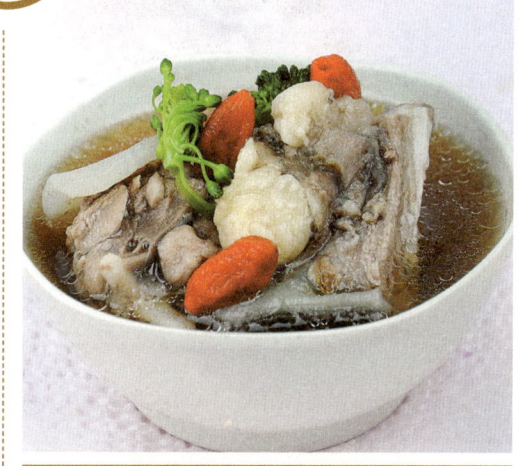

## 降压药膳1 酸枣玉竹糯米粥

**原料** 酸枣仁、玉竹、灯心草各15克，糯米100克

**调料** 盐2克

**做法** ①糯米洗净，浸泡半小时后，捞出沥干水分备用；酸枣仁洗净；玉竹、灯心草均洗净，切段。
②锅置火上，倒入清水，放入糯米，以大火煮开。
③加入酸枣仁、玉竹、灯心草同煮片刻，再以小火煮至呈浓稠状，调入盐拌匀即可。

**功效** 此粥具有清心降火、生津益胃、滋阴潜阳、安神助眠等功效，可用于阴虚火旺型高血压患者头晕头痛、烦躁易怒、夜不能眠等症。此外，本品还可用于肺阴虚咳嗽、排尿赤涩不畅等症。

**温馨提示**
选购玉竹以色白透明、呈长圆柱形、略扁、表面黄白色或淡黄棕色、半透明、质硬而脆（有的稍软）、易折断、气味微甘者为佳，带黄色的玉竹一般带酸味，质量略逊。

## 降压药膳2 滋阴甲鱼汤

**原料** 甲鱼250克，枸杞、生地、黄精各10克

**调料** 清汤适量，盐6克，葱段2克

**做法** ①将甲鱼收拾干净，斩块，放入沸水中余烫，去血污，捞起，沥干水分备用；枸杞、生地、黄精均分别用用温水冲洗干净，备用。
②锅洗净，置于火上，倒入准备好的清汤，调入盐，再将生地、黄精、葱段倒入锅中，烧开。
③最后下入甲鱼、枸杞，继续煮，直至甲鱼熟即可。

**功效** 本品具有滋阴潜阳、养肝补肾、清热凉血、养血补虚等功效，可用于阴虚阳亢型或肝肾阴虚型高血压患者食用。

**温馨提示**
杀甲鱼时不能把胆划破，烹饪前要烫去甲鱼的外皮。此外，甲鱼不宜与苋菜同食，否则会引起不良反应。此汤一般人都可食用，但痰湿较重者不宜服用此汤，否则会加重病情。

[高血压 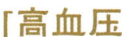 什么？]

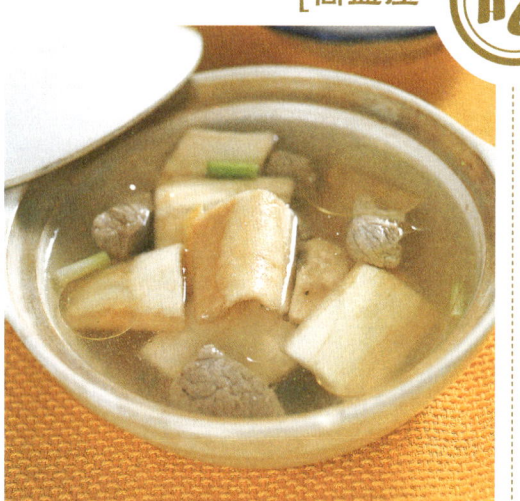

### 降压药膳 3　葛根猪肉汤

**原料**　猪肉250克，葛根40克，麦门冬20克，女贞子、五味子各10克

**调料**　盐、味精、葱花、胡椒粉、香油各适量

**做法**　① 将猪肉洗净，切成四方小块；葛根洗净，切块；麦门冬、女贞子、五味子均洗净。

② 锅中加水烧开，下入猪肉块汆去血水；将麦门冬、女贞子、五味子煎汤，去渣留汤。

③ 猪肉入砂锅，倒入药汤，待猪肉煮熟后再加入葛根和盐、味精、葱花、香油，稍煮片刻，撒上胡椒粉即成。

**功效**　本品具有清热解肌、滋阴潜阳、生津止渴、敛阴止汗、延缓衰老等功效，可用于阴虚阳亢型高血压，能缓解头晕耳鸣、头重脚轻、五心烦热、潮热盗汗等症状。

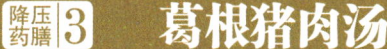

葛根切好后要放入凉水中浸泡，以防与空气接触，氧化变黑。一般人都可食用本品，尤其适合老年人食用，但痰湿型病人不宜食用此汤。还要注意猪肉不宜与羊肝同时食用。

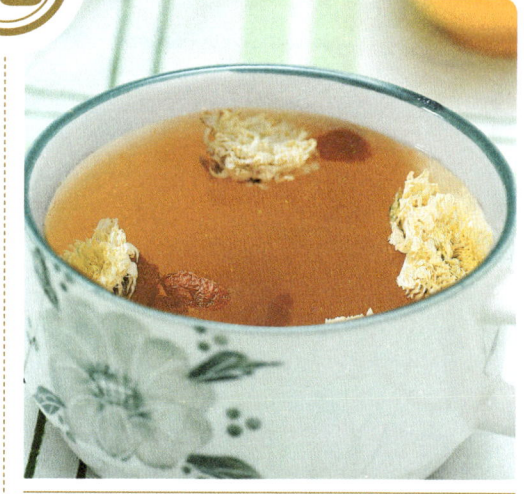

### 降压药膳 4　杞菊饮

**原料**　枸杞、五味子各15克，杭菊花10克，绿茶1袋

**做法**　① 将枸杞、五味子、杭菊花分别用清水冲洗干净，与绿茶一起放入保温杯中。

② 往保温中注入500毫升沸水冲泡，加盖焖15分钟。

③ 滤渣后即可饮用。

**功效**　本品中的枸杞和五味子均有滋补肝肾的作用，杭菊花清热散风、平肝明目的作用，绿茶有利尿降脂、抑制心脑血管疾病的作用，故本品具有滋阴泻火、养肝明目、滋补肝肾的功效，可用于阴虚阳亢型高血压症，能缓解头晕头痛、目赤肿痛、五心烦热、潮热盗汗、口干舌燥等症。

温馨提示

恶劣的情绪会引发血压升高，而高血压本身又会使患者情绪不稳定，烦躁易怒。因此高血压患者要学会控制自己的情绪，保持平衡乐观的心态，彻底切断这个恶性循环。

# 肝肾阴虚型

## Ganshen Yinxu Xing

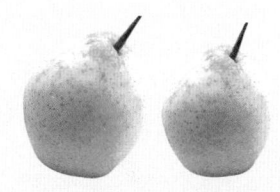

### 对症药材

- 01 熟地
- 02 生地
- 03 山药
- 04 山茱肉
- 05 泽泻
- 06 丹皮
- 07 枸杞
- 08 女贞子
- 09 沙参
- 10 麦门冬
- 11 黄精
- 12 何首乌

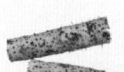 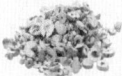 

### 对症食材

- 01 蜂蜜
- 02 甲鱼
- 03 牡蛎
- 04 乌鸡
- 05 梨
- 06 百合
- 07 桑葚
- 08 银耳
- 09 黑木耳
- 10 金针菇

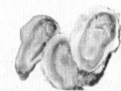  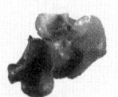

**症状分析** 高血压的中后期多表现为肝肾阴虚症状。这是由于长期血压偏高，不仅伤及肝脏，也牵连到了肾脏，多有火热过盛日久造成的阴液亏虚。肝肾皆虚，表示疾病已经到了较严重的程度，必须立即治疗，而高血压发展至此证型者，体内火气已尽，因此不会有头痛的问题，伴随出现的是两目干涩、眩晕耳鸣、四肢酸软、失眠多梦、骨蒸劳热、手足心热、夜尿频多、两颧潮红、口干咽燥、舌质红、舌苔少或无苔等症。需特别注意的是，肝肾阴虚型患者常有足跟痛，这是肾阴虚的表现，如果平日没有穿高跟鞋也不常久站就出现足跟痛的症状就要特别注意了。

**治疗原则** 对于肝肾阴虚的高血压患者，治疗应以"滋补肝肾"为主，可用中药丸剂六味地黄丸。它是中医用来滋补肾阴的代表方剂，可治疗肝肾阴虚型高血压、糖尿病、肾脏病、老年痴呆症等。

对症方药：熟地黄30克，山药、山茱萸20克，泽泻、茯苓、丹皮各10克，何首乌、牛膝、女贞子各12克，炙甘草8克。水煎服，每日一剂，每剂煎两遍，将两次煎的药汁对匀，分两次服用。本品具有滋阴生津、清热养血、疏肝理气、降低血压，对阴虚阳亢型高血压患者有较好的食疗作用。若体内有热者，加菊花、枸杞各10克；若伴失眠、心悸较严重者，加酸枣仁、合欢皮各10克。

### 饮食禁忌

**食物**
忌辛辣刺激性食物，如辣椒、茴香、咖啡等；忌燥热性食物，如狗肉、羊肉、荔枝、榴莲、花椒等；忌烟、酒。

**药物**
忌附子、肉桂、干姜、巴戟天、鹿鞭、海狗肾等燥热伤阴的药材。

[高血压 吃 什么？]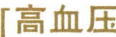

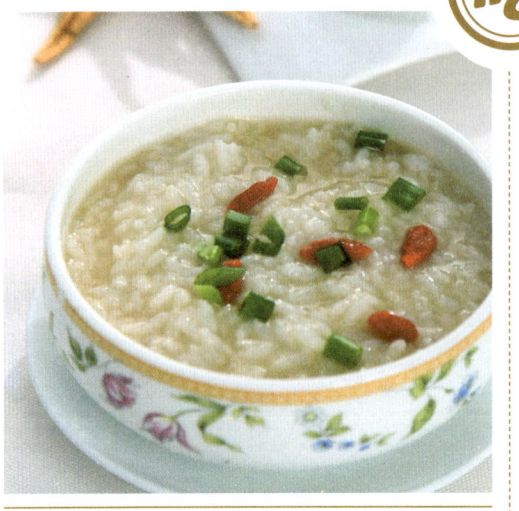

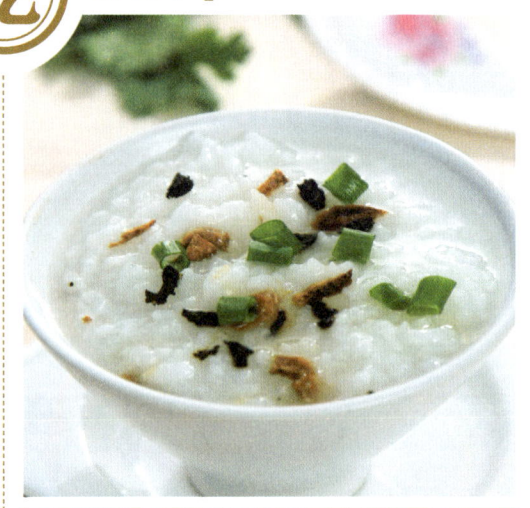

## 降压药膳 1  何首乌枸杞粥

**原料** 何首乌12克，枸杞15克，大米100克

**调料** 盐2克，葱少许

**做法** ①何首乌洗净，入锅，倒入一碗水熬至半碗，去渣待用；枸杞洗净；葱洗净，切成葱花；大米洗净，泡软。

②锅置火上，注水后，放入大米，用旺火煮至米粒绽开。

③倒入何首乌汁，放入枸杞，改用小火熬至粥成，放入盐，撒上葱花即可。

**功效** 常食此粥，可以滋阴养血、补养肝肾，适合肝肾阴虚型高血压、腰膝酸软、头晕耳鸣的患者食用。此外，此粥还能预防头发早白、脱发等症状。

### 温馨提示

市场上的正品何首乌有两种类型：一种切断面呈浅黄棕色，粉性强，皮部的云锦花纹明显；另一种的切断面呈红棕色至红紫色，粉性弱，略呈角质样，皮部的花纹小，第一种的质量要比第二种好。

## 降压药膳 2  黄精陈皮粥

**原料** 黄精、干桑葚各10克，陈皮3克，大米100克

**调料** 白糖8克，葱少许

**做法** ①黄精、干桑葚洗净；陈皮洗净，浸泡发透后，切成细丝；大米洗净，泡发。

②锅置火上，注入适量清水后，放入大米，用大火煮至米粒完全绽开。

③放入黄精、桑葚、陈皮，用小火熬至粥成，闻见香味时，放入白糖调味，撒上葱花即可。

**功效** 此粥具有强壮筋骨、补心润肺、滋阴补肝肾的功效，可用于肝肾阴虚型高血压所致的腰膝酸软、头晕耳鸣、手足心热、口干咽干等症。

### 温馨提示

陈皮味苦、辛，会影响粥的口感，故粥煮熟后，宜将其拣出丢弃。陈皮以冬柑的皮晒制而成的质量较好，它外皮呈深褐色，皮薄，放在手上觉得很轻而又容易折断，同时还发出清香。

[高血压 吃 什么？]

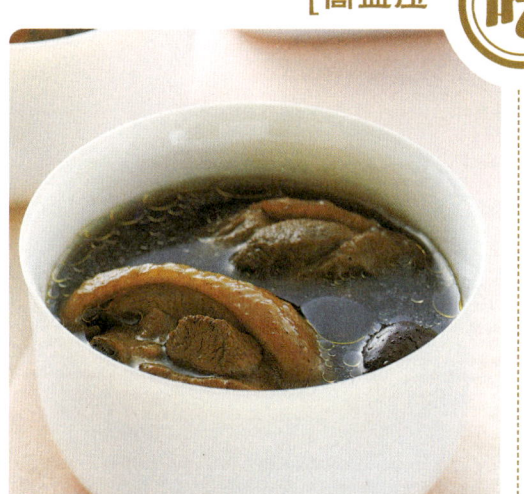

### 降压药膳 3　六味地黄鸡汤

|原料| 鸡腿150克，熟地黄25克，山茱萸、淮山、牡丹皮、茯苓、泽泻各10克，红枣8枚

|调料| 盐适量

|做法| ①鸡腿洗净，剁块，放入沸水中余烫，捞出洗净；熟地黄、山茱萸、淮山、牡丹皮、茯苓、泽泻、红枣均洗净。

②将鸡腿和所有药材一起放入炖锅，加1200毫升水以大火煮开。

③转小火慢炖30分钟，调入盐即成。

|功效| 本品具有滋阴潜阳、滋补肝肾的功效，可用于肝肾阴虚型高血压及头晕耳鸣、腰膝酸软、潮热盗汗、遗精滑泄、五心潮热、自汗盗汗等症。此外，本品还可治疗肝肾阴虚型不孕不育症。

**本草药典→熟地黄**

　　熟地黄又名熟地、地黄根、大熟地，其性微温，味甘，归肝、肾经，具有滋阴补血、益精填髓的功效，同时也是治疗糖尿病、慢性肾炎、高血压症、神经衰弱等疾病的常用药材。

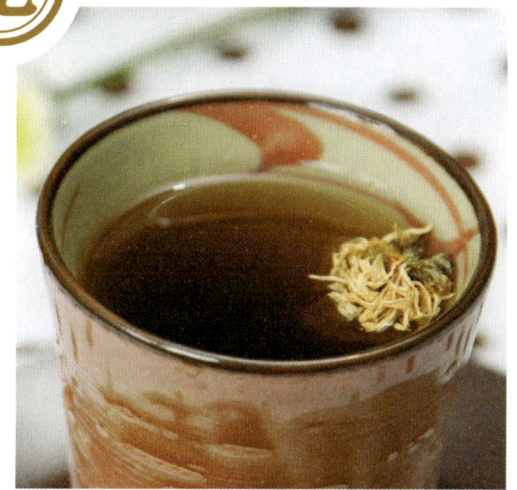

### 降压药膳 4　何首乌泽泻丹参茶

|原料| 何首乌、泽泻、丹参各5克

|调料| 蜂蜜适量

|做法| ①将丹参、泽泻、何首乌分别用清水冲洗干净，一起装进消毒纱布里，扎进袋口备用。

②茶杯洗净，注入500毫升开水，把步骤①中做好的药包放入茶杯中。

③盖好茶杯，约焖10分钟，待茶稍凉，调入蜂蜜即可饮用。

|功效| 本品具有滋阴补肾、凉血活血、排毒瘦身等功效，可用于肝肾阴虚型高血压症。此外，由于它有排毒瘦身的作用，还适合肥胖者服用。

**本草药典→泽泻**

　　泽泻又名水泻、芒芋、鹄泻、泽芝、及泻、天鹅蛋、天秃等，其性寒，味甘，归肾、膀胱经，具有利水、渗湿、泄热的功效，可治小便不利、水肿胀满、呕吐、泻痢、痰饮、脚气、淋病、尿血。

# 阴阳两虚型
## Yinyang Liangxu Xing

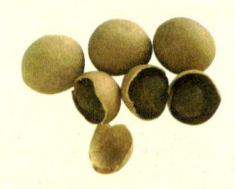

### 对症药材

- ①人参
- ②沙参
- ③杜仲
- ④吴茱萸
- ⑤淫羊藿
- ⑥桂枝
- ⑦肉桂
- ⑧附子
- ⑨龟板
- ⑩鹿角胶
- ⑪熟地

### 对症食材

- ①土鸡
- ②乌鸡
- ③猪肚
- ④莲子
- ⑤板栗
- ⑥核桃
- ⑦芝麻
- ⑧荔枝
- ⑨桂圆
- ⑩海参
- ⑪洋葱

**症状分析** 在高血压疾病的发展过程中，若肾阴亏虚日久没有得到相应的改善，常常会累及肾阳，相当于中医里讲的"阴损及阳"。由此可见，阴阳两虚是肝肾阴虚的进一步恶化，说明人体五脏六腑的功能很虚衰了，病情已经相当严重了。

阴阳两虚型的高血压患者主要症状有：头晕目眩、怕冷、四肢冰凉、腹胀腹泻、腰膝酸痛，还伴有心悸气短、耳鸣耳聋、自汗盗汗、舌苔薄或无苔、脉象微弱等症。

**治疗原则** 对于阴阳两虚型的高血压患者，治疗当以"育阴助阳，阴阳双补"为治疗原则，可用的中药方剂有炙甘草汤、龟鹿二仙胶、桂附地黄丸。一般高血压发展到这个阶段，已经严重影响到了肾脏、心脏。桂附地黄丸、龟鹿二仙胶是补肾养虚的良方，炙甘草汤是治疗由高血压引起的心脏衰竭的药方。

对症药方：干地黄30克，山药、山茱萸各15克，泽泻、茯苓、丹皮各10克，制附子、桂枝各6克，龟胶、鹿角胶（烊化）各10克。将除龟胶、鹿角胶之外的其他药材煎取药汁两遍，将两次煎的药汁倒入锅中，放入龟胶、鹿角胶，煮至龟胶、鹿角胶溶化即可，将药汁分早晚两次服用，每日服一剂。本方具有滋补阴血，集气归元，温阳补肾的作用，对阴阳两虚、元气大损的高血压患者很好的疗效。

## 饮食禁忌

**食物**
忌食寒凉生冷食物，如冷饮、苦瓜、黄瓜、西瓜、马齿苋等；忌刺激性食物，如辣椒、咖啡等；忌难消化性食物如硬饭、干果等。

**药物**
忌清热力强的药及泻下药如大黄、黄连、黄柏、石膏、知母等。

[高血压 吃 什么？]

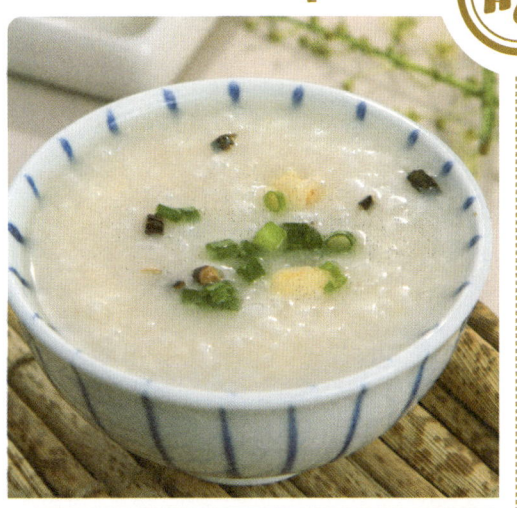

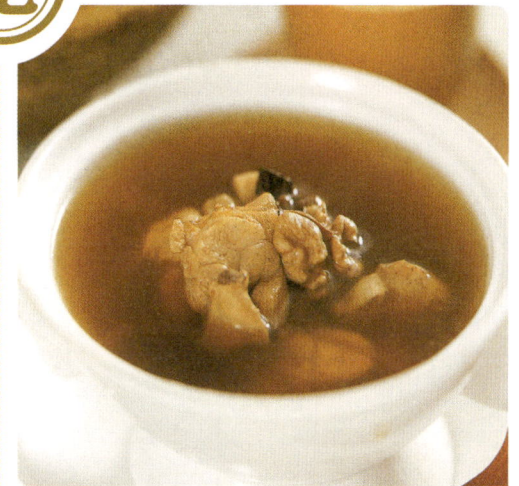

### 降压药膳 1 桂枝莲子粥

|原料| 桂枝20克，莲子30克，沙参15克，大米100克

|调料| 白糖5克

|做法| ①大米用清水淘洗干净，放入水中浸泡；桂枝洗净，切小段；莲子、沙参洗净备用。

②锅置火上，注入适量的清水，将大米、莲子、沙参、桂枝一起放进锅中，熬煮至米烂。

③放入白糖稍煮，调匀即可。

|功效| 本品具有助阳解表、温通经络、补肾涩精的作用，可用于阴阳两虚型高血压症、风寒表证所致的全身酸重疼痛、寒凝血瘀性月经不调、遗精滑泄等病症。

温馨提示

　　桂枝能温通经脉，对寒湿性风湿痹痛，多配合附子、羌活、防风等同用；对气血寒滞所引起的闭经、痛经等症，常配合当归、芍药、桃仁等同用。

### 降压药膳 2 杜仲核桃兔肉汤

|原料| 兔肉200克，杜仲、核桃肉各30克

|调料| 生姜2片，盐5克

|做法| ①兔肉用清水洗净，斩件备用。

②杜仲、生姜分别用清水洗净；核桃肉用开水烫，剥去外皮。

③锅洗净，置于火上，把兔肉、杜仲、核桃一起放入锅内，加清水适量，放入生姜，大火煮沸后，小火煲2～3小时，调入盐即可。

|功效| 本品具有滋阴壮阳、补肾强筋、健脑益智、安胎润肠等功效，可用于阴阳两虚型高血压、老年痴呆、气虚型便秘、肾气虚型胎动不安等症。

温馨提示

　　兔肉含蛋白质多，脂肪少，烹饪时可适量加一些猪肉，以防止煮熟的兔肉吃起来口感发"柴"。一般人都可食用此汤，尤其适合男性食用。

[高血压 吃 什么？]

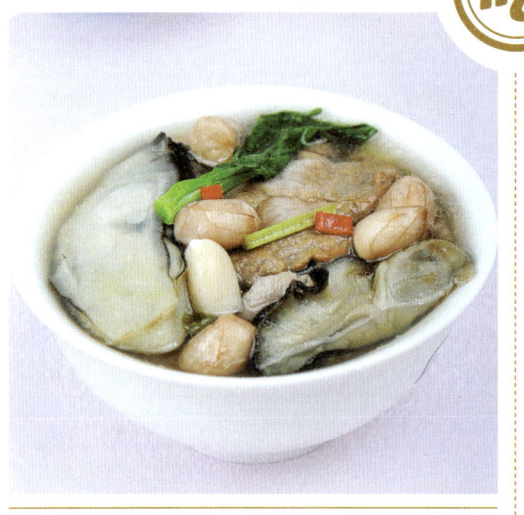

### 降压药膳 3　强身牡蛎汤

**|原料|** 花生米100克，牡蛎肉75克，肉桂15克，猪肉50克，菜心20克

**|调料|** 花生油20克，盐6克，葱花、姜片各3克

**|做法|** ①猪肉洗净，切片；花生米、牡蛎肉、菜心分别洗净；肉桂洗净，煎汤去渣。
②净锅上火倒入花生油，将葱花、姜片爆香，倒入药汤，调入盐。
③下入花生米、猪肉煲至熟，再下入牡蛎肉、菜心稍煮即可。

**|功效|** 本品具有滋阴壮阳、温肾散寒的功效，可用于阴阳两虚型高血压及头晕目眩、四肢冰凉、心悸气短、耳聋耳鸣等症。

#### 温馨提示

牡蛎放入锅中后，稍煮后应尽快关火，因为牡蛎肉太嫩，不能煮太长时间。在搭配禁忌方面，牡蛎忌与麻黄、吴茱萸、辛夷同食。

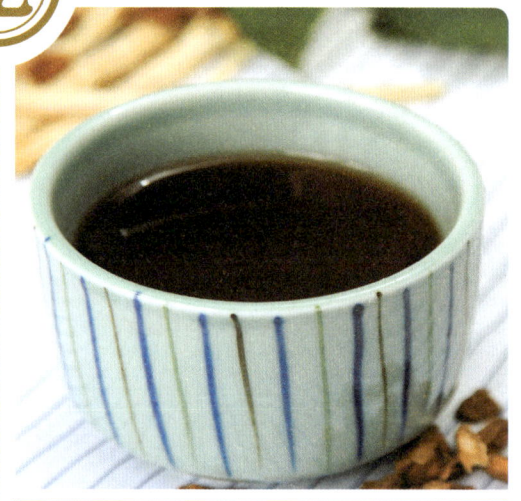

### 降压药膳 4　桂枝二参茶

**|原料|** 北沙参、桂枝各15克，人参、何首乌各10克

**|调料|** 红糖少许

**|做法|** ①将北沙参、桂枝、人参、何首乌分别用清水洗净备用。
②将北沙参、桂枝、人参、何首乌一起放入砂锅，加1000毫升水，煎15分钟，取汁倒入茶杯。
③茶杯中放入红糖，搅拌均匀，待稍凉后即可饮用。

**|功效|** 本品具有回阳救逆、大补元气、滋阴补阳的功效，可用于阴阳两虚型所致的高血压危重病人，症见四肢厥冷、心悸气短、脉象微弱、汗出淋漓等症。

#### 本草药典→北沙参

北沙参又名海沙参、银条参、莱阳参、辽沙参、野香菜根，其性凉、味甘、苦，归胃、肺经，有养阴清肺、祛痰止咳、益脾健胃、养肝补肾、生津祛痰的功效。

# 痰湿阻逆型
## Tanshi Zuni Xing

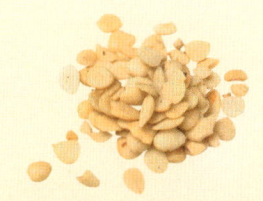

### 对症药材

- 01 半夏
- 02 白术
- 03 天麻
- 04 茯苓
- 05 泽泻
- 06 藿香
- 07 瓜蒌
- 08 陈皮
- 09 草豆蔻
- 10 淮山
- 11 莱菔子
- 12 罗布麻

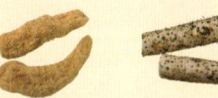
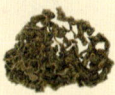
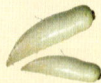

### 对症食材

- 01 薏米
- 02 白扁豆
- 03 白萝卜
- 04 鲫鱼
- 05 鳝鱼
- 06 杏仁
- 07 海带

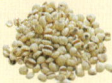
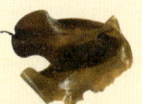

**症状分析** 高血压的形成，除了与脏腑失调的内在因素有关，外来因素也具有很大的影响。中医将内在致病因素分为"热、痰、湿、瘀"四种，外部致病因素（外感六邪）分为"风、寒、暑、湿、燥、火"六种。痰湿是人体中不正常的水液代谢物，多由于脏腑功能失调再加上外感六邪的影响，致使津液不能正常输送，而停滞在人体的某个部位或器官，造成气血、经络运行不畅，从而导致人体器官出现功能障碍。

痰湿阻逆型高血压的主要症状有：头晕目眩、头重如裹（像被湿布裹住的感觉）、四肢麻木沉重、胸闷恶心、不思饮食、困倦嗜睡、舌色淡、苔白腻、脉滑。

**治疗原则** 对于痰湿阻逆型的高血压患者，治疗应以"化湿祛痰，健脾和胃"为治疗原则，中医的代表方剂有半夏天麻白术汤和温胆汤。痰湿伴有寒证者可用半夏天麻白术汤，痰湿夹热者宜用温胆汤。

对症方药：白术20克，半夏、天麻、茯苓各15克，苍术、黄芪各12克，陈皮8克、生姜3片。水煎服，每日一剂，每剂煎两遍，将两次煎的药汁对匀，分两次服用。本品具有健脾祛湿、化痰开窍的功效，对痰湿夹寒的高血压患者有较好的食疗作用。若患者属于痰湿夹热型，可在此方的基础上去黄芪，加黄连、竹茹各12克。

### 饮食禁忌

**食物**
忌冰冻食物；忌银耳、百合、木耳等滋腻性食物；忌食厚腻肉食如肥肉、猪蹄等，因为多食滋腻、肥腻性食物会加重痰湿；忌烟、酒。

**药物**
忌熟地、阿胶、沙参、麦门冬、玉竹、知母等滋阴生津的药材。

[高血压 吃 什么？]

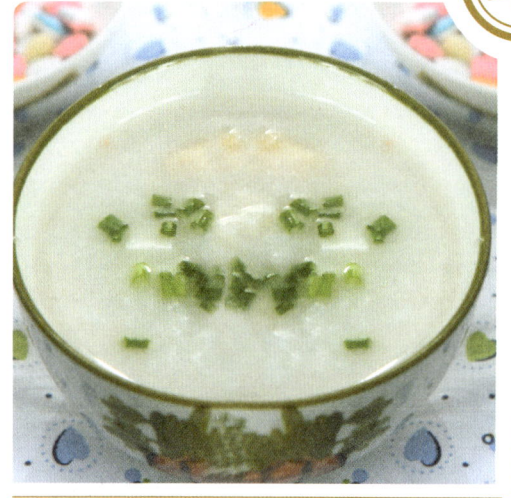

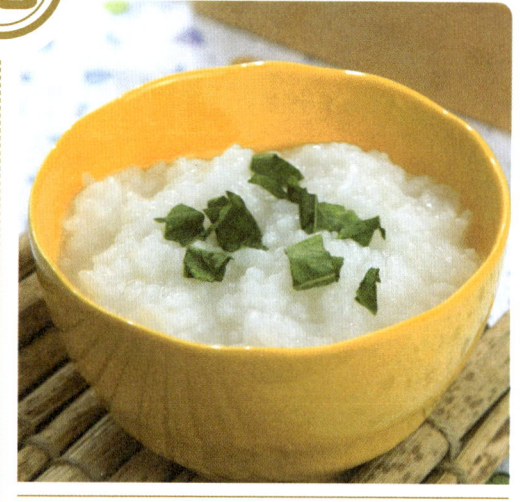

### 降压药膳 1 淮山白扁豆粥

**原料** 淮山25克，白扁豆、莱菔子各20克，大米100克

**调料** 盐2克，味精1克，香油5克，葱少许

**做法** ① 白扁豆、莱菔子洗净；淮山去皮洗净，切小块；葱洗净，切成葱花；大米洗净，浸泡半小时。

② 锅内注水，放入大米、白扁豆、莱菔子，用旺火煮至米粒绽开，放入淮山。

③ 改用小火煮至粥成闻见香味时，放入盐、味精、香油调味，撒上葱花即可食用。

**功效** 此粥具有补脾和中、祛湿化痰的功效，可用于痰湿阻逆型高血压病人，症见头痛如裹、头晕目眩、素日痰多、身体酸重等症。

#### 食材百科→白扁豆

白扁豆又名峨眉豆、藤豆、羊眼豆、肉豆，其性微温，味甘，归脾、胃经，具有健脾化湿、和中消暑等功效，常用于脾胃虚弱、食欲不振、大便溏泻、暑湿吐泻、胸闷腹胀等症。

### 降压药膳 2 藿香大米粥

**原料** 藿香叶10克，厚朴、白术各8克，大米100克

**调料** 盐2克，葱花少许

**做法** ① 将大米淘洗干净，再置于清水中浸泡半小时后捞出沥干水分备用；藿香叶洗净，切碎；厚朴、白术均洗净。

② 锅置火上，倒入清水，放入厚朴、白术，煎汤去渣，然后放入大米至汤药中，以大火煮开。

③ 再以小火煮至粥呈浓稠状，加藿香叶同煮片刻，调入盐拌匀，撒上葱花即可。

**功效** 此粥具有开胃止呕、祛湿健脾、和中化痰等功效，可用于痰湿阻逆型高血压，还适合暑湿呕吐等症。

#### 温馨提示

藿香可作为烹饪作料，因其有健脾益气的功效，故某些比较生僻的菜肴和民间小吃中利用其丰富口味，增加营养价值，如下饭好菜火焙鱼等。藿香还可凉拌食用，用于解表散寒。

[高血压 吃 什么？]

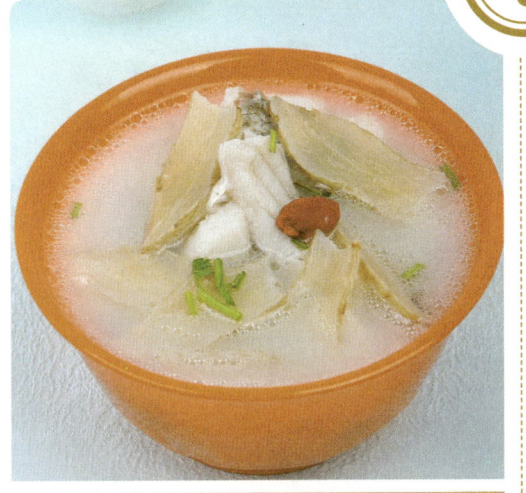

### 降压药膳 3 半夏天麻鱼头汤

|原料| 干天麻20克，半夏15克，鲢鱼头半个

|调料| 盐适量

|做法| ①鲢鱼头收拾干净，斩块，放入沸水中余烫，去血污，捞起，沥干水分备用；干天麻用清水洗净后，放入水中浸泡备用；半夏洗净。

②锅洗净，置于火上，注入适量的清水，调入盐。

③最后下入鲢鱼头、半夏、天麻，煲至鲢鱼头熟即可。

|功效| 本品具有化湿止呕、止咳化痰、镇静安神、熄风止痉的功效，适用于痰湿阻逆型高血压、卒中、癫痫等症。

**温馨提示**

对天麻过敏者不宜食用本品。除了鲢鱼头，也可以用草鱼或其他鱼头以相同方式烹调，同样也有很好的食疗功效。另外，阴虚型病人不宜食用。

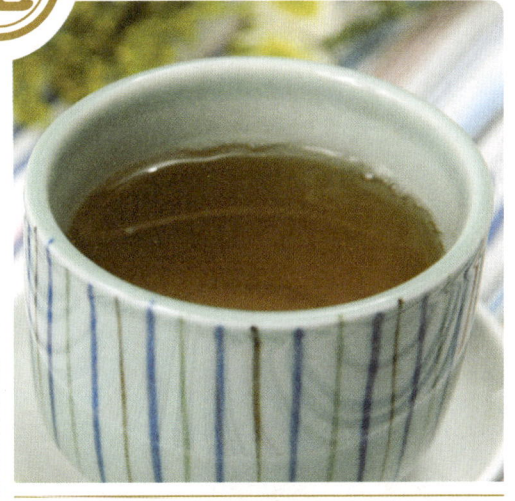

### 降压药膳 4 半夏茯苓薏米茶

|原料| 薏米30克，半夏、茯苓各10克，山楂5克，枸杞适量

|做法| ①将薏米、茯苓、半夏、山楂、枸杞分别用清水洗净；锅洗净，置于火上，注入适量清水，将薏米、茯苓一起下入锅中煮至薏米开花。

②将山楂、枸杞、半夏一起放入洗净的保温杯中，冲入步骤①煮开的薏米茯苓汤，加盖焖15分钟。

③滤渣后即可饮用。

|功效| 本品具有健脾化湿、行气利水的功效，可用于痰湿阻逆型高血压症、脾虚湿盛型泄泻、食欲不振、消化不良以及水肿等症。

**本草药典→半夏**

半夏又名为法夏、清半夏、仙半夏、姜夏，其性温，味辛，归脾、胃经，具有燥湿化痰、降逆止呕、消痞散结的功效，主要用于治疗湿痰冷饮、呕吐、反胃、咳喘痰多、胸膈胀满、痰厥头痛、头晕不眠等病症。

# 瘀血阻滞型
## Yuxue Zuzhi Xing

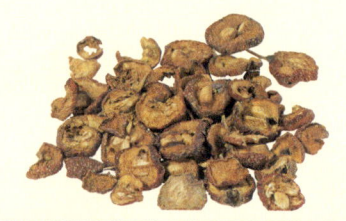

### 对症药材

- 01 丹参
- 02 牡丹皮
- 03 田七
- 04 红花
- 05 桃仁
- 06 赤芍
- 07 佛手
- 08 延胡索
- 09 当归
- 10 川芎

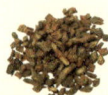 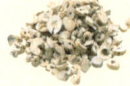 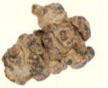

### 对症食材

- 01 山楂
- 02 茄子
- 03 猪血
- 04 佛手瓜
- 05 兔肉
- 06 甲鱼
- 07 海带
- 08 葡萄
- 09 芹菜
- 10 芥蓝

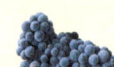 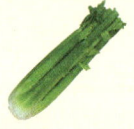

**症状分析** 瘀血阻滞也是高血压的一个常见证型，多由于体内血管内的血液黏稠、运行不畅，导致血液瘀阻，从而引发一系列心脑血管疾病，如脑卒中、脑出血、蛛网膜下腔出血等并发症。瘀血也分为气滞型血瘀、血热型血瘀、气虚型血瘀等类型，但高血压患者以气滞型和血热型血瘀多见。

瘀血阻滞型高血压常见的症状有：头痛眩晕，有时头痛如针刺状，或伴胸胁疼痛，烦躁易怒，兼有健忘、失眠、心悸、精神不振、耳鸣耳聋等症，面色晦暗呈紫色，舌色紫暗有瘀点，脉象弦涩。

**治疗原则** 对于瘀血阻滞型高血压，治疗当以活血化瘀为主。气滞型血瘀当以行气活血为主，而血热型血瘀当以凉血活血为主。中医常用的代表方有通窍活血汤，可根据患者的具体症状在此方的基础上加减药材。

**对症方药** 赤芍、川芎、桃仁、红花各10克，生姜8克，黄酒50毫升。气滞血瘀型（除有瘀血阻滞的症状外，还伴有抑郁或烦躁易怒、口苦、两侧胸胁胀痛或刺痛者），可在此方的基础上加柴胡、郁金各10克，川楝子5克。血热血瘀型（伴有小便黄赤涩痛、口干咽燥等症者）可加白茅根15克，丹皮、生地各10克。水煎服，每日一剂，每剂煎两遍，将两次煎的药汁对匀，分两次服用。

### 饮食禁忌

**食物**
忌食辛辣刺激性食物，如辣椒、咖啡、巧克力等；忌食燥热性食物，如狗肉、羊肉、荔枝、龙眼、榴莲等；忌烟、酒；忌冰冻食物，如冰棒、冷饮等。

**药物**
忌附子、肉桂、干姜、鹿鞭、海狗肾等燥热性的药材。

[高血压 吃 什么？]

## 降压药膳 1　丹参山楂大米粥

**[原料]** 丹参20克，干山楂10克，桃仁6克，大米100克

**[调料]** 红糖5克，葱花少许

**[做法]** ①大米洗净，放入水中浸泡；干山楂、桃仁用温水泡后洗净。

②丹参洗净，用纱布袋装好扎紧封口，放入锅中加清水熬汁。

③锅置火上，放入大米、山楂、桃仁煮至七成熟，倒入丹参汁煮至粥将成，放红糖调匀，撒上葱花即可。

**[功效]** 本品具有活血化瘀、疏肝行气、健脾消食的功效，可用于瘀血阻滞型高血压、胸胁刺痛以及肝气犯脾型食欲不振、食积腹胀等症。

**温馨提示**

丹参、山楂都有降低血压的功效，适宜高血压、高脂血症患者食用。丹参还能扩张冠状动脉，增加冠脉流量，改善心肌缺血、梗塞和心脏功能，调节心律，并能扩张外周血管，改善微循环。

## 降压药膳 2　枸杞佛手粥

**[原料]** 枸杞10克，佛手15克，大米100克

**[调料]** 红糖3克，葱花少许

**[做法]** ①大米洗净，下入冷水中浸泡半小时后捞出沥干水分；佛手、枸杞洗净，用温水泡至回软备用。

②锅置火上，倒入清水，放入大米，以大火煮开。

③加入佛手、枸杞煮至粥呈浓稠状，调入红糖拌匀，撒上葱花即可。

**[功效]** 此粥有疏肝理气、活血化瘀、健脾开胃之功效，可用于气滞血瘀所致的高血压症、心绞痛、月经不调、痛经等症，还可用于消化不良、腹胀疼痛等。

**温馨提示**

佛手有很好的抗菌消炎作用，能改善膀胱炎；佛手还能改善消化不良、胀气、绞痛、食欲不振等症状，驱除肠内寄生虫，并明显消除胆结石；还可防治抑郁症、胸胁刺痛等。

[高血压 吃 什么？]

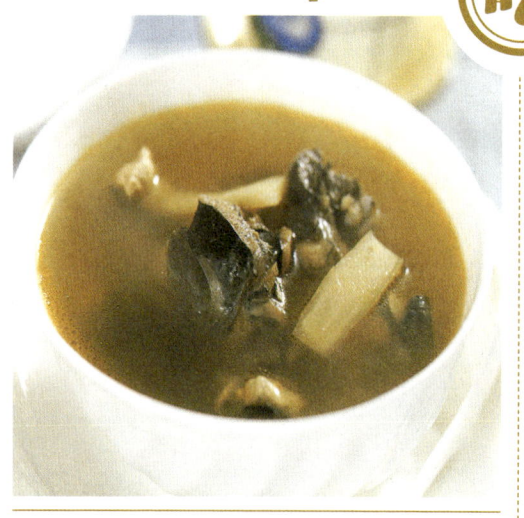

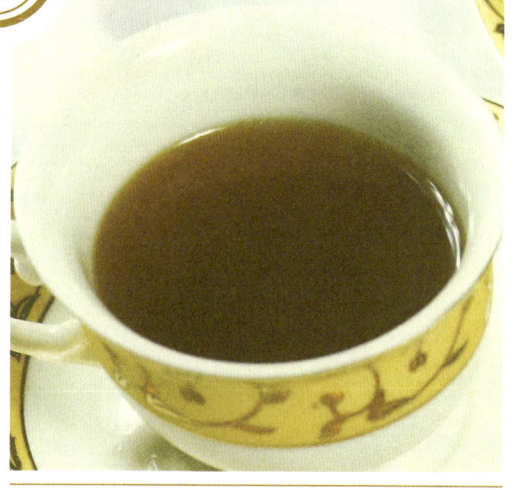

### 降压药膳 3 丹皮三七炖鸡

**原料** 乌鸡1只，牡丹皮30克，三七10克

**调料** 盐5克，姜丝适量，味精2克

**做法** ①乌鸡收拾干净，切块，放入沸水中氽烫，去血污，捞起沥干水分，备用；牡丹皮、三七分别用清水洗净。

②将三七、牡丹皮一起装入纱布袋中，扎紧袋口。

③布袋与乌鸡一同放入砂锅中，加600毫升清水，烧开后，加入姜丝和盐，小火炖1小时，调入味精即可。

**功效** 本品具有益气补血、活血化瘀、凉血止血的功效，可用于瘀血阻滞型高血压以及各种血瘀型出血症、妇女崩漏、跌打损伤等。

**温馨提示**

在烹调乌鸡时，可加入少许料酒，这样可去除乌鸡的腥味，增加菜肴的美味。本品一般人都可食用，尤其适合女性食用。

### 降压药膳 4 当归山楂茶

**原料** 当归15克，山楂、枸杞各10克，川芎6克

**调料** 红糖适量，红枣1颗

**做法** ①将当归、山楂、川芎分别用清水洗净，装入棉布袋中扎紧袋口；枸杞、红枣洗净。

②锅洗净，置于火上，将棉布袋同枸杞、红枣一起放入锅中，加水后煲20分钟，去除药袋。

③将煮好的药茶倒入壶中调入红糖即可饮用。

**功效** 本品具有行气活血、化瘀止痛、疏肝降压的功效，可用于瘀血阻滞型高血压，以及妇女月经不调、痛经、闭经等病症。

**本草药典→当归**

当归又名干归、西归、干白、云当归、秦归，其性温，味甘、辛，归肝、心、脾经，可补血和血、调经止痛、润燥滑肠，多用于治疗月经不调、经闭腹痛、癥瘕积聚崩漏、血虚头痛、眩晕、痿痹、赤痢后重、跌打损伤等症。

# 气血两虚型

## Qixue Liangxu Xing

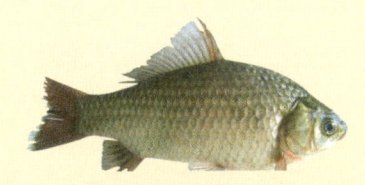

### 对症药材

- ① 当归
- ② 人参
- ③ 黄芪
- ④ 党参
- ⑤ 白术
- ⑥ 白芍
- ⑦ 山药
- ⑧ 熟地
- ⑨ 阿胶
- ⑩ 升麻
- ⑪ 远志
- ⑫ 太子参

### 对症食材

- ① 乌鸡
- ② 土鸡
- ③ 猪肚
- ④ 牛肉
- ⑤ 鸽子肉
- ⑥ 鲫鱼
- ⑦ 葡萄
- ⑧ 莲子
- ⑨ 板栗
- ⑩ 黑米
- ⑪ 粳米

**症状分析** 临床发现部分血压难控制的患者，通常属于气血两虚型的高血压患者。气是人体内不断运动的具有很强活动性的一种精微物质，它能够推动血液的正常运行，若气虚则推动血液运行无力，容易导致血液凝滞，引起血压升高。若血虚也会导致血管失于濡养，造成血压升高、血管硬化等病症。

气血两虚型高血压常见的症状有：面色苍白或萎黄、精神倦怠、神疲乏力、少气懒言、心悸气短、失眠多梦、饮食减少、经常头晕、平时易感冒、汗出较多特别是活动后更厉害、舌色淡、舌苔薄白、脉象较弱。

**治疗原则** 对于气血两虚型高血压患者，治疗当以"补气养血、调养心脾"为主，中医常用的代表方有归脾汤（或归脾丸），可治疗因气血亏虚引起的高血压、贫血、营养不良等症状。

对症药方：炒黄芪25克、当归、白术、党参各15克，茯苓、炒酸枣仁、龙眼肉、大枣各10克，木香8克，炙甘草6克，生姜3片。水煎服，每日一剂，每剂煎两遍，将两次煎的药汁对匀，分两次服用。本品具有补气养血、调和心脾、降低血压，对气血两虚型高血压患者有很大的改善作用。若伴有食后腹胀、消化不良者，加山楂、神曲各10克；若自汗、盗汗较严重者，加浮小麦、五味子各12克。

## 饮食禁忌

**食物**
忌食寒凉生冷性食物，如冷饮、冰棒、苦瓜、黄瓜、西瓜、马齿苋等；忌食刺激性食物，如辣椒、咖啡等；忌食杏子等易耗伤气血的食物。

**药物**
忌寒凉性药物及泻下药，如大黄、黄芩、黄连、黄柏、知母、石膏等。

[高血压 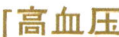 什么？]

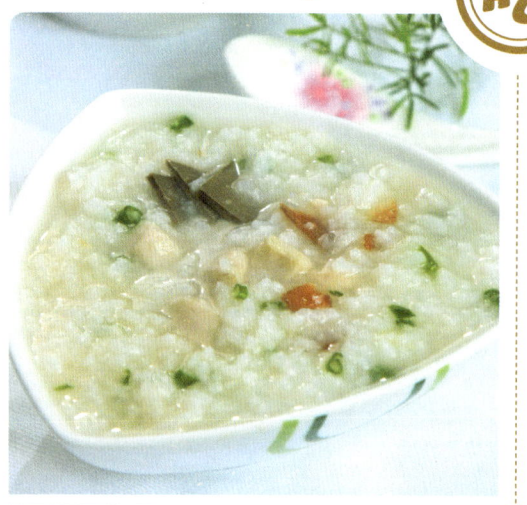

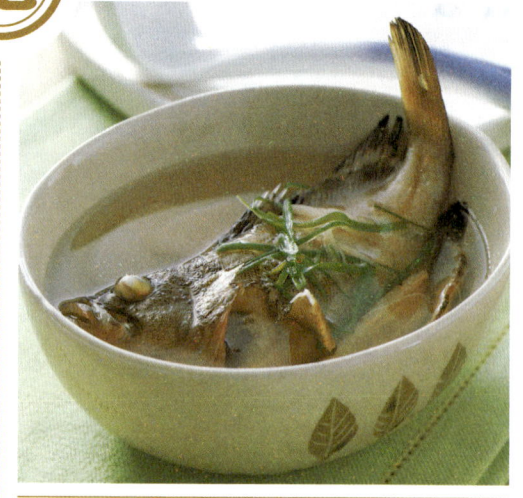

## 降压药膳 1　参鸡粥

**原料** 高丽参50克，鸡肉150克，鸡肝70克，大米80克，陈皮5克

**调料** 盐3克，葱花适量

**做法** ① 鸡肉用清水洗净，切丁备用；鸡肝用清水洗净，切片备用；高丽参用清水洗净，入锅熬煮取汁备用；大米淘净，泡好；陈皮洗净。

② 大米放入锅中，倒入适量清水用大火烧沸，下入鸡肉、陈皮，转中火熬煮至米粒开花。

③ 倒入高丽参汁，下入鸡肝用小火熬煮成粥，加盐调味，撒上葱花即可。

**功效** 本粥具有补气养血、益肾生精的作用，可用于气血两虚型高血压患者食用，同时也可辅助治疗贫血、食欲不振等病症。

**温馨提示**

高丽参要刮去外皮，且要切去发芽的部分。鸡肉较嫩，只有顺着肌纤维的纹路切才能保持其形状。

## 降压药膳 2　黄芪淮山鱼汤

**原料** 石斑鱼1条，黄芪、淮山各15克

**调料** 姜1段，葱1根，盐5克，米酒10毫升

**做法** ① 石斑鱼收拾干净，在鱼背两面各斜划一刀；姜用清水洗净，切片备用；葱用清水洗净，切丝备用；黄芪、淮山均用清水洗净备用。

② 黄芪、淮山放入锅中，加水以大火煮开，转小火熬约15分钟后，放入姜片和石斑鱼，煮8~10分钟。

③ 待鱼熟，加盐、米酒调味，撒上葱丝即可。

**功效** 本品具有益气补血、健脾补虚的功效，可用于辅助治疗气血两虚型高血压、贫血、内脏下垂、小儿营养不良、神疲乏力、脾虚腹胀等症。

**温馨提示**

做此汤时，先将水烧开再放鱼，这样鱼汤味道会更鲜美。此汤一般人都可食用，尤其适合女性食用。

[高血压 吃 什么？]

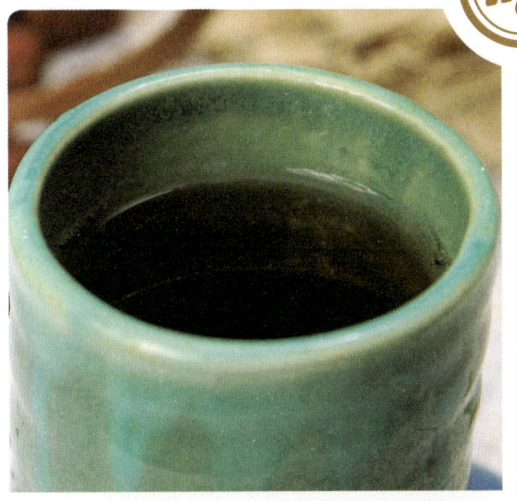

### 降压药膳 3　人参红枣茶

**原料** 人参、红枣（去核）各10克

**做法** ①将人参、红枣分别用清水冲洗干净备用。

②将洗净的人参、红枣一起放入锅中，加入适量的清水，煮成茶饮。

**功效** 本品具有益气补虚、养血健脾等功效，可用于气血两虚型高血压，症见头晕目眩、神疲乏力、口唇色淡、面色苍白等症。

**小贴士** 人参不能与藜芦、五灵脂等药材同服；服此汤期间不宜同吃白萝卜或喝浓茶。

#### 本草药典→人参

人参又名为棒槌、山参、园参、神草、地精，其性平，味甘、微苦，归脾、肺经，具有大补元气、复脉固脱、补脾益肺、生津安神的功效，可用于体虚欲脱、肢冷脉微、脾虚食少、肺虚喘咳、津伤口渴、内热消渴、久病虚羸、惊悸失眠、阳痿宫冷、心力衰竭等症。

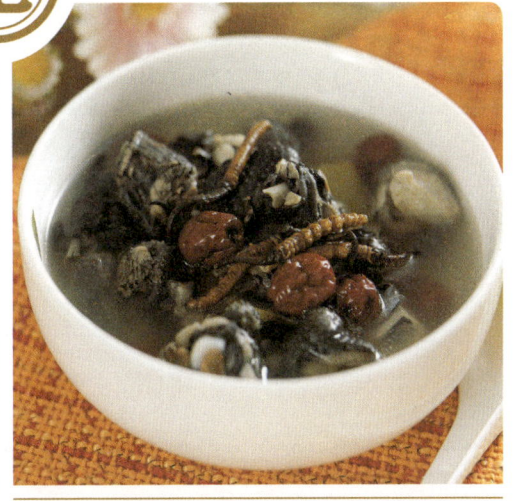

### 降压药膳 4　虫草红枣乌鸡汤

**原料** 冬虫夏草5克，红枣10克，乌鸡半只，鲜奶适量

**调料** 盐5克，生姜3片

**做法** ①红枣去核，洗净；冬虫夏草洗净。

②乌鸡处理干净，斩件，氽水。

③将冬虫夏草、红枣、乌鸡、姜片置放入炖盅中，加入600毫升沸水，加盖，隔水炖2小时，倒入鲜奶，加盐调味即可。

**功效** 本品具有益气补虚、养血健脾、宁心安神等功效，可用于气血两虚型高血压，症见头晕目眩、神疲乏力、口唇色淡、心悸失眠、面色苍白等症。此外，本品对更年期综合征的女性也有良好的食疗作用。

#### 温馨提示

红枣宜选购皮色紫红、果大而均匀、果型粗短圆整、皱纹少、痕迹浅、皮薄核小、肉质厚而细实。红枣有"天然维生素丸"的美誉，国外一项研究显示：对比单纯吃维生素药剂的病人，连续吃红枣的恢复速度要快3倍以上。

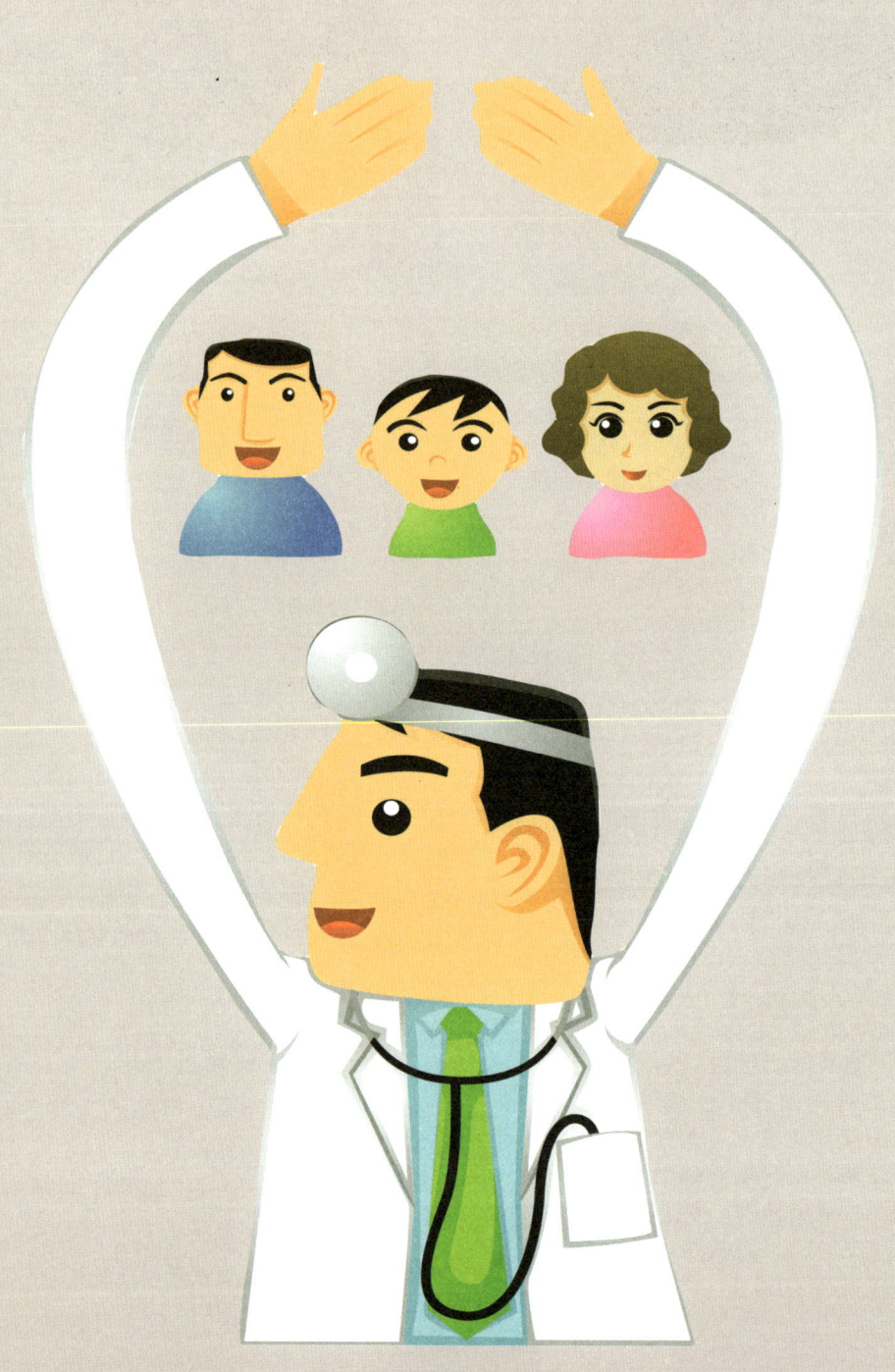

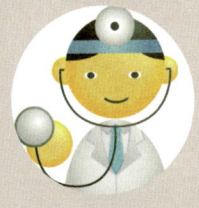  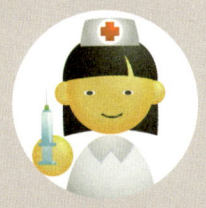

# 降压第五关 专家连线有问必答

人们对高血压知识的相对缺乏，既是高血压发病率升高的原因之一，也是高血压病情控制不好的重要原因。高血压患者应加强对高血压的认识，其家属同样也应该增加这方面的知识，这对于患者是十分有利的。

如高血压患者常有情绪不稳定，如压抑、敌意、攻击性强或依赖性强的矛盾性格，以及心情烦躁、易怒、记忆力减退等症状，因此高血压患者的家人要充分认识此病的特征，除了积极帮助患者就医诊治外，还要对他们体贴照顾，减少其精神上和工作上的压力，保持其心理平衡。

又如高血压患者在服药时还要注意药物的不良反应，高血压患者家属要注意，看患者开始药物治疗后有无不适反应，让医生据此调整用药；还要监督患者遵医嘱服药，不可根据自己的感觉来增减药物。

高血压在某些情况下，如遭受精神创伤、过度疲劳、过度兴奋、寒冷刺激等很容易引起复发，表现症状为头痛、烦躁、心悸、出汗、恶心呕吐、面色苍白或潮红、视力模糊、抽搐昏迷等。这时家属千万别惊慌失措，要沉着镇静地让患者立即卧床休息，平卧、头部抬高45°，并给予降压药物利血平、复方降压片、硝苯地平（心痛定）10～20毫克，待病情稳定后送医院治疗。如患者意识不清或昏迷，应把他的头偏向一侧，保持呼吸道通畅，并立即送医院治疗。

这些都建立在患者与患者家属对高血压的充分认识上，正所谓"知己知彼，百战不殆"，本章将就人们对于高血压的一些常见的疑问由专家一一详细解答。

# 高血压 知识在线答疑

◎更多的了解血压知识对每一位高血压患者和家属是非常有益的，以下所列出的所有血压以及用药问题均为比较常见的知识，患者应熟悉。

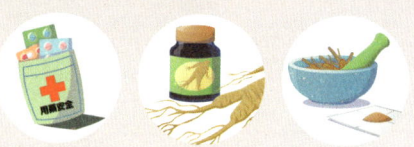

## 1 什么是白大衣性高血压？

**专家解答**：所谓白大衣性高血压是指在诊所测得血压升高，而24小时动态血压正常，所以将患者在诊所短暂的血压升高称为白大衣效应或白大衣现象。白大衣效应是产生白大衣性高血压的基础，研究表明，高血压中约1/4为白大衣性高血压或仅为白大衣效应，而且相当一部分顽固性高血压亦仅是白大衣效应的结果。

## 2 什么是体位性高血压？

**专家解答**：体位性高血压是指患者在站立或坐位时血压偏高，而睡下平卧位时的血压正常，此病的特点是它一般没有高血压的特征，常在体检或偶然的情况下发现，但也有个别严重者会伴有心悸、易疲倦、入睡快等症状。这种高血压在国内高血压患者中占4.2%，一般不会采用降压药物治疗，因为若使用利尿剂等降压药，不但降不了压，还有可能会激发血压进一步升高。对于此类型的高血压，一般建议采用运动疗法以及对症使用一些肌酐、B族维生素之类的药物，效果一般较好。

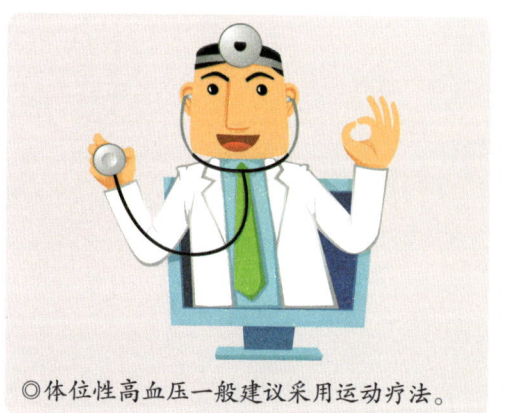

◎体位性高血压一般建议采用运动疗法。

## 3 什么是临界高血压？

**专家解答**：临界高血压也称边缘型高血压，其测得的血压值在正常血压至确诊高血压之间。血压稍偏高，各重要器官如心、脑、肾无器质性损害是其特点，但临床观察表明，临界高血压者易发展成高血压病，心血管并发症的发生概率及病死率也比正常人高出2倍。它大多数时候不伴随任何不适症状，且没有器质性的损害，所以极容易被忽视。

## 4 高血压就是高血压病吗？

**专家解答**：高血压并不一定都是高血压病，血压升高的影响因素有很多，剧烈运动过后、某些药物等都可以引起血压升高。所以，在测量得到的血压值偏高时，应进行多次的血压测量，当医生诊断为高血压时，应进一步做全面的身体检查。如果是因为肾脏或副肾等出现病变而导致的高血压，称为继发性（症候性）高血压。这种类型的高血压患者以年轻人居多。对于这类高血压应先找病因，对症治疗，血压将随病愈而下降。

## 5 高血压患者需要做哪些基本检查？

**专家解答**：高血压患者的临床检查有血液检查、尿液检查、心电图、胸部X光摄影、肾盂摄影等，诊察有心肺的听诊、上肢和下肢的血压测定、体位的血压变动、腹部和颈部的血管有无杂音、眼底检查等。

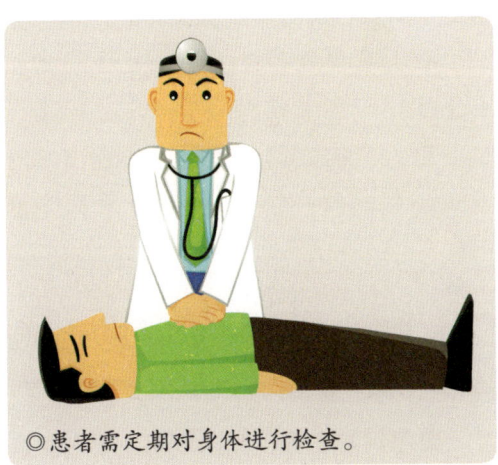

◎患者需定期对身体进行检查。

## 6 为什么有些高血压没有明显征兆？

**专家解答**：很多高血压患者没有明显的临床症状，这有两个方面的原因：一是血压升高的速度较慢，身体处于逐渐适应的状态，所以不产生不适症状；二是动脉硬化需经过较长一段时间才会逐渐形成，只有在动脉血管壁增厚到75%以上时各种症状才会表现出来。

## 7 血压偏高但没不舒服，需要治疗吗？

**专家解答**：一次的血压稍微偏高，可能是由于一些生理因素的影响，但是多次的测量结果偏高，且可排除影响因素，即使没有不舒服的症状，也要引起重视，应及时接受治疗与调整血压，否则易加速动脉硬化的发生。

许多轻度高血压患者也没有任何的不适，人们也往往容易忽视，没有进行及时的治疗。而据调查结果显示，轻度高血压患者，若不接受治疗、控制血压，在未来的7～10年会有1%的人死亡，29%的人发生冠状动脉硬化等并发症，53%的人会发生左心室肥大、肾衰竭等高血压的并发症。

## 8 胖子更容易得高血压吗？

**专家解答**：是的。体重是引发高血压、糖尿病、高血脂等疾病的重要因素。据统计结果显示，体重超出标准体重10%、30%、50%、80%的人，其高血压发病率分别为10%、20%、25%、60%。可见，体重与高血压的发病率成绝对的正比例关系。

## 9 瘦子也会得高血压吗？

**专家解答**：现代医学与营养学提出了一个"体脂肪"的概念，指的是身体所包含的脂肪重量，体脂肪率则指脂肪组织在身体成分中占的比率。体脂肪率过高，意味着包围着心脏、肝脏等重要器官的脂肪量过多，从而会引发相关的疾病。

据调查结果显示，很多瘦子体重在标准范围之内，甚至稍微偏轻，但是，他们的体脂肪率偏高，这与他们平时的高脂肪、高糖饮食以及少运动有关。这些内胖一族虽然体重没有超标，但是由于体内积聚了过多的危害健康的脂肪，也很容易导致心血管疾病。

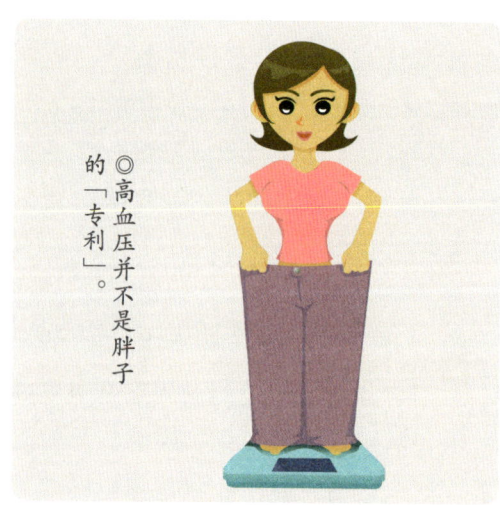

◎高血压并不是胖子的「专利」。

## 10 血压降得越快越好吗？

**专家解答**：很多人心急想要血压快点达标，或者是擅自服用多种降压药物，又或是擅自增加药物的剂量，其实这都是不正确的做法，而且这样做会引起严重的后果。

根据高血压病的治疗原则，高血压患者血压短期的降压幅度应控制在原来血压的20%以内，如果太过急促，可能会使身体出现代偿作用，患者容易出现头晕目眩、四肢无力、胸闷等症状，严重的还有可能导致大脑以及冠状动脉供血不足，从而出现脑血栓、心脏衰竭等状况。

## 11 血压控制到什么程度才算好？

**专家解答**：没有严重的合并症的高血压患者，可将血压降至正常范围，即140/90毫米汞柱（18.7/12千帕）以下。

若病程较长，合并有冠心病的患者，舒张压不宜降至85毫米汞柱（11.3千帕）以下，以免诱发急性心肌梗死。

对于需要立即进行降压处理的高血压急症，应在短期内给予降压，但降压时应有一定的限制，血压下降幅度一般不应超过25%～30%，不要求立即降至正常。

## 12 高血压患者流鼻血严重吗？

**专家解答**：根据临床观察，中老年高血压患者，在鼻出血后的1～6个月，约有50%可能发生中风。所以高血压患者流鼻血要引起高度的警惕，因为这可能是中风的一种征兆。流鼻血的原因是因为血压波动，使原本就很脆的鼻腔血管很容易就发生破裂出血。

## 13 高血压是否会遗传?

**专家解答:** 遗传因素在原发性高血压的发病中起着非常重要的作用。经过许多人通过大量事例对高血压与遗传因素的关系进行了深入细致的研究,结果显示:①双亲血压均正常者,子女患高血压的概率是3%;父母一方患高血压者,子女患高血压的概率是28%;而双亲均为高血压患者,其子女患高血压的概率是45%。②高血压患者的亲生子女和养子女生活环境虽然一样,但亲生子女较易患高血压病。③孪生子女一方患高血压,另一方也易患高血压。④在同一地区,不同种族之间的血压分布及高血压患病率不同。⑤高血压产妇的新生儿血压要比正常产妇新生儿的血压高。⑥动物实验研究已成功建立了遗传性高血压鼠株,这类老鼠繁殖的后代几乎100%患高血压。⑦嗜盐、肥胖等高血压发病因素也与遗传有关。

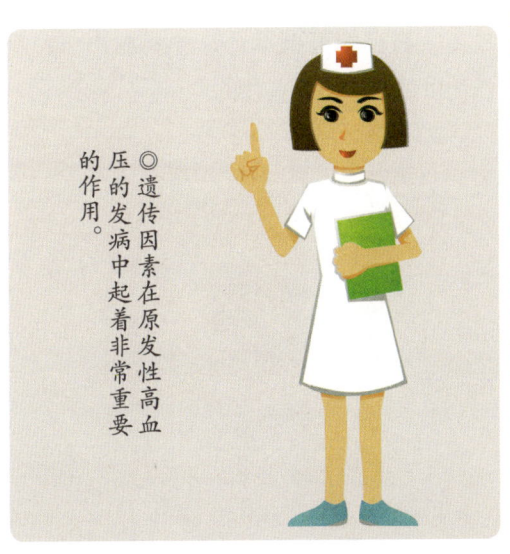

◎遗传因素在原发性高血压的发病中起着非常重要的作用。

## 14 如何正确测量血压?

**专家解答:** 测量血压应尽可能在温暖、安静的环境中测量;测量前安静地待数分钟,应松开领带,脱去衬衫;测量之前,先上厕所;血压计缠臂的部分应与心脏在同一高度;心情确实难以平静时,做几次深呼吸后再重新测量;服用降压药期间,遵照医生指示,在站立或侧卧状态下进行测量;当血压比以前略高或略低时,要沉住气,不可血压一升高就焦虑忧愁,一降低就得意忘形;平时自测血压以了解身体状况,但一年之中至少应由医生测量2～3次;应由医生判定血压的测量结果。

## 15 常用的降压药有哪些?

**专家解答:** 高血压患者常用的降压药物可分为六大类,不同的药物、不同的患者,不良反应的表现各异。

①利尿剂:利尿剂是使用最早、最常用的降压药物,降压作用显著,长期应用易引起低血钾等不良反应。

②β-阻滞剂:β-阻滞剂既能降低血压,又能减慢心率,应用很广泛,但是,心率已经很慢、存在心脏传导阻滞和伴有哮喘的高血压患者禁止服用。

③α-阻滞剂:α-阻滞剂的特点是不影响血脂和血糖的代谢,主要的不良反应是会引起体位性低血压,所以服用该药的患者起床时要格外小心,动作要慢。

④血管紧张素转换酶抑制剂:血管紧张素转换酶抑制剂是一类安全有效的

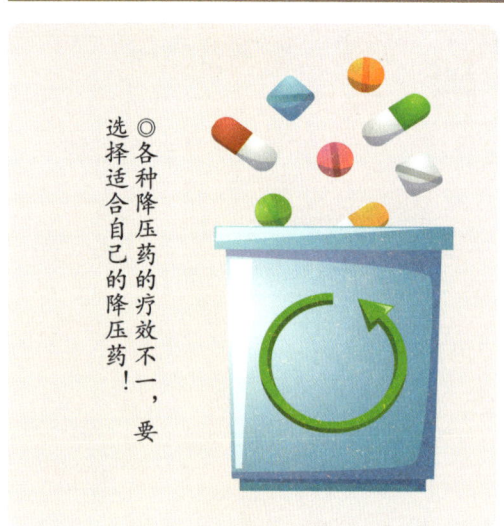

◎各种降压药的疗效不一,要选择适合自己的降压药!

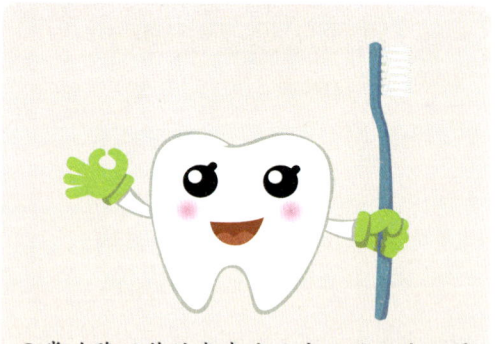

◎常吃降压药的患者应注意口腔卫生,最好半年洗一次牙!

降压药,其种类最多,适用症最广,该类降压药会引起咽痒干咳的不良反应,发生率在10%左右,从而影响了药物的广泛应用。

⑤血管紧张素Ⅱ受体拮抗剂:这是一类最新的降压药,是在血管紧张素转换酶抑制剂的基础上开发成功的,不会引起咽痒干咳的不良反应,被认为是不良反应最少的一类降压药。

⑥钙拮抗剂:钙拮抗剂降压效果安全有效,该类药常见的不良反应有面红、头痛、心跳加快、脚踝水肿,短效药的不良反应更为显著。

## 16 常吃降压药的患者要洗牙吗?

**专家解答**:常吃降压药的患者要经常洗牙,最好可以半年清洁一次牙齿,并且在服药期间要认真刷牙、注意口腔卫生,这是因为牙龈对于降压药硝苯地平很敏感,容易出现牙龈增生。

## 17 高血压患者为什么要联合用药?

**专家解答**:降压药物联合应用的好处如下:①可减少药物的副作用,或使副作用相互抵消。例如利尿剂与β受体阻滞剂合用,不仅可增加降压效果,还可减少利尿剂所致的低血钾症,因此,可预防低血钾所引起的严重室性心律紊乱。②增加降压效果。降压药物联合应用可发挥协同作用,提高降压效果,使血压平稳下降,例如利尿剂可以增加多种降压药物的治疗效果。③减少用药剂量,几种药物共同发挥作用可以减少每种药物的剂量。

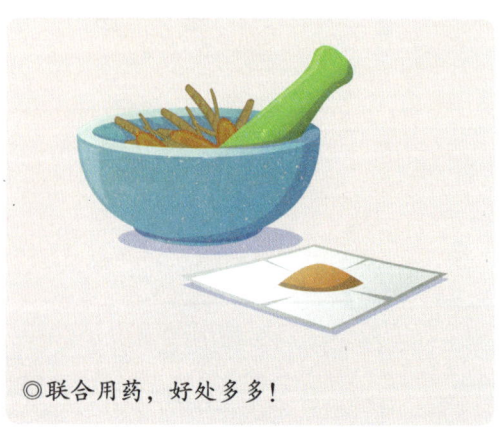

◎联合用药,好处多多!

## 18 什么时候服用降压药物效果最好？

**专家解答**：一般来说，短效降压药每次1片，每日3次，饭后服用；中效降压药每日清晨服用一次或早、晚各服一次；长效降压药为每日清晨服用一次。必须指出的是，夜间血压过低的患者，在临睡前不宜服降压药，以免夜间睡眠时血压降得过低，引起突发的心脑血管意外事件。无昼夜节律者，可在临睡前服一次短效降压药如硝苯地平等。至于白天血压较高的患者，以清晨一次口服长效降压药效果最佳。血压突然急剧升高者，应立即含服短效降压药如硝苯地平等，血压会很快下降。

## 19 睡前服用降压药效果会好点吗？

**专家解答**：临床发现，睡前服降压药易诱发脑血栓、心绞痛、心肌梗死，这是因为睡眠时血流速度减慢、血压下降，这是脑血栓形成的两个重要因素。睡眠与清醒时相比，血压明显降低，血流速度也明显减慢。在夜间，尤其在慢波睡眠期间，脑活动明显降低，代谢缓慢，因此脑血流更加缓慢，血中的某些凝血成分（如血小板、纤维蛋白等）很容易附着在粗糙的、发生粥样硬化的动脉内膜上，积聚成血凝块，将血管堵塞。

高血压患者睡前服用降压药会使血压降低，在入睡后血压会进一步降低，这种情况下极易形成血栓，所以高血压患者睡前应尽量避免服用降压药物。高血压患者晚上正确的服药方法是睡前2小时服药，还要随时测量血压，勿使血压过低。

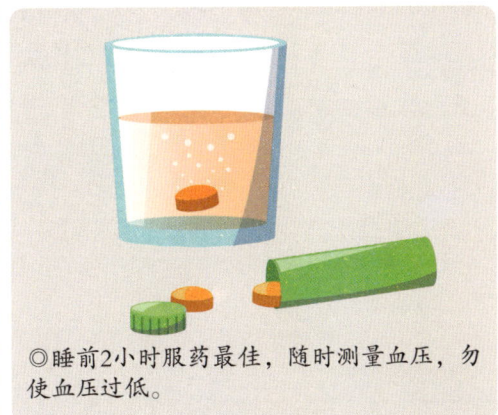

◎睡前2小时服药最佳，随时测量血压，勿使血压过低。

## 20 使用降压药后头晕、心悸是怎么回事？

**专家解答**：无论是中药还是西药，都会产生不同程度的不良反应。每个人的药物不良反应表现不相同，有的人反应重且持久，有的人反应轻而短暂。使用降压药后头晕、心悸可能是由于血压过低、长期高血压、过度紧张或期后的改变所致，另外，某些降压药如倍他乐克、可乐定、复方降压片（主要成分为利血平）等，有些患者服后会头晕。交感神经阻断剂如胍乙定（即复方罗布麻片的主要成分），有些患者服药后会出现直立性低血压，而某些选择性作用于血管的钙离子拮抗剂如硝苯地平等，最初服药后可有面红、头晕等症状，这是由于血管扩张所致，一般在服药一周后这种反应就会逐步消失。

# 生活保健 在线答疑

◎高血压患者应时刻保持好的生活习惯，患者家属应注意避免让患者受过大刺激，保持良好的心态，以下针对一些日常生活常见的问题作出详细解答。

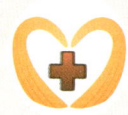
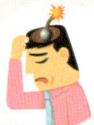
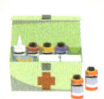

## 1 为什么说抽烟会引起高血压？

**专家解答**：香烟对人体产生的直接危害以及对心脏和血管的害处都很大。尼古丁和一氧化碳能刺激交感神经，使梢血管缩小，血流抵抗增加，血压上升。另外，吸烟时会一起吸进一氧化碳，一氧化碳吸入过多，血液中的氧气就会渐渐减少，一旦氧气减少到一定程度，就必须增加血液量以增加氧气的输送，这是吸烟导致血压增高的另一原因。

## 2 高血压和高血脂有关系吗？

**专家解答**：高血压病的发生、发展与高脂血症密切相关，大量研究资料表明，许多高血压患者伴有脂质代谢紊乱，血中胆固醇和三酰甘油的含量较正常人显著增高，而高密度脂蛋白、胆固醇含量则较低。另一方面，许多高脂血症也常合并高血压，两者呈因果关系，但何为因果，目前尚不十分清楚，很多专家认为它们之间互为因果，共同作用于人体。

## 3 高血压患者是否可以结婚？

**专家解答**：高血压患者是否可以结婚以及应该在婚事上采取哪些对策，具体情况应具体分析。首先应请医生找出高血压的病根，如果是因为一些疾病所引起的高血压，例如因为肾动脉狭窄、慢性肾炎、多囊肾、嗜铬细胞瘤、肾上腺皮质功能亢进症、甲状腺功能亢进症等疾病引起高血压，那么就应该彻底治愈这些疾病以后再结婚，否则会因婚事的劳累或婚后的生活而加重病情。但是在这些疾病中，有许多是不容易彻底治愈的，如肾炎、多囊肾

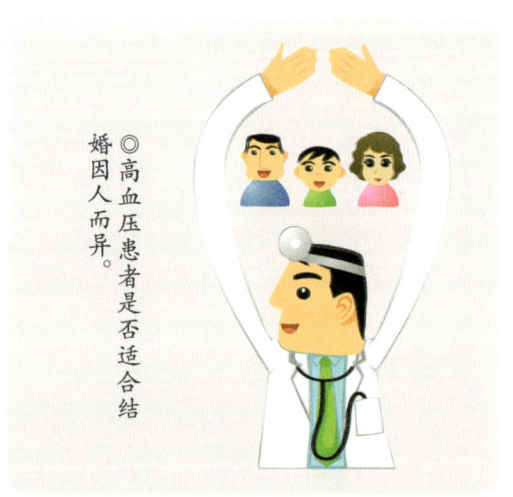

◎高血压患者是否适合结婚因人而异。

等，那么也至少得等疾病稳定后再结婚。如果经过医生的反复详细检查仍难以明确致病因素，而且在短期内不可能使血压恢复正常的患者，只要血压不太高、症状不太严重，在坚持用药的情况下还是可以结婚的，但在婚前不能过度劳累与兴奋，以防血压继续升高。

## 4 高血压患者为什么容易中风？

**专家解答**：高血压患者容易发生中风主要是由于高血压对血管的损害以及脑血管结构本身的特点，主要原因包括：

①长期高血压未作适当的降压治疗。

②过分降压及对高血压的恐惧。

③气候变化、环境、情绪的因素，精神状态的影响。

④间断的降压治疗，而血压仍可突然增高。

⑤过度吸烟、饮酒。

此外，当高血压合并有糖尿病、高脂血症、肥胖等疾病时，血管病变加重更易发生中风。发生中风前常出现先兆症状，如神志不清、头痛、麻木、无力等，严重时会出现淡漠抑制状态，甚至突然昏迷倒地。但并不是血压高就会引起中风，科学地认识和治疗高血压就能很好地控制症状，从而避免中风。

## 5 得了高血压还要预防吗？

**专家解答**：高血压的Ⅰ级预防是指已经有高血压的危险因素存在，但尚未发生高血压的患者控制危险因素，防止高血压的发生所采取的预防措施。那么，已经得了高血压还要预防吗？怎么预防？预防有效吗？这就是高血压的Ⅱ级预防，也就是说，对已经得了高血压的人做到早发现、早诊断、早治疗，防止病情进一步加重，预防心、脑、肾等重要器官并发症的发生。

## 6 怎样做好高血压Ⅱ级预防？

**专家解答**：首先要坚持健康的生活方式；其次要及时发现高血压；第三是要将血压控制在理想水平；第四是要同时控制高血压的危险因素。如果有条件的话，35岁以上的人每年至少应测量一次血压。如果您的高压和低压分别低于140毫米汞柱（18.7千帕）和90毫米汞柱（12千帕），说明您的血压正常；如果连续三次（不在同一天）量血压，高压大于或等于140毫米汞柱（18.7千帕），低压大于或等于90毫米汞柱（12千帕），就能确诊是高血压了。此时应去医院，寻求合理的治疗。

## 7 高血压患者发生便秘怎么办？

**专家解答**：出现便秘的高血压患者平时应充分摄入蔬菜、水果等含较多植物纤维的食物，多喝水，早晨起床时喝杯凉开水或牛奶有利排便。排便时切勿屏气用力，这样会使血压升高40~50毫米汞柱（5.3~6.7千帕），常是脑中风发作的引子。如确实排便困难，必要时可服用麻仁丸、石蜡油等药物。

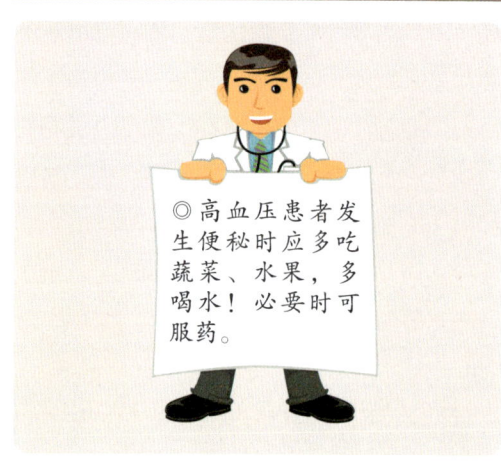

◎高血压患者发生便秘时应多吃蔬菜、水果，多喝水！必要时可服药。

## 8 高血压患者可不可以吹空调？

**专家解答**：建议高血压患者远离空调，或将室内温度控制在27～28℃，并且最好在医生的指导下，调整好药物的剂量和品种，同时加强血压监测，至少早上起床和晚上临睡前分别测一次血压，以保平安。另外由于夏季出汗较多，大量出汗容易导致血液黏稠度增高，高血压患者应及时补充水分，以降低血液的黏稠度，以防出现血栓栓塞。

## 9 高血压病人可以过性生活吗？

**专家解答**：高血压病人是否能够进行正常的性生活应该根据具体病情来决定。

一般来说，Ⅰ期高血压患者的血压虽有时增高，但可降至正常或接近正常，没有因高血压引起的心、脑、肾等并发症，这种病人可像正常人一样过性生活。

Ⅱ期高血压患者的血压比较固定，不会下降，并有轻度心、脑、肾等并发症，必须在药物保护下进行有节制的性生活。而Ⅲ期高血压病人由于血压明显升高，持续不降，有明显头痛、胸闷、心前区不适、肾功能减退等并发症，所以这种病人应停止性生活。

## 10 高血压患者穿衣服要注意什么？

**专家解答**：为了较好地控制血压，高血压患者应尽量穿着轻便、没有压迫感的衣服，以利于血液循环；冬季运动时应穿着排汗性好的贴身衣物有利于保温；夏季散热可穿着短袖衬衫、裙子、短袜；可利用衣服的开口部位调节保温。

## 11 高血压患者应该怎样洗头？

**专家解答**：洗头时，高血压患者可用自己的十个手指头，从头顶前额四周到后颈来回轻轻地旋转按摩，每次20～30转（也可以用梳子梳头），这样做可以刺激头皮神经末梢，通过大脑皮层促进头部血液循环，改善头皮营养和皮脂分泌，有利于新陈代谢和神经功能的调节，可松弛紧张的状态，使头脑清醒、全身舒适，从而降低血压。

## 12 高血压患者睡多长时间最好？

**专家解答**：高血压患者每天要保证充足的睡眠，一般为7～8小时，老年人可适当减少至6~7小时；工作了一上午的高血压患者，在吃过午饭后，应小睡一会儿，一般以半小时至1小时为宜，老年人可延长半小时。无条件平卧入睡时，可仰坐在沙发上闭目养神，使全身放松，这样有利于降压。

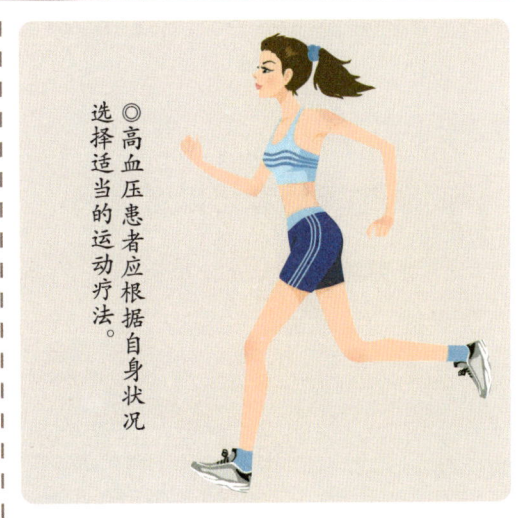

◎高血压患者应根据自身状况选择适当的运动疗法。

## 13 运动可使血压下降吗？

**专家解答**：目前认为，运动一来可以使高血压患者情绪安定、心情舒畅，让工作和生活中的紧张焦虑得到缓解，使全身处于紧张状态的小动脉得以舒张，从而促使血压下降；二来可以增加微血管血流和改善血管功能；三来通过运动可以达到既减肥又降压的目的，可以改善血脂、血糖，并使体重下降、血压正常。

## 14 高血压患者都适合用运动疗法吗？

**专家解答**：不是所有的高血压患者都适合运动疗法，运动疗法只适用于临界高血压、轻度和中度原发性高血压及部分病情稳定的重度高血压患者。血压波动很大的重度高血压患者，或出现严重并发症（如严重心律失常、心动过速、脑血管痉挛、心力衰竭、不稳定型心绞痛、肾功能衰竭等）的重症高血压患者，以及出现高血压药不良反应而未能控制者和运动中血压过度增高【血压大于220/110毫米汞柱（29.3/14.7千帕）】者均不能采用运动疗法。

## 15 高血压患者多久运动一次为宜？

**专家解答**：运动的频率可根据个人对运动的反应和适应程度来确定，采用每周3次或隔日1次，或每周5次等不同的间隔周期。一般认为，若每周运动低于2次，则效果不明显，若每天运动，则每次运动的量不可过大。

## 16 高血压患者可以晨练吗？

**专家解答**：高血压患者的夜间血压大多要比白天低，因为夜间入睡后，人体得到全面休息，心率相应缓慢，血压随之下降。但早晨睡醒时，心率又会加快，血压也会明显上升，这是交感神经兴奋起来的缘故。此外，经过一夜的睡眠，呼吸道呼出不少水分，由于夜间一般都不喝水，因此，此时血液黏度较高，容易发生小血管堵塞。据调查，清晨6~9点是心肌梗死、脑中风最容易发生的危险时刻，所以高血压患者必须注意,早晨外出晨练,一定要吃好降压药后再去,以防晨练时血压骤升而发生意外。

### 17 高血压患者可以游泳吗?

**专家解答**：游泳对中度以上的高血压患者是不适宜的,游泳只适合轻症型的高血压患者。因此,若医生诊断您为中等以上的高血压,就应禁止游泳。高血压病人游泳时还得注意作好准备运动,水温为26～27℃最宜,游泳时动作不应太激烈,应采用不太费力的泳式,例如仰泳、蛙泳等,至于自由泳、蝶泳等使劲较大,而且身体摇晃比较厉害的泳式最好少采用。

### 18 高血压患者可以打篮球、网球吗?

**专家解答**：对于高血压患者来说,篮球、网球、排球等过度激烈的运动会大幅度提升患者的血压,这样不仅会引发脑出血,而且当人体过量运动使身体疲劳过度

之后,需要花费较长的时间才能恢复,所以对于高血压患者来说,剧烈的运动是不适宜的。

### 19 高血压患者可以快跑吗?

**专家解答**：对高血压患者来说,快速运动容易促使脉搏率和血压骤然升高而发生意外,特别是患有高血压的老年人,由于心肌收缩力减弱,血管壁弹性下降,管腔狭窄,血液压力增大,势必使心脏负担加大,又因为呼吸系统功能已经减弱,导致肺活量和通气量减少而供氧不足。而且快速运动时的耗氧加大,极易因缺氧导致眩晕现象。所以,高血压患者不能快跑。

### 20 高血压患者适合做哪些运动?

**专家解答**：高血压患者适合做一些运动,对于身体的恢复有很大的好处,如慢跑,它可以有效地促进血液循环、减少血液中的胆固醇;散步这种运动方式简单柔和,

◎篮球、网球属于剧烈运动,高血压患者不适宜。

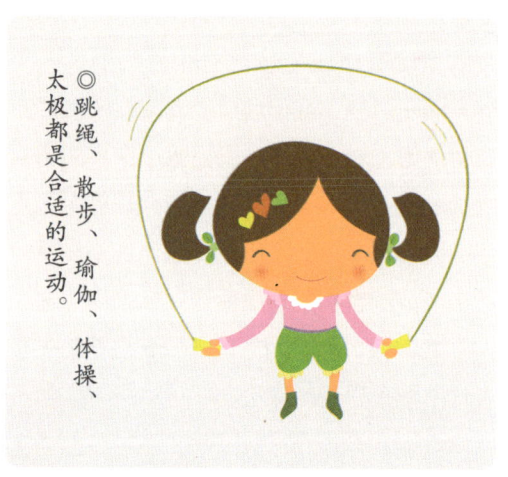

◎跳绳、散步、瑜伽、体操、太极都是合适的运动。

特别适合老年人；跳绳可消耗较大的热量；长期练习瑜伽可降低血压和改善血液循环；游泳可以改善血管的功能，促进血液的再分布；体操有助于降低周围血管阻力，从而有助于降低血压；太极对防治高血压有显著的作用，适用于各期高血压患者，而练习气功能够改善高血压患者自主神经系统功能紊乱，降低过亢的交感活动；垂钓是一种行之有效的自我精神疗法。

## 21 高血压患者可不可以搭飞机？

**专家解答**：据观察，高血压患者如果血压控制不理想，在乘机时心脑血管意外的发生率明显增加。这是因为飞机起降时重力、舱内气压、气流、体位变化及狭小空间等因素对人体产生了一系列影响。

大多数心血管、神经内科医生和航空医生都主张高血压患者应将血压控制在理想水平后再乘机，即青年人、中年人或糖尿病人应将血压降到正常血压【小于130/85毫米汞柱（17.3/11.3千帕）】，老年人（男性55岁以上、女性65岁以上）至少应将血压降至正常值【140/90毫米汞柱（18.7/12千帕）】。

恶性高血压【舒张压常持续在130毫米汞柱（17.3千帕）以上，并有眼底出血、渗出或视神经、乳头水肿者】患者、妊娠高血压患者、脑血管意外后两周内的患者、心肌梗死后一个月以内的患者是严禁乘机的。此外，三级高血压【血压≥180/110毫米汞柱（24/14.7千帕）】控制不理想者、心血管及开颅术后恢复期者、心功能Ⅱ级以下患者、高龄（80岁以上）者、合并糖尿病及肾脏损害或蛋白尿（24小时尿蛋白＞1克）患者，乘机应谨慎，最好征得医生的同意。

## 22 高血压患者怎么看电视？

**专家解答**：高血压患者看电视时应保持适当的距离，一般认为，用14英寸的电视机观看节目，距离不应少于1.6米；用18～20英寸的电视机观看节目，距离不应少于2米；用25英寸的电视机观看节目，距离不应少于2.5米；用29英寸的电视机观看节目，距离不应少于3米。荧光屏的亮度、对比度也不宜过强。看电视时避免趴在床上看，并且要选择一些无刺激性的节目。

## 23 怎样选择血压计？

**专家解答**：家庭用的自动血压计至少每半年至一年检查一次，最好是在值得信赖的商店购买；买前请先试用，选择易于使用、说明书浅显易懂的机种；检查血压计的精确度是否良好，选择专门制造血压计同时也制造医疗用大型机种的厂商的产品为佳；也可听从治疗医师的建议；

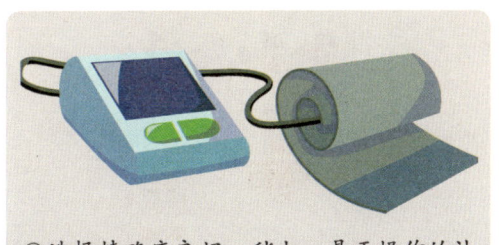

◎选择精确度良好、稍大、易于操作的计压器为好。

贵的东西不一定好，但便宜的商品也必须慎重选择；选择稍大的血压计，尤其是开关类，最好选择较大、易于操作的产品，因为又小又硬的开关容易出现故障。不管是数字式还是计量器式，较大的机种都比较容易读取。

## 24 高血压患者可以用滴鼻净吗？

**专家解答**：高血压患者不可滥用滴鼻净。滴鼻净的正确使用方法是以每日不超过20毫克（约1／4支）为原则，每次每鼻孔以2～3滴为宜，须间隔2～3小时才能再次使用。

## 25 什么是"昼夜节律"？

**专家解答**：一般认为，高血压患者最好先进行24小时动态血压监测，观察其有无昼夜节律。一般来说，约2/3的高血压患者夜间血压明显低于白天，夜间平均血压比白天下降10%以上，这就是通常所称的"昼夜节律"。少部分高血压患者无昼夜节律，这部分患者容易发生左心室肥厚。

## 26 降压药物不能与哪些药合用？

**专家解答**：不能与降压药物合用的药物有：治疗关节炎的非类固醇抗炎药，如消炎痛、布洛芬、扶他林等；治疗帕金森病的左旋多巴；治疗肺结核的利福平；治疗忧郁症的三环类抗抑郁药多虑平；抗心律失常药物，如奎尼丁、慢心律等；治疗心力衰竭的洋地黄类地高辛等。

## 27 哪些药物可使血压升高？

**专家解答**：可使血压升高的药物有：激素类药物如强的松、地塞米松、甲基或丙基睾丸素等；止痛药物如消炎痛、炎痛喜康、保泰松等；避孕药；肾上腺素、去甲肾上腺素、利他林、多虑平及中药甘草等。另外，某些降压药也可引起高血压，如常用的甲基多巴、胍乙啶等，当静脉注射时就有引起高血压的可能。

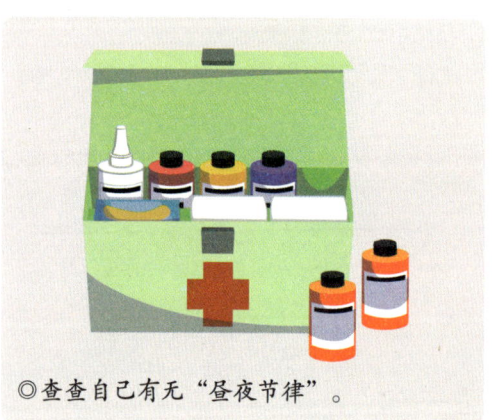

◎查查自己有无"昼夜节律"。

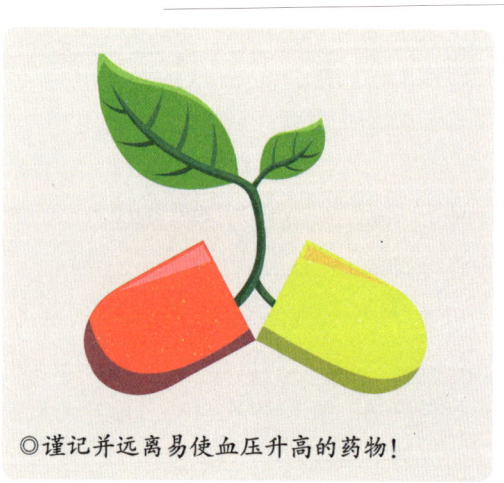

◎谨记并远离易使血压升高的药物！

## 28 中年高血压患者应当如何选择降压药物？

**专家解答**：中年高血压患者选择降压药物应遵循以下原则：

①伴有心率增加、心搏出量增加、交感神经兴奋者，可选用β受体阻滞剂。

②伴有糖尿病的患者慎用β受体阻滞剂，β受体阻滞剂可引起糖量异常，影响糖尿病的控制。

③肼苯哒嗪适用于肾炎或妊娠高血压综合征引起的急性高血压伴有肾功能不全者，与心得安合用可抵消增加心率的作用。

④卡托普利不宜与消炎痛合用，否则降压作用较差，并会引起高血钾。

## 29 老年高血压患者应当如何选择降压药物？

**专家解答**：老年高血压患者选择降压药物的原则如下：

①若是以舒张压增高为主的患者，多伴有血容量多，易诱发脑出血、心力衰竭等，可选用利尿剂，一般不用β受体阻滞剂。

②若是以收缩压增高为主的患者且年龄在80岁左右，可选用钙拮抗剂和转换酶抑制剂，这类患者的血容量相对较少，一般不用利尿剂。

③若收缩压和舒张压均升高的患者，可选用钙拮抗剂、转换酶抑制剂及利尿剂。

④若伴有潜在心功能不全者，可选用钙拮抗剂尼莫地平和比较温和的利尿剂双氢克尿噻，同时补钾。

⑤高血压较顽固者可选用钙拮抗剂、转换酶抑制剂和利尿剂合用。

## 30 高血压患者需要终生服药吗？

**专家解答**：世界卫生组织认为，经过长时间的控制血压后，高血压患者可以在监督下逐渐减少药量。想要停药的患者，应该符合以下的条件，否则必须终生服药。

①没有并发症，即没有心脏肥大、肾功能损伤或血管病变等。

②没有导致心血管病变的危险因素，如糖尿病、高血脂以及肥胖、吸烟等。

③血压被长期控制在正常的水平。

④最好是单服一种降血压药物者。

⑤心脏本身没有任何损伤。

⑥能保持平衡的饮食，少吃盐、少喝酒，适量运动、情绪安定。

另外，停药后必须继续定期测量血

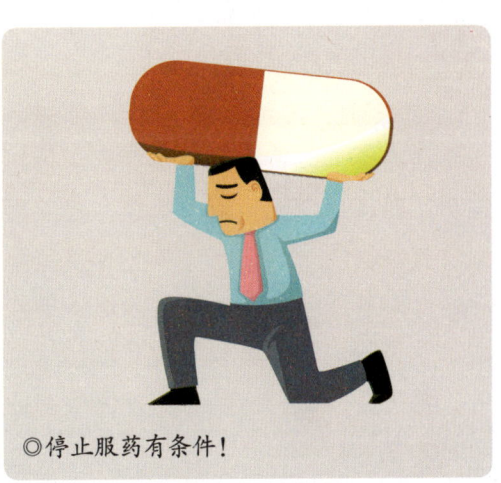

◎停止服药有条件！

压,一旦发现血压升高,就必须恢复用药,以免造成心血管器官的永久性损伤。

## 31 长期服降压药会产生耐药性吗?

**专家解答:** 不会的。对于降压药,不同的人存在不同的反应,同一种药物有的患者较敏感,降压效果较好,但有的患者不敏感,降压效果不佳。因此,医生必须采取个体治疗的原则帮助患者选择有效而合适的一种或数种降压药长期服用。有的患者一开始服药后,血压较稳定,以后发现血压有渐渐升高的趋势,例如,某些短效药如卡托普利等,初次服药血压可能会明显下降,连续服用数天后,降压幅度就不如首次明显了,但仍有降压作用,这种情况并不是降压药出现了耐药性。

降压药物没有耐药性,长效降压药服用时间宜长不宜短,短效药物也不能间断服用,若需要更换降压药物,应该到医院接受医生的指导。

## 32 降压药物会不会引起性功能减退?

**专家解答:** 各种降压药物,血管紧张素转换酶抑制剂类(卡托普利、依那普利、西拉普利、贝那普利等)对性功能没有明显的影响,哌唑嗪等α受体阻滞剂可改善射精障碍,而氯沙坦、缬沙坦、厄贝沙坦等血管紧张素受体拮抗剂可从勃起、性欲、射精三个方面改善性功能障碍。

但如氢氯噻嗪等利尿降压药,可引起男性勃起障碍、性欲下降、射精障碍;普萘洛尔(心得安)、美托洛尔、阿替洛尔、卡维洛尔等β受体阻滞剂主要影响性欲;非洛地平、硝苯地平、氨氯地平等钙拮抗剂主要引起性欲下降,射精障碍。

## 33 高血压患者血压突然升高怎么办?

**专家解答:** 高血压患者如出现头晕、头痛等症状或毫无症状而自测血压为180～200/110～120毫米汞柱(24～26.7/14.7～16千帕)时,应立即进行降压自救。首先口服短效降压药,常用的有硝苯地平(心痛定)、卡托普利(开博通)、可乐定和拉贝洛尔(柳胺苄心定)等,其中硝苯地平和卡托普利起效较快。如果患者平时服硝苯地平、卡托普利等药,则可两药合用,或先服硝苯地平,半小时至一小时后血压未见明显改变则可加服卡托普利或可乐定。若患者有恶心呕吐时,则可将硝苯地平或可乐定等舌下含服,并持续监测血压,如血压控制不理想或症状加重时,应立即送医院治疗。此外必须注意,从未服过硝苯地平的初发患者要慎用,这类患者一般都对硝苯地平较敏感,服用后易发生过度降压。

## 图书在版编目（CIP）数据

高血压吃什么？禁什么？/《健康大讲堂》编委会主编. --哈尔滨：黑龙江科学技术出版社，2013.8
（你吃对了吗）
ISBN 978-7-5388-7628-4

Ⅰ.①高… Ⅱ.①健… Ⅲ.①高血压－食物疗法 Ⅳ.①R247.1

中国版本图书馆CIP数据核字(2013)第176452号

## 高血压吃什么？禁什么？
GAOXUEYA CHISHENME JINSHENME

| | |
|---|---|
| 主　　编 | 《健康大讲堂》编委会 |
| 责任编辑 | 徐　洋 |
| 封面设计 | 景雪峰 |
| 出　　版 | 黑龙江科学技术出版社 |
| | 地址：哈尔滨市南岗区建设街41号　邮编：150001 |
| | 电话：(0451)53642106　传真：(0451)53642143 |
| | 网址：www.lkcbs.cn　　www.lkpub.cn |
| 发　　行 | 全国新华书店 |
| 印　　刷 | 深圳市雅佳图印刷有限公司 |
| 开　　本 | 711mm×1016mm　1/16 |
| 印　　张 | 22 |
| 字　　数 | 250千字 |
| 版　　次 | 2013年10月第1版　2013年10月第1次印刷 |
| 书　　号 | ISBN 978-7-5388-7628-4/R·2165 |
| 定　　价 | 39.80元 |